实用口腔
临床诊疗技术与护理

主编 刘 波 张 玉 葛柳莹 杨 飞
　　　张 霞 张秋荣 于 倩

黑龙江科学技术出版社
HEILONGJIANG SCIENCE AND TECHNOLOGY PRESS

图书在版编目（CIP）数据

实用口腔临床诊疗技术与护理 / 刘波等主编. -- 哈
尔滨：黑龙江科学技术出版社，2023.7
ISBN 978-7-5719-2014-2

Ⅰ．①实… Ⅱ．①刘… Ⅲ．①口腔疾病－诊疗②口腔
疾病－护理 Ⅳ．①R78②R473.78

中国国家版本馆CIP数据核字（2023）第107032号

实用口腔临床诊疗技术与护理
SHIYONG KOUQIANG LINCHUANG ZHENLIAO JISHU YU HULI

主　　编	刘　波　张　玉　葛柳莹　杨　飞　张　霞　张秋荣　于　倩
责任编辑	包金丹
封面设计	宗　宁
出　　版	黑龙江科学技术出版社
	地址：哈尔滨市南岗区公安街70-2号　邮编：150007
	电话：（0451）53642106　传真：（0451）53642143
	网址：www.lkcbs.cn
发　　行	全国新华书店
印　　刷	黑龙江龙江传媒有限责任公司
开　　本	787 mm×1092 mm　1/16
印　　张	27.5
字　　数	698千字
版　　次	2023年7月第1版
印　　次	2023年7月第1次印刷
书　　号	ISBN 978-7-5719-2014-2
定　　价	198.00元

编委会

主 编

刘 波（济宁口腔医院）

张 玉（济宁市兖州区口腔医院）

葛柳莹（山东阳光融和医院有限责任公司）

杨 飞（济南市天桥区人民医院）

张 霞（菏泽市牡丹区西城街道办事处社区卫生服务中心）

张秋荣（梁山县人民医院）

于 倩（潍坊口腔医院）

副主编

张 瑜（山东中医药大学第二附属医院）

刘 敏（淄博口腔医院）

齐元兵（沂源县大张庄中心卫生院）

孙 娜（枣庄市口腔医院）

刘金栋（山东省潍坊市昌乐齐城中医院）

丁昌学（日照市岚山区人民医院）

前 言
FOREWORD

随着我国国民经济的不断发展，人民生活水平的普遍提高，口腔医学知识的广泛普及和社区居民对自身健康的日益重视，社会大众逐渐认识到口腔健康是全身健康的重要组成部分，是提高生活质量的必要条件。因此，为了实现帮助患者长期维持口腔健康状态的目标，口腔医学的发展必须要适应现代社会的需要、适应生物-心理-社会医学模式。与此同时，口腔科从业人员也要重视口腔医学临床工作的基层化、社区化。然而，当前基层医疗机构口腔科医师的诊疗水平和规范化操作水平较低，严重影响着社区医疗的进步。为使基层医师和护理人员能够迅速掌握规范的临床操作技术，提高基层口腔科医疗水平，我们特邀请一批从事口腔医学临床工作多年的医护人员编写了这本《实用口腔临床诊疗技术与护理》。

本书编写以治疗口腔疾病、恢复口腔功能为宗旨，以口腔科常见疾病的诊疗与护理为主线，从临床实际出发，详细阐述了常见口腔疾病的发病机制、临床表现、诊断要点、治疗与护理方法，强调了临床工作中的诊疗与护理要点。此外，本书还增加了近几年国内外一些成熟的技术，并配有丰富的图片，以便用更加直观的方式帮助读者加深对口腔疾病的认识，进一步推动基层口腔医疗的发展。本书具有较高的实用性与前沿性，适合各级医疗机构的口腔科临床医师、护理人员及医学院校在校学生参考使用。

编者们不辞辛劳，夜以继日，为本书的编写倾注了大量精力，但由于经验和能力有限，书中难免存在疏漏之处，希望读者积极批评指正，谨致谢意。

《实用口腔临床诊疗技术与护理》编委会
2023 年 3 月

目 录
CONTENTS

第 一 章

口腔医学绪论

第一节　口腔医学的历史发展

一、古代

口腔医学的发展,从巫医不分的时代,经过对疾病的观察与治疗的实践,不断深入,而到达建筑在生物科学和理工学的现代口腔医学的时代。

在欧洲,有一个"牙痛之神"的故事,流传很久,直到现在还有她的彩色画像,并有多种名贵珍品。牙痛之神原名圣阿波罗,是一位女基督教徒。她为了不改变信仰,被强迫拔掉全部牙齿,并被撕裂皮肤,最后活活烧死。后人为表示对她的尊崇乃称其为"牙痛之神"。13 世纪,在米兰发行铸有圣阿波罗像的铜币,一手持牙钳,以此纪念圣阿波罗受难,也是为了使所有的人从牙痛与头痛中解脱救出来。当然这只是人们良好的愿望。

在古代的医学著作中有不少关于口腔疾病及其治疗方法的记载。公元前 6 世纪印度妙闻的著作中列举了 65 种口腔疾病,并有关于切开拔牙的记载。古埃及文献中记载有用薄荷、乳香、没药、莨菪等治疗牙痛。我国汉代张仲景著《金匮要略》中记载用雄黄治疗龋齿,雄黄是硫化砷,这是世界上最早记载用砷剂治疗龋齿痛的方法。我国古代有关口腔疾病的论述大多合并在医学著作之中,如隋代的《巢氏病源总论》、唐代的《外台秘要》和《千金方》、宋代的《圣惠方》和《圣济总录》、明代的《直指方》和《证治准绳》、清代的《图书集成》等。作为口齿方面的专著不多,张仲景著有《口齿论》已佚失,唐代邵英俊著《口齿论》一卷、《排玉集》三卷亦均佚失。明代薛己著有《口齿类要》,但只是一本小册子,内容不丰富。

二、15 世纪后半叶至 18 世纪

欧洲文艺复兴,科学技术蓬勃发展,英才辈出。恩格斯说:"这是一个人类前所未有的最伟大的进步的革命。"在牙科医学方面最能反映当时成就的要首推法国人福夏尔。他是一个具有丰富医学知识的外科医师,专门从事牙科医学。他积累了 20 多年的牙科治疗经验,于 1728 年完成了外科牙医学两卷巨著,内容包括牙体解剖生理及胚胎、口腔病理及甚为完备的临床病例。全书列举了 103 种牙病与口腔病,为口腔医学史上树立了一座里程碑。福夏尔的重大成就是由于

18世纪正值科学的黄金时代,当时解剖学已很发达,关于头、颌、牙的解剖知识已很精确,工具器械有了很大的改进,药物学也有所发展,在这种科学和工业发达的基础上,牙病的治疗乃从理发外科医师之手转移到外科牙医之手。这在医学科学上是一次大的迈进。福夏尔另一重大贡献是把牙科医学从大外科中分化独立出来,成为一种独立的学科,并把从事这个专业的人称为牙外科医师。所以,在欧洲把他称作"近世牙科医学之父"。

三、19世纪

19世纪的牙科医学,有许多发明创造。牙科医师对麻醉学做出了重大贡献。1844年,牙科医师韦尔斯用氧化亚氮麻醉拔牙。1846年,他的学生莫顿用乙醚麻醉拔牙。从此氧化亚氮和乙醚广泛应用到外科手术中。1905年,普鲁卡因问世,局部麻醉得到极大的发展,使拔牙全然无痛。1895年,伦琴发现X线,成为牙科医学时时不能离开的诊断方法。还应当特别提到19世纪两位贡献很大的美国牙科医师,一位是米勒,他的大半生在德国Koch研究所进行口腔细菌学的研究,找出多种与龋齿有关的细菌,并且提出细菌发酵成酸导致龋齿发生的"化学细菌学说",也就是"酸源学说";另一位是美国著名牙科医师布莱克,他既是研究者,又是教育家,他创立了"窝洞制备原则",把牙齿治疗方法提高到科学技术原理上,建立了牙体手术学科。

四、近代工业时期

近代工业的发展给牙科医学的发展创造了条件。19世纪,英国机械工业发达。1864年,脚踏机产生,用来带动牙钻。20世纪上半叶,发展了电机。20世纪下半叶,使牙科医学最为改观的超速涡轮钻机产生,它一分钟的转速在30万次以上,极大地提高了治疗效率,并减轻了患者磨牙时的痛苦。一个现代化的诊室,有符合人体工学的设备、得心应手的器材、集中冷光的照明、超速涡轮牙钻及超声波洁牙机等。这一切,全是半个世纪以来工业发达带来的实惠。

真正、大范围的牙科医学和口腔医学的发展,是从口腔医学专业队伍的建立开始的。近代学院式的口腔医学教育始于19世纪。第一个牙科医学校是创建于1839年的美国巴尔的摩牙医学院,创办人是Hayden和Harris。他们从医学院中独立出来时规模很小,第一期毕业生只有两个人。以后英、法、德、日相继成立牙科医学院校。1917年,我国成立了华西协合医科大学牙医学院,后来改名为华西医科大学口腔医学院,现在称四川大学华西口腔医学院;1934年,上海震旦大学内设立牙医学校,1952年,与上海牙医专科学校合并,后来改名上海第二医科大学口腔医学院,现在称上海交通大学口腔医学院;1935年,在南京中央大学内设立牙医专科学校,新中国成立后改为第四军医大学口腔医学院;1943年,北京大学医学院内设牙医学系,后来改名为北京医科大学口腔医学院,现在称北京大学口腔医学院。早在这几个学校成立之前已经有些牙医专科学校或培训班,像1911年设立的哈尔滨俄立牙医专科学校和1914年设立的北平同仁医院牙医专科学校等,但均未能继续下来。20世纪下半叶,统计各国牙科医师人数与人口的比例,在北欧是1:(600～1 000),在美、日约为1:2 000,而我国约为1:50 000。这就说明了我国口腔医学是短线学科,于是在各省建立了口腔医学院、系。

五、现代口腔医学

目前我国口腔医学事业正处在发展最快的时期。呈现出以下特点。

(一)口腔医师大幅度增加

据可查到的资料显示,1914 年,全国口腔医师约有 400 人,按全国 4 亿人口计,口腔医师与总人口比为 1∶1 000 000。1949 年,全国口腔医师约为 500 人,即新中国成立前,在近 40 年间,中国的口腔医师几乎没有增加。这一方面说明中国牙科教育十分落后,另一方面说明广大中国人民生活在饥饿线上,谈不上口腔医疗保健问题。而同期日本牙科医师人口比为 1∶36 808,美国为 1∶20 000。旧中国和这些国家间的差距十分巨大。新中国成立后,我国口腔医学事业发展很快,反映在口腔医师数量上也成倍增长。

新中国成立后,中国口腔医师出现三个增长高峰。第一个高峰出现在新中国成立后,20 世纪 50 年代初到 20 世纪 60 年代初的十年间,口腔医师增加 4 倍多;第二个高峰出现在改革开放后到 20 世纪末的 20 年间,口腔医师又增加了 6 倍;第三个高峰出现在近年,口腔医师从 3 万多人增加到 5 万多人。

(二)口腔医学院、系数量快速增加

新中国成立初期,培养口腔医师的院系全国仅有 5 所。半个多世纪来,口腔医学院系也出现三个增长高峰。第一个高峰时期是新中国成立初期到改革开放初期的 30 年间,口腔医学院系从 5 所增至 30 所;第二个高峰时期是改革开放初期到 20 世纪末的 20 年间,从 30 所发展到 36 所;第三个高峰时期是 21 世纪初期,从 36 所增加到 84 所。据报道,目前,口腔医学院已近百所,除此之外还有各大学开设的口腔专业班几十个。这样的发展速度在世界上罕见,在中国历史上也是首次(这些院、系中有些师资、设备条件很差,有待整顿改善)。

口腔专科医院明显增多,从 20 世纪 90 年代初到 20 世纪末 10 年间,口腔专科医院从 62 所增加到 89 所,而近年来又从 89 所增加到 196 所。一个国家在短短的三年就新增加 100 余所口腔医院,也是前所未有的。

(三)民营口腔诊所迅速发展

新中国成立后几十年间,政府不允许私人开设诊所。20 世纪 80 年代,中央政策开始允许私人开设诊所。民营口腔诊所开始发展缓慢,但近几年来发展迅速。根据中华口腔医学会医院管理委员会民营口腔医疗机构管理组高东华调查报告,现在全国民营口腔诊所约 3 万余所,占全国私人诊所总数约 1/4,估计还在发展。

(杨 飞)

第二节 现代口腔医学的成就

一、龋齿发病率有下降趋势

在工业发达国家,如北欧、美、日等,龋齿患病率曾一度达到极为猖獗的状态,目前已有下降趋势。这主要由于:①建立了健全的口腔医疗保健制度;②在儿童及人群中进行了口腔卫生教育;③使用氟化物防龋,包括氟化水源、牙膏含氟等。这是预防龋齿取得的重大成就。但是,在发展中国家,龋齿还有继续上升的趋势,其原因主要是糖消费量的增加和缺乏对牙齿进行有力的保护措施,例如,清除菌斑和使用氟化物。要进行大面积防治牙病,重要的一件事是"兴氟利,除氟害"。经对全国 13 万余名儿童的调查,我国水氟含量以 0.5～0.8 ppm 最为适宜,既有防龋效能又能防治氟斑牙的发生。

二、保存天然牙齿

一个世纪以来,牙髓和根管治疗学不断发展,几乎能够保存患有各种牙髓及根尖炎症的牙齿,牙齿龋坏就要拔掉的时代已经过去了。超速涡轮牙钻能在数十秒完成开髓和备洞工作,是划时代的进展。牙髓生物学及病理学的发展,使能针对各个不同阶段的牙髓根尖病选择恰当的治疗方法,包括盖髓、断髓、拔髓、牙髓塑化、根管治疗、根尖切除等,使大量龋坏牙得以保存,并恢复其功能和外观。再加上高铜银汞合金、复合树脂、光敏树脂等材料的进步,能使充填体坚固美观。所以,第一是保存了牙体病的患牙,第二则是保存了牙周病的患牙。细菌学和免疫学的研究查明了牙周炎是由一些厌氧菌所引起的,因此,有针对性地选择治疗药物,并用"缓释"法保留在牙龈沟内,使其达到一定的浓度,这样能够取得较好的效果。同时也更明确了严格的口腔卫生、控制菌斑是完全能够控制龈炎,从而预防牙周病的发生与发展的。

三、口腔颌面外科

口腔肿瘤、成形、颞下颌关节病、创伤、正颌外科等外科学近年发展很快。在基础研究方面,建立了多种口腔及唾液腺癌的癌株,开展了分子生物学的研究;在临床方面,发展了肿瘤保存器官的手术并结合使用放射治疗(简称放疗)、化学治疗(简称化疗)、激光等提高了治疗效率,减少了颌面部的伤残。还开展了显微外科血管吻合术、游离皮瓣及人工种植体的应用,使口腔肿瘤切除后的功能性修复及颌𬌗重建有了很大的发展,明显改善了术后患者的生活质量。由于牙、𬌗、颌、面在解剖生理上是一个系统,任何颌面部的手术离不开𬌗关系的恢复与改善。所以口腔颌面外科必须与口腔修复及正畸科密切合作,并且利用 X 线头影测量和术后面影预测等临床基础研究手段。没有𬌗学的充分知识,是不能很好完成口腔颌面外科手术的。

四、口腔修复学

牙齿缺失后的修复,虽然有较长的历史,但是一个符合解剖生理要求、质地优良而美观的修复体,也不过是半个多世纪以来的事。早在 20 世纪 30 年代之前,义齿的牙托还是用硫化橡皮制作的,既笨重而且颜色不佳。口腔修复学的发展主要是以生物力学和咀嚼生理学作为理论基础,以此理论对义齿进行合理的设计。再就是材料学的发展,要有性能良好的金属和高分子塑料,像目前使用的钴铬合金支架及卡环、丙烯酸树脂牙托、光固化树脂及烤瓷等修复前牙能使色泽逼真。现在修复体的种类很多,几乎能适应于各种情况的需要,包括嵌体、固定义齿、局部可摘义齿及全口义齿等。修复学的发展使义齿能够"巧夺天工",所以在今后很长的一个历史阶段,牙列修复理论、材料和技术还会不断发展。只有当预防工作更发达,人们能够保留天然的牙体和牙列时,修复工作才能减少。

五、正畸学

19 世纪,美国医师金斯利设计了腭裂阻塞器及牙间夹板,被认为是现代正畸学的创始人。19 世纪末至 20 世纪初,Angle 致力于错𬌗矫治的研究,最早使用方丝弓固定矫治器,发展了正畸学科,他的错𬌗畸形分类法一直沿用到现在。毛燮均教授既是口腔教育学家又是正畸学家,他根据牙量与骨量比例失调,对错𬌗畸形所作的分类,被认为是具有科学基础而又有实际意义的分类法。目前,矫正牙齿主要采用方丝弓和 Begg 细丝技术,这种矫治器有较高的效能,能使牙齿进行整体移动,并能克服矫治器支抗欠佳的缺点。为了带矫治器期间,矫治器不暴露,近年来又发展了舌侧矫治技术。正畸学不仅是大量错𬌗儿童所迫切需要的学科,它又与有关学科合作,发展了外科正畸学,并开展对颞下颌关节病、牙周病及颌面整复术前的正畸治疗等。

六、牙种植学

牙种植是使用非人体材料植入颌骨内作为人工牙根以支持修复缺失的牙齿。20 世纪 60 年代,Brånemark 教授创立的骨结合理论奠定了现代牙种植学的生物学基础。牙种植学是近 20 多年来在口腔医学中发展起来的一个新的分支学科,是口腔修复学、口腔外科学、牙周病学、口腔组织病理学、口腔材料学、口腔生物学、𬌗学、生物力学、口腔放射学及机械工艺学等众多学科交叉综合发展的结果。它是继高速涡轮手机、全景 X 线机、高分子黏固材料问世后的 20 世纪牙科领域中第四项重大突破,是口腔修复治疗技术中的一场革命。在欧美等西方发达国家,越来越多的牙列缺失及无牙𬌗患者已接受了成功的种植义齿修复,使患者的咀嚼功能恢复水平从传统义齿修复的 20％左右提高到接近自然牙列的 80％左右,从而被誉为"人类的第三副牙齿"。在我国,牙种植技术近 10 年来也得到了很大发展,在条件好的口腔医院还设立了口腔种植科。一系列种植新技术不断涌现,使牙种植适应证不断扩大,牙种植技术作为修复技术越来越被广大缺牙患者所接受。

（杨　飞）

第二章

口腔颌面部的解剖生理学

第一节　牙体的解剖生理

一、概述

(一)牙的分类

人的一生中有两副牙,第一副为乳牙,第二副为恒牙。乳牙共20个,恒牙共32个。根据牙的形态和功能不同,乳牙分为乳切牙、乳尖牙和乳磨牙。恒牙可分为切牙、尖牙、前磨牙和磨牙。切牙和尖牙位于口腔前庭前部、口角之前,故称为前牙;前磨牙和磨牙位于口角之后,故称为后牙。

(二)牙的功能

牙最重要的功能是咀嚼,其次可协助发音及言语,并在保持面部正常形态等方面起着一定的作用。

(三)临床牙位记录

临床上为了便于描述牙的部位及名称,每个牙均以一定的符号加以表示,目前最常用的牙位记录方法有两种。

1.部位记录法

该法为目前我国常用的记录法,以两条相互垂直的直线将牙弓分为A、B、C、D四个象限,竖线代表中线,区分左右;横线表示粭面,横线以上为上颌牙,横线以下为下颌牙。乳牙用罗马数字Ⅰ～Ⅴ表示;恒牙用阿拉伯数字1～8表示。越近中线数字越小,如中切牙为1;越远离中线数字越大,如第三磨牙为8。

(1)乳牙临床牙位:采用罗马数字记录,如图 2-1 所示。

例如:Ⅳ表示左上颌第一乳磨牙,Ⅳ表示右上颌第一乳磨牙。

(2)恒牙临床牙位:采用阿拉伯数字记录,如图 2-2 所示。

例如:6表示左上颌第一磨牙,43表示右下颌尖牙及第一前磨牙。

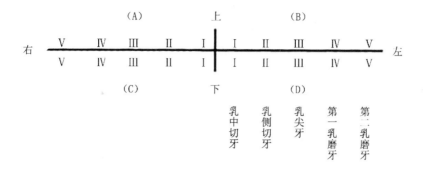

	(A)					上			(B)			
右	Ⅴ	Ⅳ	Ⅲ	Ⅱ	Ⅰ		Ⅰ	Ⅱ	Ⅲ	Ⅳ	Ⅴ	左
	Ⅴ	Ⅳ	Ⅲ	Ⅱ	Ⅰ		Ⅰ	Ⅱ	Ⅲ	Ⅳ	Ⅴ	
	(C)					下			(D)			
							乳中切牙	乳侧切牙	乳尖牙	第一乳磨牙	第二乳磨牙	

图 2-1　乳牙临床牙位记录

								上									
右	8	7	6	5	4	3	2	1	1	2	3	4	5	6	7	8	左
	8	7	6	5	4	3	2	1	1	2	3	4	5	6	7	8	
								下									
									中切牙	侧切牙	尖牙	第一前磨牙	第二前磨牙	第一磨牙	第二磨牙	第三磨牙	

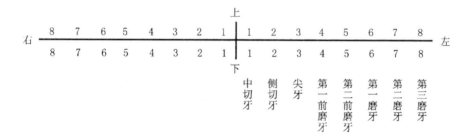

图 2-2　恒牙临床牙位记录

2.国际牙科联合会系统

国际牙科联合会系统记录牙位时，第一位数表示象限和乳牙或恒牙，即以 1 表示恒牙右上区，2 表示恒牙左上区，3 表示恒牙左下区，4 表示恒牙右下区；5 表示乳牙右上区，6 表示乳牙左上区，7 表示乳牙左下区，8 表示乳牙右下区；第二位数表示各牙与中线相关的位置，越近中线牙数字越小。此种记录方法适用于计算机统计。

(1)恒牙编号：如图 2-3 所示。每个牙的符号均为两位数，其个位数代表牙序，十位数代表部位，如＃15表示右上颌第二前磨牙。

18	17	16	15	14	13	12	11	21	22	23	24	25	26	27	28
48	47	46	45	44	43	42	41	31	32	33	34	35	36	37	38

图 2-3　恒牙编号

(2)乳牙编号：如图 2-4 所示。如＃71 代表左下颌乳中切牙。

55	54	53	52	51	61	62	63	64	65
85	84	83	82	81	71	72	73	74	75

图 2-4　乳牙编号

(四)牙的萌出

牙的发育过程分为发育、钙化和萌出 3 个阶段。牙胚是由来自外胚叶的成釉器和来自中胚叶的乳突状结缔组织构成，形成牙滤泡，包埋于上下颌骨内。随着颌骨的生长发育，牙胚钙化发育，逐渐穿破牙囊，突破牙龈而显露于口腔。牙胚破龈而出的现象称为出龈。从牙冠出龈至达到咬合接触的全过程称为萌出。牙萌出的时间是指出龈的时间。牙萌出具有下列生理特点：①牙萌出有明确的时间和顺序。②下颌牙萌出时间常较上颌同名牙为早。③牙萌出都是左右对称同时萌出，如一对下颌中切牙同时萌出等。④女性稍早于男性。

1.乳牙的萌出

胚胎两个月，乳牙胚即已发生，5～6个月钙化。新生儿颌骨内已有20个乳牙胚。

乳牙于生后半岁左右开始萌出，约两岁半全部出齐。其萌出顺序约为乳中切牙→乳侧切牙→第一乳磨牙→乳尖牙→第二乳磨牙，通常下颌牙萌出早于上颌同名牙。乳牙正常萌出过程受多种因素的影响，诸如牙胚发育状况，牙根及牙槽骨的生长，口周肌肉的作用以及全身内分泌因素的影响等，可使上述萌出顺序有所差异。但由于从乳牙萌出至替牙开始尚有一段较长的时间，乳牙萌出顺序异常通常不会导致不良影响。

2.恒牙的萌出

胚胎4个月，第一恒磨牙胚即已发生，它是恒牙中最早发生的牙胚。胚胎5～6个月，恒切牙及尖牙的牙胚即发生。胚胎10个月，前磨牙的牙胚发生。新生儿第一恒磨牙胚已钙化。3～4个月切牙胚已钙化。16～18个月第一前磨牙胚钙化。20～24个月第二前磨牙胚钙化。在5岁以前，尖牙胚及第二磨牙胚均已钙化，第三磨牙胚发生。

儿童6岁左右，在第二乳磨牙的远中部位，萌出第一个恒牙即第一磨牙，不替换任何乳牙。6～7岁至12～13岁，乳牙逐渐为恒牙所替换，此段时期称为替牙殆期。12～13岁以后，称为恒牙殆期。

乳牙、恒牙更替的关系如下。

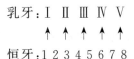

恒牙萌出较乳牙顺序略有不同：首先萌出者为第一恒磨牙，前磨牙更换乳磨牙的位置，磨牙则在乳磨牙的远中部位萌出。恒牙萌出亦有其顺序，上颌多为6-1-2-4-3-5-7或6-1-2-4-5-3-7；下颌多为6-1-2-3-4-5-7或6-1-2-4-3-5-7。第三磨牙萌出期很晚，在20岁左右，故又名智齿，也可终生不出，因此成人恒牙28～32个均属正常。

（五）牙的组成部分

1.外部观察

从外部观察，每个牙均可分牙冠、牙颈和牙根三部分。

（1）牙冠：有解剖牙冠和临床牙冠之分。解剖牙冠系牙釉质覆盖部分，牙冠与牙根以牙颈为界。临床牙冠为牙体露于口腔的部分，牙冠与牙根以龈缘为界。正常健康人的牙，特别是青年人的牙，临床牙冠常小于解剖牙冠；老年人或有牙周病的牙，因牙龈萎缩，临床牙冠常大于解剖牙冠。大部分文献所称牙冠系指解剖牙冠而言。牙冠的外形随其功能而异。

（2）牙根：亦分为解剖牙根和临床牙根。解剖牙根为牙骨质覆盖的部分，牙根与牙冠以牙颈为界；临床牙根为牙体在口腔内不能见到的部分，牙根与牙冠以龈缘为界，其大小变化见上述牙冠部分。大部分文献所称牙根是指解剖牙根而言。不同牙因功能不同，其牙根的数目常有不同。前牙用以切割和撕裂食物，功能简单，故为单根；前磨牙用以捣碎食物，功能较为复杂，故为1～2根；磨牙用以磨细食物，功能更为复杂，故多为2～3根。牙根尖部有根尖孔，内有牙髓神经、血管和淋巴管通过。

（3）牙颈：牙冠与牙根交界处为牙颈。因其呈线形,故又称颈线或颈缘。

2.剖面观察

通过牙体的纵剖面可见牙体由 3 种硬组织（牙釉质、牙骨质、牙本质）及一种软组织（牙髓）组成。

（1）牙釉质：是构成牙冠表层的硬组织,也是牙体组织中高度钙化最坚硬的组织,呈白色半透明状。

（2）牙骨质：是构成牙根表面的硬组织,色泽较黄。

（3）牙本质：是构成牙体的主质,位于牙釉质与牙骨质的内层,不如牙釉质坚硬,在其内层有一容纳牙髓的腔,称为牙腔。

（4）牙髓：是充满在牙腔中的蜂窝组织,内含血管、神经和淋巴管。

（六）牙体一般应用名词及表面解剖标志

1.应用术语

（1）中线：将颅面部平分为左右两等份的一条假想垂直线,该直线位于面部正中矢状面上,中线通过左右眼之间、鼻尖和左右中切牙的接触区。中线将牙弓分成左右对称的两部分。

（2）牙体长轴：为经过牙冠与牙根中心的一条假想直线。

（3）接触区：相邻两牙邻面的接触部位,称为接触区或邻接区。

（4）外形高点：为牙体各轴面上最突出的部分。

（5）线角与点角：牙冠上两面相交处成一线,所成的角称线角,如前牙的近中面与唇面的交角称为近唇线角,后牙的近中面与颊面的交角称近颊线角。三面相交处成一点所成的角称点角,磨牙的近中面、颊面与𬌗面相交处称为近颊𬌗点角,前牙的近中面、唇面与切嵴所成的角称近唇切点角。

（6）牙体三等分：为了便于描述,常将牙体的轴面,在一个方向分为三等份,其中之一份称为1/3。如在垂直方向牙冠可分为切1/3、中 1/3 和颈1/3;牙根可分为颈 1/3、中 1/3 和根尖1/3;在近远中方向牙冠可分为近中 1/3、中 1/3 和远中 1/3;在唇（颊）舌方向牙冠邻面则分为唇（颊）1/3、中 1/3 和舌 1/3。

2.牙冠各面的名称

每个牙均有与牙体长轴大致平行的 4 个轴面,分别称为唇（颊）面、舌（腭）面、近中面和远中面;并有与牙体长轴基本垂直的𬌗面或切嵴。

（1）唇面或颊面：前牙牙冠靠近唇黏膜的一面称唇面,后牙牙冠靠近颊黏膜的一面称颊面。

（2）舌面或腭面：前牙或后牙牙冠靠近舌侧的一面均称舌面,上颌牙的牙冠舌面接近腭,故亦称腭面。

（3）近中面与远中面：凡牙冠面向中线的牙面称近中面,牙冠背向中线的称远中面,每个牙的牙冠均有一个近中面和一个远中面。近、远中面合称为邻面。

（4）𬌗面和切嵴：上下颌后牙相对而发生咀嚼作用的一面称为𬌗面。前牙无𬌗面,切端有切咬功能的嵴,称为切嵴。

3.牙冠表面解剖标志

（1）牙冠的突起部分：包括以下几个部分。

1）牙尖：牙冠上近似锥体形、突出成尖的部分称牙尖。位于尖牙的切端,前磨牙和磨牙的𬌗面上。

2)切缘结节:初萌切牙切缘上圆形的隆突称切缘结节,随着牙的切磨逐渐消失。

3)舌面隆突:前牙舌面近颈缘部的半月形隆突起,称舌面隆突,系前牙的解剖特征之一。

4)嵴:牙冠上细长形的牙釉质隆起,均称为嵴。根据嵴的位置、形状和方向,可分为切嵴、轴嵴、边缘嵴、三角嵴、牙尖嵴、横嵴、斜嵴和颈嵴。①切嵴:为切牙切缘舌侧长条形的牙釉质隆起。②轴嵴:为轴面上从牙尖顶伸向牙颈的纵向隆起。位于尖牙唇面者,称为唇轴嵴;位于后牙颊面者,称为颊轴嵴;位于尖牙及后牙舌面者,称为舌轴嵴。③边缘嵴:为前牙舌面近远中边缘及后牙𬌗面边缘细长形的牙釉质隆起。④三角嵴:为𬌗面牙尖两斜面汇合成的细长形的牙釉质隆起。每条三角嵴均由近中和远中两斜面汇合而成。⑤牙尖嵴:从牙尖顶分别斜向近、远中的嵴,称为牙尖嵴。尖牙的近、远中牙尖嵴组成切嵴;后牙颊尖和舌尖的近、远中牙尖嵴,分别组成颊𬌗边缘嵴和舌𬌗边缘嵴。⑥横嵴:为𬌗面相对牙尖两三角嵴相连、横过𬌗面的细长形牙釉质隆起,为下颌第一前磨牙𬌗面的重要解剖特征。⑦斜嵴:𬌗面斜形相对的两牙尖三角嵴相连,称为斜嵴。为上颌第一磨牙重要的解剖标志。⑧颈嵴:牙冠唇、颊面沿颈缘部位、微显突起的细长形的牙釉质隆起,称为颈嵴。在唇面者称为唇颈嵴;在颊面者称为颊颈嵴。

(2)牙冠的凹陷部分:包括以下几部分。

1)沟:位于牙冠的轴面及𬌗面,介于牙尖和嵴之间,或窝底部的细长凹陷部分,略似山间的溪流。①发育沟:为牙生长发育时,两生长叶相连所形成的明显而有规则的浅沟。②副沟:除发育沟以外的任何沟都称副沟,其形态不规则。③裂:钙化不全的沟称为裂,常为龋病的好发部位。

2)点隙:为3条或3条以上发育沟的汇合处所成的点状凹陷。该处牙釉质若钙化不全,则成为点隙裂。裂沟和点隙裂均为龋的好发部位。

3)窝:牙冠舌面及𬌗面上不规则的凹陷,称为窝。如前牙舌面的舌窝、后牙𬌗面的中央窝等。

(3)斜面:组成牙尖的各面,称为斜面。两斜面相交成嵴,四斜面相交则组成牙尖的顶,各斜面依其在牙尖的位置而命名,如尖牙牙尖的斜面有近唇斜面、远唇斜面、近舌斜面和远舌斜面。

(4)生长叶:牙发育的钙化中心称为生长叶,其交界处为发育沟,多数牙是由4个生长叶发育而成,部分牙是由5个生长叶发育而成。

二、牙的外形及生理

(一)恒牙的外形

恒牙共有32个,上、下颌各16个。因牙的形态和功能不同,依次分为切牙、尖牙、前磨牙和磨牙。

1.切牙组

切牙位于口腔前部,包括上颌中切牙、上颌侧切牙、下颌中切牙及下颌侧切牙。切牙组的共同特点:①上颌切牙体积较下颌切牙大。②牙冠由唇面、舌面、近中面、远中面4个面和1个切嵴组成。③牙冠唇、舌面呈梯形,在唇面切1/3处有两条纵向发育沟。舌面中央有舌面窝,颈1/3处突出称为舌面隆突。④牙冠邻面呈三角形,接触区均位于近切角处。⑤牙根为单根,较直,根尖段略偏远中。

(1)上颌中切牙:为切牙中体积最大、前牙中近远中径最宽、牙弓中位置最靠前的牙。①唇面:略呈梯形,切颈径大于近远中径。切1/3和中1/3较平坦,颈1/3较突出为唇颈嵴。切1/3可见两条发育沟,近中缘和切缘较直,远中缘及颈缘较突。切缘与近中缘相交而成的近中切角近似直角,与远中缘相交而成的远中切角略为圆钝,借以区分左右。新萌出者切缘可见3个切缘结节。牙冠唇面形态可分为卵圆形、尖圆形和方圆形,常与人的面型相协调。②舌面:较唇面为小,中央凹陷成窝称舌窝,周边围以突起的嵴,在牙颈部者称舌面隆突,靠近中缘者称近中边缘嵴,靠远中缘者称远中边缘嵴,在切端位于切缘舌侧者称为切嵴。③邻面:近中面似三角形,顶为切端,底为颈缘,呈"V"字形,接触区在切 1/3 靠近切角。远中面似近中面但稍短而圆突,接触区在切 1/3 距切角稍远。④切嵴:切端唇侧较平,舌侧圆突成嵴,称切嵴,与下颌牙的切嵴接触时,能发挥切割功能。侧面观察,切嵴在牙体长轴的唇侧。⑤牙根:为单根,粗壮较直,唇侧宽于舌侧,牙根向根尖逐渐缩小,根长较冠长稍长,亦有根长短于冠长者或偶见牙根弯向唇侧、舌侧和远中唇侧者。牙根颈部横切面为圆三角形。

(2)上颌侧切牙:为切牙中唇面最突、舌窝最深、远中切角最为圆钝者。①唇面:较上颌中切牙者窄小、圆突,近中缘稍长,远中缘较短,与切缘弧形相连,因而切缘明显斜向远中。近中切角似锐角,远中切角呈圆弧形。②舌面:边缘嵴较中切牙者显著,舌窝窄而深,有时有沟越过舌面隆突的远中,延续到根颈部成为裂沟,为龋病的好发部位。③邻面:略呈三角形,近远中接触区均在切 1/3,距切角稍远。④切嵴:向远中舌侧倾斜度较中切牙大,似与远中面连续。⑤牙根:单根,较中切牙者细而稍长,根长大于冠长,颈横切面为卵圆形。上颌侧切牙的变异形态较多,如呈锥形或先天缺失者。

(3)下颌中切牙:下颌中切牙是全口牙中体积最小、形态最为对称、离体后较难区分左右者。下颌中切牙的形态特点如下所述。①牙冠:下颌中切牙牙冠宽度约为上颌中切牙者的 2/3。②唇面:狭长且光滑平坦,切颈径明显大于近远中径,近中缘与远中缘约对称,近中切角与远中切角约相等,切缘平直,离体后较难区分左右。③舌面:近远中边缘嵴微突,舌面窝浅。④邻面:约呈三角形,近远中接触区均在切 1/3 靠近切角。⑤牙根:单根形扁,远中面的长形凹陷,较近中面者略深,可作为鉴别左右的参考。根中 1/3 横切面呈葫芦形。

(4)下颌侧切牙:下颌侧切牙与下颌中切牙相似,但有下列特点。①下颌侧切牙的牙冠较下颌中切牙稍宽。②唇面:切缘略向远中倾斜,远中切角较近中切角圆钝。③邻面:约呈三角形,近中接触区在切 1/3 靠近切角,远中接触区在切 1/3 距切角稍远。④牙根:为单根,形扁圆,较下颌中切牙者稍长,根尖偏向远中。

(5)上颌切牙与下颌切牙的区别:①上颌切牙的牙冠宽大,唇面发育沟明显;下颌切牙的牙冠窄小,唇面光滑,发育沟不明显。②上颌切牙的舌面边缘嵴明显,舌窝较深;下颌切牙的舌面无明显边缘嵴,舌窝较窄浅。③侧面观,上颌切牙的切嵴在牙体长轴的唇侧;下颌切牙的切嵴靠近牙体长轴。④上颌切牙牙根粗壮而直;下颌切牙牙根窄而扁,近远中面凹陷呈沟状。

2.尖牙组

尖牙位于侧切牙的远中,包括上颌尖牙和下颌尖牙。尖牙的共同特点为:①牙冠由唇面、舌面、近中面、远中面 4 个面和 1 个牙尖组成。②唇、舌面似圆五边形,唇轴嵴将唇面分成两个斜面,舌轴嵴将舌面分成两个舌面窝。③邻面呈三角形,较厚,唇颈嵴和舌面隆突显著。④牙尖均偏近中。⑤牙根粗壮,单根,根尖段偏远中。

(1)上颌尖牙:为全口牙中牙体和牙根最长、牙尖最大的牙。①唇面:似圆五边形,其 5 个边由近中缘、近中斜缘、远中斜缘、远中缘和颈缘组成。其中,近中斜缘短,与近中缘相连形成近中切角;远中斜缘长,与远中缘相连形成远中切角。初萌出的尖牙,近、远中斜缘在牙尖顶处相交约呈 90°角。唇面中部有突起的唇轴嵴,由牙尖顶伸至颈 1/3,将唇面分为近唇斜面和远唇斜面。唇轴嵴两侧各有 1 条发育沟。外形高点在中 1/3 与颈 1/3 交界处的唇轴嵴上。②舌面:较唇面稍小,远中边缘嵴较近中边缘嵴短而突。近中牙尖嵴短,远中牙尖嵴长。舌面隆突显著,由牙尖至舌面隆突有一纵嵴称舌轴嵴,将舌窝分成近中舌窝和远中舌窝。③邻面:似三角形,远中面比近中面更为突出且短小。近中接触区距近中牙尖嵴较近,远中接触区则距远中牙尖嵴稍远。④牙尖:牙尖由4个嵴和4个斜面组成。4个嵴即唇轴嵴、舌轴嵴、近中牙尖嵴、远中牙尖嵴;4个斜面指相邻两嵴间的斜面,即近唇斜面、远唇斜面、近舌斜面和远舌斜面。4个牙尖嵴汇合成牙尖顶,牙尖顶偏近中。⑤牙根:单根,形粗壮,唇舌径大于近远中径,根长约为冠长的两倍,根颈横切面为卵圆三角形。根尖弯向远中。

(2)下颌尖牙:似上颌尖牙,但有下列特点。①下颌尖牙较上颌者窄而薄,牙冠窄而细长,近远中径较上颌尖牙者小,故牙体显得细长。②牙冠唇面为狭长五边形,切颈径明显大于近远中径。唇颈嵴、唇轴嵴及发育沟不如上颌尖牙者明显。唇面近中缘最长,约与牙体长轴接近平行,远中缘较短,切缘由近、远中斜缘组成。近中斜缘短,远中斜缘长,两者长度约为1:2,近、远中斜缘的交角>90°。唇面观察下颌尖牙牙冠与牙根两者的近中缘相续约呈直线。③舌面小于唇面,略凹,舌轴嵴不如上颌尖牙者明显,在切1/3处较突。外形高点在舌面隆突。④邻面观察下颌尖牙牙冠与牙根两者的唇缘相连约呈弧线。⑤牙尖不如上颌尖牙者显突,牙尖顶明显偏近中。⑥牙根为单根,扁圆细长,近、远中根面有浅的长形凹陷。根颈1/3处横切面呈扁圆形。根尖偏向远中。

(3)上颌尖牙与下颌尖牙的区别:①上颌尖牙体积较大,牙冠宽大;下颌尖牙体积较小,牙冠窄长。②上颌尖牙唇颈嵴、唇轴嵴、舌轴嵴和舌面隆突较明显,舌窝较深;下颌尖牙唇颈嵴、唇轴嵴、舌轴嵴和舌面隆突不很明显,舌窝较浅。③上颌尖牙近中缘自颈缘至切缘向近中展开;下颌尖牙近中缘与牙根近中缘相连成直线。④上颌尖牙近中斜缘与远中斜缘相交近似直角;下颌尖牙者成钝角。⑤上颌尖牙牙尖顶偏近中;下颌者明显偏近中。⑥上颌尖牙冠、根的唇缘相连不成弧线;下颌尖牙冠、根的唇缘相连成弧线。⑦上颌尖牙牙根粗长,颈横切面成卵圆三角形;下颌尖牙牙根细长,颈横切面成扁圆形。

3.前磨牙组

前磨牙又称双尖牙,位于尖牙与磨牙之间,包括上颌第一前磨牙、上颌第二前磨牙、下颌第一前磨牙与下颌第二前磨牙。前磨牙的共同特点:①牙冠呈立方形,由颊面、舌面、近中面、远中面及𬌗面5个面组成。②颊面显突,颊轴嵴明显;舌面圆弧,舌轴嵴不明显。邻面似四边形。③𬌗面有颊、舌两个牙尖或3个牙尖(下颌第二前磨牙有三尖型者),颊尖长而尖锐,舌尖低而圆钝。两尖的三角嵴自牙尖顶至面中央,将𬌗面分成近中、远中窝,有发育沟、点隙分布。④牙根一般为单根,扁圆形,根尖段偏远中。

(1)上颌第一前磨牙:上颌第一前磨牙为前磨牙中体积最大、颊尖偏向远中和有近中沟由近中点隙越过近中边缘嵴至近中面者。①颊面:与尖牙唇面相似但较短小,颊面中部有纵行的颊轴嵴,颊尖是前磨牙中唯一偏向远中者。外形高点在颈1/3的颊颈嵴上。②舌面:小于颊面,似卵圆形,光滑而圆突,舌尖偏向近中,较颊尖短小、圆钝。外形高点在中1/3。③邻面:约呈四边形,近远中接触区均靠𬌗缘偏颊侧。近中面近颈部明显凹陷,有沟从𬌗面近中边缘嵴跨过至近中面的𬌗1/3处。④𬌗面:外形为轮廓显著的六边形,颊边宽于舌边。边缘嵴由近、远中边缘嵴和颊、舌尖的近远中牙尖嵴围成。𬌗面有颊舌两尖,颊尖长大锐利,舌尖较短小圆钝。从颊、舌尖顶分别有伸向𬌗面中央的三角嵴,分别称为颊尖三角嵴和舌尖三角嵴。𬌗面中央低下称为中央窝,窝的周边由近、远𬌗边缘嵴和颊、舌尖的近、远中牙尖嵴围成,窝底有近远中向的中央沟,其两端为近远中点隙。由近中点隙越过近中边缘嵴至近中面的沟,称近中沟,为上颌第一前磨牙的特有解剖标志。⑤牙根:形扁,多在牙根中部或根尖1/3处分为颊舌两根。颊根长于舌根,根的近远中面较平,自颈缘以下至根分叉处有沟状凹陷。远中面的沟较近中面者深。少数为单根,其近中面的沟长,约占根长的大部分。根尖偏向远中。

(2)上颌第二前磨牙:似上颌第一前磨牙,但有下列特点。①上颌第二前磨牙的𬌗面较对称,轮廓不如上颌第一前磨牙者锐突,牙尖较圆钝。②上颌第二前磨牙的颊面颈部较上颌第一前磨牙者宽,𬌗缘两牙尖嵴交角所成的颊尖圆钝,偏向近中,发育沟不明显,颊轴嵴圆钝。③邻面仍呈四边形,近远中接触区仍在近𬌗缘偏颊侧。但近中面颈部少有凹陷,亦无沟越过近中边缘嵴至近中面。④𬌗面颊缘与舌缘宽度相近,𬌗面诸角较圆钝,颊舌尖的高度、大小相近,颊舌两尖均偏近中。中央窝浅而窄,无沟跨过近中边缘嵴至近中面。中央沟较短,近远中点隙相距亦较近。⑤上颌第二前磨牙多为扁形单根,牙根多不分叉。

(3)下颌第一前磨牙:下颌第一前磨牙为前磨牙中体积最小、颊舌尖高度差别最大、𬌗面有横嵴者,其特点如下所述。①颊面:颊面向舌侧倾斜显著。颊尖高耸、长大尖锐,偏向近中。颊轴嵴在颈1/3处显突,颊颈嵴呈新月形,外形高点位于颈1/3处。②舌面:舌面较短小,仅及颊面的1/2。舌尖明显小于颊尖。③邻面:近远中接触区均靠𬌗缘偏颊侧。④𬌗面:呈卵圆形,最大特点是颊尖长大而舌尖很小,两尖均偏近中。颊尖三角嵴与舌尖三角嵴相连而成横嵴,为该牙的重要解剖标志。横嵴越过𬌗面,将𬌗面分成较小的三角形近中窝,与较大的长圆形远中窝。⑤牙根:单根,扁而细长,颊侧宽于舌侧。根尖略为弯向远中。近中面的根尖部常有分叉痕迹。

(4)下颌第二前磨牙。①牙冠:外形方圆,牙冠𬌗颈高度、颊舌厚度和近远中宽度相近,舌面与颊面大小约相等。颊面颈部较下颌第一前磨牙者稍宽,颊轴嵴较圆。舌面与颊面大小相近,若为两舌尖者,则舌面宽于颊面,两尖之间有舌沟通过,近中舌尖大于远中舌尖。邻面近远中接触区均靠𬌗缘偏颊侧。𬌗面呈圆形或卵圆形。𬌗面的发育沟有3种形态:呈"H"形者,约占43%;呈"U"形者,约占26%,上述两型为二尖型;呈"Y"形者,约占31%,为三尖型。𬌗面中央有时可见一小牙尖,称中央尖或畸形中央尖,易磨损使牙腔暴露,引起牙髓炎或根尖周炎。中央尖可见于诸前磨牙,但以下颌第二前磨牙多见。②牙根:单根,扁圆,近中面无分叉痕迹。

(5)上颌前磨牙与下颌前磨牙的区别:①上颌前磨牙的牙冠较直,略偏牙体长轴的颊侧;下颌前磨牙的牙冠向舌侧倾斜。②上颌前磨牙的牙冠颊舌径大于近远中径,牙冠较狭长;下颌前磨牙的牙冠,颊舌径与近远中径相近,牙冠方圆。

4.磨牙组

磨牙担负着咀嚼的主要任务,位于前磨牙的远中,包括上颌第一、第二、第三磨牙和下颌第一、第二、第三磨牙。上、下、左、右共12个,牙体由第一磨牙至第三磨牙依次渐小。磨牙的牙冠体积大,𬌗面亦大,有4~5个牙尖,牙根一般为2~3根。

(1)上颌第一磨牙:上颌第一磨牙约6岁即出现于口腔,故又名六龄牙。

1)颊面:略呈梯形,近远中宽度大于𬌗颈高度,近中缘长而直,远中缘稍短而突,𬌗缘长于颈缘,𬌗缘由近、远中颊尖的4条牙尖嵴连续组成。近中颊尖略宽于远中颊尖,二尖间有颊沟通过,约与颊轴嵴平行,近中颊尖的颊轴嵴显著。外形高点在颈1/3。

2)舌面:大小与颊面相近或稍小,𬌗缘由近、远中舌尖的4条牙尖嵴组成。近中舌尖宽于远中舌尖,二尖间有远中舌沟通过。舌轴嵴不明显,外形高点在中1/3。少数近中舌尖的舌侧有第五牙尖,又称卡氏尖。第五牙尖的尖顶既不达𬌗面也无髓角,故称其为结节更恰当。

3)邻面：近、远中面约为四边形，颊舌面厚度大于𬌗颈高度，颈部平坦，外形高点在𬌗1/3处。近中接触区靠𬌗缘偏颊侧；远中接触区靠𬌗缘中1/3处。

4)𬌗面：呈斜方形，结构复杂。𬌗面的边缘嵴、牙尖、三角嵴与斜面、窝、点隙及沟描述如下。①边缘嵴：𬌗面的四边为颊𬌗边缘嵴、舌𬌗边缘嵴、近𬌗边缘嵴和远𬌗边缘嵴围成。颊𬌗边缘嵴由近、远中颊尖的4个牙尖嵴构成，即近中颊尖的近、远中牙尖嵴及远中颊尖的近、远中牙尖嵴；舌𬌗边缘嵴由近、远中舌尖的4个牙尖嵴构成，即近中舌尖的近、远中牙尖嵴和远中舌尖的近、远中牙尖嵴。近𬌗边缘嵴短而直，远𬌗边缘嵴稍长。近颊𬌗角及远舌𬌗角为锐角；远颊𬌗角及近舌𬌗角为钝角。②牙尖：一般为4个，即近中颊尖、远中颊尖、近中舌尖和远中舌尖，颊侧牙尖较锐，舌侧牙尖较钝，近中舌尖是4个牙尖中最大者，是上颌第一磨牙的主要功能尖，远中舌尖则是其中最小者。③三角嵴：每一牙尖均有一个三角嵴。近中颊尖三角嵴由其牙尖顶斜向舌侧远中至𬌗面中部；远中颊尖三角嵴由其牙尖顶斜向舌侧近中至𬌗面中部；近中舌尖三角嵴由其牙尖顶端斜向颊侧远中至𬌗面中部；远中舌尖三角嵴由其牙尖顶端斜向颊侧近中至𬌗面中部。由远中颊尖三角嵴与近中舌尖三角嵴相连成嵴，称为斜嵴，为上颌第一磨牙的解剖特征。④斜面：每一牙尖均有4个斜面，颊尖的颊斜面无咬合接触，但颊尖的舌斜面、舌尖的颊斜面和舌斜面均有咬合接触。⑤窝及点隙：𬌗面的中部凹陷成窝，由𬌗面斜嵴将𬌗面分为近中窝及远中窝。近中窝较大，位于斜嵴与近𬌗边缘嵴之间，约占𬌗面近中的2/3，又名中央窝，窝内有中央点隙；远中窝较小，位于斜嵴与远𬌗边缘嵴之间，约占𬌗面远中的1/3。⑥沟：颊沟自中央点隙伸向颊侧，在两颊尖之间经颊𬌗边缘嵴而至颊面；近中沟自中央点隙伸向近中，止于近𬌗边缘嵴之内。远中舌沟一端至远中边缘嵴内，另一端经两舌尖之间越过舌𬌗边缘嵴至舌面。

5)牙根：由3根组成，一舌根在舌侧，两颊根分别称为近中颊根和远中颊根。近中颊根位于牙冠近中颊侧颈部之上，根的近远中面皆平，颊面宽于舌面；远中颊根位于牙冠远中颊侧颈部之上，较近中颊根短小；舌根位于牙冠舌侧颈部之上，为3根中之最大者，其颊舌两面较宽且平，舌面有沟。两颊根之间相距较近，颊根与舌根之间分开较远，3根之间所占面积较大，故利于牙的稳固。牙根未分叉的部分叫根干或称根柱。

(2)上颌第二磨牙：似上颌第一磨牙，但有下列特点。①牙冠较上颌第一磨牙为窄。②牙冠颊面自近中向远中面舌侧的倾斜度大于第一磨牙。远中颊尖明显缩小。③近中舌尖占舌面的大部分，极少有第五牙尖。④𬌗面斜嵴不如第一磨牙明显，有远中沟越过，有的上颌第二磨牙𬌗面无斜嵴可见。⑤牙根数目与上颌第一磨牙相同，但根之间分叉度比较小，且向远中偏斜。少数牙根愈合成两根，即近中颊根或远中颊根与舌根愈合，或近、远中颊根愈合，使原有的3根愈合成两根；极少数为近、远中根和舌根相互愈合。

(3)上颌第三磨牙：①该牙的形态变异最多，其规则形态与上颌第二磨牙相似，但牙冠较小，根较短，牙冠各轴面中1/3较圆突，外形高点在中1/3处。②远中舌尖很小甚或缺如，故颊面宽而舌面窄，𬌗面呈圆三角形。有时牙尖多而界限不明显，𬌗面副沟多。③牙根多合并成一锥形根。但根的数目和形态变异很大。④其变异形态有前磨牙型、多尖型及多根型。

(4)下颌第一磨牙：下颌第一磨牙为恒牙中萌出最早、𬌗面尖、嵴、沟、窝、斜面最多的牙。

1)颊面：约呈梯形，近远中径大于𬌗颈径。𬌗缘长于颈缘，近中缘直，远中缘突。𬌗缘可见近中颊尖、远中颊尖和远中尖的半个牙尖，分别有颊沟和远颊沟分隔。近中颊尖与远中颊尖的颊轴嵴与颊沟平行，远中尖的颊轴嵴不显著。颊颈嵴与颈缘平行。外形高点在颈1/3。

2)舌面：亦呈梯形，较颊面小而光滑圆突。𬌗缘可见近、远中舌尖，舌沟从两舌尖间越过。无明显轴嵴,外形高点在中 1/3。

3)邻面:约呈四边形,牙冠倾向舌侧,颊尖低于舌尖。近中接触区在近殆缘偏颊侧;远中接触区在靠近殆缘中 1/3 处。远中面小于近中面。由近中面颊缘与颈缘构成的颊颈角和由舌缘与殆缘构成的舌殆角均较锐。

4)殆面:略呈长方形,形态复杂。殆面的边缘嵴、牙尖、三角嵴与斜面、窝、点隙及沟描述如下。①边缘嵴:殆缘由 4 条边缘嵴围成,颊殆边缘嵴长于舌殆边缘嵴,近殆边缘嵴较长且直,远殆边缘嵴较短且突。②牙尖:可见 5 个牙尖。近、远中颊尖短而圆,近、远中舌尖长而尖,远中尖最小位于颊面与远中面交界处。③三角嵴:殆面 5 条牙尖三角嵴朝向中央窝,其中以远中颊尖三角嵴最长,远中尖三角嵴最短。④斜面:舌尖的舌斜面与对颌牙无咬合接触。颊尖和远中尖的颊斜面和舌斜面及舌尖的颊斜面与对颌牙均有咬合接触。⑤窝及点隙:中央窝位于殆面且近中牙尖三角嵴的远侧及远殆边缘嵴近侧,窝内有中央点隙。在近殆边缘嵴的内侧有较小的三角形近中窝,窝内有近中点隙。⑥沟:共计 5 条发育沟,其中颊沟由中央点隙伸向颊侧,经近中颊尖与远中颊尖之间至颊面;舌沟由中央点隙经两舌尖之间至舌面;近中沟由中央点隙伸向近中,止于近殆边缘嵴之内;远中沟由中央点隙伸向远中,止于远殆边缘嵴之内;远中颊尖与远中尖之间有一条远颊沟,从远中沟上分出,向远颊方向至颊面。

5)牙根:双根,扁而厚,根干短。近中根较远中根稍大,近中根的近、远中根面有较深的长形凹陷,根尖弯向远中;远中根的长形凹陷仅见于其近中根面,根尖弯向远中。有时远中根分为颊、舌两根,远中舌根短小弯曲。

(5)下颌第二磨牙。①牙冠:殆面可分为四尖型和五尖型。四尖型者无远中尖,又可分两种类型:一类殆面 4 条发育沟呈“十”形分布,即颊沟、舌沟、近中沟和远中沟,整个殆面似“田”字形,为四尖型的主要类型,约占 50%。另一类发育沟呈“X”形分布,此型约占 5%。五尖型约占 45%,与下颌第一磨牙相似,具有 5 个牙尖,但稍小,离体后两者不易区别。②牙根:近远中根相距较近,皆偏远中,有时聚成一锥体形。极少数分叉为 3 根,即近中颊根、近中舌根和远中根。少数牙近、远中根颊侧融合,舌侧仍分开,牙根横断面呈“C”形,故称为“C”形根。

(6)下颌第三磨牙:①为全口牙中形态、大小和位置变异较多者之一。②殆面 5 个尖者似下颌第一磨牙,4 个尖者似下颌第二磨牙。③牙冠各轴面光滑,外形高点在牙冠中 1/3 处。殆面牙尖、嵴、窝不清晰,副沟多。④牙根常融合成锥形,也有分叉成多根者。

(7)上颌磨牙与下颌磨牙的区别:①上颌磨牙的牙冠殆面呈斜方形,颊舌径大于近远中径;下颌磨牙的牙冠殆面呈长方形,近远中径大于颊舌径。②上颌磨牙的牙冠较直;下颌磨牙的牙冠倾向舌侧。③上颌磨牙的颊尖锐而舌尖钝;下颌磨牙的舌尖锐而颊尖钝。④上颌磨牙多为 3 根;下颌磨牙多为双根。

(二)乳牙外形

乳牙共 20 个,上、下颌各 10 个,位于中线两侧,左右成对排列,由中线向远中依次分为乳切牙、乳尖牙和乳磨牙。乳牙与恒牙比较,无乳前磨牙。除下颌第一乳磨牙的形态较特殊外,其余乳牙的形态与恒牙相似。

乳牙具有下列特点:①乳牙体积小,牙冠短而宽,乳白色。②乳牙颈部缩窄,唇颈嵴、颊颈嵴明显突出。殆面缩窄,冠根分明。③宽冠窄根是乳前牙的特点,上颌乳中切牙为宽冠宽根,根尖弯向唇侧。④上颌乳尖牙近中牙尖嵴长于远中牙尖嵴,是乳尖牙和恒尖牙中唯一牙尖偏向远中者。⑤下颌第二乳磨牙 3 个颊尖等大。

(三)牙体形态的生理意义

牙体形态和生理功能是密切相关的,形态结构是功能活动的物质基础。现将牙体形态的生理意义分述如下。

1.牙冠形态的生理意义

(1)切端及殆面形态的生理意义:切牙的切嵴具有切割食物的功能。尖牙的牙尖具有穿透和撕裂食物的作用。前磨牙和磨牙殆面有凸形结构(牙尖、三角嵴、斜面和边缘嵴)和凹形结构(窝和发育沟)。咀嚼时,上下颌后牙殆面凸形结构与凸形结构接触可压碎食物;凸形结构与凹形结构接触可磨细食物。上下颌后牙殆面牙尖与窝接触,可保持上下颌牙殆关系稳定。殆面组成三角嵴的两斜面,咀嚼时既可磨细食物,又可在上下颌牙接触时,下颌牙沿上颌牙尖的斜面运动,以便进入牙尖交错位。边缘嵴的作用是将食物局限在殆面窝内,以便对颌牙尖进行捣碎和磨细。发育沟(如舌沟或颊沟)是磨细食物溢向固有口腔或口腔前庭的通道。

(2)牙冠轴面突度的生理意义:①牙冠唇、颊、舌面突度的生理意义。前牙唇舌面及后牙颊面的突度均在颈 1/3,后牙舌面的突度则在中 1/3。咀嚼时,牙冠的正常突度,可使部分咀嚼过的食物擦过牙龈表面,起着按摩作用,促进血液循环,有利于牙龈的健康。若牙冠突度过小或平直,食物经过该处将给牙龈过大的压力;反之,若牙冠突度过大,食物经过该处则不能触及牙龈,均不利于龈组织的健康。牙冠颈 1/3 的突度,还可扩展龈缘,使其紧张有力。②牙冠邻面突度的生理意义。前牙及后牙邻面突度分别在切 1/3 和殆 1/3 处,相邻两牙借邻接点相接,邻接点因磨耗呈小面,称为接触区。前牙接触区呈椭圆形,切颈径大于唇舌径,近中面者靠近切角,远中面者距切角稍远。后牙接触区亦呈椭圆形,颊舌径大于殆颈径。第一、第二前磨牙近远中面接触区及第一磨牙近中面接触区均在近殆缘偏颊侧。第一磨牙远中面接触区、第二磨牙近远中面接触区及第三磨牙近中接触区均在近殆缘中 1/3 处。在正常接触区的周围均有呈"V"字形的空隙,称为楔状隙或外展隙。在唇(颊)、舌侧者分别称为唇(颊)楔状隙或舌楔状隙;在切、殆方者,分别称为切楔状隙或殆楔状隙;在龈方者称为邻间隙,有龈乳头充满,可保护牙槽骨和牙冠邻面。

正常的牙邻接,不仅可防止食物嵌塞,免使龈乳头受压萎缩及牙槽突降低,而且可使牙及殆关系稳定、牙弓完整,有利于咀嚼,对颞下颌关节、咀嚼肌和牙周组织的健康均具有重要意义。

2.牙根形态的生理意义

牙根在牙槽窝的稳固是保证牙冠行使其生理功能的前提,稳固的牙根又与其形态密切相关,如多根牙较单根牙稳固,长根牙较短根牙稳固,粗根牙较细根牙稳固,扁根牙较圆根牙稳固,根尖所占面积大于殆面者稳固等。如上颌第一磨牙,牙根多、根形扁、根尖所占面积大于殆面,因而是全口牙中最稳固的牙,又如上颌尖牙,牙根粗长,故较其他单根牙稳固。

三、牙髓腔的解剖

牙髓腔是位于牙体内部的一个与牙体外形相似,同时又显著缩小的空腔,简称牙腔。位于牙体中部,周壁除根尖孔(有的牙尚有副孔和/或侧孔)外,其余绝大部分均被坚硬的牙本质所包被,牙腔内充满牙髓。牙腔的形状与牙体外形基本相似,但体积却显著缩小。

(一)牙腔各部名称

1.髓室

牙腔朝向牙冠的一端扩大成室,称为髓室。牙腔位于牙冠及牙根颈部的部分,其形状与牙冠的外形相似。前牙髓室与根管无明显界限;后牙髓室呈立方形,分顶、底及四壁,是牙腔中较宽阔的部分。

（1）髓室顶与髓室底：与𬌗面或切嵴相对应的髓室壁称为髓室顶，与髓室顶相对应的髓室壁称为髓室底，两者之间的距离称为髓室高度。

（2）髓室壁：与牙体轴面相对应的牙腔牙本质壁分别称近中髓壁、远中髓壁、颊侧髓壁和舌侧髓壁。亦有将髓室顶和髓室底列入髓室壁者，则髓室共有 6 个壁。

（3）髓角：为髓室伸向牙尖突出成角形的部分，其形状、位置与牙尖的高度相似。髓角与𬌗面的距离因年龄而异。乳牙与刚萌出不久的恒牙髓室大，髓角至𬌗面的距离近；老年人由于牙腔增龄变化，牙腔内径变小，髓角变低，𬌗面至髓角的距离变大。

（4）根管口：为髓室底上髓室与根管的移行处。

2.根管系统

根管系统是牙腔除髓室以外的管道部分，包括根管、管间吻合、根管侧支、根尖分歧、根尖分叉及副根管，它们共同组成根管系统。

根管为位于牙根内的那部分牙腔。任何一个牙的牙冠及牙根颈部内仅有一个髓室，而每个牙根内却不一定只有一个根管。通常一个较圆的牙根内有一个与其外形相似的根管，但一个较扁的牙根内，则可能有一个、两个或一、两个根管的混合形式，偶可见一个牙根内有 3 个根管者。

（二）牙腔的增龄变化及病理变化

牙腔的形态随年龄的增长不断变化。乳牙的牙腔从相对比例看较恒牙者大，青少年恒牙的牙腔又比老年者大，表现为髓室大、髓角高、根管粗、根尖孔亦大。随年龄的增长，牙腔内壁有继发性牙本质沉积，使牙腔的体积逐渐减小，髓角变低，根管变细，根尖孔窄小，有的牙腔部分或全部钙化阻塞。髓室增龄变化的继发性牙本质沉积方式因牙位而不同，上颌前牙继发性牙本质主要沉积在髓室舌侧壁，其次为髓室顶。磨牙主要沉积在髓室底，其次为髓室顶和侧壁。因此，老年人恒牙髓室底常为凸起形，而年轻人多为扁平状。此外，牙腔病理性变化，如因外伤、酸腐、龋病或非功能性磨损等致牙本质暴露，在受伤处相对的牙腔壁上形成修复性牙本质，使牙腔缩小。

（三）恒牙的牙腔形态

1.切牙的牙腔形态

切牙的牙腔形态与相应的牙体外形相似，髓室与根管无明显界限，其特点是根管多为单根管，根尖孔多位于根尖顶。

2.尖牙的牙腔形态

尖牙的牙腔形态与相应的牙体外形相似，髓室与根管无明显界限，其特点是根管多为单根管，根尖孔多位于根尖顶。

3.上颌前磨牙的牙腔形态

上颌前磨牙的髓室类似立方形，颊舌径大于近远中径，髓室位于牙冠颈部及根柱内。髓室顶形凹，最凹处约与颈平齐。髓室顶上有颊舌两个髓角，牙根内有 1～2 个根管。

4.下颌前磨牙的牙腔形态

下颌前磨牙髓室顶上有颊、舌两个髓角，髓室向下多与单根管相通。

5.上颌磨牙的牙腔形态

上颌磨牙的牙腔似立方形，髓室顶上有 4 个髓角与相应的牙尖斜相对应，髓室底上可见 3～4 个根管口，与相应的根管相通。

6.下颌磨牙的牙腔形态

下颌磨牙的牙腔形态与上颌磨牙一样,髓室较大呈大立方形,根管亦多而复杂,大多有 5 个髓角,一般有 2~3 个或更多的根管口。

(四)乳牙的牙腔形态

乳牙的牙腔形态虽与乳牙的外形相似,但按牙体比例而言,乳牙的牙腔较恒牙者为大,表现为髓室大、髓壁薄、髓角高、根管粗、根管方向斜度较大,根尖孔亦大。

乳前牙的牙腔与其牙冠外形相似,根管多为单根管,偶见下颌乳切牙根管分为唇向、舌向两根管。乳磨牙髓室较大,通常均有 3 个根管:上颌乳磨牙有两个颊侧根管,一个舌侧根管;下颌乳磨牙有两个近中根管,一个远中根管。下颌第二乳磨牙有时可出现 4 个根管,其分布为近中两个根管,远中两个根管。

（刘　波）

第二节　牙列、殆与颌位的解剖生理

一、牙列

上下颌牙的牙根生长在牙槽窝内,其牙冠按照一定的顺序、方向和位置彼此邻接,排列成弓形,称为牙列或牙弓。上颌者称为上牙列(弓),下颌者称为下牙列(弓)。

(一)牙列分型

1.按照构成牙的类别分型

按照构成牙的类别分型,牙列可以分为恒牙列、乳牙列和混合牙列。

2.按照牙列形态特征分型

从殆面对牙列的形态进行观察分析,可见牙列的形态尽管有其一定的规律,但个体之间并不完全相同。根据 6 个前牙的排列情况,可将牙列分为 3 种基本类型。

(1)方圆型:上、下牙列中 4 个切牙的切缘连线略直,弓形牙列从尖牙的远中才开始弯曲向后。

(2)尖圆型:自上颌侧切牙即明显弯曲向后,弓形牙列的前牙段向前突出非常明显。

(3)椭圆型:介于方圆型与尖圆型之间,弓形牙列自上颌侧切牙的远中开始,向后逐渐弯曲,使得前牙段较圆突。

3.按照牙列中牙的排列情况分型

可大致分为正常牙列和异常牙列。

(二)牙列的生理意义

正常牙列的外形是连续、规则和整齐的,每个牙齿的牙槽窝也是规范的。

(1)牙与牙紧密邻接,互相支持,使全牙列成为一个整体,在咀嚼运动中保持稳固,殆力分散,有利于咀嚼功能的发挥,并避免食物嵌塞对牙周组织的创伤。

(2)弓形牙列紧贴唇颊,是颌面部丰满的强力支柱,如果牙列有缺损或全部失去,即使年龄尚小,也会显得面部凹陷而容颜衰老。

（3）牙列紧贴唇颊，使口腔本部有足够的空间，有利于舌的活动，以行使其运转食物及吞咽和发音的功能。

（三）牙正常排列的倾斜规律

一般以牙冠的倾斜方向来表示牙长轴倾斜情况。

1. 近远中向倾斜

正常情况下，上颌中切牙较正或稍向近中倾斜，上颌尖牙略向近中倾斜，上颌侧切牙是上前牙中向近中的倾斜程度最大者；下颌切牙和尖牙的近远中倾斜程度均比较小。上、下颌前磨牙及第一磨牙在近远中方向上的倾斜度相对较小，牙长轴较正，上、下颌第二、第三磨牙向近中倾斜的程度依次增大。

2. 唇（颊）舌向倾斜

一般来说，上下颌切牙均向唇侧倾斜，与颌骨前端牙槽突的倾斜方向一致，下颌切牙的倾斜度较上颌切牙小。上、下颌的尖牙、上颌前磨牙以及上、下颌的第一磨牙相对较正，下颌前磨牙略向舌侧倾斜。上颌第二、第三磨牙向颊侧倾斜，下颌第二、第三磨牙向舌侧倾斜。

3. 垂直向关系

为方便描述上、下颌牙在垂直方向上的排列情况，首先需要假设一个参考平面，然后描述各牙相对于该参考平面的垂直向位置关系，该平面即为𬌗平面。其定义是从上颌中切牙的近中邻接点到双侧第一磨牙的近中颊尖顶所构成的假想平面，称为复学𬌗平面。该𬌗平面与鼻翼耳屏线平行，基本上平分颌间距离，并与上唇缘有一定的位置关系，因此在口腔修复的临床中，常以此平面作为制作全口义齿𬌗堤和排列人工牙的依据。在文献报道中，也有人采用双侧第二磨牙的近中舌尖顶或远中颊尖顶作为定位点定义𬌗平面。

在解剖学研究中，为了准确记录与上、下颌牙咬合有关的下颌运动以及下颌骨或下牙列相对于上颌骨或上牙列的位置关系，常以下颌牙列为基准定义𬌗平面，称其为解剖学𬌗平面，其定义是：从下颌中切牙的近中邻接点到双侧下颌第二磨牙远中颊尖顶所构成的假想平面。

以上颌牙列为基准的𬌗平面作为参考平面，各牙与该平面的位置关系是上颌中切牙、尖牙、前磨牙颊尖与该平面接触，依据不同的上颌𬌗平面的定义，上颌第一磨牙的近颊尖、近舌尖或上颌第二磨牙颊尖，与该平面接触；侧切牙与该平面不接触，磨牙的牙尖距离该平面的距离，从前向后依次增大。

（四）牙列𬌗面形态特征

1. 纵𬌗曲线

（1）下颌牙列的纵𬌗曲线：连接下颌切牙的切缘、尖牙的牙尖、前磨牙的颊尖，以及磨牙的近、远中颊尖的连线。该连线从前向后是一条凹向上的曲线，又称为 Spee 曲线。该曲线的切牙段较平直，从尖牙向后经前磨牙至第一磨牙的远颊尖逐渐降低，然后第二、第三磨牙的颊尖又逐渐升高。

（2）上颌牙列的纵𬌗曲线：为连接上颌切牙的切缘、尖牙的牙尖、前磨牙的颊尖以及磨牙的近远中颊尖的连线。该连线从前向后是一条凸向下的曲线。由切牙至第一磨牙近颊尖段较平直，从第一磨牙的近颊尖至最后磨牙的远颊尖段则逐渐向上弯曲，此段曲线亦称为补偿曲线。

2. 横𬌗曲线

横𬌗曲线又称 Wilson 曲线。上颌磨牙牙冠偏向颊侧，下颌磨牙牙冠偏向舌侧，故上、下颌磨牙的颊尖与舌尖的高度不一致。若将上颌左右两侧同名磨牙的颊尖和舌尖彼此相连，形成一条凸向下的曲线,称为上颌牙列的横𬌗曲线。同样将下颌左右两侧同名磨牙的颊尖和舌尖彼此相连,形成一条凹面向上的曲线,称为下颌牙列的横𬌗曲线。

上、下颌牙列的𬌗曲线,无论是横𬌗曲线还是纵𬌗曲线,均彼此相似或吻合,使得上、下颌牙在咀嚼运动过程中,能够保持密切的接触关系,并与下颌运动的方式相协调。同时,𬌗曲线与牙槽突的曲线形态也是基本一致的,这对于咀嚼力的分散与传导,保护牙周组织健康,都是十分重要的。

(五)牙列与面部标志

1.鼻翼耳屏线

指从一侧鼻翼中点到同侧耳屏中点的假想连线,该线与𬌗平面平行,与眶耳平面的交角约15°。牙列缺失后,常参考该线来确定𬌗平面,以恢复牙列及咬合关系。

2.眶耳平面

眶耳平面是连接双侧眶下缘最低点和外耳道上缘的一个假想平面,当人端坐,头保持直立位置时,该平面与地平面平行。此平面常被作为描述上下牙列、下颌骨以及咬合关系相对于上颌乃至颅面其他结构的位置情况和运动关系的基本参考平面,在放射投照检查中具有重要的定位参考意义,是临床最常用的参考平面之一。

3.Balkwill 角

从髁突中心至下颌中切牙近中邻接点连线,与𬌗平面所构成的交角,称为 Balkwill 角,正常平均约为 26°。

4.Bonwill 三角

根据 Bonwill 的研究,下颌骨双侧髁突中心与下颌中切牙近中切角接触点相连,构成一个等边三角形,其边长为10.16 cm,称之为 Bonwill 三角。后有研究证实,这一三角形很少是等边形的,而等腰形者较多,等腰表明面部两侧对称。

5.Monson 球面

在 Bonwill 三角学说的基础之上,Monson 又提出,如以眉间点为中心,以 10.16 cm 为半径做一球面,下颌牙列的𬌗面与此球面相吻合,而且上颌牙列的补偿曲线也是这球面上的一部分。

二、𬌗

𬌗即上颌牙与下颌牙发生接触的现象,包括运动和静止的。随着下颌位置的变换,上、下颌牙接触的关系也有不同。其中,较为恒定和接触较多的𬌗有 3 种,即牙尖交错𬌗(正中𬌗)、前伸𬌗与侧𬌗。随着下颌位置的变换,上、下颌牙的接触关系也在改变。

(一)牙尖交错𬌗

牙尖交错𬌗是指上、下颌牙的牙尖交错,达到最广泛、最紧密接触时的一种咬合关系。在过去很长一段时期内,该𬌗关系一直被称为正中𬌗,从字面上,它隐含了这样的内容:在上、下颌牙达到该咬合状态时,下颌的位置相对于颅骨而言,是位于正中的,无左右、上下、前后的偏移。实际上,下颌相对于颅骨是否位于正中,并非这种咬合关系存在的前提,在达到上、下颌牙最广泛、最紧密接触的咬合关系时,下颌可以不在正中。

1.牙尖交错𬌗的咬合接触特征

(1)近远中向关系:牙尖交错𬌗时,上下牙列中线对正,一般正对着上唇系带。除下颌中切牙和上颌最后一个磨牙外,其他牙均为一牙对应于对颌两牙,上下颌牙前后交错。正常时上颌尖牙的牙尖顶对应着下颌尖牙的远唇斜面及唇侧远中缘,下颌尖牙的牙尖顶,对应着上颌尖牙的近舌斜面及舌侧近中缘;上颌第一磨牙的近颊尖对着下颌第一磨牙的颊面沟,下颌第一磨牙的近颊尖对着上颌第一磨牙与第二前磨牙之间的𬌗(侧)楔状隙。

上下牙的这种对位关系的意义在于:一方面可使上下牙具有最广泛的接触面积,从而有利于咀嚼食物,提高咀嚼效率;另一方面,牙尖相互交错的咬合接触,既可分散𬌗力,避免个别牙负担过重,又不至于因对颌牙缺失而完全丧失咀嚼功能,并在短期内不会发生移位现象。

(2)唇(颊)舌向关系。①覆𬌗:是指牙尖交错𬌗时,上颌牙盖过下颌牙唇(颊)面的垂直距离。覆𬌗可根据下前牙咬在上前牙舌面的部位分为3度:在前牙区,上前牙盖过的部分不超过下前牙唇面的切1/3为浅覆𬌗,为正常覆𬌗;咬在中1/3以内者为中(度)覆𬌗;咬在颈1/3者为深覆𬌗,有人习惯将咬在牙龈上称为重度深覆𬌗。②覆盖:是指牙尖交错𬌗时,上颌牙盖过下颌牙的水平距离。在前牙区,上颌切牙切缘到下颌切牙切缘的水平距离在2~4 mm以内为正常覆盖,超过者为深覆盖。深覆盖根据下切牙咬在上切牙舌侧的具体部位分为3种类型:下切牙咬在上切牙的切1/3之内,为浅覆盖;1/3~2/3为中(度)覆盖;2/3以上为深覆盖。③覆𬌗与覆盖关系存在的意义:一方面扩大了咀嚼面积,提高了咀嚼效能;另一方面使唇、颊及舌侧的软组织得到保护而不至于被咬伤。④切道及切道斜度:切道是指在咀嚼运动过程中,下颌前伸到上下颌切牙切缘相对后返回到牙尖交错𬌗的过程中,下颌切牙所运行的轨道。切道斜度的大小受覆𬌗与覆盖的影响,即覆盖越大切道斜度反而越小,覆𬌗越深则切道斜度越大。故切道斜度与覆盖呈负相关,与覆𬌗呈正相关。

1)前牙覆𬌗、覆盖关系分类。根据前牙的覆𬌗、覆盖关系,可以将牙尖交错𬌗分为以下几种。①正常覆𬌗、覆盖。②深覆𬌗。③深覆盖。④对刃𬌗:指牙尖交错𬌗时,上下牙切缘接触,覆𬌗、覆盖均为零的前牙咬合关系。该种𬌗型对切割功能及面形均有一定程度的影响。⑤反𬌗:牙尖交错𬌗时,下前牙咬在上前牙之前,覆盖为负值。该𬌗型对切割功能、面型、唇齿音的发音等有较大的影响。⑥开𬌗:牙尖交错𬌗时,上下牙列部分前牙甚至前磨牙均不接触,上下牙切缘之间在垂直方向有空隙。

2)后牙覆𬌗、覆盖关系分类。①正常覆𬌗、覆盖:上牙列包盖在下牙列颊侧,同时下牙列包盖在上牙列舌侧,上、下颌牙尖交错嵌合,密切接触。②后牙反𬌗:表现为下后牙的颊尖咬在上后牙颊尖的颊侧。③锁𬌗:表现为上后牙的舌尖咬在下后牙颊尖的颊侧。④反锁𬌗:表现为下后牙的舌尖咬在上后牙颊尖的颊侧。

2.垂直向关系

牙尖交错𬌗正常时,下颌前牙切端的唇侧与上颌前牙舌面接触,上颌前磨牙的舌尖与下颌同名前磨牙的远中边缘嵴区域接触,下颌前磨牙的颊尖与上颌同名前磨牙的近中边缘嵴区域接触,上颌磨牙的舌尖和下颌同名磨牙的窝或边缘嵴区域相接触,下颌磨牙的颊尖与上颌同名磨牙的窝或边缘嵴区域相接触,特别需要指出的是,正常𬌗,上颌磨牙的近舌尖与下颌同名磨牙的中央窝相接触,下颌磨牙的远颊尖与上颌同名磨牙的中央窝相接触。

牙尖交错𬌗时,上、下颌牙的𬌗面关系可以有尖与窝、尖与沟、尖与隙以及牙尖斜面与牙尖斜面等突面结构之间的多种并存的咬合接触形式,关于各种咬合接触的特点及其生理病理意义的研究,已发展成为一门新兴的学科——𬌗学,进行全面系统的阐述。

3.牙尖交错𬌗的正常标志

根据以上牙尖交错𬌗基本形态特征的描述,临床上判定牙尖交错𬌗是否正常,常参考以下标志。

(1)上、下牙列中线对正(当不存在牙列拥挤时),正对着上颌唇系带。

(2)除上颌最后一个磨牙及下颌中切牙外,每个牙都与对颌的两牙相对应接触。

(3)尖牙关系正常,即上颌尖牙的牙尖顶对应着下颌尖牙的远唇斜面及唇侧远中缘,下颌尖牙的牙尖顶,对应着上颌尖牙的近舌斜面及舌侧近中缘。

(4)第一磨牙关系为中性关系,即上颌第一磨牙的近颊尖正对着下颌第一磨牙的颊面沟,下颌磨牙的近颊尖对着上颌第一磨牙与第二前磨牙之间的𬌗(侧)楔状隙。

(5)前、后牙的覆𬌗和覆盖关系正常。

(二)前伸𬌗与侧𬌗

1.前伸𬌗

前伸𬌗指下颌前伸至与上、下切牙切刃相接触的咬合状态。

2.侧𬌗

下颌向左侧或右侧做咬合运动,所向侧为工作侧。

(三)𬌗型

在自然牙列中,根据上、下颌牙的接触情况,可分为单侧平衡𬌗和双侧平衡𬌗两种𬌗型。

1.单侧平衡𬌗

单侧平衡𬌗可分为尖牙保护𬌗和组牙功能𬌗。

(1)尖牙保护𬌗:以尖牙做支撑,对其他牙起到保护作用。在自然牙列,下颌行使侧方咀嚼运动过程中,由下颌尖牙的唇面沿着上颌尖牙的舌面运动,并对下颌的运动起制导作用,此时全部后牙脱离𬌗接触,当下颌回到牙尖交错位时,全部后牙才发生一致性的𬌗接触,食物才被压碎及磨细。尖牙行使侧方咬合之初为非轴向的𬌗力,而后牙承受的是接近轴向的𬌗力。

尖牙具有单独承受非轴向的𬌗力而不使牙周组织遭受损伤的能力,是因为尖牙具有自身的优势:①尖牙位于牙列转弯处,在咀嚼运动中属于第三类杠杆,重臂长,故在尖牙处𬌗力已明显减弱。②尖牙有粗壮而长大的牙根,因此支持𬌗力的牙周膜面积大。③尖牙有比任何牙都占优势的冠根比例。④尖牙的牙周膜有丰富的感受器,对刺激感受敏感,能不断地及时做出调整反应。

(2)组牙功能𬌗:在行使咀嚼运动过程中,工作侧上下牙成组的接触。这些牙共同承担在咀嚼运动过程中产生的非轴向𬌗力。特点:在侧方咬合时,工作侧上下后牙均保持接触,而非工作侧上下后牙不接触;在前伸切咬时,上、下颌前牙切缘相对而产生咬合接触,后牙则不接触。

组牙功能𬌗型者咀嚼面积大,虽然承受非轴向的𬌗力,但是以组牙的形式行使功能,可使𬌗力分散,减轻个别牙的负担,从而对牙及牙周组织的健康起保护作用。

2.双侧平衡𬌗

根据𬌗位的不同,可分为正中𬌗平衡、前伸𬌗平衡与侧方𬌗平衡。

(1)正中𬌗平衡:在牙尖交错位时,上、下颌后牙间存在着广泛而均匀的点、线、面的接触,前牙间轻轻接触或不接触。

(2)前伸𬌗平衡:在牙尖交错位时,下颌前伸至前牙切缘相对,后牙保持𬌗接触关系为三点、多点或完善的接触𬌗平衡。

(3)侧方𬌗平衡:下颌做侧方咀嚼运动时,工作侧和非工作侧均有𬌗接触,在非工作侧牙的接触亦分为三点、多点或完善的接触𬌗平衡。

三、颌位

颌位即下颌的位置,是指下颌骨相对于上颌骨或下颌骨相对于颅骨的关系。

(一)牙尖交错位

1.定义

牙尖交错𬌗时下颌骨相对于上颌骨或颅骨的位置,称为牙尖交错位,它是以牙尖交错𬌗为前提,并随牙尖交错𬌗的变化而变化的下颌位置。无论牙尖交错𬌗为何种形态,它所确定的颌位就是牙尖交错位,故又称为牙位。

与牙尖交错𬌗类似,牙尖交错位曾被称为正中𬌗位,这一名词是不够确切的,故现已将正中𬌗位一词改为牙尖交错位。

2.牙尖交错位正常的标志

常用来描述下颌位置的变量有两个:髁突在下颌窝中的位置和上下牙的咬合对应关系。牙尖交错位时这两个参考标志的特点如下所述。

(1)颞下颌关节:髁突在下颌窝中基本处于中央位置,即关节的前、后、上间隙基本相等。髁突的关节前斜面、关节盘中带、关节结节后斜面,三者之间密切接触,双侧髁突形态和位置对称,关节内压力正常。

(2)咬合关系:首先需要有正常的咬合垂直高度,在正常垂直高度状态下,上、下牙的牙尖交错,接触广泛而紧密,具有正常的牙尖斜面引导作用,即当下颌自然闭口至上、下牙尖接触时,由于牙周膜本体感受器的反馈调节作用,咀嚼肌做相应的收缩,下颌牙沿着上颌牙的牙尖斜面的引导,很自然而且稳定地进入牙尖交错位。

下颌位置的维持需要有肌肉的收缩来完成,左、右两侧颌肌相对平衡的收缩作用,对于维持正常的牙尖交错位起着重要的作用,因此通常也将下颌骨的对称运动中,双侧咀嚼肌收缩对称、有力,作为牙尖交错位正常的重要标志之一。

3.牙尖交错位的特点

牙尖交错位以牙尖交错𬌗为依存条件,牙尖交错𬌗有异常变化,如某些错𬌗、多个牙缺失、𬌗面重度磨耗等,均可使牙尖交错位发生改变。牙尖交错位随牙尖交错𬌗的存在而存在,随牙尖交错𬌗的变化而变化,随牙尖交错𬌗的丧失而丧失。

4.牙尖交错位正常的意义

牙尖交错位是下颌的主要功能位,其咀嚼、言语、吞咽等功能活动,均与牙尖交错位关系密切;且牙尖交错位是最易重复的下颌位置,临床上可作为许多检查、诊断和治疗的基准位;牙尖交错位正常,则双侧咀嚼肌可发挥相对均衡、对称的收缩力,有利于下颌的各种口腔功能运动的协调与稳定,对于防止运动时产生的创伤作用,具有积极的意义。

(二)后退接触位

1.定义

从牙尖交错位开始,下颌还可以向后下移动少许(1 mm 左右),此时,后牙牙尖斜面部分接触,前牙不接触,髁突位于其在下颌窝中的最后位置,从该位置开始,下颌可以做侧向运动,下颌的这个位置称为后退接触位,是下颌的生理性最后位。

2.后退接触位的形成机制

下颌能从牙尖交错位退至后退接触位,主要是由以下诸因素决定的。

(1)髁突后方关节窝内为软组织结构,具有一定的缓冲空间,使得髁突向后移动具有可能性。

(2)颞下颌关节韧带具有一定的可让性,它对髁突向后的运动,有一定的限定作用,同时也具有一定的缓冲范围,设想如果该结构不是韧带,而是骨性结构,那么这种硬组织结构是不可能允许髁突向后移动的。可见,在一定程度上,是颞下颌韧带(主要是其水平部)决定了下颌能够向后方做一定的运动,以及其移动的幅度,故有人将下颌的后退接触位称为韧带位。

(3)肌肉收缩是各种运动所必不可少的,下颌从牙尖交错位向后下运动至后退接触位的过程中,以及该位置的维持,主要由颞肌后束和二腹肌前腹、下颌舌骨肌、颏舌骨肌等舌骨上肌收缩而实现。

3.后退接触位的意义

由于后退接触位属于韧带位,为物理性定位,重复性好,当全口牙或大多数牙缺失后。以牙尖交错𬌗为前提的牙尖交错位也就丧失,或失去了其明确的标志,但此时后退接触位仍然存在,临床在修复缺牙过程中,可以以后退接触位作为取得牙尖交错位的参考位。

后退接触位是吞咽时下颌经常到达的位置,有报告证实,咀嚼硬物时下颌常到达此位。因此,后退接触位也是下颌的功能位之一。另外有学者指出,颞下颌关节紊乱症患者,移位的比例增高,后退时单侧后牙接触的比例增高,因此检查后退接触位存在或正常与否,对于颞下颌关节紊乱症的检查、诊断与治疗,也具有重要的价值。

4.获取后退接触位常用的方法

有被动法与主动法两种。被动法即用双手托住受试者的下颌,两拇指放在下唇中央下方,嘱受试者放松,然后轻推其下颌向后,一旦受试者取得该位,令其认真体会,即可自己重复。主动法即向受试对象说明下颌后退的要领,让其反复练习,一般练习几次后就可达到后退接触位,并能自如重复。可以请受试者尽量向后仰头,然后轻轻闭口,注意有意使下颌后缩,当后牙一有接触,便停止闭口运动,保持该位,此即后退接触位,反复练习即可自如重复。

(三)下颌姿势位

1.定义

当人直立或端坐,两眼平视前方,不咀嚼、不吞咽、不说话,下颌处于休息状态,上下牙不接触时,下颌所处的位置称为下颌姿势位。

2.下颌姿势位特点

下颌姿势位时,上、下牙均无接触,上、下颌牙之间自前向后有一个楔形间隙,前端大而后端小,称之𬌗间隙或息止𬌗间隙,𬌗间隙的前端上、下切牙切缘之间的距离比覆𬌗小 $1\sim3$ mm,也有学者报道为 $2\sim4$ mm或 $2\sim5$ mm。下颌姿势位时,双侧髁突位于关节窝的中央略向前下的位置,双侧颞肌、咬肌、翼外肌上头均有电位活动,颞肌的电位活动最为明显。

3.垂直距离与𬌗间隙

垂直距离通常是指下颌在下颌姿势位时面下 1/3 的高度,临床上以鼻底到颏下点的距离来表示。但有学者将牙尖交错𬌗时的面下 1/3 高度,也称为垂直距离。在下颌姿势位时,存在于上、下颌牙齿之间前大后小的楔形间隙,称为息止𬌗间隙,简称𬌗间隙。一般来说,在正常的垂直距离情况下,颌面部诸肌的张力适度,表情自然,能发挥最大的咀嚼功能。

垂直距离在口腔修复、正畸以及正颌外科等口腔临床医疗工作中非常重要,因为它不仅关系到面容、发音、咀嚼等功能的恢复情况,而且如果在进行治疗时没有正确确定垂直距离,还可造成牙的支持组织的损伤,出现疼痛、局部骨质吸收以及颞下颌关节紊乱症等疾病。因此确定正常的垂直距离,在恢复咬合的治疗中非常重要。临床上常以面中 1/3 的距离做对比参考,也常见以眼外眦到口角的距离做参考者。

4.下颌姿势位的形成机制

下颌姿势位是升颌肌对抗下颌骨本身的重量所保持的下颌位置,其形成机制的实质是升颌肌的牵张反射——下颌骨因其本身的重量而下垂,使升颌肌的肌纤维被拉长,刺激了升颌肌中的牵张感受器肌梭,通过神经系统的反馈调节,使升颌肌轻度收缩,以对抗下颌骨的重力下垂作用。因此,升颌肌的牵张反射调节,是形成下颌姿势位的主要机制。此外,牙周组织、颞下颌关节囊与关节韧带中的本体感受器对升颌肌的神经反馈调节,软组织的弹性与黏滞性,对下颌姿势位的保持也起着一定的作用。

5.下颌姿势位的意义

下颌姿势位有其重要的生理意义,在此位时,上、下牙不接触,从而避免了非咀嚼性磨损,牙周及颞下颌关节组织基本不承受负荷,口颌肌比较放松,这是维持口颌系统健康所必需的。如果不咀嚼时上、下牙持续咬合数分钟,就会令人感到疲劳不适,咀嚼肌酸胀甚至出现疼痛。实际上正常人在 24 小时内,上、下牙接触的时间总共才十几分钟。紧咬牙或磨牙症患者,在非咀嚼情况下,如夜间睡眠状态下,也保持上、下牙的密切接触或接触运动,这不仅可造成牙的严重磨损,而且增加了牙周组织、咀嚼肌以及颞下颌关节的负荷,对口颌系统有关组织结构,都会造成不同程度的损害。因此,保持下颌姿势位的相对稳定及正常的𬌗间隙是十分重要的。

下颌姿势位主要是靠肌张力和下颌骨重力的平衡来维持的,因此并非恒定不变。头位的改变、下颌骨重量的改变(如缺牙、牙磨损、戴义齿等)、口颌肌的功能状态、精神心理因素调节下的神经系统活动的变化等,均可对下颌姿势位产生影响。但是,在正常条件下,在相当长的一段时间内,下颌姿势位又是相对稳定的,而且下颌姿势位并不以上、下颌牙的咬合为存在条件,因此,在全口牙缺失因总义齿修复而确定颌位时,下颌姿势位可以作为恢复牙尖交错位的重要参考颌位。

(四)3 个基本颌位的关系

1.后退接触位与牙尖交错位

从后退接触位,下颌向前上移动约 1 mm 左右到达牙尖交错位,这两个颌位的关系主要为水平方向的关系。在此移动过程中,下颌无偏斜或偏斜<0.5 mm,双侧后牙均匀对称接触,无单侧的咬合性接触,通常将这两个颌位之间的这种无偏斜的以前后向为主的位置关系,称为"长正中",意在从牙尖交错位向后退,或从后退接触位向前伸的对称性运动过程中,下颌相对于上颌始终处于正中的位置,没有偏斜或侧重。长正中的存在,可使下颌在进入牙尖交错位时的最大𬌗力得到一定的缓冲,有利于保护牙周组织及颞下颌关节、咀嚼肌等组织结构的健康。因此,长正中是正常生理现象。如果在此移动过程中仅单侧后牙接触,或移动时下颌有较大的左右偏斜,则说明有后退咬合干扰,就没有长正中。

2.下颌姿势位与牙尖交错位

从下颌姿势位,下颌向前上移动 1~3 mm 到达牙尖交错位,这两个颌位主要表现为垂直方向的关系。在移动过程中,如向上的距离<1 mm,或有向后移动或过度地向前移动,以及出现左、右方向的移动时,表明可能存在颌位或肌肉功能的异常。

(刘 波)

第三节　颌面部的解剖生理

口腔颌面部位于头颅下前方,是机体的主要显露部分,为面部的一部分。所谓面部是指上至发际,下达下颌骨下缘,两侧至下颌支后缘的部位。通过以眉间点的水平线为界,颌面部是指面部眉间点水平线以下的部位,由颌骨、颞下颌关节,涎腺及周围的软组织构成。具有咀嚼、消化、吞咽、呼吸、言语、表情等功能。

一、颌骨

(一)上颌骨

上颌骨为颜面部中 1/3 最大的骨。左右各一,互相对称,它与邻骨连接,参与眼眶底、口腔顶、鼻腔底及侧壁、颞下窝和翼腭窝前壁、翼上颌裂和眶下裂的构成。上颌骨外形极不规则,由四突(额突、颧突、牙槽突、腭突)及一体(上颌骨体)所组成。

1.四突

(1)额突:为坚韧细长的骨板,上缘与额骨连接。其内外缘分别与泪骨及鼻骨连接。额突参与泪沟的组成,若上颌骨骨折累及鼻腔及眶底时,应仔细复位,以保证鼻泪管的通畅。

(2)颧突:为锥体形,位于上颌骨外上方与颧骨相连,向下与第一磨牙区的牙槽嵴组成颧牙槽嵴。

(3)牙槽突:又称牙槽骨,是上颌骨包在牙根周围的突起部分,每侧牙槽突上有 7~8 个牙槽窝容纳牙根。两侧牙槽突在正中线结合形成马蹄形的牙槽骨弓。牙槽窝的形态、大小、数目和深度与所容纳的牙根相适应。其中以尖牙的牙槽窝最深,磨牙的牙槽窝最大。前牙及前磨牙区牙槽突的唇、颊侧骨板薄而多孔,有利于麻醉药渗入骨松质内,达到局部浸润麻醉目的。

(4)腭突:为水平骨板,前部较厚,后部较薄,与对侧腭突在正中线相接,形成腭正中缝。腭突后缘与腭骨水平板连接构成硬腭,是固有口腔的顶部和鼻腔的底部。腭突下面在上颌中切牙的腭侧、腭正中缝与双侧尖牙的连线交点上有切牙孔,向上后通入两侧切牙管,有鼻腭神经及血管通过。鼻腭神经阻滞麻醉时,麻醉药即可注入切牙孔或切牙管内。

2.上颌骨体(一体)

上颌骨的中央部,分前外、后、上、内四个面。体内的空腔为上颌窦。

(1)前外面:又称脸面,为上颌窦前壁。上界为眶下缘,眶下缘中点下方约 0.5 cm 处为眶下孔,眶下神经及血管通过此孔。眶下孔的下方骨面呈浅凹称尖牙窝,该处骨壁菲薄,常是上颌窦开窗术及眶下间隙切开引流手术的切口标志。下界为牙槽突底部,内界为鼻切迹,外界为颧牙槽嵴。

(2)上面:又称眶面,平滑呈三角形,构成眶下壁之大部。眶下沟向前延伸成眶下管,开口于眶下孔。眶下神经从眶下管内通过,沿途发出上牙槽前、中神经,经上颌窦前壁和外侧壁分布到前牙和前磨牙。

(3)后面:又称颞下面,其参与颞下窝和翼腭窝前壁的构成,后下方骨面微凸呈结节状,称为上颌结节。后面中部有 2~3 个小孔,为上牙槽后神经血管所通过。上牙槽后神经和血管由此进入上颌骨,是进行上颌结节注射麻醉的重要标志。

(4)内面:又称鼻面,构成鼻腔的外侧壁,上颌窦开口于中鼻道。施行上颌窦根治术和上颌骨囊肿摘除时,可在鼻道开窗引流。

上颌骨骨质疏松,血液供应丰富,因此上颌骨骨折出血较多,但较下颌骨易于愈合。上颌骨骨髓炎远较下颌骨为少见,且多局限(图 2-5)。

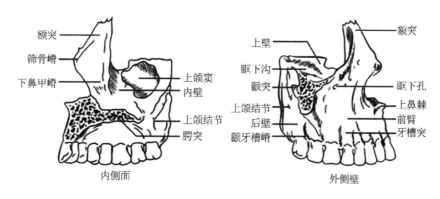

图 2-5　上颌骨

上颌骨存在骨质疏密、厚薄不一、连接骨缝多、牙槽窝的深浅、大小不一致等因素,从而构成解剖结构上的一些薄弱环节或部位,这些部位常是骨折的好发部位。

(二)下颌骨

下颌骨是颌面部下 1/3 唯一可活动、两侧对称而又坚实的骨骼,在正中线融合成弓形。下颌骨分水平部和垂直部。水平部为下颌骨体,垂直部为左、右两下颌支。

1.下颌骨体

下颌骨体可分为内、外两面及上、下两缘。两侧下颌骨体在中线连接而成颏联合。

(1)外面:两侧下颌骨体相连接的外下方骨隆起为颏结节。位于前磨牙下方,下颌骨体上、下缘之间有一孔,称颏孔。颏神经及血管通过此孔。颏孔的位置可随年龄的增长而逐渐上移和后移。成年人颏孔多朝向后、上、外方,颏神经麻醉颏孔注射法时应注意此方向。外斜线起自颏结节经颏孔下方,自前向后上斜行,止于升支前缘外下方的一线性骨嵴,其上有下唇方肌和三角肌附着。

(2)内面:两侧下颌骨体相连接的中央有一骨隆起为颏棘,可分上、下颏棘,分别有颏舌肌、颏舌骨肌附着。从颏棘斜向上有一骨嵴,称内斜线,是下颌舌骨肌之附着线。内斜线上方、颏棘两侧有舌下腺窝,与舌下腺相邻;内斜线下方、中线两侧近下颌骨下缘处,有不明显的卵圆形陷窝,称二腹肌窝,是二腹肌前腹的起点,二腹肌窝的后上方又有颌下腺窝与颌下腺相接。

(3)上缘:上缘骨质疏松,称牙槽突;中有排列整齐,容纳牙根的牙槽窝,是颌骨牙源性感染的好发部位。下颌骨牙槽突内、外骨板均由较厚的骨密质构成,除切牙区外,很少有小孔通向其内的骨松质。下颌拔牙及牙槽骨手术时,除切牙区可采用浸润麻醉外,一般均采用阻滞麻醉。

(4)下缘:又称下颌底,外形圆钝,较长于上缘,骨质致密且圆厚,抗压力强,为下颌骨最坚实处,是面部表面解剖主要标志之一。

2.下颌支

下颌支又称下颌升支,是下颌骨的垂直部分,略呈长方形,分内、外两面,上、下、前、后四缘和两突,即髁状突与喙突。

(1)内面:在下颌升支内面中央有一漏斗状骨孔即为下颌孔,是下牙槽神经、血管进入下颌管的入口,其开口处与下颌磨牙殆面等高。

(2)外面:呈扁平状表面粗糙,大部分为咬肌所附着。下颌支后缘与下颌体下缘相接处称下颌角,有茎突下颌韧带附着。

(3)下颌支上缘较薄,前有喙突,有颞肌附着;后有髁状突,分头、颈两部分,颈部有翼外肌附着。髁状突与颞骨的关节窝构成颞下颌关节。喙突与髁状突之间有深的切迹,称下颌切迹。下颌支后缘与下缘相交而成的部分为下颌角,有茎突下颌韧带附着。角前凹陷处称角前切迹,有颌外动脉绕过。

下颌骨为颌面部诸骨体中,体积最大、面积最广、位置也最为突出;髁状突颈部、下颌角、颏孔、正中联合等处比较薄弱处,为骨折的好发部位。骨折后,由于周围肌肉的收缩牵拉,常造成骨折片的明显移位;下颌骨血液供应较上颌骨差,故骨折的愈合速度也较上颌骨慢,发生骨髓炎较上颌骨多见且严重(图 2-6)。

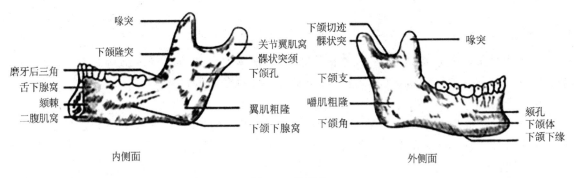

图 2-6　下颌骨

二、肌肉

颌面部肌肉可分为表情肌和咀嚼肌两部分,具有咀嚼、语言、表情和吞咽等功能。

(一)表情肌

主要肌肉有眼轮匝肌、口轮匝肌、上唇方肌、下唇方肌、额肌、笑肌和颊肌等。表情肌的解剖生理特点:面部表情肌多薄而短小,收缩力弱,起自骨壁和筋膜浅面,止于皮肤。肌肉纤维多围绕面部孔裂,如眼、鼻和口腔,排列成环形或放射状。当表情肌收缩时,牵引额部、眼睑、口唇和颊部皮肤活动显露各种表情。由于表情肌与皮肤连接紧密,故当外伤或手术切开皮肤和表情肌后,创口常裂开较大,应考虑沿肌纤维行走的方向给予逐层缝合,以免引起术后内陷瘢痕。面部表情均受面神经支配,如果面神经受到损伤,则引起面瘫,造成面部畸形。

(二)咀嚼肌

主要附着在下颌骨上,当其收缩时可引起开口、闭口和下颌骨的前伸与侧方运动。可分为闭口和开口两组肌群和翼外肌。咀嚼肌的运动主要受三叉神经下颌神经的前股纤维支配。

1.闭口肌群(升颌肌)

主要附着在下颌角和下颌升支的内、外两面,由咬肌、颞肌、翼内肌组成。这组肌肉强大而有力,当收缩时,使下颌骨上升,口闭合,上、下牙齿殆面接触。

（1）咬肌：起自颧骨和颧弓下缘，止于下颌角和下颌支外侧面，为一块短而厚的肌肉，其作用为牵拉下颌向上前方。

（2）颞肌：起自颞骨鳞部的颞窝，通过颧弓深面，止于冠突。颞肌是一块扇形而强有力的肌肉，其作用是牵引下颌骨向上，微向后方。

（3）翼内肌：翼内肌是咀嚼肌中最深的一块，位于下颌支内侧面呈四边形的厚肌，在形态与功能上与咬肌相似，但比咬肌力量弱。其功能为使下颌骨向上，司闭口，并协助翼外肌使下颌前伸和侧方运动。

（4）翼外肌：位于颞下窝，大部分位于翼内肌的上方，起端有上、下两头，上头起于蝶骨大翼之颞下嵴及其下方之骨面；下头起自翼外板之外面，两头分别止于下颌关节盘前缘和髁突颈部。在开口运动时，可牵引下颌骨前伸和侧向运动。

2.开口肌群（降颌肌）

由二腹肌、下颌舌骨肌、颏舌骨肌组成。各肌分别附着在舌骨和下颌骨体上，共同构成肌性口底。其总的牵引方向是使下颌骨向下后方。当其收缩时，使下颌骨体下降，口张开，上、下牙齿殆面分离。

（1）二腹肌：位于下颌骨下方，前腹起自下颌二腹肌窝，后腹起自颞骨乳突切迹，前后腹在舌骨处形成圆腱，止于舌骨及其大角。作用是提舌骨向上或牵下颌骨向下。

（2）下颌舌骨肌：位于二腹肌前腹上方深面，起自下颌体内侧下颌舌骨线，止于舌骨体。作用是提舌骨和口底向上，并牵引下颌骨向下。

（3）颏舌骨肌：位于下颌舌骨肌的上方中线的两侧。起自下颌骨颏下棘，止于舌骨体。作用是提舌骨向前，使下颌骨下降。

三、血管

（一）动脉

颌面部血液供应特别丰富，主要来自颈外动脉的分支，有舌动脉、颌外动脉、颌内动脉和颞浅动脉等。分支间和两侧动脉之间彼此吻合成网状，外伤及手术可引起大量出血，压迫止血时，还必须压迫出血动脉的近心端，才能暂时止血。由于血液供应充足既能促进伤口愈合又能提高局部组织的抗感染力。

（二）静脉

颌面部的静脉系统分支多而细小，常常彼此之间互相吻合成网。多数静脉与同名动脉伴行，其静脉血主要通过颈内、外静脉回流至心脏。常分为深浅两个静脉网。浅静脉网由面前静脉和面后静脉组成，深静脉网主要为翼静脉丛。面部静脉的特点是静脉瓣较少或无瓣膜，当肌肉收缩或挤压时易使血液反流。故颌面部的感染，特别是鼻根部与口角连线三角区的感染，若处理不当，则易逆行扩散入脑，引起海绵窦血栓性静脉炎等严重并发症。故常称此三角为面部的危险三角区。

四、淋巴

颌面部的淋巴组织极为丰富，淋巴管组成网状结构，其间有大小不一，数量不等的淋巴结群。淋巴结收纳来自口腔颌面部不同区域的淋巴液，汇入淋巴结，共同构成颌面部的重要防御系统。正常情况下，淋巴结小而柔软，不易触及，但当其淋巴结所收容的范围内有炎症或肿瘤时，相应的淋巴结就会发生肿大,变硬而可被触及。急性炎症时伴有明显压痛,故淋巴结对炎症、肿瘤的诊断治疗及预后都有重要的临床意义。

五、神经

与口腔颌面部有关的主要神经有运动神经和感觉神经。

(一)运动神经

主要有面神经、舌下神经和三叉神经第三支的前股纤维。

1.面神经

面神经为第Ⅶ对脑神经,是以运动神经为主的混合性脑神经。它含运动、味觉和分泌纤维,管理颌面部表情肌的运动、舌前2/3的味觉和涎腺的分泌。

(1)运动纤维:起自脑桥的面神经核。面神经的颅外段穿过腮腺分布于颜面,分5支,即颞支、颧支、颊支、下颌缘支和颈支。各支在腺体内吻合成网,出腺体后面呈扇形分布,支配面部表情肌的活动。由于面神经与腮腺的关系密切,腮腺病变可影响面神经,使之发生暂时性或永久性的麻痹。在面部做手术时应了解面神经各分支的走行,以免损伤造成面部畸形的严重后果。

(2)味觉纤维:面神经的鼓索支含味觉纤维,分布于舌前2/3的味蕾,司味觉。

(3)分泌纤维:来自副交感的唾液分泌纤维,起自脑桥的上涎核,到蝶腭神经节及颌下神经节,交换神经元后分别至泪腺、舌下腺、颌下腺、腭及鼻腔黏膜的腺体。

2.舌下神经

舌下神经是第Ⅻ对脑神经,分布至所有的舌肌,支配舌的运动。支配除舌腭肌以外的全部舌内、外肌,腭舌肌由迷走神经的咽支支配。

3.三叉神经第三支

三叉神经第三支即下颌神经的前股发出的运动神经,分布于咬肌、颞肌、翼内肌和翼外肌、鼓膜张肌、腭帆张肌、二腹肌前腹和下颌舌骨肌。

(二)感觉神经

感觉神经主要为三叉神经,是第Ⅴ对脑神经,为脑神经中最大者,起于脑桥臂,司颌面部的感觉和咀嚼的运动。三叉神经的感觉神经,自颅内三叉神经半月节分出3支:第一支为眼神经;第二支为上颌神经;第三支为下颌神经。其中上、下颌神经与口腔关系最为密切。

1.上颌神经

自半月神经节发出,由圆孔出颅,入翼腭窝、眶下裂、眶下沟、眶下管、出眶下孔后称眶下神经。一般将上颌神经分为4段,即颅内段、翼腭窝段、眶内段和面段。其分支为颧神经、蝶腭神经、上牙槽后神经、上牙槽中神经和上牙槽前神经。

2.下颌神经

含有感觉纤维和运动纤维的混合神经,是颅内三叉神经半月节发出的最大分支。下颌神经出卵圆孔后,分前、后两股。前股较小,主要为运动神经,分别至咬肌、颞肌和翼外肌,其唯一的感觉神经是颊长神经。后股较大,多为感觉神经,主要分支有耳颞神经、舌神经和下牙槽神经(图2-7)。

六、涎腺

涎腺又称唾液腺,分浆液腺、黏液腺和混合腺,有湿润口腔黏膜、消化食物、杀菌、调和食物便于吞咽以及调节机体水分平衡等作用。分为大、小两种,小唾液腺又称无管腺,分布于唇、舌、颊、腭等处的黏膜固有层和黏膜下层,主要为黏液腺。大的唾液腺有 3 对,即腮腺、颌下腺和舌下腺,各有导管开口于口腔。

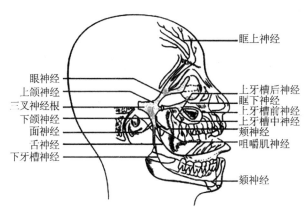

图 2-7　三叉神经

(一)腮腺

腮腺是涎腺中最大的一对,属浆液腺。位于两侧耳垂前下方和颌后窝内。腮腺由浅叶、深叶和峡部组成。腮腺导管长 5～7 cm,管腔直径约 3 mm,在腺体前缘近上端发出,行至嚼肌前缘时呈现直角向内穿过颊肌,开口正对上颌第二磨牙的颊黏膜上。

(二)颌下腺

颌下腺为混合腺,以浆液为主。位于颌下三角内呈扁椭圆形,腺体深层延长部,经下颌舌骨肌后缘进入口底,导管长约 5 cm,行走方向从后下向前上,开口于舌系带两旁的舌下肉阜,此导管常因涎石导致炎症。

(三)舌下腺

舌下腺为混合腺,以黏液为主。位于口底舌下,由若干小腺所构成,各小腺泡有其单独的短小导管,直接开口于口底。亦有少数导管汇入颌下腺导管。由于管口较小,不易发生逆行感染,但可成为潴留性囊肿的好发部位。

(四)小唾液腺

小唾液腺是分布在口腔及口咽部黏膜下层和黏膜固有层的散在小腺体,有 450～750 个。多数为黏液性小腺体,分泌物主要成分为黏蛋白。小唾液腺腺泡数量不多,每个小腺体均有一腺管直接开口于覆盖的口腔黏膜上。根据小唾液腺所在部位,分别称为唇腺、颊腺、腭腺、舌腺等。

七、颞下颌关节

颞下颌关节是颌面部唯一具有转动运动和滑动运动,左右协同统一的联动关节。具有咀嚼、吞咽、语言、表情等功能。由颞骨的下颌关节窝、下颌骨的髁状突、居于两者之间的关节盘、关节四周的关节囊和关节韧带所构成。

（张　霞）

第三章

口腔颌面部的组织学

第一节 牙体组织

牙体组织由釉质、牙本质、牙骨质和牙髓构成。釉质为特化的上皮组织,而牙本质、牙骨质和牙髓则属于结缔组织。

一、釉质

釉质为覆盖于牙冠部表面的一层硬组织。在切牙的切缘处厚 2 mm,磨牙的牙尖处厚 2.5 mm,向牙颈部则逐渐变薄。釉质外观呈乳白色或淡黄色,矿化程度越高,釉质越透明,其深部牙本质的黄色易透过而呈淡黄色;矿化程度低,则釉质透明度差,牙本质颜色不能透过而呈乳白色。乳牙釉质矿化程度比恒牙低,故呈乳白色。

(一)理化特性

釉质是人体中最硬的组织。

釉质中无机物占总重量的 $96\%\sim97\%$,主要由含钙离子(Ca^{2+})、磷离子(P^{3-})的磷灰石晶体和少量的其他磷酸盐晶体等组成。釉质晶体相似于羟基磷灰石[$Ca_{10}(PO_4)_6(OH)_2$]晶体,是含有较多 HCO_3^- 的生物磷灰石晶体。釉质中还含有一些 Cl^-、Na^+、Mg^{2+}、Sr^{2+}、Zn^{2+}、Pb^{2+} 等杂质元素,并存在 Ca^{2+} 空位,使釉质的磷灰石晶体结构变得不稳定。而 F^- 的存在,使磷灰石晶体内的钙三角结构变得紧凑,稳定性加强,因而增强了对酸的抵抗能力。

釉质中的有机物占总重量的 1% 以下。釉质细胞外基质蛋白主要有釉原蛋白、非釉原蛋白和蛋白酶三大类。

釉原蛋白在晶体成核、晶体生长方向和速度调控上发挥重要作用,在釉质发育分泌期达 90%,主要分布于晶体间隙,成熟釉质中基本消失。

非釉原蛋白包括釉蛋白、成釉蛋白和釉丛蛋白等,与羟基磷灰石有很强的亲和性,存在于釉质分泌早期至成熟后期的柱鞘、釉丛等部位,具有促进晶体成核、调控晶体生长的作用。

釉基质蛋白酶包括金属蛋白酶和丝氨酸蛋白酶等。主要参与釉原蛋白和非釉原蛋白分泌后的修饰与剪接,而丝氨酸蛋白酶主要分解釉质成熟期晶体之间的釉原蛋白,为釉质晶体的进一步生长提供空间。

(二)组织学特点

1.釉柱

釉柱是细长的柱状结构,起自釉质牙本质界,贯穿釉质全层而达牙表面。在窝沟处,釉柱由釉质牙本质界向窝沟底部集中,呈放射状;近牙颈部,釉柱排列几乎呈水平状。釉柱近表面1/3较直,而内2/3弯曲,在牙切缘及牙尖处绞绕、弯曲更为明显,称为绞釉。

釉柱直径平均为$4\sim 6\ \mu m$。纵剖面可见有规律间隔的横纹,横纹之间的距离为$4\ \mu m$,与釉质发育期间基质节律性的沉积有关。横剖面呈鱼鳞状,电镜观察呈球拍样,有一个近圆形、较大的头部和一个较细长的尾部。头部朝咬合面方向,尾部朝牙颈方向。相邻釉柱以头尾相嵌的形式排列。

电镜观察,釉柱由呈一定排列方向的扁六棱柱形晶体组成。晶体宽$40\sim 90\ nm$,厚$20\sim 30\ nm$,长度$160\sim 1\ 000\ nm$。这些晶体在釉柱头部互相平行排列。它们的长轴(C轴)平行于釉柱的长轴,而从颈部向尾部移动时,晶体长轴的取向逐渐与长轴成一角度,至尾部已与釉柱长轴成$65°\sim 70°$的倾斜。在一个釉柱尾部与相邻釉柱头部的两组晶体相交处呈现参差不齐的增宽了的间隙,称为釉柱间隙,构成了釉柱头部清晰、弧形的边界,即所谓的釉柱鞘。

2.施雷格线

用落射光观察牙纵向磨片时,可见宽度不等的明暗相间带,分布在釉质的内4/5处,改变入射光角度可使明暗带发生变化,这些明暗带称为施雷格线。这是由于规则性的釉柱排列方向改变而产生的折光现象。

3.无釉柱釉质

近釉质牙本质界最先形成的釉质、多数乳牙和恒牙表层$30\ \mu m$厚的釉质均看不到釉柱结构,晶体相互平行排列,称为无釉柱釉质。位于釉质牙本质界处者,可能是成釉细胞在最初分泌釉质时托姆斯突尚未形成;而表层的无釉柱釉质可能是成釉细胞分泌活动停止及托姆斯突退缩所致。

4.釉质生长线

釉质生长线又称芮氏线,低倍镜观察釉质磨片时,此线呈深褐色。在纵向磨片中的牙尖部呈环形排列包绕牙尖,近牙颈处渐呈斜行线。在横磨片中,生长线呈同心环状排列。其为釉质周期性的生长速率改变所形成的间歇线。宽度和间距因发育状况变化而不等。

乳牙和第一恒磨牙的磨片上,常见一条加重的生长线。这是由于乳牙和第一恒磨牙的釉质部分形成于胎儿期,部分形成于小儿出生以后。当小儿出生后,由于环境及营养的变化,该部位的釉质发育一度受到干扰,特称其为新生线。

5.釉板

釉板是一薄层板状结构,垂直于牙面,或停止在釉质内,或达釉质牙本质界,甚至伸到牙本质内,磨片观察呈裂隙状结构。可能是在釉质发育时期,某些釉柱排列急剧变化或矿化差异而发生应力改变的结果。该处的基质钙化不全,并含有大量釉质蛋白。

釉板内含有较多有机物,可成为致病菌侵入的途径。特别是在窝沟底部及牙邻面的釉板,是龋发展的有利通道。但绝大多数釉板是无害的,而且也可以因唾液中矿物盐的沉积而发生再矿化。

6.釉丛

釉丛起自釉质牙本质界,向牙表面方向散开,呈草丛状,其高度为釉质厚度的1/5~1/4。釉丛是一部分矿化较差而蛋白含量相对较高的釉柱在不同平面及不同方向重叠投射形成的丛状影像。

7.釉梭

釉梭是位于釉质牙本质交界处的纺锤状结构,在牙尖部较多见。其形成与成牙本质细胞胞质突的末端膨大穿过釉质牙本质界包埋在釉质中有关。

8.釉质牙本质界

釉质和牙本质的交界不是一条直线,而是由许多小弧形线相连而成。从三维的角度来看,釉质牙本质界是由许许多多紧挨着的圆弧形小凹构成,小凹突向牙本质,而凹面与成釉细胞托姆斯突的形态相吻合。

(三)临床意义

随着年龄的增长,有机物等进入釉质使其颜色变深而通透性下降,釉质代谢减缓。如牙髓发生坏死,釉质的代谢将进一步受到影响,釉质失去正常的光泽,变为灰黑色,质变脆,易碎裂。

临床上常用氟化物来预防釉质龋的发生。这是因为氟离子进入磷灰石晶体中,将与 HCO_3^- 和 OH^- 等发生置换,使釉质的晶体结构变得更为稳定,从而可增强釉质的抗龋能力。

在釉质的咬合面,有小的点隙和狭长的裂隙。剖面观,这些裂隙形状不一,大多窄而长。有的较浅,开放呈漏斗状或口小底大,深度可达釉质深部。裂隙的直径或宽度一般为 $15\sim75\ \mu m$,探针不能探入。由于点隙裂沟内细菌和食物残渣较易滞留而不易清洁,故常成为龋的始发部位。且一旦发生龋,则很快向深部扩展,因此早期封闭这些点隙裂沟,对龋的预防有一定帮助。随着年龄的增长,点隙裂沟可逐渐磨平,该部位龋的发生率也趋于下降。

绞釉的排列方式可增强釉质的抗剪切强度,咀嚼时不易被劈裂。手术时如需劈裂釉质,施力方向必须尽量与釉柱排列方向一致。在治疗龋齿制备洞形时,不宜保留失去牙本质支持的悬空釉柱,否则,充填后当牙受到压力时,这种薄而悬空的釉质易碎裂,使窝洞边缘产生裂缝,引起继发龋。

釉质表面酸蚀是临床上进行树脂修复、点隙裂沟封闭或矫正时带环粘固前的重要步骤。通过酸蚀使釉质无机磷灰石部分溶解而形成蜂窝状的粗糙表面,以增加固位力。釉质表面的溶解与釉柱和晶体的排列方向有关,因此,在对无釉柱釉质,尤其是乳牙进行酸蚀处理时,应适当延长酸蚀时间。

二、牙本质

牙本质是构成牙主体的硬组织,冠部表面覆盖釉质,而根部覆盖牙骨质。牙本质围成的腔隙充满牙髓组织。牙本质和牙髓由于其胚胎发生和功能上的密切关系,常合称为牙髓-牙本质复合体。

(一)理化特性

牙本质的硬度比釉质低,比骨组织稍高。牙本质具有一定的弹性,因而为硬而易碎的釉质提供了良好的缓冲环境。由于牙本质组织结构的多孔性,因而具有良好的渗透能力,组织液和局部微环境中的许多液体和离子可渗入牙本质。其无机物占重量的70%,有机物为20%,水为10%。无机物主要为磷灰石晶体,但比釉质中的小,而与骨和牙骨质中的相似。有机物中,胶原蛋白(主要为Ⅰ型胶原蛋白)占18%,此外还有牙本质涎磷蛋白(包含牙本质磷蛋白和牙本质涎蛋白)、牙本质基质蛋白-1及氨基多糖等。

(二)组织学特点

1.牙本质小管

牙本质小管为贯通牙本质全层的管状结构,充满组织液和成牙本质细胞突起。牙本质小管自牙髓表面向釉质牙本质界呈放射状排列。在牙尖部及根尖部小管较直,而在牙颈部则弯曲呈"∽"形,近牙髓端凸出,弯向根尖方向。小管近牙髓一端较粗,直径为 $3\sim4~\mu m$,近表面处为 $1~\mu m$,且排列稀疏。因此,牙本质在近髓侧和近表面侧每单位面积内小管数目之比为 $4:1$。

牙本质小管自牙髓端伸向表面,沿途分出许多侧支,并与邻近小管的侧支互相吻合。牙根部牙本质小管的分支数目比冠部者多。

2.成牙本质细胞突起

成牙本质细胞突起是成牙本质细胞的原浆突,细胞体位于髓腔的近牙本质侧,呈整齐的单层排列。成牙本质细胞突起伸入牙本质小管内,整个行程中分出细的小支伸入小管的分支内,并与邻近的突起分支相联系。

细胞质突的内含物很少,主要有微管(直径 $20\sim25~nm$)、微丝(直径 $5\sim7~nm$)及一些致密体,偶见线粒体和小泡,而无核糖体和内质网。

成牙本质细胞突起和牙本质小管之间有一小的空隙,称为成牙本质细胞突周间隙。间隙内含组织液和少量有机物,是牙本质物质交换的主要场所。

牙本质小管的内壁衬有一层薄的有机膜,称为限制板,含有较高的氨基多糖,可调节和阻止牙本质小管矿化。

3.细胞间质

牙本质的细胞间质大部分为矿化的间质,其中有细小的胶原纤维,主要为 Ⅰ 型胶原。纤维的排列大部分与牙本质小管垂直而与牙表面平行,彼此交织成网状。

细胞间质中的磷灰石晶体比釉质中的小,长 $20\sim100~nm$,宽 $2\sim35~nm$,呈针状或板状。沉积于基质内,其长轴与胶原纤维平行。

牙本质的矿化并不是均匀的,在不同区域因其矿化差异而有着特定的名称。

(1)管周牙本质:光镜观察牙本质的横剖磨片时,可清楚地见到围绕成牙本质细胞突起的间质与其余部分不同,呈环形的透明带,称为管周牙本质,它构成牙本质小管的壁。管周牙本质矿化程度高,含胶原纤维极少。

(2)管间牙本质:位于管周牙本质之间。其内胶原纤维较多,基本上为 Ⅰ 型胶原蛋白,围绕小管呈网状交织排列,并与小管垂直,其矿化较管周牙本质低。

(3)球间牙本质:牙本质的钙化主要是球形钙化,由很多钙质小球融合而成。在牙本质钙化不良时,钙质小球之间遗留一些未被钙化的间质,此未钙化的区域称为球间牙本质。其中仍有牙本质小管通过,但没有管周牙本质结构。主要见于牙冠部近釉质牙本质界处,沿牙的生长线分布,大小、形态不规则,其边缘呈凹形,很像许多相接球体之间的空隙。

(4)生长线:是一些与牙本质小管垂直的间歇线纹。它表示牙本质的发育和形成速率是周期性变化的。牙本质的形成从牙尖的釉质牙本质界开始,有规律地成层进行。生长线有节律性的间隔即为每天牙本质沉积的厚度,为 $4\sim8~\mu m$。如发育期间遇到障碍,则形成加重的生长线,特称为欧文线。在乳牙和第一恒磨牙,其牙本质因部分形成于出生前,部分形成于出生后,两者之间有一条明显的生长线,即新生线。

(5)托姆斯颗粒层:在牙纵剖磨片中,根部牙本质透明层的内侧有一层颗粒状的未矿化区,称托姆斯颗粒层。有人认为是成牙本质细胞突起末端的膨大,或为末端扭曲所致;也有人认为是矿化不全所致。

(6)前期牙本质:牙本质的形成是一有序的过程,即成牙本质细胞分泌基质并进一步发生矿化。由于牙本质在一生中始终在形成,因此,在成牙本质细胞和矿化牙本质之间总是有一层尚未矿化的牙本质存在,称为前期牙本质。前期牙本质一般厚 $10\sim12~\mu m$。发育完成的牙的牙本质较正在发育的形成慢,所以前者的前期牙本质较后者薄。

在生理情况下,按牙本质形成时期的不同,可将其分为原发性牙本质和继发性牙本质。

原发性牙本质是指牙发育过程中形成的牙本质,它构成了牙本质的主体。最先形成的紧靠釉质和牙骨质的一层原发性牙本质,其基质胶原纤维主要为未完全分化的成牙本质细胞分泌的科尔夫纤维,胶原纤维的排列与小管平行,镜下呈现不同的外观。在冠部者称罩牙本质,厚 $15\sim20~\mu m$;在根部者称透明层,厚 $5\sim10~\mu m$。在罩牙本质和透明层内侧的牙本质称为髓周牙本质。

继发性牙本质是指牙发育至根尖孔形成后,一生中仍继续不断形成的牙本质。继发性牙本质在本质上是一种牙本质的增龄性改变,其形成的速度较慢。由于髓周牙本质不断增厚,髓腔缩小,成牙本质细胞和突起的轴心位置发生轻度偏斜,结果形成的继发性牙本质小管方向稍呈水平,其与牙发育期所形成的原发性牙本质之间有一明显的分界线。继发性牙本质形成于牙本质的整个髓腔表面,但在各个部位其分布并不均匀。在磨牙和前磨牙中,髓腔顶和底部的继发性牙本质比侧壁的厚。

(三)牙本质的反应性变化

咀嚼、刷牙等机械性摩擦常可造成牙本质组织的缺损,称为磨损,主要见于恒牙牙尖及切缘、邻面接触点和唇侧牙颈部。因牙颈部的磨损呈楔形,故特称为楔状缺损。发生于牙硬组织的龋,也可造成牙本质结构的破坏。牙髓-牙本质复合体内存在牙本质的母体细胞,因此可形成一系列防御和/或反应性变化。这类变化首先导致修复性牙本质的形成,并可引起牙本质小管和牙本质基质的一系列改变。

1.修复性牙本质

修复性牙本质也称第三期牙本质或反应性牙本质。当釉质表面因磨损、酸蚀、龋等遭受破坏时,其深部牙本质暴露,成牙本质细胞受到程度不等的刺激,并部分发生变性。牙髓深层的未分化细胞可移向该处,取代变性细胞而分化为成牙本质细胞,并与尚有功能的成牙本质细胞共同分泌牙本质基质,继而矿化,形成修复性牙本质。修复性牙本质中牙本质小管的数目大大减少,同时小管明显弯曲,甚至仅含少数小管或不含小管。由于刺激沿着牙本质小管传导,修复性牙本质仅沉积在受刺激牙本质小管相对应的髓腔侧。修复性牙本质与原发性牙本质或继发性牙本质之间常由一条着色较深的线所分隔。

在修复性牙本质形成过程中,成牙本质细胞常包埋在形成很快的间质中,以后这些细胞变性,在该处遗留一空隙,很像骨组织,故又称之为骨样牙本质。

2.透明牙本质

透明牙本质又称为硬化性牙本质,牙本质在受到磨损和较缓慢发展的龋刺激后,除了形成修复性牙本质外,还可引起牙本质小管内成牙本质细胞突起发生变性,变性后有矿物盐沉着而矿化封闭小管,这样可阻止外界的刺激传入牙髓,同时,其管周的胶原纤维也可发生变性。其小管和周围间质的折光率没有明显差异,故在磨片上呈透明状而称之为透明牙本质。

3.死区

死区是牙因磨损、酸蚀或龋等较重的刺激,使小管内的成牙本质细胞突起逐渐变性、分解,小管内充满空气所致。光镜下观察,这部分牙本质呈黑色,称为死区。此区的敏感度减低,常见于狭窄的髓角,因该处成牙本质细胞拥挤。死区的周缘常有透明牙本质围绕,其近髓端则可见修复性牙本质。

(四)神经分布及感觉

牙本质对外界机械、温度和化学等刺激有明显的反应,特别是在釉质牙本质界和近髓处尤为敏感。由于组织学研究方法上的限制,目前对牙本质中的神经分布意见尚未统一。肯定的是,在前期牙本质和靠近牙髓的矿化牙本质中成牙本质细胞突起周围的间隙有神经纤维存在。关于牙本质痛觉的传递有下列学说。

1.神经传导学说

认为刺激直接作用于牙本质小管内的神经末梢并传导至中枢。

2.转导学说

认为成牙本质细胞是一个受体,感觉可以从釉质牙本质界通过成牙本质细胞突起至细胞体部,细胞体与神经末梢紧密相连,得以传导至中枢。

3.流体动力学说

认为牙本质小管内有液体,这种液体对外来的刺激有机械性反应。当牙本质内的液体受到冷刺激时,由内向外流,而受到热刺激时则由外向内流,这种液体的流动引起了成牙本质细胞及其突起的舒张或压缩,从而影响其周围的神经末梢。

三、牙骨质

牙骨质是覆盖于牙根表面的一层硬结缔组织,色淡黄。牙骨质在近牙颈部较薄,为 $20\sim50~\mu m$,在根尖和磨牙根分叉处较厚,为 $150\sim200~\mu m$。牙骨质是维系牙和牙周组织联系的重要结构。

(一)理化特性

牙骨质与骨组织的组成相类似,但其硬度较骨和牙本质低,所含无机盐占其重量的 $45\%\sim50\%$,有机物和水占 $50\%\sim55\%$。无机盐与釉质、牙本质中的一样,以钙、磷离子为主,并主要以磷灰石的形式存在。此外,牙骨质中含有多种微量元素,氟的含量较其他矿化组织多,以表面为著,且随着年龄增长而增高。有机物主要为胶原和蛋白多糖。

(二)组织学特点

牙骨质的组织学结构与骨密质相似,由细胞和矿化的细胞间质组成。细胞位于陷窝内,并有增生沉积线。但不同于骨的是牙骨质中无哈弗管,也无血管和神经。

根据牙骨质间质中有无细胞,一般将牙骨质组织分为无细胞牙骨质和细胞牙骨质。无细胞牙骨质紧贴于牙本质表面,主要由牙骨质层板构成而无细胞,分布于自牙颈部至近根尖 1/3 处,牙颈部往往全部由无细胞牙骨质所占据。细胞牙骨质常位于无细胞牙骨质的表面,但在根尖部 1/3 可以全部为细胞牙骨质。细胞牙骨质和无细胞牙骨质也可以交替排列。

1.细胞

参与牙骨质组成的细胞称为牙骨质细胞,位于牙骨质基质内。细胞体积较小,表面有许多细小的细胞质突起向牙周膜方向伸展,借以从牙周膜吸取营养,邻近的牙骨质细胞突起可相互吻合。细胞在间质中占据的空间称为陷窝,突起占据的空隙称小管。在磨片中由于细胞破坏、消失,故镜下所见为陷窝与小管。更深部的细胞则因营养吸收困难而明显变性或消失,陷窝也可变泡。

2.细胞间质

(1)纤维:主要由成牙骨质细胞和牙周膜成纤维细胞产生的胶原纤维所构成。前者纤维排列与牙根表面平行,后者又称为穿通纤维或沙比纤维,与牙根表面垂直并穿插于其中。细胞牙骨质内的纤维多半由成牙骨质细胞分泌,而无细胞牙骨质的纤维则主要由成纤维细胞产生。

(2)基质:主要由蛋白多糖和矿物质组成,后者以磷灰石晶体的形式沉积在胶原纤维上,形成钙化的基质。由于牙骨质的形成是持续而有节律性的,故呈现层板状结构,层板之间为生长线间隔。牙骨质表面有一层刚形成尚未钙化的牙骨质,即类牙骨质。

3.釉质牙骨质界

釉质和牙骨质在牙颈部相接,其相接处有 3 种不同情况:有 60% 是牙骨质少许覆盖在釉质表面;30% 是釉质和牙骨质端-端相接;还有 10% 是两者不相接,该处牙本质暴露,为牙龈所覆盖。

4.牙本质牙骨质界

牙本质和牙骨质是紧密结合的,光镜下呈现一较平坦的界限,但电镜下可见该处牙本质和牙骨质的胶原纤维互相缠绕。

(三)生物学特性及功能

生理情况下,牙骨质不像骨组织可以不断地改建和重塑,且牙骨质较固有牙槽骨具有更强的抗吸收能力,这些是临床正畸治疗时牙移动的基础。当牙周膜纤维因适应牙功能的需要而发生改变和更替时,牙骨质则通过不断的增生沉积而形成继发性牙骨质,从而使新的牙周膜纤维重新附着于牙根。当牙的切缘与咬合面受到磨损时,也可通过根尖部继发性牙骨质的形成而得到一定补偿。当牙根表面有小范围的病理性吸收或牙骨质折裂时,均可由于继发性牙骨质沉积而得到修复。在牙髓和根尖周病治疗后,牙骨质能新生并覆盖根尖孔,重建牙体与牙周的连接关系。在新形成的牙骨质与原有吸收区的牙骨质之间有一深染的分界线。在生理及病理情况下,如乳恒牙交替或根尖有炎症和创伤时,可导致牙骨质吸收,这种吸收甚至还可波及牙本质。

四、牙髓

(一)组织学特点

牙髓是来源于外胚层间叶组织的一种疏松结缔组织,它包含有细胞(成牙本质细胞、成纤维细胞、未分化的间叶细胞等)、纤维、神经、血管、淋巴管和其他细胞外基质。组织学上,牙髓可分为 4 层:①靠近牙本质的成牙本质细胞层;②紧接着成牙本质细胞层、细胞相对较少的无细胞层,或称 Weil 层,此层在牙冠部较明显;③无细胞层内侧细胞密集,称多细胞层;④牙髓中央区细胞分布比较均匀,称为髓核,含丰富的血管和神经。

1.细胞

(1)成牙本质细胞:是位于牙髓周围紧接前期牙本质排列的一层细胞,呈柱状。核卵圆形,位于细胞基底部。细胞顶端有一细长的突起伸入牙本质小管内。牙髓中成牙本质细胞的形状并不完全一致,在冠部为较高的柱状细胞,反映了细胞的高活性状态;在牙根中部逐渐变为立方形细胞;接近根尖部的成牙本质细胞为扁平状,呈现相对休止状态。

电镜观察:在靠近细胞核的基底部有粗面内质网和高尔基复合体,而顶部细胞质内粗面内质网丰富。在牙本质形成活跃期,细胞内高尔基复合体显著,粗面内质网丰富,线粒体遍布于细胞质内。成牙本质细胞体之间有缝隙连接、紧密连接和中间连接等结构。

(2)成纤维细胞:是牙髓中的主要细胞,故又称为牙髓细胞。呈星形,有胞质突起互相连接,核染色深,细胞质淡染、均匀。电镜观察见有丰富的粗面内质网和线粒体以及发达的高尔基复合体等,说明它有活跃的合成胶原的功能。随着年龄的增长,牙髓成纤维细胞数量减少,形态呈扁平梭形,细胞器减少,表现为合成和分泌功能下降。幼稚的成纤维细胞受到某些刺激后可分化为成牙本质细胞。

(3)组织细胞和未分化间充质细胞:这些细胞通常位于小血管及毛细血管周围。组织细胞或吞噬细胞的形态不规则,有短而钝的突起,细胞核小而圆,染色深。在活体染色中,可见其细胞质内有染料颗粒。

未分化的间充质细胞比成纤维细胞小,但形态相似,有不明显的细胞质突。在受到刺激时,它可分化成结缔组织中任何一种类型的细胞。在炎症时它可形成巨噬细胞。当成牙本质细胞消失时,它可以移向牙本质壁,分化为成牙本质细胞,形成修复性牙本质。

2.纤维

主要是胶原纤维和嗜银纤维,而弹性纤维仅存在于较大的血管壁。牙髓中的胶原纤维主要由Ⅰ型和Ⅲ型纤维以55%:45%的比例所组成,交织成网状。随着年龄的增加,胶原纤维的量逐渐增加,但其构成比则基本保持不变。嗜银纤维即网状纤维,为纤细的纤维,主要构成也是Ⅲ型胶原蛋白,分布于牙髓细胞之间。在通常的 HE 染色中不能显示,只有在应用银染色时才能显示黑色。

3.基质

基质是致密的胶样物,呈颗粒状和细丝状,主要成分是蛋白多糖复合物和糖蛋白。前者的多糖部分主要为氨基多糖,在发育早期还含有丰富的硫酸软骨素 A、软骨素 B 和透明质酸。而后者则主要为纤维粘连蛋白和细胞外粘连蛋白等。

4.血管

血管来自牙槽动脉的分支,经根尖孔进入牙髓后称为牙髓动脉,沿牙髓中轴前进,途中分出小支,最后在成牙本质细胞层下方形成一稠密的毛细血管丛。然后,毛细血管后静脉汇成牙髓静脉,与牙髓动脉伴行,出根尖孔转为牙槽静脉。牙髓和牙周膜的血管除通过根尖孔交通外,尚可通过一些副根管相通。

5.神经

神经来自牙槽神经的分支,伴同名血管自根尖孔进入牙髓,并逐渐分成很多更细的分支。髓室内神经纤维分散呈放射状,近多细胞层处形成神经网,称为神经壁层或 Raschkow 丛。自此层神经轴突通过多细胞层、无细胞层和成牙本质细胞层,止于牙髓牙本质交界处的成牙本质细胞突起之间或牙本质小管内。神经末梢呈圆形或椭圆形膨大,与成牙本质细胞紧密相接,具有感受器的功能。牙髓内的神经大多数是有髓神经,传导痛觉;少数为无髓神经,系交感神经,可调节血管的收缩和舒张。

(二)临床意义

在牙发育完成,即根尖孔形成以后,随着年龄的增长和生理或病理性刺激,继发性牙本质和/或修复性牙本质等不断形成,可使髓腔逐渐缩小。同时,牙髓组织中的细胞成分逐渐减少,纤维成分增多,牙髓活力降低,出现退行性改变。

牙髓借成牙本质细胞突起与外界有着密切的联系。任何物理和化学的刺激加到牙本质表面时,与该部位相应的牙髓组织必然发生反应。慢性、较弱的刺激可引起修复性牙本质形成,并可部分造成牙髓组织的各类退行性变;刺激强烈可导致炎症反应。当牙髓发生炎症时,由于牙髓内的血管壁薄,易于扩张、充血及渗出,使髓腔内压力增大,而四周又为坚硬的牙本质壁所包围,无法相应扩张以减轻压力,牙髓神经末梢受压而产生剧烈疼痛。

牙髓内的神经在受到外界刺激后,常反映为痛觉,而不能区分冷、热、压力及化学变化等不同感受。原因是牙髓缺乏对这些刺激的感受器。此外,牙髓神经还缺乏定位能力,故牙髓炎患者往往不能准确指出牙痛的部位。

牙髓是结缔组织,有修复再生的能力。但由于牙髓的解剖条件所限,其修复再生能力是有限的。当牙髓受到非感染性的较轻损伤时,修复一般是良好的。对于新鲜暴露的牙髓,经适当临床治疗后,可形成牙本质桥。当牙髓由于感染而发生炎症时,完全的修复性再生是困难的。

(葛柳莹)

第二节 牙周组织

一、牙龈

牙龈是口腔黏膜的一部分,由上皮层和固有层构成,无黏膜下层。

(一)各部位上皮的组织学特点

1.牙龈上皮

牙龈上皮是暴露于口腔的部分,为复层扁平上皮,表面多为不全角化。上皮钉突多而细长,较深地插入固有层中,使上皮与深层组织牢固连接。上皮基底细胞生长活跃,偶见黑色素细胞,或含有黑色素颗粒,所以牙龈有时出现黑色斑块。

2.龈沟上皮

牙龈上皮在游离龈的边缘,转向内侧覆盖龈沟壁,形成龈沟上皮。为复层扁平上皮,无角化,有上皮钉突,与结合上皮有明显分界。龈沟上皮易受外力而破裂。上皮下结缔组织中常见不同程度的白细胞浸润。

3.结合上皮

结合上皮是牙龈上皮附着在牙表面的一条带状上皮,从龈沟底开始,向根尖方向附着在釉质或牙骨质的表面。结合上皮是无角化的鳞状上皮,在龈沟底部含15～30层细胞,向根尖方向逐渐变薄,含3～4层细胞。无上皮钉突。但如受到刺激,可见上皮钉突增生,伸入结缔组织中。

电镜观察:结合上皮细胞质中张力细丝较少,细胞间的桥粒比牙龈其他区域的上皮细胞少,细胞外间隙增大。能使牙龈结缔组织中的炎细胞、单核细胞、大分子物质和整个细胞移动到龈沟中。在龈沟底部的细胞中溶酶体较多,显示磷酸酶的活力较强。

结合上皮细胞在牙表面产生一种基板样物质(包括透明板和密板),并通过半桥粒附着在这些物质上,使结合上皮紧密附着在牙面上。

结合上皮紧密附着于牙表面,任何手术,如牙周洁治或制作修复体等,都不应损伤结合上皮,以免上皮与牙的附着关系被破坏。

(二)牙龈固有层的组织学特点

牙龈固有层由致密结缔组织构成。高而长的结缔组织乳头使局部上皮隆起,隆起部分之间的凹陷处,相当于细长的上皮钉突,上皮钉突的表面形成浅凹,即为点彩。

固有层含有丰富的胶原纤维,并直接附着于牙槽骨和牙颈部,使牙龈与深部组织稳固贴附。只有少量的弹性纤维分布在血管壁。其中胶原纤维束呈各种方向排列。

1.龈牙组

自牙颈部牙骨质向牙冠方向散开,止于游离龈和附着龈的固有层,广泛分布于牙龈固有层中,是牙龈纤维中最多的一组。主要是牵引牙龈使其与牙紧密结合。

2.牙槽龈组

自牙槽嵴向牙冠方向展开,穿过固有层止于游离龈和附着龈的固有层中。

3.环行组

位于牙颈周围的游离龈中,呈环行排列。纤维比其他组的细,常与邻近的其他纤维束缠绕在一起,有助于游离龈附着在牙上。

4.牙骨膜组

自牙颈部的牙骨质越过牙槽突外侧皮质骨骨膜,进入牙槽突、前庭肌和口底。

5.越隔组

横跨牙槽中隔,连接相邻两牙的纤维,只存在于牙邻面,起于结合上皮根方的牙骨质,呈水平方向越过牙槽嵴,止于邻牙相同部位。保持牙弓上相邻两牙的接触,阻止其分离。

牙龈没有黏膜下层,固有层含有多种细胞成分,主要是成纤维细胞,还有少量淋巴细胞、浆细胞和巨噬细胞等。

二、牙周膜

牙周膜由致密的结缔组织构成,环绕牙根,位于牙根和牙槽骨之间。牙周膜厚度为 $0.15\sim$ $0.38\ mm$,在根中 $1/3$ 处最薄。牙周膜由细胞、基质和纤维组成,大量的胶原纤维将牙固定在牙槽窝内,并能抵抗和调节牙所承受的咀嚼压力,具有悬韧带的作用,又称牙周韧带。

(一)牙周膜中纤维的分布与功能

1.主纤维

牙周膜的纤维主要由胶原纤维和耐酸水解性纤维组成,其中胶原纤维数量最多,构成牙周膜的主要成分,主要是Ⅰ型胶原,少部分为Ⅲ型胶原。牙周膜中的胶原汇集成较大的纤维束,并有一定的排列方向,称为主纤维。主纤维束之间为疏松的纤维组织,称为间隙纤维,牙周膜血管和神经穿行其间。

主纤维分布在整个牙周间隙内,其一端埋入牙骨质,另一端埋入牙槽骨。埋在牙骨质和牙槽骨中的纤维称为穿通纤维或沙比纤维。

由于主纤维所在的部位和功能不同,其排列方向也不同。自牙颈向根尖可分为下列几组。

(1)牙槽嵴组:纤维起于牙槽嵴顶,呈放射状向牙冠方向走行,止于釉质牙骨质界下方的牙骨质。主要分布在牙的唇(颊)、舌(腭)侧,在邻面无此纤维。其功能是将牙向牙槽窝内牵引,对抗侧方力,保持牙直立。

(2)水平组:在牙槽嵴纤维的根方,呈水平方向分布,与牙弓的殆平面大致平行。一端埋入牙骨质,另一端埋入牙槽骨中,是维持牙直立的主要力量,并与牙槽嵴纤维共同对抗侧方力,防止牙侧方移动。

(3)斜行组:斜行组是牙周膜中数量最多、力量最强的一组纤维。纤维方向向根方倾斜45°,埋入牙槽骨的一端近牙颈部,附着牙骨质一端近根尖部,将牙悬吊在牙槽窝内。这种结构可将牙承受的咀嚼压力转变为牵引力,均匀地分散到牙槽骨上。在水平切面上,斜纤维的排列呈交织状,而不是直的放射状,这可限制牙的转动。

(4)根尖组:起于根尖区牙骨质,呈放射状止于根尖周围的牙槽骨,具有固定牙根尖的作用,保护进出根尖孔的血管和神经。

(5)根间组:只存在于多根牙,起自根分叉处的牙根间骨隔顶,止于根分叉区牙骨质,有防止牙根向冠方移动的作用。

当牙承受垂直压力时,除根尖区外,几乎全部纤维呈紧张状态,可担负较大殆力,而侧向压力仅使部分纤维呈紧张状态,这时易造成牙周纤维的损伤。

2.弹性纤维

在牙周膜中无成熟的弹性蛋白,但有两种不成熟的弹力纤维,即 Oxytalan 和 Eluanin 纤维。Oxytalan 纤维是一种耐酸纤维,仅能用组织化学染色方法显示出来。纤维止于根尖区的动、静脉和淋巴管壁,与神经也有关系。推测该纤维在咀嚼压力下可保持血流通畅。另外,在担负较大殆力的牙中,纤维粗大、数量多,可能还具有支持功能。

(二)牙周膜中细胞的种类、分布及功能

1.成纤维细胞

成纤维细胞是牙周膜中最多、功能最重要的细胞。光镜下观察,细胞核大,细胞质嗜碱性,细胞排列方向与纤维束的长轴平行。胶原纤维能被成纤维细胞吞噬进入小泡中,然后细胞质的溶酶体与小泡融合,产生胶原酶降解被吞噬的纤维。成纤维细胞也有发育很好的细胞骨架,主要是肌动蛋白,能使细胞移动和形状发生变化,以适应功能的需要。牙周膜中胶原纤维不断的改建是由成纤维细胞合成胶原和降解胶原来实现的。任何对成纤维细胞功能的破坏,都将导致牙支持组织的丧失。

2.成牙骨质细胞

分布在邻近牙骨质的牙周膜中,细胞扁平,细胞核圆或卵圆形。细胞平铺在根面上,在牙骨质形成时近似立方状。

3.上皮剩余

在牙周膜中,邻近牙根表面的纤维间隙中可见到小的上皮条索或上皮团,与牙根表面平行排列,也称 Malassez 上皮剩余。这是牙根发育期上皮根鞘残留下来的上皮细胞。光镜下观察,细胞较小,立方或卵圆形,细胞质少,嗜碱染色。平时上皮剩余呈静止状态,受到炎症刺激时可增殖,成为颌骨囊肿和牙源性肿瘤的来源。

4.成骨细胞和破骨细胞

在骨形成时,邻近牙槽骨表面有许多成骨细胞。形态立方状,细胞核大,核仁明显,细胞质嗜碱性,静止期的成骨细胞为梭形。牙槽骨发生吸收时,在骨吸收处出现蚕食状凹陷,称为 Howship 陷窝。破骨细胞是多核巨细胞,直径可达 $50\,\mu m$ 以上,细胞核数目不等,细胞质嗜酸性,位于吸收陷窝内。骨吸收停止时,破骨细胞即消失。当牙骨质吸收时,在吸收处也可见破骨细胞,亦称为破牙骨质细胞。

5.未分化间充质细胞

位于血管周围 5 μm 内的区域,是牙周膜中新生细胞的来源,这些细胞可进一步分化为成纤维细胞、成骨细胞和成牙骨质细胞。在牙周膜中,新生的细胞必须与死亡的或移动到牙周膜外的细胞保持平衡。

(三)血管、神经的分布

牙周膜含有丰富的血管,主要有三方面来源:①来自牙龈的血管;②来自上、下牙槽动脉分支进入牙槽骨,再通过筛状板进入牙周膜;③来自上、下牙槽动脉进入根尖孔前的分支。在牙颈区,牙周膜血管分支与邻近的牙龈血管分支吻合形成血管网。多方面来源的血管在牙周膜中互相吻合,形成树枝状的血管丛。因此在根尖切除或牙龈切除时不会影响牙周膜的血液供给。

牙周膜有丰富的神经,来自根尖区神经纤维,沿牙周膜向牙龈方向走行;来自牙槽骨内神经,穿过牙槽窝骨壁进入牙周膜后分为两支,分别向根尖和牙龈方向走行,并与来自根尖的神经纤维混合。在人的牙周膜中有 4 种神经末梢。①游离末梢:呈树枝样分支,沿牙根有规律地间隔分布,可延伸到成牙骨质细胞层中。每一末梢支配各自的区域,属于伤害感受器和机械感受器。②Ruffini末梢:为分布在根尖周围的神经末梢,类似 Ruffini 小体,呈树突状,末端伸入牙周膜纤维束中,属于机械感受器。③环状末梢:分布在牙周膜中央区,功能不清。④梭形末梢:与根尖有联系并由纤维膜包被。丰富的感受器使牙周膜感觉敏感,加于牙冠的轻微压力都可感觉到强度和方向,并能明确其牙位。

三、牙槽骨

牙槽骨是上、下颌骨包围和支持牙根的部分,又称牙槽突。容纳牙根的窝称为牙槽窝,牙槽窝在冠方的游离端称为牙槽嵴,两牙之间的牙槽突部分称牙槽中隔。牙槽骨的生长发育依赖于牙的功能性刺激,如果牙脱落,牙槽骨也就随之而萎缩。

(一)组织学特点

1.固有牙槽骨

固有牙槽骨衬于牙槽窝内壁,包绕牙根,与牙周膜相邻,在牙槽嵴处与外骨板相连。它是一层多孔的骨板,又称筛状板。牙周膜的血管和神经纤维穿过小孔进入骨髓腔。固有牙槽骨很薄,无骨小梁结构,在 X 线片上表现为围绕牙周膜外侧的一条白色阻射线,称为硬骨板。牙周膜发生炎症和外伤时,硬骨板首先消失。

组织学上,固有牙槽骨属于束骨,由含有粗大纤维的编织骨构成,其中包埋了大量的穿通纤维。邻近牙周膜侧,束骨呈板层排列,与牙槽窝壁平行,穿通纤维与骨板垂直。邻近骨髓侧,骨板由哈弗系统构成,其外周有几层骨板呈同心圆排列,内有神经和血管通过。

2.密质骨

密质骨是牙槽骨的外表部分,即颌骨内、外骨板延伸的部分。密质骨的厚度颇不一致,上颌牙槽骨的唇面,尤其前牙区密质骨很薄,有许多血管和神经穿过的滋养管,而舌侧增厚。在下颌骨则相反,密质骨比上颌厚而致密,小孔很少,所以施行局部麻醉时,在上颌前牙用局部浸润麻醉的效果比下颌好。通常下颌的密质骨,其舌(腭)侧骨板比颊侧骨板厚,但在磨牙区由于担负较大的咀嚼力,磨牙颊侧骨板也增厚。

密质骨表面为平行骨板,深部有致密的不同厚度的哈弗系统。

3.松质骨

松质骨由骨小梁和骨髓组成,位于密质骨和固有牙槽骨之间。由含细纤维的膜性骨组成,呈板层排列伴有哈弗系统,形成大的骨小梁。前牙区松质骨含量少,有时几乎仅有两层密质骨,甚至牙根唇面由于骨部分缺失而形成裂隙。后牙支持骨量多,骨小梁的粗细、数量和排列方向与所承担的咀嚼力密切相关。承受较大咀嚼力的区域,支持骨量增多,骨小梁粗大致密,骨髓间隙小;而无功能的牙或咀嚼力小的牙,则骨小梁细小,骨髓间隙大。骨小梁的排列方向一般与咬合力相适应,以最有效的排列方向抵抗外来的压力。如两牙间的骨小梁呈水平排列,而根尖周围的骨小梁为放射状排列,故能从各个方向支持牙。而无功能牙的周围,骨小梁排列无规律。松质骨中的骨髓在幼年时有造血功能,称为红骨髓;成年时含脂肪多,为黄骨髓。

(二)生物学特性

牙槽骨是高度可塑性组织。它不但随着牙的生长发育、脱落替换和咀嚼压力而变动,而且也随着牙的移动而不断地改建。牙槽骨具有受压吸收、受牵引增生的特性。一般情况下牙槽骨的吸收与新生保持动态平衡。临床上利用此特性可使错𬌗畸形的牙得到矫正治疗。

在骨质新生时,成骨细胞排列在新骨周围。新骨的表面有一层刚形成尚未钙化的骨基质,称为类骨质。在骨吸收区,骨表面有蚕食状凹陷,凹陷处可见破骨细胞。

1.牙生理移动时牙槽骨的改建

牙为补偿𬌗面磨损而不断向𬌗面方向移动,并为补偿牙冠邻面磨损向近中方向移动,以此来维持上、下牙列及相邻牙的正常邻接关系和颌间距离。当牙在生理性移动时,牙槽骨不断进行吸收和增生,以此达到改建。

有的牙在失去对𬌗牙时,常发生显著的咬合移动。牙槽突也发生失用性萎缩,甚至成为牙周病的因素。为了防止邻牙倾斜和对颌牙伸长,缺失的牙应该及时修补。

2.牙槽骨的增龄变化

随着年龄的增长,牙槽嵴的高度减少,与身体其他骨一样可出现生理性的骨质疏松,骨密度逐渐减低,骨的吸收活动大于骨的形成。骨髓被脂肪代替,由红骨髓变为黄骨髓。光镜下见牙槽窝骨壁由光滑、含有丰富的细胞变为锯齿状,细胞数量减少,成骨能力明显降低,埋入的穿通纤维不均匀。

(张　瑜)

第三节　口　腔　黏　膜

一、口腔黏膜的基本结构

口腔黏膜的组织结构与皮肤相似,由上皮和固有层构成,其中,上皮相当于皮肤的表皮,固有层相当于皮肤的真皮;不同的是口腔黏膜无皮肤附属器。上皮借基膜与固有层相连,部分黏膜深部还有黏膜下层。

口腔黏膜上皮由角质形成细胞和非角质形成细胞组成,以角质形成细胞为主,为复层鳞状上皮。根据所在部位及功能的不同,可为角化或非角化鳞状上皮。

(一)角质形成细胞

有角化的鳞状上皮由 4 层细胞构成。

1.角化层

位于最表层,由数层排列紧密的细胞构成。细胞扁平,体积大。细胞器及细胞核消失,细胞质内充满角蛋白,HE 染色为均质嗜酸性物。细胞间桥消失。这种角化称正角化,如在硬腭;如果上述细胞中含有浓缩的未消失的细胞核,则称不全角化,如在牙龈。

2.粒层

位于角化层深面,由 2～3 层细胞组成。细胞质内含嗜碱性透明角质颗粒,染色深。细胞核浓缩。

3.棘层

位于粒层深部,由体积较大的多边形细胞组成。棘层是上皮中层次最多的细胞,细胞核圆形或卵圆形,位于细胞中央,含 1～2 个核仁,细胞质常伸出许多小的棘刺状突起与相邻细胞相接,此突起称为细胞间桥。细胞间桥之间为迂回的细胞间腔隙,此腔隙在牙龈和硬腭上皮更大些,所以细胞间桥更明显。电镜下见细胞间桥的突起相接处为桥粒。此层细胞内蛋白质合成最活跃。

4.基底层

位于上皮的最深面,是一层立方形或矮柱状细胞,借基膜与固有层结缔组织相连。电镜下基底细胞与结缔组织相连接处形成半桥粒,附着在基板上。光镜下见细胞核呈圆形,染色深。基底细胞和邻近的棘层细胞有增殖能力,因此称为生发层。

非角化上皮由基底层、中间层和表层构成。基底细胞形态同角化上皮;中间层细胞相当于角化上皮的棘层,但细胞体积大,细胞间桥不明显,细胞质中张力细丝不成束;表层细胞扁平,有细胞核,细胞质含糖原,染色浅,张力细丝分散,细胞器少。

生发层细胞分裂增殖并不断向上皮表面移动,在移动过程中不断分化并发生形态变化,最后达到上皮表面并脱落于口腔中。在口腔黏膜上皮,细胞从基底层移动至角化层的时间为 10～14 天。正常情况下脱落的细胞数量与新生的细胞数量保持平衡,如果此平衡被打破,将产生上皮增生或萎缩性病变。在细胞从基底层向表面移动的过程中,细胞内不断合成蛋白质,其中很重要的一种是中间丝角蛋白,也称细胞角蛋白,是主要的细胞骨架蛋白,对维持细胞的形态起重要作用。

(二)非角质形成细胞

口腔黏膜上皮内还分布一些不参与上皮细胞增生和分化的非角质形成细胞,包括黑色素细胞、朗格汉斯细胞和梅克尔细胞。常规染色,它们的细胞质不着色,因此称为透明细胞。

1.黑色素细胞

位于口腔黏膜上皮的基底层。来自神经嵴细胞。光镜下细胞质透明,细胞核圆形或卵圆形。特殊染色见细胞质有树枝状突起伸入基底细胞或棘细胞之间。细胞质内含黑色素颗粒,并且经细胞突起排出,再进入邻近的角质形成细胞内。对银染色、多巴染色、S100 蛋白染色呈阳性反应。临床上,牙龈、硬腭、颊和舌常见黑色素沉着,也是黑色素性病变的好发部位。

2.朗格汉斯细胞

朗格汉斯细胞也是一种有树枝状突起的细胞。主要位于棘层、基底层,来自造血组织。常规染色细胞质透明,核深染,对多巴染色呈阴性反应。电镜下细胞质内有特殊的棒状或球拍样颗粒,称朗格汉斯颗粒或 Birbeck 颗粒,有单位膜包绕。此细胞与黏膜的免疫功能有关。

3.梅克尔细胞

梅克尔细胞位于基底层,常成群分布,可能来自神经嵴或上皮细胞。HE染色着色较角质形成细胞浅。电镜下一般无树枝状突起,细胞质内可见发达的高尔基复合体和小而圆的电子致密性膜被小泡,内含神经递质。这种细胞是一种压力或触觉感受细胞。

(三)上皮与结缔组织交界

口腔黏膜上皮与其深面的固有层结缔组织紧密结合。它们之间的交界面并不是一条直线,而是固有层结缔组织形成许多乳头状突起,上皮深面形成许多上皮嵴,两者紧密镶嵌在一起。

光镜下上皮和固有层之间有一膜状结构,称基底膜,厚 $1\sim4~\mu m$,PAS染色阳性。电镜下见基底膜由三部分组成。

1.透明板

厚45 nm,紧邻上皮基底细胞,为电子密度小的板状结构。与基底细胞半桥粒相对应的区域电子密度较高。

2.密板

厚50 nm,位于透明板深面,为颗粒状或细丝状物质。电子密度较高。

3.网板

较透明板和密板厚。紧邻固有层,电子密度较密板低。由相对纤细的半环形纤维构成,半环形纤维的两端埋入密板中,此纤维称为锚纤维。固有层的胶原纤维穿过锚纤维形成的环状空隙与密板紧密连接。

透明板和密板来自上皮细胞,统称基板,其主要成分是Ⅳ型胶原蛋白和层粘连蛋白;网板来自固有层,主要成分是Ⅶ型胶原蛋白。在类天疱疮,上皮和结缔组织在透明板处分离而形成上皮下疱。在癌前病变时,基底膜中的Ⅳ型胶原蛋白等成分也会发生改变,有利于癌变细胞向结缔组织浸润。

固有层由致密的结缔组织组成。其中伸入上皮部分的乳头称为乳头层,其余部分称为网状层。乳头层胶原纤维较细,排列疏松,乳头的长短依所在部位有所不同,在咀嚼黏膜较长,在被覆黏膜网状层较发达。血管和神经纤维通过网状层进入乳头层,形成毛细血管网和神经末梢,部分神经末梢可进入上皮内。固有层深面可有与之过渡的黏膜下层,或直接附着在骨膜上。固有层的基本细胞成分是成纤维细胞,有合成和更新纤维及基质的功能。除此之外还有组织细胞、未分化的间充质细胞、肥大细胞等。固有层的纤维主要是Ⅰ型胶原纤维,此外还有弹性纤维。基质为无定型物,主要成分是透明质酸、蛋白多糖和血清蛋白等。固有层对上皮细胞的分化具有调控作用。

二、口腔黏膜的分类及结构特点

口腔黏膜根据所在的部位和功能分为咀嚼黏膜、被覆黏膜和特殊黏膜。

(一)咀嚼黏膜

咀嚼黏膜包括牙龈和硬腭黏膜,在咀嚼时承受压力和摩擦。咀嚼黏膜的上皮有角化,正角化时有明显的粒层,不全角化时粒层不明显。棘层细胞间桥明显。固有层厚,乳头多而长,与上皮嵴呈指状镶嵌。胶原纤维束粗大并排列紧密。固有层深部或直接附着在骨膜上形成黏骨膜,或借黏膜下层与骨膜相连。咀嚼黏膜与深部组织附着牢固,不能移动。

腭由两部分组成,前2/3为硬腭,后1/3为软腭。硬腭黏膜呈浅粉红色。表面角化层较厚,以正角化为主。固有层具有上述咀嚼黏膜的特征。根据有无黏膜下层可将其分为牙龈区、中间区、脂肪区和腺区。牙龈区和中间区无黏膜下层,固有层与骨膜紧密相连,脂肪区和腺区有黏膜下层,其中有很多胶原纤维将脂肪和腺体分成若干大小不一、形状各异的小隔。腺区内的腺体与软腭的腺体连为一体,为纯黏液腺。

硬腭前方正中有切牙乳头。乳头的上皮下为致密的结缔组织,其中有退化的鼻腭管的口腔部分。这是一条盲管,长度不定,内衬假复层柱状上皮。上皮内还有许多杯状细胞,并有黏液腺开口于此管腔内。硬腭前方侧部有黏膜皱襞,称腭皱襞,其隆起部分由致密的结缔组织固有层组成。在中间区即腭中缝的固有层内有时可见上皮珠,在切牙乳头处更常见,细胞呈同心圆状排列,中央常发生角化,是腭突胚胎融合时留下的上皮残余。

硬腭黏膜与软腭黏膜相延续,两者有明显的分界。软腭黏膜无角化,固有层乳头少而短,黏膜下层疏松,含腭腺。

(二)被覆黏膜

口腔黏膜中除咀嚼黏膜和舌背黏膜以外者均称被覆黏膜。表面平滑,粉红色,无角化。固有层含胶原纤维、弹性纤维和网状纤维。胶原纤维束不如咀嚼黏膜者粗大,上皮与结缔组织交界比较平坦,结缔组织乳头较短粗。有较疏松的黏膜下层,被覆黏膜富有弹性,有一定的活动度。

1.唇

分为外侧的皮肤、内侧的黏膜及两者之间的移行部唇红。

唇黏膜上皮为无角化复层扁平上皮,中间层较厚,固有层为致密的结缔组织。其乳头短而不规则。黏膜下层较厚,与固有层无明显界限,含小唾液腺、脂肪,深部附着于口轮匝肌。唇红的上皮有角化,细胞中含较多的角蛋白;固有层乳头狭长,几乎达上皮表面,乳头中含许多毛细血管襻,血色可透过表面上皮使唇部呈朱红色。当贫血或缺氧时,唇红表现为苍白或发绀。唇红部黏膜下层无小唾液腺及皮脂腺,故易干裂。

2.颊黏膜

组织结构与唇黏膜相似。上皮无角化,固有层结缔组织较致密,黏膜下层较厚,脂肪较多,有较多的小唾液腺称为颊腺。颊黏膜借黏膜下层附着于颊肌上,有一定张力,在咀嚼活动中不出现皱褶。在口角后方的颊黏膜咬合线区,有时可出现成簇的粟粒状淡黄色小颗粒,为异位皮脂腺,称福代斯斑。

3.口底和舌腹黏膜

口底黏膜较薄,松弛地附着于深层组织上。固有层乳头短,黏膜下层含脂肪组织。在舌下皱襞处有舌下腺。口底黏膜与下颌舌侧牙龈相连,两者有明显的界线,向后与舌腹黏膜相延续。

舌腹黏膜光滑而薄,上皮无角化,结缔组织乳头多而短。黏膜下层不明显,黏膜紧接舌肌束周围的结缔组织。

4.软腭黏膜

与硬腭黏膜相延续,色较硬腭深。固有层血管较多,固有层与黏膜下层之间有弹力纤维分隔。黏膜下层含黏液腺。

(三)特殊黏膜

特殊黏膜即舌背黏膜。尽管它在功能上属于咀嚼黏膜,但又具有一定的延伸度,属于被覆黏膜的特点。此外,舌背黏膜表面具有许多不同类型的乳头。黏膜上皮内还有味觉感受器,即味蕾。

舌背黏膜呈粉红色。上皮为复层扁平上皮，无黏膜下层，有许多舌肌纤维分布于固有层，故舌背黏膜牢固地附着于舌肌而不易滑动。舌体部的舌背黏膜表面有许多小突起，称舌乳头。根据其形态、大小和分布位置可分为丝状乳头、菌状乳头、轮廓乳头和叶状乳头。每一个乳头内部都有一个由固有层形成的轴心，称为初级乳头。初级乳头的固有层继续向上皮伸入，形成许多大小不等、数目不定的更小的突起，称为次级乳头。固有层内有丰富的血管、胶原纤维和弹性纤维。

1.丝状乳头

遍布于舌背，舌尖部最多。高 1～3 mm，尖端多向后方倾斜，末端具有毛刷样突起。乳头表面有透明角化上皮细胞。上皮的浅层细胞经常有角化和剥落现象。如角化上皮剥落延迟，同时与食物残渣、唾液、细菌等混杂，附着于乳头表面即形成舌苔。舌苔的色泽、分布、厚薄、干腻等变化可反映一些全身状况的改变。当丝状乳头萎缩时，舌面光秃。如舌苔剥脱，舌背呈地图样时称地图舌。丝状乳头在青年时期最发达，至老年渐变平滑。

2.菌状乳头

数目较少，分散于丝状乳头之间，位于舌尖和舌侧缘，呈圆形，头大颈细，高 0.7～1.5 mm，直径 0.4～1.0 mm，上皮较薄，表层无角化，固有层血管丰富，因而呈红色。

有的菌状乳头上皮内可见少数味蕾，有味觉感受作用。当多个菌状乳头增生、肿胀、充血时，舌表面似草莓状，称为草莓舌。当菌状乳头、丝状乳头均萎缩，致使舌乳头消失呈光滑的片状、平如镜面时，称为光滑舌或镜面舌。

3.轮廓乳头

体积最大，数目最少，8～12 个，沿界沟前方排成一列。该乳头呈矮柱状，高 1.0～1.5 mm，直径 1～3 mm，每个乳头的四周均有轮廓沟环绕，轮廓沟外的舌黏膜稍隆起，形成乳头的轮廓结构。表面上皮有角化，但轮廓沟壁上皮无角化，其上皮内有许多染色浅的卵圆形小体，称为味蕾。在轮廓沟底附近的舌肌纤维束间有较多纯浆液腺，即味腺或称埃伯纳腺。导管开口于轮廓沟底，其分泌物的冲洗作用可清除食物残屑，溶解食物，有助于味觉感受器发挥味觉感受作用。

4.叶状乳头

叶状乳头位于舌侧缘后部，在人类，此乳头退化，呈 5～8 条平行排列的皱襞。正常时不明显，炎症时往往肿大，且伴疼痛。

5.味蕾

味蕾是味觉感受器，为位于上皮内的卵圆形小体，长 80 μm，厚 40 μm。主要分布于轮廓乳头靠近轮廓沟的侧壁上皮、菌状乳头、软腭、会厌等，是上皮分化成的特殊器官。其基底部位于基底膜之上，表面由角质形成细胞覆盖，中央形成圆孔（即味孔）通于口腔。光镜下，可见构成味蕾的细胞有两种，即亮细胞和暗细胞。前者较粗大，后者较细长。细胞长轴与上皮表面垂直。近味孔处的细胞顶部有指状细胞质突起称味毛。其中舌体的菌状乳头主要感受甜味和咸味，叶状乳头处味蕾主要感受酸味；轮廓乳头、软腭及会厌处味蕾主要感受苦味。

舌根黏膜表面，被覆非角化鳞状上皮。黏膜表面可见圆形或卵圆形小突起，称舌滤泡。光镜下见每个滤泡含 1 个或 1 个以上的淋巴小结，含生发中心。多数舌滤泡的中心都有一个小凹陷，称为舌隐窝，隐窝内衬复层扁平上皮，含小唾液腺的开口。舌根部的舌滤泡统称舌扁桃体，与腭扁桃体和咽扁桃体一起构成口咽部的淋巴环。

（张　瑜）

第四节　唾　液　腺

　　唾液腺是外分泌腺,其分泌物入口腔,即唾液。除腮腺、下颌下腺、舌下腺三对大唾液腺外,还有很多小唾液腺分布于口腔黏膜和黏膜下层,按其所在解剖部位而命名,如唇腺、颊腺、腭腺、舌腺、磨牙后腺等。据统计,90%的唾液来自腮腺和下颌下腺,5%来自舌下腺,5%~10%来自小唾液腺。唾液有湿润黏膜,溶解食物和促进消化的作用。

一、唾液腺的基本结构

　　唾液腺由实质和间质两部分组成。实质即由腺上皮细胞形成的腺泡与导管,间质即由纤维结缔组织形成的被膜与叶间或小叶间隔,其中有血管、淋巴管和神经出入。

(一)腺泡的基本结构及种类

　　腺泡连接于导管末端,由单层腺上皮细胞组成。腺泡外周有一层薄的基底膜包绕,在腺细胞和基底膜间,有肌上皮细胞附于腺细胞上。根据腺泡的形态、结构和分泌物性质的不同,可分为3种类型。

　　1.浆液性腺泡

　　浆液性腺泡呈球状,由浆液细胞组成。分泌物稀薄,呈水样,含唾液淀粉酶和少量黏液。因此更准确的名称应为浆黏液细胞。

　　光镜下,细胞呈锥体形,基底部较宽,紧附于基底膜上,顶端向着腔内。细胞核呈圆形,位于基底部1/3处。细胞质嗜碱性,含PAS阳性的分泌颗粒,称酶原颗粒,直径1 μm。当细胞分泌时,分泌颗粒减少,同时细胞体积变小,细胞核增大,核仁明显。

　　电镜下,浆液细胞具有合成、贮存和分泌蛋白质细胞的特征,表现为粗面内质网发育良好,平行排列在细胞核底部和侧方。其间有许多棒状线粒体。高尔基复合体显著,通常位于核的上方。细胞内还散在分布游离核糖体、溶酶体、含过氧化酶微体以及微丝、微管和张力细丝等。相邻细胞间可见连接复合体,如紧密连接、中间连接和桥粒。细胞顶端游离面上有微绒毛。腺腔常延伸到细胞之间,成为细胞间小管,此管有时深达基底膜。

　　2.黏液性腺泡

　　黏液性腺泡呈管状,由黏液细胞组成。酶成分较少,蛋白质与大量糖类结合,形成黏液,故其分泌物较黏稠。光镜下,黏液细胞呈锥体形。分泌产物少时细胞核较大,色浅;分泌产物多时细胞核扁平,位于细胞底部,染色较深。因细胞质内含丰富的黏原颗粒,在固定及染色过程中,黏原颗粒常被破坏,故细胞质透明呈网状结构。

　　电镜下,细胞内高尔基复合体较明显,表明糖类合成较旺盛。粗面内质网和线粒体等细胞器不如浆液细胞显著,主要集中在底部和侧面。细胞内充满电子透明的分泌颗粒,这些颗粒比浆液细胞大,且形状不规则。此颗粒在分泌过程中往往呈滴状离开细胞,或呈团块状由顶部破裂的膜排入腔内。

　　3.混合性腺泡

　　混合性腺泡由黏液细胞和浆液细胞组成。前者组成腺泡之大部分,紧接闰管;后者呈新月状覆盖于腺泡的盲端表面,又名半月板。浆液细胞的分泌物由细胞间小管通入腺泡内。

肌上皮细胞位于腺泡和小导管的腺上皮与基底膜之间。光镜下,细胞体小,形扁平,发出4～8支分支状突起呈放射状包绕着腺泡表面,形似篮子,故又称篮细胞。细胞核大而扁,几乎占据整个细胞。电镜下,仅见散在分布的线粒体与粗面内质网,高尔基复合体通常位于核周部分,微吞噬小泡位于细胞膜内侧,有时可见脂滴。在细胞突起内充满着纵向排列的细丝,称为肌微丝,直径6 nm,常聚合成致密小体,与平滑肌细胞相类似。免疫荧光、免疫组织化学研究证实肌上皮细胞内有肌动蛋白。腺泡及闰管的外表面,公认有肌上皮细胞存在。

(二)导管系统的结构

唾液腺的导管系统分为闰管、分泌管、排泄管三段。前两者均位于小叶内,后者穿行于小叶间结缔组织。管径由细变粗,细胞由扁平变为柱状,由单层变为复层,最后汇集成总排泄管,将分泌物排入口腔,混合形成唾液。

1.闰管

连接腺泡与分泌管。其长短不一。若黏液细胞多,则闰管较短;反之,黏液细胞少,则闰管较长。光镜下,管壁上皮细胞为矮立方形,细胞质较少,染色较淡,细胞核位于细胞中央。电镜下,闰管细胞有浆液细胞的某些特点。在基底膜与细胞间有肌上皮细胞。

2.分泌管

分泌管与闰管相延续。管径较粗,管壁由单层柱状细胞所组成。核圆形,位于细胞中央或近基底部。细胞质丰富,呈强嗜酸性。在基底部有垂直于基底面的纵纹,所以又称纹管。电镜下,在上皮细胞基底面,细胞膜向内折,形成许多垂直的皱褶,其间夹有呈纵向排列的线粒体,构成光学显微镜下所见的纵纹。当腺泡分泌物流经分泌管时,上皮细胞能主动吸收钠,排出钾,并转运水,改变唾液的量和渗透压。此管的吸收与排泄功能受肾上腺皮质分泌的醛固酮等激素的调节,而细胞底部的折叠与密集的线粒体则起着明显的"钠泵"作用。

3.排泄管

起始于小叶内,与分泌管相延续。管壁细胞呈柱状,细胞质淡染。出小叶后穿行于小叶间结缔组织中,称小叶间导管。此时管径变粗,管壁细胞变为复层或假复层柱状上皮,此上皮除含有类似分泌管(纹管)的柱状细胞外,还含有许多小的基底样细胞,即所谓储备细胞,亦可能发挥干细胞的作用。最后,各小叶间导管汇集成更大的总排泄管,开口于口腔,其上皮逐渐变为复层鳞状上皮,并与口腔黏膜上皮融合。在黏液聚集、慢性炎症,尤其在有结石的情况下,大导管上皮可化生为柱状纤毛上皮和复层鳞状上皮。

二、唾液腺的分布及其组织学特点

(一)大唾液腺

1.腮腺

腮腺是唾液腺中最大者,全部由浆液腺泡组成,属纯浆液腺,但在新生儿腮腺中可见少量黏液细胞。腮腺闰管长,有分支;分泌管多,染色浅,与深色的腺泡形成鲜明的对照。在腺泡上皮的分泌颗粒中,除含有均质而致密的基质外,尚含有单个球形核,偏心位,电子密度明显高于基质。

正常腮腺组织内,尤其近表面部分经常出现小的淋巴结,此淋巴结结构正常。其中5%～10%的淋巴结髓质内出现导管和腺泡样结构;有时淋巴组织呈壳样包绕在腮腺腺叶外围。颈上区淋巴结虽与腮腺组织有明显分隔,但其髓质内亦可含有唾液腺组织。以上是形成唾液腺良性淋巴上皮病变、腺淋巴瘤以至恶性淋巴瘤的组织学基础。

在腮腺闰管与分泌管交接处,可见典型的皮脂腺结构或含脂肪的导管上皮细胞团;在大导管上皮内亦见有少数含黏液的杯状细胞,此细胞可因腺体慢性炎症而增多。

晶样体多出现在腮腺导管中,呈针状、指状或板状,嗜伊红着色。它既可引起周围组织的炎症,又可形成结石中心的核。

2.下颌下腺

下颌下腺是混合腺,以浆液性腺泡为主,并有少数黏液性腺泡和混合性腺泡。在混合性腺泡外围所覆盖的新月形浆液细胞比较小而少。电镜下,下颌下腺浆液性细胞较腮腺者小,底部和侧面胞膜上有许多折叠,与相邻细胞的折叠呈指状交叉。其分泌颗粒在结构上也有明显的不同,该颗粒除核大于腮腺、舌下腺者外,尚有新月形结构位于颗粒周边部,并紧贴于颗粒膜。此外,闰管比腮腺短,难以辨认,分泌管则较腮腺者长。在下颌下腺导管周围常伴有弥散的淋巴组织。皮脂腺亦见于下颌下腺,但较腮腺者少。

3.舌下腺

舌下腺由一对较大和若干个较小的腺体组成,也是一种混合腺,黏液性腺泡占主要部分,纯浆液细胞是很少的,只见于混合性腺泡的新月形细胞群中。这些细胞的分泌颗粒也与腮腺、下颌下腺者不同,不仅其颗粒基质明显少于腮腺和下颌下腺,且核的电子密度中等,有时形成单个团块,偏心位;有时形成若干碎块,分散于颗粒基质中。这些结构上的不同可能反映其各自分泌物性质间的差异,闰管和分泌管发育不良,腺泡可直接连接于排泄管的远侧小管。

(二)小唾液腺

小唾液腺包括唇腺、颊腺、舌腺、腭腺、舌腭腺和磨牙后腺等,位于黏膜下层。其中唇腺、颊腺、磨牙后腺均属混合性腺体,但以黏液性腺泡为主。电镜下唇腺仅见有黏液细胞,其间有细胞间小管,闰管长度各异,小叶间导管也很短,细胞基底部有纹。在唇腺纤维结缔组织中,浆细胞分泌 IgA,并与腺细胞分泌的分泌片结合形成分泌型 IgA,排入口腔,具有免疫作用。唇腺是唾液分泌型 IgA 的主要来源,其浓度比腮腺高 4 倍。唇腺活检是诊断干燥综合征的一种简便方法。

舌腭腺、腭腺均属纯黏液腺。前者位于舌腭皱褶的咽部,但也可从舌下腺后部延伸至软腭;腭腺位于硬腭的腺区、软腭和腭垂(悬雍垂)。

舌腺可分成几组。舌前腺位于舌腹面舌系带两侧近舌尖处黏膜下,以黏液性腺泡为主,仅有少数混合性腺泡;舌根部和舌边缘区有舌后腺,是纯黏液腺;轮廓乳头环沟下方的味腺是浆液腺,向沟内开口。

唇、颊、磨牙后区、腭、舌等处是小唾液腺的主要分布部位,因此,这些部位也是黏液囊肿和唾液腺肿瘤的好发部位。

(张　瑜)

第五节 颞下颌关节

一、髁突

(一)纤维软骨

成年人下颌骨髁突表面被覆着纤维软骨,根据软骨的结构不同,从表层至深层可分为4个带。

1.关节表面带

由致密的无血管的纤维组织构成,其中有成纤维细胞,胶原纤维为Ⅰ型胶原,排列大致与髁突关节面平行。此带一般为10列纤维细胞,位于增殖带表面。随年龄增长,此带的细胞成分逐渐减少。

2.增殖带

此带在发育期由许多密集的小细胞组成,可见有丝分裂象。此带的细胞可分化出肥大带内的成软骨细胞和软骨细胞,还能分化出成纤维细胞。增殖带是髁突软骨生长活动的部位。因此,它是髁突软骨的生长和形成中心,在关节面的改建和修复中也起重要作用。

3.肥大带

肥大带是一层富有胶原纤维的软骨带,含有软骨细胞,一般4~5列。

4.钙化软骨带

该层为髁突覆盖组织和骨之间的联系,常有钙化。

(二)骨组织

髁突的表面纤维软骨下方为骨组织,由骨密质和骨松质构成。骨密质为一薄层骨板覆盖在骨松质的外面;下方为骨松质,骨小梁的排列方向和骨密质垂直,因此有较大的支持力。年幼者骨密质较薄,骨小梁细。随着年龄的增长,骨小梁逐渐增粗,骨髓腔变小,红骨髓逐渐为脂肪组织所代替,骨密质增厚。

二、关节盘

关节盘从前到后分为前带、中带、后带及双板区。双板区构成关节盘的后附着。

(一)前带

前带为增厚的胶原纤维,位于髁突之前,并分为两个板。上板的纤维与关节囊和关节结节前斜面的骨膜相连,下板向下附着在髁突颈前部,两者末端与关节囊或翼外肌上头肌纤维相连,其中有血管和神经分布,其前面及下面均有滑膜衬里。前带的内侧弹性纤维较为丰富。

(二)中带

中带由前后方向排列的胶原纤维和弹性纤维组成,无血管、神经分布。位于髁突的前斜面与关节结节后斜面之间。

(三)后带

后带由胶原纤维和弹性纤维组成,但胶原纤维排列方向不定,无血管、神经分布,位于髁突与关节窝底之间。

（四）双板区

后带的后方为双板区,有上、下两个板。上板由胶原纤维和粗大的弹性纤维组成,与关节囊融合止于颞鳞缝处。下板由胶原纤维组成,有少量弹性纤维。下板向下与髁突颈部骨膜相融合。两板之间的空隙为含有大量血管和神经的疏松结缔组织及脂肪组织。

出生时关节盘及髁突表面软骨中均有血管分布,至 3～5 岁时,髁突软骨面、关节盘的中带及后带中的血管均消失,因此关节盘的修复能力是有限的。

（刘　波）

第四章

口腔疾病常见临床症状

第一节 牙 痛

牙痛是口腔临床常见的主诉之一,是患者就诊的主要原因。牙痛常由牙体、牙周组织疾病引起。但一些非牙源性疾病如神经痛、恶性肿瘤、心绞痛等全身疾病也可引起牙痛。因此,以牙痛为主诉的患者,必须详细询问病史,做全面的检查,从而准确地做出诊断。

一、临床诊断

(一)病史

1.现病史

(1)疼痛的起始时间、可能的原因及加重或缓解的因素。

(2)疼痛的部位、性质、程度及发作的时间。

(3)疼痛与治疗的关系。

2.既往史

(1)是否有修复、正畸、拔牙等治疗史。

(2)是否有颌面部外伤史;是否有咬硬物、夜磨牙、紧咬牙等不良习惯。

(3)有无上颌窦炎、中耳炎、颞下颌关节病、三叉神经痛、颌骨骨髓炎、口腔颌面部肿瘤等邻近器官的疾病。

(4)是否有头颈部放疗史;有无白血病、心血管系统疾病、雷诺病、神经官能症、癔症;是否处于月经期、产褥期、更年期等。

(二)临床检查

(1)患者主诉患侧上、下颌牙齿有无龋坏,特别应注意检查牙齿的邻面颈部、基牙及不良修复体边缘处牙体组织的隐蔽部位;全冠修复且冠𬌗面已被磨穿的牙齿;有无充填体或修复体;有无楔状缺损、牙隐裂、畸形中央尖、牙内陷、咬合创伤、外伤牙折;有无深牙周袋、龈乳头红肿、坏死、牙周组织急性炎症或脓肿;有无拔牙创伤的感染;口腔前庭沟及面部有无肿胀;开口是否受限,颞下颌关节有无弹响、压痛。

(2)叩诊:垂直及侧方叩诊有无不适或疼痛。

　　(3)咬诊:有无早接触;有无咬合不适或咬合痛。

　　(4)扣诊:可疑患牙根尖部有无压痛、肿胀,其质地和范围;上颌窦区及颞下颌关节区有无压痛;下颌下淋巴结有无压痛。

　　(5)牙髓活力检测有无异常。

　　(6)X线检查:可发现隐蔽部位的龋齿、髓石、牙内吸收、牙外吸收、牙根纵裂、根折、根分叉和根尖部疾病(如肉芽肿)等;可检查充填体和髓腔的距离,充填体与洞壁间是否存在密度降低区;可发现有无阻生牙或埋伏牙、牙槽骨有无破坏、上颌窦与颌骨内部有无肿物、颞下颌关节有无病变。

　　(7)其他:必要时应同相关科室会诊,以排除心脏、血液、精神等全身性疾病。

(三)鉴别要点

　　牙痛不仅可发生于不同类型的牙源性疾病,也可存在于非牙源性疾病。因此,应对患者的主诉、体征、病史及全身状况进行综合分析以鉴别不同的疾病。

　　1.神经系统疾病

　　三叉神经痛表现为阵发性剧痛,性质如针刺、刀割、撕裂、电击;咀嚼、说话及触摸面部某处引起疼痛;可持续数秒至1~2分钟;无夜间痛及冷、热刺激痛。无明显牙体、牙周疾病;患者的主述可能与某一患牙有关,但患牙经相关治疗后疼痛仍存在;有"扳机点",触该点后立刻引发沿三叉神经分布区域的剧烈疼痛,间歇期疼痛消失。疼痛发作时患者为了减轻疼痛可做出各种特殊动作,发作时还常伴有颜面表情肌的痉挛性抽搐。

　　2.全身疾病

　　(1)缺血性心脏病:左侧牙齿阵发性痛,但同时左颊不痛,无冷热刺激痛,不能指明患牙部位;有冠心病史、心绞痛史,牙无异常,如有患牙,其症状和治疗与本次疼痛无关。心肌梗死或心绞痛时疼痛放射至颈、颊肌、下颌缘;心电图检查可帮助诊断。

　　(2)白血病:阵发性自发痛、不能定位,高热、呈急重病容。牙龈肿胀苍白,可无牙体疾病,多个牙齿温度测试可有疼痛。体温升高,白细胞计数明显增高。

　　(3)癔症、神经衰弱、更年期:自发性、阵发性或持续性痛,不能指明疼痛部位;无明显诱因,无冷热刺激痛。无牙体牙周疾病,如有患牙,其症状和治疗与疼痛无关;体征与主诉不相符;牙髓温度测试反应正常。有癔症、神经官能症、更年期综合征。

二、治疗

　　(1)急性牙髓炎和急性根尖周炎:应急诊行开髓减压引流术。如已形成骨膜下或黏膜下脓肿,应切开引流。对于无保留价值的牙可拔除,但根尖周炎急性期应根据牙位、难易程度决定是否拔牙。

　　(2)急性牙周脓肿或冠周炎:脓肿尚未形成者,用生理盐水冲洗龈袋或牙周袋,局部涂或龈袋内置碘甘油等,全身辅以抗生素治疗;脓肿已形成者,应及时切开引流。

　　(3)创伤性牙周膜炎:由于多为咬合创伤引起,可调磨患牙或对牙,消除早接触。

　　(4)对于邻近组织疾病及全身疾病所引起的牙痛,主要原因在于原发疾病的治疗,应视患者的情况对相关疾病予以治疗。

三、注意要点

牙痛是口腔临床常见的主诉之一,临床常见于以牙体、牙髓炎为代表的牙源性疾病。但对于以牙痛为主诉的患者,不应仅将思维局限于牙源性疾病,还要注意与非牙源性疾病鉴别。应仔细询问患者并行全面检查,综合分析以做出正确的诊断。特别要重视鉴别缺血性心脏病和恶性肿瘤引发的牙痛。

(刘 敏)

第二节 出 血

口腔牙龈、颌面部出血是口腔最常见的急诊症状之一。引起出血的原因包括炎症(如龈炎、牙周炎)、手术(如拔牙后出血及口腔颌面部术后出血)、损伤、肿瘤(如牙龈瘤、血管瘤破裂或恶性肿瘤侵蚀所致出血)和全身因素(如出血性紫癜、血友病、白血病等血液疾病;慢性肝炎、肝硬化等肝脏疾病;长期服用抗凝血药物的患者;月经期代偿性出血)。

一、临床诊断

(一)病史
(1)出血的诱因,是否受到外伤和刺激,可能的出血原因。
(2)出血的持续时间,出血的剧烈程度,是否有自限性。
(3)是否有牙周疾病和口腔黏膜疾病的病史。
(4)是否有全身疾病的病史,有无血液病及肝、脾功能异常等。
(5)是否处于妊娠期。
(6)是否有长期服用抗凝血药物史。
(7)是否有良好的口腔卫生习惯。

(二)临床检查
(1)出血的部位是否局限于某个部位。
(2)出血部位有无促进因素存在,如不良修复体或食物嵌塞。
(3)出血的性质是可以自行止血,还是流血不止。需区分动脉性、静脉性和毛细血管性出血。①动脉性出血:呈喷射状,出血量极多,血液鲜红色,有时可见动脉搏动。②静脉性出血:呈汹涌状,出血量多,血液暗红色。③毛细血管出血:呈渗出状,出血量少,血液暗红色或紫红色。
(4)对于术后出血需区分原发性、继发性和反应性出血。①原发性出血:即术后出血未停止。②继发性出血:发生于术后 48 小时或术后数天,多与感染有关。③反应性出血:见于术后,常为应用肾上腺素后局部血管扩张所致。
(5)其他部位的出血情况,皮肤是否有出血点和瘀斑存在。
(6)口腔内是否有肿块的存在。
(7)口腔卫生状况,有无龈炎或牙周炎,牙石及菌斑分布。

（三）实验室检查

如怀疑为血液系统疾病时，应做血常规、出凝血时间检查。

1.紫癜

血小板计数减少，出血时间延长，血块收缩不良。

2.血友病

凝血时间延长，第Ⅷ、第Ⅸ或第Ⅺ因子缺乏。

3.白血病

白细胞计数增加，出现大量原始白细胞或幼稚细胞。

（四）鉴别诊断

1.慢性牙龈出血

主要原因为局部因素引起的牙龈慢性炎症，如龈缘炎、牙周炎、增生性龈炎、食物嵌塞、咬合创伤和不良修复体等，牙龈出血缓慢且易自行停止。口腔卫生极差，可见软垢。

2.急性龈炎症性疾病

如疱疹性龈炎和坏死性龈炎所致的牙龈出血较多，且常不易自行停止。坏死性龈炎还常于夜晚睡眠时发生显著的牙龈出血，与口腔卫生不良、精神紧张和过度劳累有关，患者多有吸烟不良习惯。妊娠期龈炎，患者处于妊娠期，牙龈鲜红而松软，轻触极易出血，有时自动出血，其所引发的出血在分娩后多可停止或减轻。

3.牙龈瘤

患者以女性多见，以青年及中年人常见。多发生于龈乳头部。位于唇、颊侧者较舌、腭侧者多。最常见的部位是前磨牙区。肿块较局限，呈圆球或椭圆形，一般生长较慢，但在女性妊娠期可能迅速增大，较大的肿块可遮盖一部分牙及牙槽突，表面可见牙齿压痕。随着肿块增长X线检查可见骨质吸收，牙周膜增宽的阴影。牙可能松动、移位。

4.颌面部损伤和术后出血

损伤和手术史是重要的诊断依据。另外，牙龈外伤，如肉骨、鱼刺的刺入，刷牙或牙签的损伤均可引起牙龈出血，但一般均较为短暂，去除外伤因素后多可自行停止。

5.肿瘤

颌骨、牙龈、舌等部位的血管瘤、癌及网织细胞肉瘤均可表现为牙龈、舌等部位出血。

6.某些全身性系统疾病

由于凝血功能的变化也可引起牙龈出血，如缺铁性贫血、溶血性贫血、骨髓再生障碍、白血病、血小板减少性紫癜、血友病、慢性肝炎及肝硬化、脾功能亢进、高血压等。全身疾病导致牙龈出血的共同特点是牙龈出血多为自发性持续性流血，口腔内黏膜和全身其他部位的皮下也可能有出血或瘀斑，并有全身症状和其他的口腔表征。根据血常规、骨髓穿刺和其他的特殊检查，多可明确诊断。

二、治疗

（一）牙龈出血

（1）牙龈出血多发生于龈缘或龈乳头处。处理时应首先去除血块，找到出血点。止血方法：①1%～3%过氧化氢局部冲洗常可止血；②肾上腺素棉球局部压迫；③擦干血迹用苯酚（乙醇还原）或三氯化铁烧灼出血点或用小棉球充塞龈乳头间隙，但使用时应注意勿灼伤正常组织。

(2)因感染而导致的出血,除局部处理外,应同时使用抗生素药物控制感染。

(二)拔牙后出血

首先去除口腔内血液及牙槽窝内过高的血凝块,明确出血点后,再分别处理。

(1)牙龈撕裂出血:缝合止血。

(2)龈缘渗血:用纱布加止血粉或肾上腺素加压止血。

(3)牙槽窝出血:牙槽窝内置入抗生素吸收性明胶海绵,再于其上置纱布卷嘱患者咬合即可止血;若出血量多,大量涌出时,如下颌第三磨牙拔除后下牙槽血管破裂所致,可用碘仿纱条填塞压迫,并加以缝合止血,纱条应于2~3天后逐步取出。

(4)牙槽窝出血如为肉芽组织感染所致,应彻底刮尽肉芽组织、冲洗,让新鲜血液重新充盈牙槽窝,咬合止血。牙槽窝内如有残留的牙碎片、异物等须一并刮除,根据感染情况给予抗生素。

(三)损伤性出血

一般损伤性出血在伤口清创术后出血即可停止;动脉性出血应找出血管断端结扎止血;静脉性出血以压迫止血为主,局部应用止血药物或血管收缩剂;若出血量较大应行结扎止血;若系血肿应抽去血性液体后加压包扎止血。

(四)术后出血

术后出血应根据出血的性质和出血量来处理。一般小的出血采用局部加压包扎即可;如较大血管出血或加压包扎无效应打开创口,清除血凝块,找到出血点,予以结扎或缝扎。手术区的血肿,出血已停止,应拆除数针缝线去除血凝块后加压包扎,并放置引流。

(五)肿瘤出血

若系晚期恶性肿瘤出血,一般以局部压迫为主,全身辅以止血药物;若系动脉受侵出血,应行颈外动脉结扎,局部缝扎或填塞止血;颌骨中性血管瘤误拔牙后引起的出血,则先以碘仿纱条填塞或手指压迫为主,待血基本止住后,立即或1~2天后行栓塞颈外动脉治疗。注意栓塞治疗必须在1周内完成,否则可引起再次大出血并导致生命危险。

(六)血液疾病

有凝血机制障碍者,在炎症、手术或损伤后常出血不止,其局部处理与上述方法相同。但除局部处理外,还应查明出血原因,重点在于全身治疗,如血友病患者应针对性输入第Ⅷ因子等,一般血液病患者出血应请相关科室协助处理。

三、注意要点

(1)牙龈出血常由炎症等局部因素引起,但应警惕全身疾病如血液性疾病等。若由全身性因素导致,除局部处理外,重点在于全身治疗。

(2)尽管颌骨中央性血管瘤并不常见,但颌骨中央性血管瘤误拔牙后会引起严重的大出血,甚至危及生命。因此,在拔牙中出现较为严重的大出血时,除了要考虑下牙槽血管损伤或颌骨骨折外,还应考虑颌骨中央性血管瘤的可能。建议牙槽外科拔牙前最好行全口牙位曲面体层 X 线片(俗称全景片)等影像学检查,初步排除颌骨中心性血管瘤。

(3)对精神高度紧张的患者应给予镇静剂,以免情绪过分激动、血压升高而加重出血,尤其有高血压的患者更应重视其心理安抚。

(4)对于为防治心脑血管疾病、冠状动脉搭桥等术后长期使用抗凝血药物的患者,在行口腔颌面部牙周治疗、拔牙及其他手术时,术前应充分评估术后出血风险,并采取必要措施。

（葛柳莹）

第三节　张口受限

正常人的自然张口度约相当于自身示指、中指、无名指三指末节合拢时的宽度,平均约为4 cm。张口度小于正常值即为张口受限。引起张口受限的口腔颌面部疾病主要有颞下颌关节疾病、颌面部感染性疾病、颌面部创伤、颌面部恶性肿瘤、破伤风、癔症等。

一、临床诊断

(一)颞下颌关节紊乱病

1.好发年龄段

颞下颌关节紊乱病好发于青壮年,以 20～30 岁患病率最高。多数属关节功能紊乱,也可累及关节结构紊乱甚至器质性破坏。常表现为三大症状:①颞下颌关节区及周围酸胀或疼痛,咀嚼及张口时明显加重;②张闭口运动颞下颌关节弹响、杂音;③张口受限、开口过大或开口时下颌偏斜等运动障碍。病程一般较长,反复发作,可有自限性。

2.影像学检查

(1)X 线平片(关节许氏位和髁突经咽侧位)和 CBCT 检查:了解关节间隙改变和骨质改变,如硬化、骨破坏和增生、囊样变等。

(2)关节造影和 MRI 检查:了解关节盘移位、穿孔,关节盘诸附着的改变以及软骨面的变化。

(3)关节内镜检查:可发现关节盘和滑膜充血、渗血、粘连,以及"关节鼠"等。

(二)颞下颌关节强直

1.颞下颌关节强直

颞下颌关节强直指因器质性病变导致长期开口困难或完全不能开口。临床上可分为关节内强直和关节外强直两类。关节内强直多数发生在 15 岁以前的儿童,常见的原因是儿童时期颞下颌关节损伤(颏部对冲伤和产钳伤)、化脓性中耳炎、下颌骨骨髓炎等。开放性骨折、火器伤、烧伤、术后创面处理不当导致的关节外瘢痕挛缩,以及放疗后软组织广泛地纤维性变造成的颌间瘢痕挛缩是引起关节外强直的常见病因。

2.临床表现

(1)关节内强直的临床表现:①进行性开口困难或完全不能开口,几年以上病史。②由于咀嚼功能的减弱和下颌的主要生长中心髁突被破坏,出现面下部发育障碍畸形。表现为面容两侧不对称,颏部偏向患侧。患侧下颌体、下颌支短小,相应面部反而丰满;双侧强直者,表现为下颌内缩、后退,形成小颌畸形。发病年龄越小,下颌发育障碍畸形越严重。③患侧髁突活动减弱或消失。④X 线检查:正常关节解剖形态消失,关节间隙模糊或消失,髁突和关节窝融合成骨球状,严重者下颌支和颧弓甚至可完全融合呈 T 形。

(2)关节外强直的主要症状:开口困难或完全不能开口。但面下部发育障碍畸形的关系错

59

乱,均较关节内强直为轻。口腔或颌面部可见瘢痕挛缩或缺损畸形。多数患侧髁突可有轻微运动度,侧方运动度更大。X线检查,一般髁突、关节窝和关节间隙清楚可见。

(三)急性化脓性颞下颌关节炎

1.病因

开放性髁突骨折时可由细菌感染附近器官或皮肤化脓性病灶扩散引起,也可因脓毒血症、败血症等血源性感染引起。偶尔也可由医源性(如关节腔内注射、关节镜外科等)感染造成。

2.临床表现

(1)关节区可见红肿,压痛明显,尤其不能上、下咬合,稍用力即可引起关节区剧痛。

(2)关节腔穿刺,可见关节液混浊,甚至为脓液,涂片镜下可见大量中性粒细胞。

(3)血液化验见白细胞总数增高,中性粒细胞比例上升,核左移,有时可见细胞内有中毒颗粒。

(4)X线检查可见关节间隙增宽,后期可见髁突骨质破坏。

(四)类风湿性颞下颌关节炎

(1)成人和儿童类风湿关节炎中超过50%的患者中颞下颌关节会被侵及,但常为最后被侵及的关节。

(2)疼痛、肿胀和运动受限是最常见的症状。在儿童,髁突破坏导致生长紊乱及面部畸形,随后出现关节强直。早期颞下颌关节X线正常,但以后可显示骨破坏并可引起前牙开畸形。

(3)颞下颌关节的炎症伴有多发性关节炎,实验室检查可证实诊断。

(五)智齿冠周炎

(1)上、下颌第三磨牙萌出不全或阻生时,牙冠周围软组织发生的炎症,称为智齿冠周炎。临床上以下颌第三磨牙最为常见。

(2)智齿冠周炎常以急性炎症形式出现。初期,全身一般无反应,患者自觉患侧磨牙后区胀痛不适,进食咀嚼、吞咽、开口活动时疼痛加重。如病情继续发展,局部可呈自发性跳痛或沿耳颞神经分布区产生放射性痛。若炎症侵及咀嚼肌时,可引起咀嚼肌的反射性痉挛而出现不同程度的张口受限,甚至"牙关紧闭"。探针检查可触及未萌出或阻生智齿牙冠的存在。X线检查可帮助诊断。

(六)颌面部间隙感染

(1)口腔颌面部间隙感染,如咬肌间隙、翼下颌间隙、颞下间隙、颞间隙感染可出现张口受限症状。

(2)口腔颌面部间隙感染常见牙源性或腺源性感染扩散所致。下颌智牙冠周炎及下颌磨牙根尖周炎、牙槽脓肿扩散是导致咬肌间隙感染和翼下颌间隙感染的常见原因,因此患者常先有牙痛史,继而出现张口受限。另外,下牙槽神经阻滞麻醉时消毒不严或下颌阻生牙拔除时创伤过大,也可引起翼下颌间隙感染。颞间隙感染常由邻近间隙感染扩散引起,耳源性感染(化脓性中耳炎、颞乳突炎)、颞部疖痈以及颞部损伤继发感染也可波及。颞下间隙感染可从相邻间隙,如翼下颌间隙等感染扩散而来;也可因上颌结节、卵圆孔、圆孔阻滞麻醉时带入感染;或由上颌磨牙的根尖周感染或拔牙后感染引起。

(3)除张口受限外,咬肌间隙感染的典型症状是以下颌支和下颌角为中心的咬肌区肿胀、变硬、压痛。翼下颌间隙感染表现为咀嚼食物及吞咽疼痛,翼下颌皱襞处黏膜水肿,下颌支后缘稍内侧可有轻度肿胀、深压痛。颞间隙感染表现为颞部或邻近区域广泛凹陷性水肿、压痛、咀嚼痛。

颞下间隙位置深在、隐蔽,感染时外观表现常不明显,仔细检查可发现颧弓上、下及下颌支后方轻微肿胀,有深压痛。

(4)穿刺对确定深部有无脓肿形成和脓肿的部位有重要的意义。必要时B超和CT等辅助检查可明确脓肿的部位和大小。细菌培养和药敏试验等实验室检查对于合理使用抗菌药物有重要参考价值。

(七)下颌阻生第三磨牙拔除术后

1.术后

牙拔除术后的单纯反应性开口困难主要是由于拔除下颌阻生牙时,颞肌深部肌腱下段、翼内肌前部以及颞下颌关节受到创伤及创伤性炎症激惹,产生反射性肌痉挛造成的。

2.临床特点

(1)拔牙过程长,术中敲击、撬动力较大,术后局部反应常较重。

(2)术前患者已有弹响、绞锁等颞下颌关节症状者,拔牙后更易并发张口受限。

(八)颌面部损伤

(1)颌面部损伤,特别是下颌骨骨折,由于疼痛和升颌肌群痉挛而出现张口受限。

(2)颧骨、颧弓骨折,骨折块发生内陷移位,压迫了颞肌和咬肌,阻碍喙突运动,从而致张口受限。

(九)颌面部深部恶性肿瘤

1.引起张口受限或牙关紧闭的疾病

上颌窦癌、颞下窝肿瘤、翼腭窝肿瘤、腮腺恶性肿瘤、鼻咽癌等均可引起张口受限或牙关紧闭。

2.临床特点

(1)恶性肿瘤患者的发病年龄相对较大。

(2)张口受限一般呈渐进性加重。除张口受限外,肿瘤侵犯周围组织可出现三叉神经疼痛、面瘫、听力下降、复视等神经症状,以及鼻塞、涕中带血、耳闷堵感、面部和上腭肿胀、头痛等症状。

(3)CT和MRI等影像学检查表现为关节周围不规则软组织影,其内密度不均匀、边缘模糊,可侵犯骨质。

(4)鼻纤维内镜活检可确诊鼻咽癌。

(5)与颞下颌关节紊乱病导致的张口受限的鉴别要点:颞下颌关节紊乱病除张口受限外,往往伴有关节区疼痛、弹响等病史。另外,张口受限可有缓解史。

(十)癔症性牙关紧闭

此病多发于女性青年,既往有癔症史,有独特的性格特征,一般在发病前有精神因素,然后突然发生开口困难或牙关紧闭。如有全身其他肌痉挛或抽搐症状伴发,则较易诊断。

(十一)破伤风牙关紧闭

1.病因

破伤风牙关紧闭是由破伤风杆菌引起的一种以肌肉阵发性痉挛和紧张性收缩为特征的急性特异性感染。

2.临床特点

(1)一般有外伤史。

(2)痉挛通常从咀嚼肌开始,先是咀嚼肌少许紧张,即患者感到开口受限;继之出现强直性痉挛呈牙关紧闭;同时还因表情肌的紧缩使面部表情特殊,形成"苦笑"面容并可伴有面肌抽搐。

(3)对怀疑破伤风的患者,可采用被动血凝分析测定血清中破伤风抗毒素抗体水平,抗毒素滴定度超过 0.01 U/mL 者可排除破伤风。

二、治疗

(一)颞下颌关节紊乱病治疗

应遵循一个合理的、合乎逻辑的治疗程序:①应先用可逆性保守治疗(服药、理疗、黏弹剂补充疗法和板等);②然后用不可逆性保守治疗(调、正畸、修复治疗等);③最后选用关节镜外科和各种手术治疗。要重视改进全身状况和患者的精神状态。同时对患者进行医疗知识教育,内容包括:张口训练,自我关节保护(如颌面部保暖、咀嚼肌按摩),改变不良生活行为(如偏侧咀嚼、喜食硬食、大笑或打哈欠时张口过大)。具体治疗方法如下。

1.药物治疗

(1)口服药物:非甾体抗炎药(如双氯芬酸钠、布洛芬等)、盐酸氨基葡萄糖、硫酸软骨素等。

(2)颞下颌关节腔注射药物:2%利多卡因、1%透明质酸钠、糖皮质激素(如倍他米松、泼尼松龙混悬液)等。

2.手术治疗

(1)关节镜外科手术,如关节腔灌洗、粘连松解、关节盘穿孔修补。

(2)关节盘摘除术。

(3)髁突高位切除术。

3.其他治疗

(1)超短波、离子导入、微波、激光等局部理疗。

(2)义齿修复、调、正畸治疗以矫正咬合关系。

(3)调节精神状态和积极的心理治疗。

(4)针刺疗法。

(二)颞下颌关节强直治疗

关节内强直和关节外强直一般都需采用外科手术治疗。

(1)治疗关节内强直的手术有髁突切除术及颞下颌关节成形术。

(2)关节外强直手术是切断和切除颌间挛缩的瘢痕;凿开颌间粘连的骨质,恢复开口度。如瘢痕范围较小,可用断层游离皮片移植消灭瘢痕切除,松解后遗留的创面。如果挛缩的瘢痕范围较大则应采用额瓣或游离皮瓣移植修复。

(三)急性化脓性颞下颌关节炎治疗

全身应用足量、有效的抗生素;关节腔冲洗,腔内直接注入有效的抗生素;若化脓性炎症不能控制,全身中毒症状严重者,应做切开引流术;在急性炎症消退后,鼓励患者进行开口练习。

(四)类风湿性颞下颌关节炎治疗

(1)治疗同其他关节的类风湿关节炎,夜间口腔导板常有助于治疗。

(2)急性期可给予非类固醇抗炎药并限制下颌运动;当症状减轻时,轻度的下颌运动练习有助于预防运动能力的过度丧失。

(3)如发展成关节强直,则需手术治疗,但疾病未静止前不宜施行手术。

（五）智齿冠周炎的治疗

急性期时,以消炎、镇痛、切开引流、增强全身抵抗力为主。进入慢性期后,应尽早拔除,以防感染再发。

三、注意事项

（1）张口受限常由于咀嚼肌群或颞下颌关节受累引起,主要病因:①颞下颌关节紊乱病和关节强直等颞下颌关节疾病;②智齿冠周炎、颌面部间隙感染等感染性疾病;③也可因肿瘤、外伤骨折或瘢痕挛缩等所致。应仔细鉴别,给予相应治疗。

（2）颞下颌关节紊乱病是导致张口受限最为常见的原因之一,引起张口受限的颞下颌关节紊乱病中的常见临床分类有不可复性盘前移位、骨关节炎、咀嚼肌痉挛、滑膜炎等。

（3）智齿冠周炎也是导致张口受限常见原因之一,临床上以下颌第三磨牙最为常见,但上颌第三磨牙冠周炎导致的张口受限,特别是患者机体抵抗能力较强,局部症状不明显时,极易误诊为颞下颌关节疾病,在临床工作中应引起足够的重视。

（4）下颌阻生牙拔除时由于对颞肌、翼内肌、咬肌、颞下颌关节的创伤激惹,产生反射性肌痉挛可造成术后张口受限。一般通过对症处理,随着炎症反应的消退,辅以张口训练可自行恢复。但仍有数周不能恢复的个别病例,可给予关节腔药物注射以帮助恢复张口度。

（5）颌面部瘢痕:如颌间瘢痕挛缩、烧伤、放疗等导致的关节周围和/或颌面深部瘢痕等可致张口受限。近年来,随着头颈部肿瘤放疗技术在临床上的广泛应用,放疗后颌面颈部肌肉等软组织的纤维化,引起的张口受限的病例有增加趋势,应引起关注。

（6）耳源性疾病:如外耳道疖和中耳炎症也常放射到关节区疼痛并影响开口。

（7）破伤风:由于初期症状可表现为开口困难或牙关紧闭而来口腔科就诊,应与颞下颌关节紊乱病鉴别,以免延误早期治疗的时机。

（8）上颌窦后壁、颞下窝、翼腭窝等深在部位的恶性肿瘤一般不易被查出,出现张口受限症状易被误诊为颞下颌关节紊乱病,甚至进行了不恰当的治疗,失去了肿瘤早期根治的良机。临床工作中应引起重视。

（张　玉）

第四节　颌面部肿胀

颌面部肿胀是临床常见的一种客观体征,是由于各种原因导致毛细血管通透性改变、组织间隙积液过量、淋巴回流障碍以及血管和淋巴管畸形的病理现象。由于颌面部特殊的解剖关系,此区域很多疾病均可以局部肿胀的形式表现出来。临床口腔颌面部肿胀的常见病因:①感染,可分为化脓性或特异性两大类。化脓性感染如根尖周病和牙周疾病、智齿冠周炎、间隙感染、骨髓炎、淋巴结炎等。②唾液腺疾病,包括流行性腮腺炎、阻塞性腮腺炎、涎石病、干燥综合征等。③外伤导致的血肿、气肿和创伤性水肿。④血管瘤和脉管畸形。⑤过敏或血管神经性水肿。⑥全身性疾病,如肾炎性水肿、库欣综合征、IgG4相关性疾病等。

63

一、临床诊断

(一)病史和查体要点

1.肿胀部位

单侧、双侧；颞区、颧区、眶区、鼻区、唇区、颊部、咬肌区、腮腺区、下颌下区、口内硬腭区、软腭区、舌根部、舌前部、口底部深浅及界限范围。

2.肿胀时间

数分钟、数小时、数天、数月或数年，或者出生后即发现局部肿胀。

3.肿胀性质

软、韧、硬；有无波动感；有无压痛；局部是否发红、发热；压诊有无凹陷。

4.肿胀原因

有无过敏史、外伤史、手术史、炎症史或其他原因。

5.辅助检查

必要时做穿刺检查、彩超、X线片或CT检查、血尿常规化验、切取活体组织病理检查等。穿刺出的液体的色泽及性质如何；彩超检查是否有囊性病变或血流变化；X线片或CT检查是否有占位病变；血尿常规化验血三系及尿蛋白是否正常等。

(二)鉴别诊断

1.根尖周病、牙周病

肿胀区域的牙齿存在深龋、残根、牙龈萎缩、红肿；曾有刺激性疼痛、牙髓炎症状、患牙伸长和咬合痛、牙龈出血、牙周袋形成和溢脓等症状。根尖片有利于进一步明确诊断。

2.智齿冠周炎

患者常自觉患侧磨牙后区反复胀痛不适，局部可呈自发性跳痛或放射痛，可伴不同程度的张口受限。口内检查可见智齿萌出不全，周围软组织及牙龈红肿、触痛，挤压可见脓液流出。X线检查可进一步帮助诊断。

3.颌面部间隙感染

颌面部间隙感染初期表现为蜂窝织炎，后可形成脓肿。特点是局部皮肤红肿发亮，皮温高，触诊有波动感，压痛明显，穿刺有脓，常伴全身症状。白细胞总数和中性粒细胞升高。

4.化脓性颌骨骨髓炎

化脓性颌骨骨髓炎多为牙源性感染。急性期表现为局部剧烈跳痛，面颊部软组织肿胀出血，伴有全身发热、寒战等；慢性期病情发展缓慢，局部肿胀，皮肤微红，口腔内或面颊部可出现多个瘘孔溢脓，肿胀区牙松动。患侧下唇麻木是诊断下颌骨骨髓炎的有力证据。在慢性期颌骨已有明显破坏后X线检查才具有诊断价值。

5.淋巴结炎

淋巴结炎主要表现为下颌下、颏下及颈深上群淋巴结、耳前、耳下淋巴结炎症。局部淋巴结肿大变硬，自觉疼痛或压痛，病变主要在淋巴结内出现充血、水肿。淋巴结尚可移动，边界清楚，与周围组织无粘连。

6.流行性腮腺炎

流行性腮腺炎是由流行性腮腺炎病毒引起的急性传染病，有明显接触史及春秋季节性流行，多发生于5～15岁的儿童，常双侧腮腺同时或先后发生，一般一次感染后可终身免疫。腮腺肿大、充血、疼痛,但腮腺导管口无红肿,唾液分泌清亮无脓液。血液中白细胞计数大多正常或稍增高,90%的患者血清淀粉酶有轻度或中度增高,尿中淀粉酶也上升。

7.阻塞性腮腺炎

阻塞性腮腺炎多由于导管狭窄引起,大多发生于中年。多为单侧受累。患者有腮腺区进食肿胀史,挤压腺体,腮腺导管口流出混浊液体。腮腺造影显示主导管、叶间、小叶间导管部分狭窄、部分扩张,呈腊肠样改变。

8.涎石病

腺体或导管内发生钙化性团块而引起的病变,85%左右发生于下颌下腺。表现为下颌下腺区进食反复肿胀,有时疼痛剧烈,呈针刺样,称为"涎绞痛"。检查腺体呈硬结性肿块,导管口可有脓性或黏液脓性唾液流出。X线检查可确诊。

9.干燥综合征

干燥综合征是自身免疫性疾病,主要表现为眼干、口干、唾液腺及泪腺肿大、类风湿关节炎等结缔组织疾病。唾液腺造影及实验室免疫检查、唇腺活检均是诊断此疾病的重要诊断依据。临床上,仅表现为干燥综合征,即唾液腺、泪腺等外分泌腺功能障碍称为原发性干燥综合征;若合并有其他自身免疫性疾病则称为继发性干燥综合征。

10.外伤所致的颌面部肿胀

外伤所致颌面部有血肿、气肿、水肿。

(1)血肿特点:有外伤史或手术史,皮下或黏膜下淤血,初期呈紫红色、后期转为青色,触诊柔软,边界尚清,穿刺有血。

(2)气肿特点:有外伤史或拔牙(阻生牙拔除)创伤史;皮下气肿发展快,触诊柔软,捻发音明显,边界不清,无压痛。

(3)创伤性水肿特点:有外伤史、手术史、烧伤史或低温冷冻史。创伤性水肿为创伤区软组织明显肿胀,皮肤紧而发亮,轻度压痛,边界尚清。

11.囊肿

囊肿是一种良性疾病,外有囊壁,内有液体或其他成分。颌面部软组织囊肿一般触诊质地较软,边界较清,无压痛,可以活动。一般无自觉症状,如继发感染可通过疼痛、化脓穿刺检查及CT检查进行有效诊断。

12.血管瘤和脉管畸形

浅表病损呈蓝色或紫色,边界不清,扪之柔软,体位移动试验阳性;微静脉畸形常沿三叉神经分布区分布,呈鲜红或紫红色,与皮肤表面平齐,周界清楚;动静脉畸形病损高起呈念珠状,表面温度较正常皮肤为高,患者可自行感觉到搏动,扪诊有震颤感,听诊有吹风样杂音。

13.血管神经性水肿

血管神经性水肿是一种急性局部反应型的黏膜皮肤水肿,特点是有变应原接触史。急性发病,肿胀迅速、界限不清,触诊质地坚韧、无压痛,皮肤张紧发亮,常发生在唇、口、面颊部。肿胀可在数小时或1~2天内消退,不留痕迹,但能复发。

14.全身疾病

(1)肾炎性水肿:水肿多从眼睑、颜面部开始。如急性肾小球肾炎,80%以上患者均有水肿,常为该病的初发表现,典型表现为晨起眼睑水肿或伴有下肢轻度可凹性水肿。除水肿外,可表现为血尿、高血压、肾功能异常等。

（2）库欣综合征：为各种病因造成肾上腺分泌过多糖皮质激素所致病症的总称。典型表现为向心性肥胖、满月脸、多血质、紫纹、肌无力及神经系统疾病、免疫功能降低、性功能障碍等。

（3）IgG4相关性疾病：是一种与IgG4相关，累及多器官或组织的慢性、进行性自身免疫性疾病。该病临床谱广泛，包括自身免疫性胰腺炎、肾小管间质性肾炎及腹膜后纤维化等多种疾病。其中累及泪腺、腮腺和下颌下腺者，亦称米库利奇病。米库利奇病患者有显著的泪腺、唾液腺肿胀，但口干、眼干症状较干燥综合征轻，且血清IgG4水平显著升高，病理检查可见组织中有大量IgG4阳性淋巴细胞浸润。

15.肿胀症状

另外，出现肿胀症状的患者尚需与颌面部良、恶性肿瘤以及颌骨畸形相鉴别。

（1）良性肿瘤大多为膨胀性生长，一般生长缓慢，外表形态多为球形、椭圆形、分叶状，一般质地中等。良性肿瘤因有包膜，故与周围正常组织分界清楚，多能移动。良性肿瘤一般无自觉症状，但如压迫邻近神经，继发感染或恶变时，则发生疼痛。

（2）恶性肿瘤一般生长较快，无包膜，边界不清，肿块固定，与周围组织粘连而不能移动，常发生表面坏死，溃烂出血，并有恶臭、疼痛。当其向周围浸润生长时，可破坏邻近组织器官而发生功能障碍。可发生颈部淋巴结转移。CT及MRI检查可协助判定肿瘤的性质、范围，为诊断、治疗提供参考，活体组织检查是诊断的"金标准"。

二、治疗

（一）牙体牙髓疾病

需行相应牙体牙髓科和牙周科的专科治疗，消除病因。

（二）智齿冠周炎

在急性期应以消炎、镇痛、切开引流、增强全身抵抗力的治疗为主。当炎症转入慢性期后，若为不可能萌出的阻生牙则应尽早拔除，以防感染再发。

（三）颌面部间隙感染

对轻度感染，仅用局部疗法即能治愈。若脓肿形成，则须切开引流、清除病灶，配合全身抗炎及支持治疗。

（四）化脓性颌骨骨髓炎

急性期应首先采用全身支持及药物治疗，同时配合必要的外科手术治疗。慢性期有死骨形成时，必须用手术去除已形成的死骨和病灶后方能痊愈。

（五）淋巴结炎

炎症初期，休息、全身给予抗菌药物，局部外敷治疗。已化脓者应及时切开引流，同时进行原发病灶（如病灶牙等）的处理。

（六）流行性腮腺炎

应给予抗病毒治疗，支持治疗及自我保护。

（七）阻塞性腮腺炎

阻塞性腮腺炎多由局部原因引起，故以去除病因为主。有涎石者，先去除涎石。导管口狭窄者，逐步扩张导管口。也可自后向前按摩腮腺，促使分泌物排出。经上述治疗无效者，可考虑手术治疗。

（八）涎石病

下颌下腺涎石病的治疗目的是去除结石、消除阻塞因素，尽最大可能地保留下颌下腺这一功能器官。但当腺体功能丧失或腺体功能不可能逆转时，则应将腺体一同切除。

（九）干燥综合征

本病目前尚无有效的根治方法，主要为对症治疗。可用人工泪液、唾液缓解眼干、口干症状，也可用免疫调节剂调节细胞免疫功能。

（十）外伤所致血肿、气肿、水肿

口腔颌面部损伤患者只要全身情况允许，或经过急救后全身情况好转，条件具备者，即应对局部伤口进行早期外科处理，即清创术。同时应防止窒息、感染等。

（十一）囊肿

一般采用外科手术切除或摘除。如伴有感染则先控制炎症后再行手术治疗。有些囊肿易复发，可癌变，手术应彻底清除囊壁。

（十二）血管瘤和脉管畸形

治疗应根据病损类型、位置及患者的年龄等因素来决定。目前的治疗方法有外科切除、激素治疗、激光治疗、硬化剂注射、平阳霉素注射等。一般采用综合疗法。

（十三）血管神经性水肿

应明确并隔离变应原，可解除症状，防止复发。症状较轻者可不予药物治疗。症状较重者应给予抗过敏药物治疗。

（十四）全身疾病

需对症治疗。其中 IgG4 相关性疾病对糖皮质激素治疗的反应较好，一旦确诊，应尽早使用糖皮质激素。血清 IgG4 水平可作为反映治疗效果的标志。

三、注意事项

（1）外伤所致口腔颌面部肿胀应注意防止窒息。

（2）颌面部间隙感染经过抗感染治疗或脓肿切开引流后，临床表现仍无好转，而肿胀继续增大时，应进一步仔细完善检查，排除恶性肿瘤继发感染的可能。及早诊断，及早治疗，以免贻误治疗时机。

（3）阻生牙特别是下颌阻生智齿拔除术后可引起局部肿胀，但近年来随着涡轮手机在阻生牙拔除术中广泛使用，术后出现面颈部肿胀的概率逐渐减少，应鉴别是术后创伤性肿胀还是皮下气肿，并给予对症处理，以避免严重并发症的发生。

（4）除颌面部局部因素外，全身疾病也可引起颌面部肿胀，临床工作中应加以鉴别，避免误诊。

（刘金栋）

第 五 章

口腔科常用检查技术

第一节　常规检查技术

一、基本器械

(一)口镜

口镜有平面和凹面两种,主要用于牵拉颊部和推压舌体以便直接观察检查部位;通过镜子反射影像,可对口腔内难以直视的部位进行观察;还可用于聚集光线,增加局部照明,增加检查部位的可视度;金属口镜的柄端亦可用于叩诊。

(二)探针

探针具有尖锐的尖端。一端呈半圆形,用于探诊检查牙齿的窝沟点隙、龋洞、穿髓点、根管口等,亦可探查牙齿表面的敏感范围和程度,还可用于检查皮肤和黏膜的感觉功能;另一端呈三弯形,主要用于检查邻面龋。

(三)镊子

镊子用于夹持物品和检查牙齿松动度。

二、一般检查

(一)问诊

问诊是医师与患者或知晓病情的人交流,了解疾病的发生、发展和诊治过程。问诊是采集病史、诊断疾病的最基本、最重要的手段。问诊内容主要包括主诉、现病史、既往史和家族史。

1.主诉

主诉的记录通常为一句话,应包括部位、症状和患病时间。如"右上后牙冷热刺激痛2周"。

2.现病史

现病史是病史的主体部分,是整个疾病的发生、发展过程。基本内容包括发病情况和患病时间,主要症状和诱因,症状加重或缓解的原因,病情的发展和演变,诊治经过和效果等。

3.既往史

既往史是指患者过去的口腔健康状况、患病情况以及外伤、手术和过敏史等,还包括与口腔疾病有关的全身病史,如高血压、糖尿病、心脏病、血液病等。

4.家族史

家族史是指患者的父母、兄弟、姐妹的健康状况及患病情况,有无遗传性疾病、肿瘤、传染病等。特别是过去的某些疾病与现患疾病之间可能有关或相同时,更应详细询问并记录。

（二）视诊

视诊主要观察口腔和颌面部的改变,视诊时一般按照先口外、后口内,先检查主诉部位、后检查其他部位的顺序检查。

1.全身情况

虽然患者是因口腔疾病就诊,但口腔医师还是应通过视诊对患者的全身状况有初步的了解。例如,患者的精神状态、营养和发育情况等,注意一些疾病可能出现特殊面容或表情特征。

2.颌面部

首先观察面部发育是否正常,左右是否对称,有无肿胀或畸形;皮肤的颜色改变、瘢痕或窦道。如要检查面神经的功能,可观察鼻唇沟有无变浅或消失,可嘱患者闭眼、吹口哨等,观察面部双侧的运动是否协调,眼睛能否闭合,口角是否歪斜等。

3.牙齿及牙列

牙齿的颜色、外形、质地、大小、数目、排列、接触关系;牙体的缺损、着色、牙石、菌斑、软垢、充填体等情况;牙列的完整和缺损;修复体的情况等。

4.口腔软组织

牙周组织颜色、形态、质地的改变,菌斑及牙石的状况,肿胀程度及范围,是否存在窦道,牙龈及其他黏膜的色泽、完整性,有无水肿、溃疡、瘢痕、肿物等。另外,也要注意舌背有无裂纹,舌乳头的分布和变化,舌的运动情况及唇、舌系带情况等。

（三）探诊

探诊是利用探针或牙周探针检查和确定病变部位、范围和组织反应情况,包括牙齿、牙周和窦道等。

1.牙齿

探针主要是用于对龋洞的探诊,以确定部位、范围、深浅、有无探痛等;探查修复体的边缘密合度,确定有无继发龋;确定牙齿的敏感范围、敏感程度。探诊时需注意动作轻柔,特别是深龋,以免刺入穿髓点引起剧痛。

2.牙周组织

可用普通探针探测牙龈表面的质感是松软还是坚实,探查龈下牙石的数量、分布、位置,根面有无龋损或釉珠,以及根分叉处病变情况等。探测牙周袋的深度及附着水平情况时要注意使用牙周探针进行探诊,探诊时支点要稳固,探针与牙长轴方向一致,力量适中（一般以 20～25 g 压力为宜）,按一定顺序如牙齿的颊与舌侧的近中、中、远中进行探诊并做测量记录,避免遗漏。

3.窦道

窦道常见于患牙根尖区牙龈颊侧,也可发生在舌侧,偶见于皮肤。探诊时可用圆头探针,或将牙胶尖插入窦道并缓慢地推进探测窦道的方向和深度,结合 X 线片,以探明其来源,帮助寻找患牙或病灶。探诊时应缓慢顺势推进,避免疼痛和损伤。

（四）触诊

触诊是医师用手指在可疑病变部位进行触摸或按压,根据患者的反应和检查者的感觉对病变的硬度、范围、形状、活动度等进行判断的诊断方法。

1.颌面部

对于唇、颊和舌部的病变,可行双指双合诊检查;对于口底和下颌下区病变,可行双手双合诊检查,以便准确了解病变的范围、质地、界限、动度,以及有无波动感、压痛、触痛和浸润等。检查时以一只手的拇指和示指,或双手置于病变部位上下或两侧进行,并按"由后向前"顺序进行。

2.下颌下、颏下、颈部淋巴结

患者取坐位,头稍低,略向检查侧,检查者立于患者的右前或右后方,手指紧贴检查部位,按一定顺序,由浅入深滑动触诊。触诊顺序一般为枕部、耳后、耳前、腮、颊、下颌下及颏下,顺胸锁乳突肌前后缘、颈前后三角直至锁骨上窝。触诊检查时应注意肿大淋巴结所在的部位、大小、数目、硬度、活动度、有无压痛、波动感,以及与皮肤或基底部有无粘连等情况。应特别注意健、患侧的对比检查。

3.颞下颌关节

以双手示指或中指分别置于两侧耳屏前方、髁突外侧,嘱患者做开闭口运动,可了解髁突活动度和冲击感,需注意两侧对比,以协助关节疾病的诊断。另外,以大张口时上、下颌中切牙切缘间能放入患者自己横指(示指、中指和无名指)的数目为依据的张口度检查(表5-1),也是颞下颌关节检查的重要内容。

表 5-1　张口受限程度的检查记录方法和临床意义

能放入的手指数	检查记录	临床意义
3	正常	张口度正常
2	Ⅰ度受限	轻度张口受限
1	Ⅱ度受限	中度张口受限
<1	Ⅲ度受限	重度张口受限

4.牙周组织

用示指指腹触压牙齿的唇、颊或舌侧牙龈,检查龈沟处有无渗出物。也可将示指置于患牙唇(颊)侧颈部与牙龈交界处,嘱患者做各种咬合运动,检查是否存在早接触点或干扰,如手感震动较大提示存在创伤。

5.根尖周组织

用指腹扪压可疑患牙根尖部,根据是否有压痛、波动感或脓性分泌物溢出等判断根尖周组织是否存在炎症等情况。

(五)叩诊

叩诊是用平头金属器械,如金属口镜的末端叩击牙齿,根据患者的反应确定患牙的方法。根据叩击的方向可分为垂直叩诊和水平叩诊。垂直叩诊用于检查根尖部有无炎症;水平叩诊用于检查牙齿周围组织有无炎症。

1.结果判断

叩诊结果一般分5级,记录如下。①叩痛(—):反应同正常牙,无叩痛。②叩痛(±):患牙感觉不适,可疑叩痛。③叩痛(+):重叩引起疼痛,轻度叩痛。④叩痛(++):叩痛反应介于(+)和(+++),中度叩痛。⑤叩痛(+++):轻叩引起剧烈疼痛,重度叩痛。

2.注意事项

进行叩诊检查时,一定要与正常牙进行对比,即先叩正常对照牙,后叩可疑患牙。叩诊的力量宜先轻后重,健康的同名牙叩诊以不引起疼痛的最大力度为上限,对于急性根尖周炎的患牙叩诊力度要更小,以免增加患者的痛苦。

(六)咬诊

咬诊是检查牙齿有无咬合痛和有无早接触点的诊断方法。常用的方法如下。

1.空咬法

嘱患者咬紧上、下颌牙或做各种咀嚼运动,观察牙齿有无松动、移位或疼痛。

2.咬实物法

牙隐裂、牙齿感觉过敏、牙周组织或根尖周组织炎症时,咬实物均可有异常反应。检查顺序是先正常牙、再患牙,根据患牙是否疼痛而明确患牙的部位。

3.咬合纸法

将咬合纸置于上、下颌牙列之间,嘱患者做各种咬合运动,根据牙面上所留的印记,确定早接触部位。

4.咬蜡片法

将烤软的蜡片置于上、下颌牙列之间,嘱患者做正中咬合,待蜡片冷却后取下,观察蜡片上最薄或穿破处即为早接触点。

(七)牙齿松动度检查

用镊子进行唇舌向(颊舌向)、近远中向及垂直方向摇动来检查牙齿是否松动。检查前牙时,用镊子夹住切端进行检查;检查后牙时,以镊子合拢抵住后牙面的窝沟进行检查。根据松动的幅度和方向对松动度进行分级(表5-2)。

表 5-2　牙齿松动度的检查方法和分级

检查方法	Ⅰ度	Ⅱ度	Ⅲ度
松动幅度	<1 mm	1~2 mm	>2 mm
松动方向	唇(颊)向	唇(颊)向	唇(颊)向
		近、远中向	近、远中向
	垂直向		

(八)嗅诊

嗅诊是通过辨别气味进行诊断的方法。有些疾病可借助嗅诊辅助诊断,如暴露的坏死牙髓、坏死性龈口炎、干槽症均有特殊腐败气味。

(九)听诊

颌面部检查中听诊应用较少,但将听诊器放在颌面部蔓状动脉瘤上时,表面可听见吹风样杂音。颞下颌关节功能紊乱时,可借助听诊器辨明弹响性质及时间。

(杨　飞)

第二节　特殊检查技术

一、牙髓活力测验

(一)温度测验

牙髓温度测验是通过观察患者对不同温度的反应对牙髓活力状态进行判断的方法。其原理是正常牙髓对温度有一定的耐受范围(20～50 ℃);当牙髓发炎时,疼痛阈值降低,感觉敏感;牙髓变性时阈值升高,感觉迟钝;牙髓坏死时无感觉。温度低于 10 ℃为冷刺激,高于 60 ℃为热刺激。

1.冷测法

可使用小冰棒或冷水,取直径 3～4 mm、长 5～6 mm 一端封闭的塑料管内注满水后置冰箱冷冻制备而成的小冰棒,并置于被测牙的唇(颊)或舌面颈 1/3 或中 1/3 完好的釉面处数秒,观察患者的反应。

2.热测法

将牙胶棒的一端在酒精灯上烤软但不冒烟燃烧(65 ℃左右),立即置于被测牙的唇(颊)或舌面的颈1/3或中 1/3 釉面处,观察患者的反应。

3.结果判断

温度测验结果是被测可疑患牙与正常对照牙比较的结果,不能简单采用(＋)、(－)表示,其具体表示方法为以下几种。

(1)正常:被测牙与对照牙反应程度相同,表示牙髓正常。

(2)一过性敏感:被测牙与对照牙相比,出现一过性疼痛,但刺激去除后疼痛立即消失,表明可复性牙髓炎的存在。

(3)疼痛:被测牙产生疼痛,温度刺激去除后仍持续一段时间,提示被测牙牙髓存在不可复性炎症。

(4)迟缓或迟钝性疼痛:刺激去除后片刻被测牙才出现疼痛反应,并持续一段时间,或被测牙比对照牙感觉迟钝,提示被测牙处于慢性牙髓炎、牙髓炎晚期或牙髓变性状态。

(5)无反应:被测牙对冷热温度刺激均无感觉,提示被测牙牙髓已坏死。

4.注意事项

用冷水检测时,应注意按先下颌牙后上颌牙,先后牙再前牙的顺序测验,尽可能避免因水的流动而出现假阳性反应。用热诊法时,热源在牙面上停留的时间不应超过 5 秒,以免造成牙髓损伤。

(二)牙髓电活力测验

牙髓电活力测验是通过牙髓活力电测仪来检测牙髓神经对电刺激的反应,主要用于判断牙髓"生"或"死"的状态。

1.方法

吹干、隔湿被测牙(若牙颈部有牙结石需先去除,以免影响检测结果),先将挂钩置于被测牙对侧口角,检查头置于牙唇(颊)面的中 1/3 釉面处,用生理盐水湿润的小棉球或牙膏置于检测部位做导体,调节测验仪上的电流强度,从"0"开始,缓慢增大,待患者举手示意有"麻刺感"时离开牙面,记录读数。先测对照牙,再测可疑患牙。每牙测2~3次,取其中2次相近值的平均值。选择对照牙的顺序为,首选对侧正常同名牙,其次为对颌同名牙,最后为与可疑牙处在同一象限内的健康邻牙。

2.结果判断

牙髓电活力测验只有被测可疑患牙与对照牙相差一定数值时才具有临床意义。被测牙读数低于对照牙说明敏感,高于对照牙说明迟钝,若达最高值无反应,说明牙髓已坏死。

3.注意事项

(1)测试前需告知患者有关事项,说明测验目的。

(2)装有心脏起搏器的患者严禁做牙髓电活力测验。

(3)牙髓活力电测仪工作端应置于完好的牙面上。

(4)牙髓电活力测验不能作为诊断的唯一依据。如患者过度紧张、患牙有牙髓液化坏死、大面积金属充填体或全冠修复时可能出现假阳性结果;若患牙过度钙化、刚受过外伤或根尖尚未发育完全的年轻恒牙则可能会出现假阴性结果。

二、影像学检查

(一)牙片

1.牙体牙髓病

(1)龋病的诊断:牙片有助于了解龋坏的部位和范围,以及有无继发龋和邻面龋,可用于检查龋损的范围及与髓腔的关系(图5-1)。

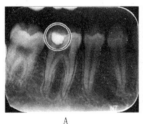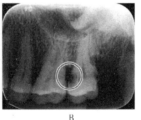

A   B

图 5-1　牙片辅助诊断牙体牙髓病

A.右下第一磨牙继发龋;B.左上第二磨牙近中邻面龋

(2)非龋性疾病:可协助诊断牙齿的发育异常、牙外伤、牙根折/裂等(图5-2)。

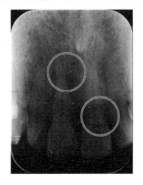

图 5-2　牙片辅助诊断非龋性疾病

注:双侧上中切牙牙折

(3)牙髓病及根尖周病的诊断:可用于鉴别根尖周肉芽肿、脓肿或囊肿等慢性根尖周病变。

(4)辅助根管治疗:可用于了解髓腔情况,如髓室、根管钙化和牙内吸收(图5-3)。

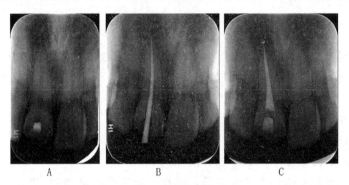

图 5-3　X线辅助根管治疗

A.根管治疗术前了解髓腔和根管的解剖形态,评估治疗难易程度;B.治疗术
中确定根管工作长度;C.治疗术后检查根充情况、复查评价根管治疗疗效

2.牙周病

(1)牙槽骨吸收类型:水平型吸收多发生于慢性牙周炎患牙的前牙;垂直型吸收,也称角型吸
收多发生于牙槽间隔较窄的后牙(图5-4)。

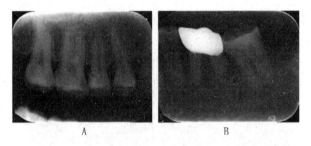

图 5-4　牙槽骨吸收

A.牙槽骨高度呈水平状降低,骨吸收呈水平或杯状凹
陷;B.左下第一磨牙远中骨吸收面与牙根间有一锐角形成

(2)牙槽骨吸收程度。①Ⅰ度吸收:牙槽骨吸收在牙根的颈1/3以内。②Ⅱ度吸收:牙槽骨
吸收超过根长的1/3,但在根长的2/3以内。③Ⅲ度吸收:牙槽骨吸收超过根长的2/3(图5-5)。

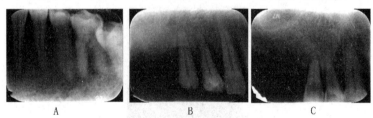

图 5-5　牙槽骨吸收程度

A.Ⅰ度吸收;B.Ⅱ度吸收;C.Ⅲ度吸收

3.口腔颌面外科疾病

用于检查阻生牙、埋伏牙、先天性缺牙及牙萌出状态、颌骨炎症、囊肿和肿瘤(图5-6)。

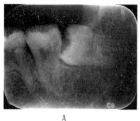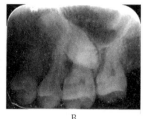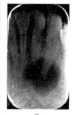

图 5-6　X 线诊断口腔颌面外科疾病

A.阻生牙；B.埋伏牙；C.根尖周囊肿

(二)𬌗片

当上、下颌根尖或者牙槽骨病变较深或者范围较大，普通牙片不能包括全病变，且无条件拍摄全口牙位曲面体层 X 线片时，常采用𬌗片来了解病变，一般包括以下几种。

1.上颌前部𬌗片

上颌前部𬌗片常用于观察上颌前部骨质变化及乳、恒牙的情况。

2.上颌后部𬌗片

上颌后部𬌗片常用于观察一侧上颌后部骨质变化的情况。

3.下颌前部𬌗片

下颌前部𬌗片常用于观察下颌颏部骨折及其他颏部骨质变化。

4.下颌横断𬌗片

下颌横断𬌗片常用于检查下颌骨体部骨质有无颊、舌侧膨胀，也可用于辅助诊断下颌骨体骨折移位以及异物、阻生牙定位等。以投照软组织条件曝光可用于观察下颌下腺导管结石。

(三)全口牙位曲面体层 X 线片

全口牙位曲面体层 X 线片可分为上颌牙位、下颌牙位及全口牙位 3 种，以全口牙位最常用。其可在一张胶片显示双侧上、下颌骨、上颌窦、颞下颌关节及全口牙齿。主要用于观察上、下颌骨肿瘤、外伤、炎症、畸形等病变及其与周围组织的关系，也适用于张口困难、难以配合牙片拍摄的儿童患者等。

(四)X 线投影测量片

口腔正畸、正颌外科经典的投影测量分析通常应用头颅正位、侧位定位拍摄所获得的 X 线图像，主要用于分析正常及错𬌗畸形患者的牙、颌、面形态结构，记录颅面生长发育及矫治前后牙、颌、面形态结构的变化。

(五)电子计算机 X 线体层摄影(CT)

在口腔颌面部，CT 主要用于颞下窝、翼腭窝、鼻窦、唾液腺、颌骨及颞下颌关节疾病等的检查。对颌面部骨折，以及肿瘤特别是面深部肿瘤的早期诊断及其与周围重要组织的关系能提供较准确的信息，对指导手术有重要意义。

(六)口腔颌面锥形束 CT(CBCT)检查

CBCT 检查可显示平行于牙弓方向、垂直于牙弓方向和垂直于身体长轴方向的断层影像，可根据临床需要显示曝光范围内任意部位、任意方向的断层影像。多用于埋伏牙、根尖周病变、牙周疾病、颞下颌关节疾病和牙种植术的检查。

与传统 CT 检查相比，CBCT 检查具有许多优点：①CBCT 的体素小，空间分辨率高，图像质量好。②CBCT辐射剂量相对较小,平均剂量是 1.19 mSv,是传统 CT 的 1/400。

(七)磁共振成像(MRI)

MRI 检查主要用于口腔颌面外科肿瘤及颞下颌关节疾病的检查和诊断,尤其是颅内和舌根部良、恶性肿瘤的诊断和定位,以及脉管畸形、血管瘤的诊断和相关血管显像等方面。另外,对炎症和囊肿的检查也有临床参考价值。

三、穿刺检查

穿刺检查主要用于诊断和鉴别颌面部触诊有波动感或非实质性含液体的肿块性质,于常规消毒处理、局部麻醉后,用注射器刺入肿胀物抽取其中的液体等内容物,进行肉眼和显微镜观察。

(一)肉眼观察

通过颜色和性状的观察,初步确定是脓液、囊液还是血液。

(二)显微镜检查

不同液体在镜下有不同特点:脓液主要为中性粒细胞;慢性炎症时多为淋巴细胞;囊液内可见胆固醇结晶和少量炎症细胞;血液主要为红细胞。

(三)注意事项

(1)穿刺应在严格的消毒条件下选用适宜针头进行:①临床上脓肿穿刺多选用 8 号或 9 号粗针;②血管性病变选用 7 号针;③对唾液腺肿瘤和某些深部肿瘤用 6 号针头行穿刺细胞学检查,或称"细针吸取活检",除非特殊需要,多不提倡粗针吸取活检,以免造成癌细胞种植。

(2)穿刺检查应掌握正确的操作方法,注意进针的深度和方向以免损伤重要的组织结构。

(3)临床上如怀疑是颈动脉体瘤或动脉瘤,则禁忌穿刺。

(4)怀疑结核性病变或恶性肿瘤要注意避免因穿刺形成经久不愈的窦道或肿瘤细胞种植性残留。

四、选择性麻醉

选择性麻醉是通过局部麻醉的方法来判定引起疼痛的患牙。当临床难以对两颗可疑患牙做出最后鉴别,且两颗牙分别位于上、下颌或这两颗牙均在上颌但不相邻时,可采用选择性麻醉帮助确诊患牙。

(1)如两颗可疑痛源牙分别位于上、下颌,则对上颌牙进行有效的局部麻醉(包括腭侧麻醉),若疼痛消失,则上颌牙为痛源牙;反之则下颌牙为痛源牙。

(2)如两颗可疑牙均在上颌,则对位置靠前的牙行局部麻醉,若疼痛消失,则该牙为痛源牙;反之则位置靠后的牙为痛源牙。其原因是支配后牙腭根的神经由后向前走行。

五、实验室检查

(一)口腔微生物涂片检查

取脓液或溃疡、创面分泌物进行涂片检查,可观察、分析分泌物的性质和感染菌种,必要时可做细菌培养和抗生素药敏试验,以指导临床用药。

(二)活体组织检查

1.适应证

疑是肿瘤的肿块、长期不愈口腔溃疡(>2 个月)、癌前病变、结核、梅毒性病变、放线菌病及口腔黏膜病变以及术后的标本确诊。

2.注意事项

(1)切取浅表或有溃疡的肿物不宜采用浸润麻醉,也不宜使用染料类消毒剂,黏膜病变标本取材不应少于 0.2 cm×0.6 cm。

(2)急性炎症期禁止活检,以免炎症扩散和加重病情。

(3)血管性肿瘤、血管畸形或恶性黑色素瘤一般不做活组织检查,以免造成大出血或肿瘤快速转移。

(4)范围明确的良性肿瘤,活检时应完整切除。

(5)疑为恶性肿瘤者,做活检的同时应准备手术、化疗或放疗,时间尽量与活检时间间隔短,以免活检切除部分瘤体组织引起扩散或转移。

(三)血液检查

1.急性化脓性炎症

应查血常规、观察白细胞计数、分类计数。如白细胞计数升高提示有感染,但白细胞计数明显升高并有幼稚白细胞,则应考虑白血病。

2.口腔、牙龈出血

口腔黏膜有出血瘀点,有流血不止、术后止血困难,应查血常规、凝血功能和血小板计数。

3.口腔黏膜苍白、舌乳头萎缩、口舌灼痛

应查血红蛋白量和红细胞计数。

4.使用磺胺或抗生素类药物或免疫抑制剂药物

应定期进行血常规检查,注意白细胞变化。

(四)尿检查

重度牙周炎、创口不易愈合的患者,应检查尿常规,检查有无糖尿病。

（于　倩）

第六章

牙拔除术

第一节　普通牙拔除术

　　普通牙拔除术是指采用常规拔牙器械对简单牙及牙根进行拔除的手术。本节主要介绍牙拔除术的适应证和禁忌证、术前评估及准备、患者及术者的体位、普通牙拔除术的原则与方法（包括常规拔牙器械的使用说明、各类简单牙及牙根的拔除方法）等。

一、拔牙适应证

　　牙拔除术的适应证是相对的。随着口腔医学的发展、口腔治疗技术的提高、口腔微生物学和药物学的进展、口腔材料和口腔修复手段的不断改进，拔牙适应证也在不断变化，过去很多认为应当拔除的患牙，现已可以治疗、修复并保留下来。由于种植技术的发展，对由各种原因导致的保守治疗效果不好的患牙，应尽早拔除以利于及时种植修复。因此，口腔医师的责任是尽量保存牙齿，最大限度地保持其功能和美观，要根据患者的具体情况决定是否拔除患牙。

　　（一）不能保留或没有保留价值的患牙

　　（1）严重龋坏：严重龋坏、无法修复是牙齿拔除最为常见的适应证。但如果牙根及牙根周围组织情况良好则可保留牙根，经根管治疗后桩冠修复。

　　（2）牙髓坏死：牙髓坏死的患牙因不可逆性牙髓炎、根管钙化等原因无法治疗，或经牙髓治疗后失败，或患者拒绝牙髓治疗。

　　（3）牙髓内吸收：患牙髓室壁吸收过多甚至穿通时，易发生病理性折断，应当拔除。

　　（4）根尖周病：根尖周病变已不能用根管治疗、根尖切除或牙再植术等方法保留者。

　　（5）严重牙周炎：重度牙周炎，牙槽骨破坏严重且牙齿松动Ⅲ度以上，应拔除患牙。

　　（6）牙折。

　　（7）阻生牙。

　　（8）错位牙：错位牙引起软组织损伤又不能用正畸方法矫正时应拔除。

　　（9）弓外牙：弓外牙有可能引起邻近组织损坏又不能用正畸方法矫正时应拔除。

　　（10）多生牙：影响正常牙齿的萌出，并有可能导致正常牙齿的吸收或移位者，需拔除。

(11)乳牙:乳牙滞留或发生于乳牙列的融合牙及双生牙,如延缓牙根生理性吸收、阻碍恒牙萌出时应拔除;乳牙根端刺破黏膜引起炎症或根尖周炎症不能控制时应拔除。但成人牙列中的乳牙,其对应恒牙阻生或先天缺失时可保留。

(二)因治疗需要而拔除的牙齿

(1)正畸需要:牙列拥挤接受正畸治疗时,部分病例需要拔除牙齿提供间隙。

(2)修复治疗需要:修复缺失牙时,需拔除干扰修复治疗设计或修复体就位的牙。

(3)颌骨骨折累及的牙齿:颌骨骨折累及的牙齿影响骨折的治疗;或因损伤、脱位严重保守治疗效果不好;或具有明显的牙体、牙周病变有可能导致伤口感染均应考虑拔除。

(4)良性肿瘤累及的牙齿:在某些情况下,牙齿可以保留并进行治疗,但如果保留牙齿影响病变的切除时应拔除。

(5)放疗前:为预防放射性骨髓炎的发生,放疗前应拔除放疗区的残根、残冠。

(6)因治疗颞下颌关节紊乱病需要拔除的牙。

(7)因种植需要拔除的牙。

(8)病灶牙:导致颌周蜂窝织炎、骨髓炎、上颌窦炎的病灶牙;疑为引起如风湿、肾炎、虹膜睫状体炎等全身疾病的病灶牙。

(三)由于美学原因需要拔除的牙齿

此种情况一般包括牙齿严重变色(如四环素牙)或者严重错位前突。尽管有其他办法来矫正,但有些患者可能会选择拔除患牙后修复重建。

(四)由于经济学原因需要拔除的牙齿

患者不愿意或无法承受保留牙齿治疗的费用,或没有时间接受保守治疗而要求拔除患牙。

二、拔牙禁忌证

与拔牙适应证一样,拔牙禁忌证也是相对的。一般来说,牙拔除术属于择期手术,在禁忌证存在时,应延缓或暂停手术。如必须进行手术,除应做好周密的术前准备,必要时应请专科医师会诊外,还需具备相应的镇静、急救设备和技术。

(一)全身性禁忌证

(1)未控制的严重代谢性疾病:未控制的糖尿病患者及肾病晚期伴重度尿毒症患者应避免拔牙。

(2)急性传染病:各种传染病在急性期,特别是高热时不宜拔牙。

(3)白血病和淋巴瘤:患者只有在病情得到有效控制后才可拔牙,否则可能会导致伤口感染或大出血。

(4)有严重出血倾向的患者:如血友病或血小板异常的患者在凝血情况恢复前应尽量避免拔牙。

(5)严重心脑血管疾病患者:如重度心肌缺血、未控制的心律不齐、未控制的高血压或发生过心肌梗死患者,须在病情稳定后方可拔牙。

(6)妊娠:在妊娠期前 3 个月和后 3 个月应尽量避免拔牙。妊娠中间 3 个月可以接受简单牙的拔除。

(7)精神疾病及癫痫患者:应在镇静的条件下才能拔牙。

（8）长期服用某些药物的患者：长期服用肾上腺皮质激素、免疫抑制剂和化疗药物的患者在进行相应处理后，可接受简单牙的拔除。

（二）局部禁忌证

（1）放疗史：在放疗后3～5年内应避免拔牙，否则易引起放射性骨坏死。必须拔牙时，要力求减少创伤，术前、术后给予大剂量抗生素控制感染。

（2）肿瘤：特别是恶性肿瘤侵犯区域内的牙齿应避免拔除，因为拔牙过程中可能会造成肿瘤细胞扩散。

（3）急性炎症期：急性炎症期是否可以拔牙，应根据炎症性质、炎症发展阶段、细菌毒性、手术难易程度（创伤大小）、全身健康状况等决定。如果患牙容易拔除，且拔牙有助于引流及炎症局限，则可以在抗生素控制下拔牙，否则应控制炎症后拔牙。

三、拔牙器械

（一）拔牙钳

牙钳是用来夹持牙冠或牙根并通过楔入、摇动、扭转和牵引等作用方式使牙齿松动脱位的器械。由于人类牙齿形态各异，因而有多种不同设计形式和构造的牙钳，用于拔除不同部位、不同形态的牙齿。

1.基本组成

拔牙钳由钳柄、关节及钳喙三部分组成（图6-1）。

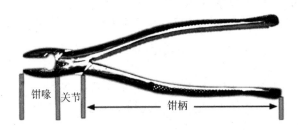

钳喙 关节 钳柄

图6-1 拔牙钳
由钳柄、关节及钳喙组成（上颌前牙钳）

钳柄的大小是以握持舒适、能传递足够的力量拔除患牙为宜，通常为直线型或曲线型以便术者使用。钳柄的表面通常呈锯齿状，以便操作时防止牙钳滑脱。由于欲拔除牙齿的位置不同，握持牙钳的方法也不同。拔除上颌牙时，手掌位于钳柄的下方；拔除下颌牙时，手掌可位于钳柄的上方或下方。

牙钳的关节连接钳柄及钳喙，将力量由钳柄传递至钳喙。关节的形式有水平和垂直两种：关节为垂直的，钳柄亦是垂直的；关节为水平的，钳柄亦是水平的（图6-2）。

牙钳之间主要差异是钳喙，其形态为外侧凸起而内侧凹陷，钳喙的设计形状与以下因素有关。①与牙冠形态有关：钳喙内侧的凹陷设计是为了使用时钳喙能够环抱牙冠并与牙齿呈面与面的接触，其外形应与牙冠表面形状相匹配。较窄的钳喙用于拔除牙冠较窄的牙齿（如切牙）；较宽的钳喙用于拔除牙冠较宽的牙齿（如磨牙）。如果用拔除切牙的牙钳拔除磨牙，因钳喙太窄而影响拔牙效率；如果用磨牙钳拔除牙冠较窄的切牙时会导致邻牙损伤。②与牙根的形态和数目有关：钳喙尖端不同形状的设计是为了适应不同的牙根形态和数目，从而降低断根的风险。钳喙的形态与牙根越匹配,拔除效率越高,并发症发生率越低。③钳喙具有一定的角度:不同角度的钳喙便于牙钳放置,并可在拔牙时保持钳喙与牙长轴平行。因此,上颌前牙钳的钳喙与钳柄平行。上颌磨牙钳呈曲线形,便于术者舒适地将牙钳放置于口腔后部,且能使钳喙与牙齿长轴平行。下颌牙钳钳喙通常与钳柄垂直,便于术者舒适可控地将牙钳放置于下颌牙。

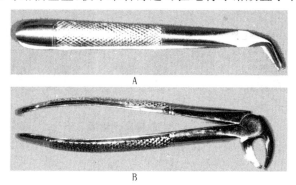

图 6-2　牙钳关节的形式

A.关节为水平的拔牙钳(下颌前牙钳);B.关节为垂直的拔牙钳(鹰嘴钳),都用于拔除下颌切牙及尖牙

2.牙钳的分类

(1)上颌牙钳:上颌切牙、尖牙和上颌第二前磨牙一般均为单根牙;上颌第一前磨牙常有 2 个根,根分叉常位于根尖 1/3 处;上颌磨牙常为 3 个根。上颌牙钳的形态就是根据此结构特征而设计的。

上颌牙钳分为以下几种。①上颌前牙钳(图 6-3):用于拔除上颌切牙及尖牙,属于直线型牙钳。②上颌前磨牙钳(图 6-4):用于拔除上颌前磨牙,从侧面看略为曲线型,从上面看为直线型,钳喙稍弯曲。③上颌磨牙钳(图 6-5):左右成对,用于拔除上颌磨牙。由于上颌磨牙为 3 根牙、1 个腭根、2 个颊根,因此上颌磨牙钳腭侧喙为平滑的凹面,而颊侧喙在与颊根分叉相对应的部分有凸起的嵴。④上颌第三磨牙钳(图 6-6):钳喙较宽且光滑,并与钳柄呈一定角度,用于拔除上颌第三磨牙。

(2)下颌牙钳:下颌切牙、尖牙和前磨牙一般为单根牙,下颌磨牙常为 2 个根。下颌牙钳的形态就是根据此结构特征而设计的。

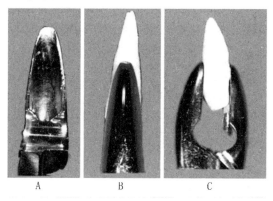

图 6-3　上颌前牙钳喙

A.内侧;B.外侧;C.侧面

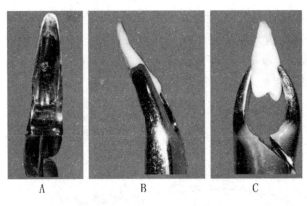

图 6-4　上颌前磨牙钳喙

A.内侧；B.外侧；C.侧面

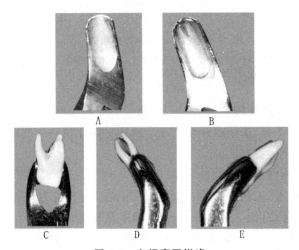

图 6-5　上颌磨牙钳喙

A.腭侧钳喙内侧；B.颊侧钳喙内侧，钳喙中间有一纵向嵴；C.钳喙侧面；D.颊侧钳喙外侧；E.腭侧钳喙外侧

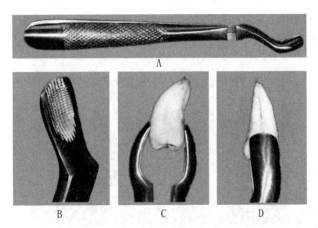

图 6-6　上颌第三磨牙钳和钳喙

A.牙钳；B.钳喙内侧；C.钳喙侧面；D.钳喙外侧

下颌牙钳。①下颌前牙钳（图6-7）：用于拔除下颌切牙及尖牙，其钳柄与上颌前牙钳相似，

但钳喙平滑较窄、方向朝下,钳喙尖部收窄,这使得拔牙钳可以放在牙齿的颈部并抓牢牙齿。②下颌前磨牙钳(图 6-8):用于拔除下颌前磨牙。从侧面看两头向下弯曲,钳喙稍弯曲。③鹰嘴钳(图 6-9):用于拔除下颌单根牙。④下颌磨牙钳(图 6-10):用于拔除下颌磨牙,直角钳柄,钳喙倾斜向下。为适应根分叉结构,双侧钳喙有喙尖。⑤下颌第三磨牙钳(图 6-11):与下颌磨牙钳相似,只是钳喙稍短,钳喙两侧没有嵴,用于拔除已经萌出的下颌第三磨牙。

(3)根钳。①上颌根钳(图 6-12):上颌根钳钳喙窄长,容易夹持牙槽窝深部的残根,用于拔除上颌牙根。临床上最常用的是刺枪式根钳,另外一种根钳的钳喙较长,呈弧形,其工作端位于钳喙尖端。②下颌根钳(图 6-13):下颌根钳钳喙窄长,可以伸入到牙槽窝内,用于拔除下颌牙根。有的下颌根钳钳喙的工作端距离关节较远,以便于拔除位置比较靠后的残根;有的上或下颌根钳钳喙设计成圆形,使牙钳在不伤害邻牙的情况下就位并与牙根呈最大面积的接触,便于牙根的拔除。

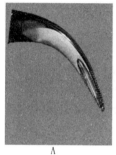 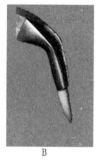 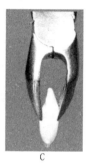

A | B | C

图 6-7　下颌前牙钳喙

A.内侧;B.外侧;C.正面

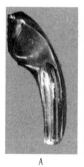 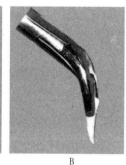 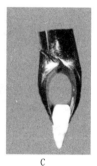

A | B | C

图 6-8　下颌前磨牙钳喙

A.内侧;B.外侧;C.正面

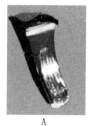 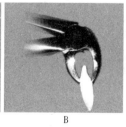 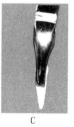

A | B | C

图 6-9　鹰嘴钳喙

A.内侧;B.侧面;C.外侧

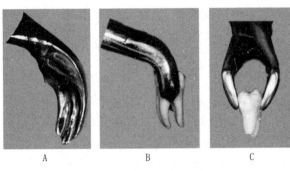

图 6-10　下颌磨牙钳喙

A.内侧；B.外侧；C.正面

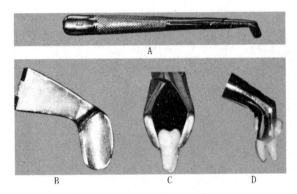

图 6-11　下颌第三磨牙钳和钳喙

A.牙钳；B.钳喙内侧；C.钳喙正面

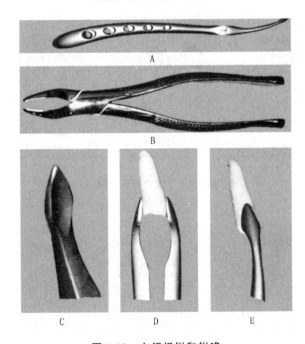

图 6-12　上颌根钳和钳喙

A.弧形根钳；B.刺枪式根钳；C.钳喙内侧；D.钳喙侧面；E.钳喙外侧

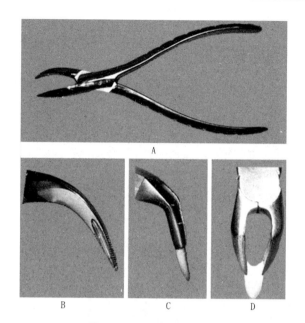

图 6-13　下颌根钳和钳喙
A.根钳;B.钳喙内侧;C.钳喙外侧;D.钳喙正面

(4)乳牙钳:与恒牙相比,乳牙牙冠短小,需要与之相适应的乳牙钳拔除患牙。

(5)其他牙钳。①上颌磨牙残冠钳(图 6-14):左右成对,用于拔除牙冠严重龋坏的上颌磨牙。其形状与上颌磨牙钳相似,主要区别是钳喙。舌侧钳喙呈分叉状,颊侧钳喙长而弯曲呈点状,锐利的点状喙可以深入到根分叉,通过挤压的力量将牙齿挤出,避免了严重龋坏的牙冠因直接受力而发生碎裂。其主要的缺点是当用于拔除完整的牙齿时,如果不小心有可能造成牙齿颊侧骨板折裂。②牛角钳(图 6-15):用于拔除下颌磨牙。牛角钳具有两个较尖的钳喙,可以深入到下颌磨牙的根分叉。使用时,在钳喙深入到根分叉后,紧紧挤压钳柄,钳喙则以颊舌侧皮质骨板为支点,将牙齿逐渐压出牙槽窝。但如使用不当,会增加支点处牙槽骨折裂的风险。③分根钳(图 6-16):拔除下颌磨牙残冠时用于分根。该牙钳形状与下颌根钳相似,但其钳喙内侧锐利呈刃状,将分根钳钳喙深入到根分叉处,握紧钳柄即可将患牙分为近、远中两瓣。

(二)牙挺

牙拔除术中最常用的器械是牙挺。牙挺用来挺松牙齿,使之与周围骨组织脱离。在使用拔牙钳之前将牙齿挺松可以简化拔牙过程,降低根折和牙折的概率,即使发生了根折,也会因断根已经松动,容易从牙槽窝中取出。此外,牙挺还可用于拔除残根或断根。

1.基本组成

牙挺由挺刃、挺柄和挺杆三部分组成。

(1)挺柄的大小和形状应达到抓握舒适、易于施加可控力量的目的,分直柄和横柄两种(图 6-17)。在使用牙挺时,合理使用并施加合适的力量是关键,特别是在使用横柄的牙挺时,由于牙挺产生的力量较大,使用时更应小心。

(2)挺杆连接挺柄和挺刃,应有足够的强度能够承受从挺柄传到挺刃的作用力。

(3)挺刃是牙挺的工作部分,作用于患牙和患牙周围的牙槽骨。

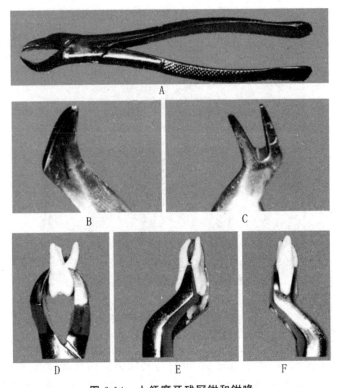

图 6-14　上颌磨牙残冠钳和钳喙

A.牙钳;B.腭侧钳喙内侧;C.颊侧钳喙内侧;D.钳喙侧面;E.颊侧钳喙外侧;F.腭侧钳喙外侧

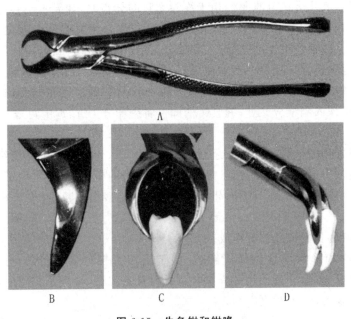

图 6-15　牛角钳和钳喙

A.牙钳;B.钳喙内面;C.钳喙正侧;D.钳喙外侧

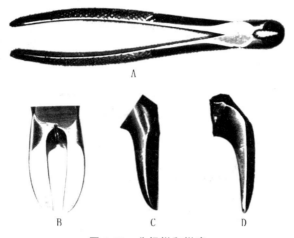

图 6-16　分根钳和钳喙
A.牙钳;B.钳喙正面;C.钳喙外侧;D.钳喙内侧

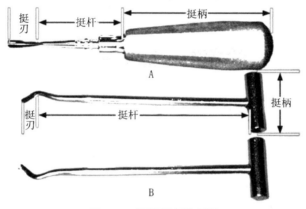

图 6-17　不同挺柄的牙挺
A.直柄牙挺;B.横柄牙挺

2.种类

牙挺根据形状的不同分为直挺、弯挺和三角挺(图 6-18)。

(1)直挺:常用于挺松牙齿。挺刃外凸内凹,使用时挺刃凹面应与患牙牙根长轴方向平行并紧贴牙根。

(2)弯挺:挺刃与直挺相似,但刃与杆成一定角度,且左右成对,用于挺松口腔较后部区域的牙齿。

(3)三角挺:左右成对,常用于相邻牙槽窝空虚时挺出牙槽窝中的断根。典型例子是下颌第一磨牙折断,远中根断在牙槽窝中,而近中根已随牙冠拔出,将牙挺的刃伸入到近中根的牙槽窝中,深入到远中根的牙骨质处,然后转动牙挺,远中根断即被拔出。

牙挺的最大的区别在于挺刃的形状和大小。牙挺挺刃较宽常用于挺松已经萌出的牙齿;根挺挺刃较窄用于从牙槽窝中挺出牙根;根尖挺主要用于去除牙槽窝内小的根尖,由于其挺刃更窄而且薄,操作时尽量不要使用撬动力,以免损坏器械(图 6-19)。

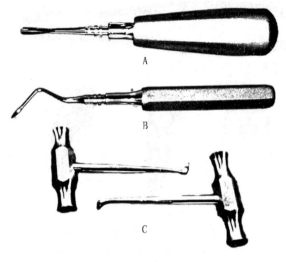

图 6-18　不同形状的牙挺

A.直挺；B.弯挺；C.三角挺

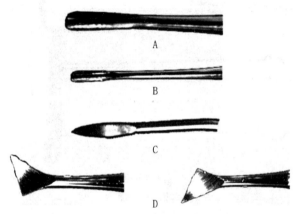

图 6-19　不同规格的挺刃

A.牙挺挺刃；B.根挺挺刃；C.根尖挺挺刃；D.三角挺挺刃

(三)牙龈分离器

牙龈分离器用于普通牙拔除前分离紧贴牙颈部的牙龈组织，以免拔牙时撕裂牙龈(图 6-20)。

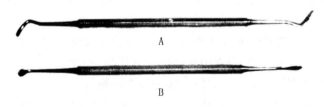

图 6-20　牙龈分离器

A.弯头牙龈分离器；B.直头牙龈分离器

(四)牵拉软组织器械

良好的视野和入路是手术成功的必要条件。为了使口腔手术视野清楚，需要专用器械用于牵拉颊、舌软组织,最常用的有口镜,有时还可用手指或棉签进行牵拉(图6-21)。

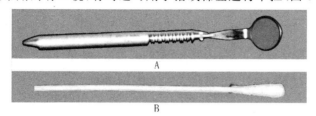

图 6-21 口镜与棉签
A.口镜;B.棉签

(五)开口器

拔牙时开口器可以用来增大患者的开口度,避免因长时间张口而导致患者疲劳。当拔除下颌牙时,因能支撑住下颌骨而避免颞下颌关节受到过大的压力。常用的开口器有金属制作的鸭嘴式和旁开式开口器及橡胶制作的不同型号开口器(图6-22)。

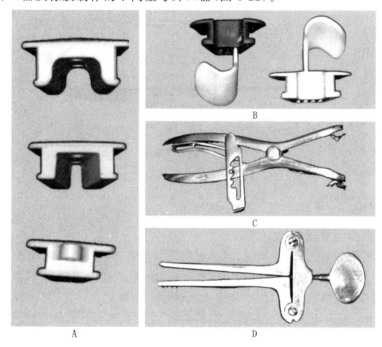

图 6-22 开口器
A.不同开口大小的橡胶开口器;B.具有牵拉舌体功能的橡胶开口器;C.旁开式开口器;D.鸭嘴式开口器

(六)吸唾器

在拔牙过程中,吸唾器可随时清净口腔内唾液、血液,以及使用牙钻和骨钻时的冷却水,保持术野清楚和口腔干净,便于术者操作并使患者口腔感觉舒适。吸唾器由助手操作,它是重要的拔牙辅助器械(图6-23)。

(七)刮匙和镊子

刮匙用在牙拔除后刮除牙槽窝内遗留的炎性肉芽组织、碎骨片和牙片等异物,并搔刮牙槽窝骨壁使新鲜血液充满牙槽窝,形成健康的血凝块,促进牙槽窝愈合。刮匙由刮匙柄和柄两端具有反向折角的两个匙状刮刃构成。使用刮匙时应从牙槽窝底部向牙槽嵴方向施力,避免向牙槽窝深部施加压力,否则可能刺穿上颌窦底或下颌管表面的骨壁,导致口腔上颌窦瘘或下牙槽神经损伤。

镊子用于夹持棉球、纱条等柔软的物体,应避免在口腔内夹持坚硬的物体(如取出已脱位的牙根),以免因夹持力导致牙根弹入咽腔而引起误咽或误吸(图6-24)。

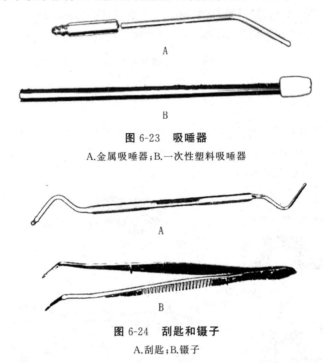

图 6-23　吸唾器
A.金属吸唾器;B.一次性塑料吸唾器

图 6-24　刮匙和镊子
A.刮匙;B.镊子

四、牙拔除术前准备

(一)询问病史和全身状况

应仔细询问患者的病史及全身状况,包括可能危及患者生命的一切健康问题。如是否患有心脑血管疾病、肝炎、哮喘、糖尿病、肾病、性传播疾病、癫痫、人造关节置入,以及过敏性疾病。其中,应特别注意心脑血管系统疾病,如心绞痛、心肌梗死、心脏杂音、风湿热、脑梗死、脑出血等病史。是否长期使用抗凝药物、肾上腺皮质激素类药物、高血压药物及其他药物。对于女性患者需要了解是否在妊娠期或月经期。此外,还应询问曾经治疗时出现过的并发症,以便充分了解患者有关手术的具体问题。通过询问病史及对患者全身状况的了解应初步判断该患者能否接受手术;如果患者对药物或口腔材料过敏如何处理;患者的全身状况是否影响伤口的愈合;拟在术前、术中和术后使用的麻醉、镇静、消炎、止痛等药物对患者的全身状况是否有影响;患者长期服用药物的效果。对以上问题要全面考虑并提出解决措施。

(二)疼痛和焦虑控制

由于患者在拔牙前可能通过不同途径了解到不愉快的拔牙经历,会先入为主地认为这个过程很痛苦,因而可能对拔牙治疗存在心理恐惧;患者亦可能认为牙齿是身体的一部分,认为拔牙是衰老的象征,对即将失去患牙产生伤感。在这些情况下,患者不愿接受拔牙治疗,但又无法避免,于是患者会焦虑不安。在拔牙过程中,虽然局部麻醉可以阻断痛觉,但压力感受还存在,另外还存在其他不良刺激(如敲击去骨及器械之间的撞击声),而这时患牙可能已经疼痛较长时间,引起患者身心疲惫造成疼痛阈值降低,使患者对拔牙过程中的疼痛更加敏感,从而加重患者的焦虑和恐惧。如果患者患有其他全身性疾病,可能会导致患者病情加重并可能诱发危及患者生命的并发症,因此在术前和术中控制患者焦虑非常重要。

对于绝大多数患者来说,医师通过给予患者关心与安慰,对操作过程进行细心地解释,使患者对医师产生信任感,即可达到控制焦虑的目的。

如果患者过于焦虑,则需要使用药物辅助治疗。术前口服地西泮可使患者于手术前夜得到良好的休息,可极大地减轻手术当天的焦虑。

对于中度焦虑患者可使用氧化亚氮镇静。对极度焦虑患者,则需要静脉镇静。

(三)牙齿拔除难度的临床评估

患牙拔除前应对其拔除难度进行仔细评估,要认真考虑以下各种因素。

1.手术入路

(1)张口度:张口受限多为感染导致的牙关紧闭、TMJ 功能障碍或肌肉纤维化等。张口受限会妨碍拔牙操作,如果患者张口明显受限,则应考虑采用外科拔除法。

(2)患牙位于牙弓的位置:位置正常的牙齿易于安放牙挺或牙钳,而牙列拥挤或错位牙则给安放常规使用的牙钳带来困难,此时应选择合适的根钳或考虑使用外科拔除法。

2.牙齿动度

松动患牙易于拔除,但拔牙后需对软组织进行妥善处理,特别是重度牙周炎的患牙,要对牙槽窝进行仔细搔刮,避免遗留病理性肉芽组织。

对小于正常动度的患牙应仔细评估是否存在牙骨质增生或牙根粘连。牙根粘连常见于滞留的乳磨牙、曾行根管治疗的死髓牙。如果牙根发生粘连应考虑使用外科拔除法。

3.牙冠情况

如果牙冠大面积龋坏或有大面积的牙冠修复体,牙冠的脆性会增大,在拔除过程中很可能发生冠折,拔除时应将牙钳尽量向根方放置。

如果患牙表面有大量牙石,在拔除前应先用刮匙或超声洁牙机清洁牙面,因为牙石可能会妨碍牙钳就位,而且可能会脱落于牙槽窝中造成感染。

4.邻牙情况

当邻牙有大面积银汞合金、做过根管治疗或有冠修复时,在使用牙挺或牙钳拔除患牙过程中应特别小心,因为可能会造成修复体折断。术前应告知患者有损伤修复体的可能。

(四)影像学检查

术前拍摄牙片可以为术者提供准确、详细的关于患牙牙冠、牙根和周围组织的信息,阻生牙和埋伏多生牙可拍摄全口曲面断层片。

1.患牙与邻牙的关系

应注意患牙与邻牙及邻牙牙根的关系,拔乳牙时应注意患牙牙根与其下方恒牙的关系。

2.患牙与重要解剖结构之间的关系

拔除上颌磨牙时应注意牙根与上颌窦底之间的关系。如果中间只存在一薄层骨板,拔牙过程中上颌窦底穿通的可能性将增加,需使用外科法拔除患牙。

下颌磨牙的牙根与下牙槽神经管很近。在拔除下颌阻生磨牙前评估下牙槽神经管与下颌磨牙牙根之间的关系极其重要,否则可能会损伤下牙槽神经并导致术后下唇麻木。

3.牙根的结构

(1)牙根数目:首先要判断牙根的数目,牙根数目越多,牙齿拔除难度越大。通常每颗牙齿都有特定的牙根数,但有时会发生变异,如果术前可以明确牙根数,即可及时调整拔除方法以避免断根。

(2)牙根弯曲度及分叉程度:牙根的弯曲度与根分叉程度越大,牙齿拔除难度越大。如果牙根的弯曲度或根分叉程度过大时,需要采用外科法拔除患牙。

(3)牙根形状:牙根为短圆锥形则较容易拔除,如果牙根较长、弧度较大或根尖处弯曲成钩状则较难拔除。

(4)牙根大小:短根牙比长根牙容易拔除。如果牙根较长且有牙骨质增生则较难拔除,因为牙骨质增生常见于老年患者,对这些患者应仔细观察是否存在牙骨质增生。

(5)根面龋:根面龋会增加根折发生的可能性。

(6)牙根吸收:牙根吸收(内吸收或外吸收)会使根折的发生率增加,若牙根广泛吸收则应考虑外科拔除法。

(7)根管治疗史:接受过根管治疗的患牙会出现牙根粘连或变脆,应采用外科拔除法。

4.周围骨组织情况

(1)骨密度:牙片的透射性越高则骨密度越低,患牙拔除越容易;若阻射性增加则意味着骨密度增加,可能有致密性骨炎或骨质硬化,牙齿拔除的难度则增加。

(2)根尖病变:患牙周围骨质是否存在根尖病变,如果死髓牙根尖周围出现透射影,即说明患牙根尖周围发生肉芽肿或根尖周囊肿,拔牙后搔刮牙槽窝时应将这些病变组织彻底清除。

(五)规范化的医师及患者体位

术者站或坐在患者的右前或右后方,前臂与地面平行,肘部位于患牙水平,该种姿势比较舒适而且方便操作。助手站于患者左侧,即2～4点的位置,此位置便于传递器械及吸唾。麻醉时患者应采取仰卧位或半仰卧位。拔除上颌牙时,患者头部后仰,调节椅位使患者在大张口时上颌𬌗平面与地面呈45°角左右。拔除下颌牙时,患者稍直立,大张口时下颌𬌗平面与地平面平行。拔除上下颌前牙时,患者头部居中,双眼正视前方。拔除右侧上下颌后牙时,患者头部偏离术者。拔除左侧上下颌后牙时,患者头部略偏向术者。

(六)器械准备

最好将所有器械集中于托盘,包在一起消毒,在手术中打开,便于使用。普通牙拔除器械除局部麻醉注射器和局部麻醉药外,应包括牙龈分离器1把、刮匙1把、直挺1把、拔牙钳1把、口镜1把、镊子1把、金属吸唾器1支、棉条2个,也可用金属盒子来替代托盘。

五、普通牙拔除的基本步骤

(一)麻醉
选择适当的麻醉方法进行麻醉。

(二)消毒
1%碘酊消毒患牙及周围牙龈或嘱患者用漱口水含漱。

(三)分离牙龈
将牙龈分离器插入龈沟内,以邻牙为支点,沿唇、腭侧牙颈部曲线从近中向远中滑动将牙龈完全分离。

(四)用牙挺或牙钳拔除患牙

1.牙挺拔牙的基本方法

将牙挺挺刃插入患牙近中颊侧牙槽骨与牙根之间,以牙槽突为支点,向根尖方向楔入后,再同时使用转动和撬动力量,使牙槽窝扩大,牙齿松动并向上浮动。

2.牙钳拔牙的基本步骤

(1)插:将钳喙尽量向牙根方向插入,钳喙长轴应与牙齿长轴一致,避免夹住牙龈。

(2)抱:钳喙牢固地环抱住牙颈部。

(3)摇:以根尖为轴心,向唇(颊)、舌(腭)侧逐渐摇动牙齿。

(4)转:部分单圆根牙齿可使用旋转力使牙齿松动。

(5)牵:当牙齿松动后一般从骨质较薄弱的一侧牵引拔除患牙。

3.牙挺与牙钳结合使用

亦可以先用牙挺挺松患牙后,再使用牙钳将其拔出。

(五)处理拔牙创

1.查

牙齿拔出后,首先应检查牙齿的牙根数目是否相符,牙根外形是否完整;其次应检查牙槽窝,助手用吸唾器吸净唾液和血液,清楚显露牙槽窝后,根据拔出牙齿检查结果查找有无断根等遗留,有无炎性肉芽组织、折裂骨片、锐利的骨尖骨嵴,有无活跃出血等;最后检查牙龈等软组织有无撕裂、渗血,邻牙有无异常松动等。并根据以上检查结果给以对症处理。

2.刮

用刮匙搔刮牙槽窝底的炎性肉芽组织、碎牙片及结石等异物。

3.压

用示指和拇指(戴手套)压住棉条挤压牙槽骨,使扩张的牙槽骨壁复位。

4.咬

用咬骨钳修整过高的牙槽中隔、骨嵴或牙槽骨壁。

5.缝

一次拔除多个相邻牙齿时,应对连续的伤口进行缝合。

6.盖

消毒棉卷覆盖拔牙创口并嘱患者咬紧加压止血。

(六)交代牙拔除术后注意事项

(1)术后即可将用纱布包裹冰袋置于拔牙部位的相应面部间断冷敷术区6～8小时(冷敷3分钟,休息30分钟),以减轻术后肿胀。

(2)咬紧棉卷,拔牙后40分钟左右即可将棉卷轻轻吐出。注意棉卷不要咬压过久,以免造成伤口被唾液长久浸泡,引起感染或凝血不良。

(3)有出血倾向的患者,拔牙后最好暂时不要离开,待0.5小时后请医师再次查看伤口,如果仍出血,应做进一步的处理,如局部使用止血药、进行缝合止血、口服止血药物等。

(4)正常情况下,棉条吐出后就不会再出血,唾液中带一点血丝是正常的,如持续出血则应及时复诊。

(5)拔牙后2小时方可进食,当天应吃一些温凉、稀软的食物,如口含冰块或冷饮等,不要吃辛辣刺激性和硬、黏、不易嚼碎的食物,也要避免食用易碎、薄片状的食物(因为掉到牙槽窝内而导致突然的疼痛和影响伤口愈合）。

（6）吸烟、饮酒对伤口愈合有一定影响，拔牙后一两天内最好不要吸烟、饮酒。

（7）拔牙后要注意保护好血凝块，24小时内不刷牙、不漱口、不要用拔牙侧咀嚼食物、不要频繁舔伤口、切忌反复吸吮，以免破坏血凝块。术后第2天开始用漱口水或温盐水漱口。

（七）拔牙后用药

拔牙后一般不用药。但在急性炎症期拔牙，或创伤较大、全身情况较差时，应口服抗生素和止痛药。拔牙后24～48小时内可能有轻到中度的不适，对疼痛耐受较差的患者可以给予止痛药，如有必要可补充使用麻醉镇痛药。口内缝线一般一周后拆除。

六、各类牙的拔除方法

（一）上颌牙拔除

1.上颌切牙拔除

通常使用上颌前牙钳拔除上颌切牙。上颌切牙通常是锥形根，唇侧骨板薄而腭侧骨板厚，所以拔除时主要向唇侧用力。开始为缓慢均匀地向唇侧加力扩大牙槽窝，然后向腭侧轻度用力，接着再施以轻度、缓慢的旋转力，最后以适度的牵引力将牙齿向下从唇侧脱位。但应注意：侧切牙牙根稍细长且牙根1/3常向远中弯曲，所以在拔除前必须进行影像学检查，对牙根弯曲者，拔除时尽量少用旋转力。

2.上颌尖牙拔除

上颌前牙钳是拔除上颌尖牙的最佳工具。全口牙中上颌尖牙通常是最长的，牙根呈椭圆形并在上颌骨前面形成一个称为尖牙突的突起，所以尖牙牙根唇侧的骨板特别薄，但由于牙根很长，拔除比较困难。在拔除过程中如不小心常造成唇侧牙槽骨骨板骨折。

在拔除时，牙钳钳喙应尽量向尖牙根方放置，先向唇颊侧用力再向腭侧摇动，当牙槽窝被扩大且牙齿有一定动度后，再将牙钳继续向根方放置。在扩大牙槽窝时，可以使用轻度的旋转力，当牙齿被充分松解后，使用唇向牵引力使牙齿向下从近中唇侧方向脱位。

3.上颌第一前磨牙拔除

常用上颌前磨牙钳拔除上颌第一前磨牙。上颌第一前磨牙颊侧骨板较腭侧薄，在根颈2/3常为单根，在根尖1/3～1/2常分为颊、舌侧两个根，两根细长很容易折断（特别是骨密度增加的老年患者），成年人（年龄＞35岁）拔牙时最易发生断根的就是上颌第一前磨牙。

由于上颌第一前磨牙牙根有两个相对较细的根尖部分，当向颊侧用力时，容易折断颊根；当向腭侧用力时，容易折断腭根，所以拔除时必须控制力量。开始先向颊侧用力，向腭侧的力量应相对较小，以免腭根折断（因颊侧骨板较薄，即便是颊根折断也相对容易取出），最后以略偏颊侧的牵引力使牙齿脱位。拔牙过程中应避免使用旋转力。

由于给成人拔除该牙时极可能发生断根，所以应先使用直挺尽可能将该牙挺松后再用牙钳拔除，即便是发生断根，松动的根尖也容易被取出。

4.上颌第二前磨牙拔除

通常使用上颌前磨牙钳拔除上颌第二前磨牙。上颌第二前磨牙颊侧骨板较薄，腭侧骨板较厚，常为单根，牙根较粗且根尖较钝，因此，拔除该牙时很少发生断根。

牙钳应尽可能向根方放置以获得最大的机械效力。由于牙根相对强壮，拔除过程中可使用较大的颊、腭侧摇动力量和脱位的旋转力和牵引力。

5.上颌磨牙拔除

通常使用左、右成对的上颌磨牙钳拔除上颌磨牙,该拔牙钳的颊侧钳喙上有一个突起可以插入颊侧两根之间。当上颌磨牙牙冠大面积龋坏或有修复体时,建议使用上颌磨牙残冠钳。

上颌第一磨牙颊侧骨板薄而腭侧骨板较厚,有3个较粗壮的根,通常情况下两颊根之间分叉较小,颊根与腭根之间分叉较大。拔牙前需对该牙进行影像学检查,应注意3个牙根的大小、弯曲度、根分叉程度及牙根与上颌窦的关系。如果两颊根分叉也较大,则很难拔除;如果牙根接近上颌窦且根分叉较大,发生上颌窦瘘的可能性就大。此时应该考虑使用外科牙拔除术。

拔牙时牙钳应尽量向根方放置,用较大而缓慢均匀的力量向颊腭侧摇动,向颊侧的力量略大于腭侧,不能使用旋转力。如果根分叉较大,预计会有一个牙根折断时,因为颊根更容易取出,应避免折断腭根,所以需控制向腭侧的力量和幅度。

上颌第二磨牙解剖与第一磨牙相似,但牙根较短,根分叉较小,两颊根常融合成单根。所以该牙较第一磨牙容易拔除。

已萌出的上颌第三磨牙通常是锥形根,一般情况下,只需使用牙挺即可拔除。有时也可以使用上颌第三磨牙钳拔除,该牙钳左右通用。因该牙解剖变异较多,经常会出现小而弯的根,而该牙断根后又非常难取,所以术前一定要进行影像学检查。

(二)下颌牙齿拔除

1.下颌前牙拔除

通常使用下颌前牙钳拔除下颌前牙,有时也可以使用鹰嘴钳。下颌切牙和尖牙唇舌侧骨板都较薄,仅尖牙舌侧骨板相对稍厚,切牙和尖牙形状相似,切牙牙根稍短、细,尖牙的牙根长而粗,所以切牙牙根更容易折断,在拔除前必须充分松解患牙。

牙钳钳喙应尽量向牙齿根方放置,通常先向唇舌侧摇动,摇动的力量和幅度基本相等,当牙齿有一定的松动度后再使用旋转力进一步扩大牙槽窝。最后通过牵引力使牙齿从牙槽窝内脱位。

2.下颌前磨牙拔除

通常使用下颌前磨牙钳拔除下颌前磨牙,有时也可以使用鹰嘴钳。下颌前磨牙舌侧骨板稍厚,颊侧骨板较薄,其牙根直且呈圆锥形,所以是最容易拔除的牙齿。

牙钳应尽量向根方放置,先向颊侧用力摇动,再向舌侧摇动,然后施以旋转力,最后通过牵引力使牙齿向上、颊的方向脱位。术前必须进行影像学检查以确定根尖1/3是否存在弯曲,如果存在弯曲,则应尽量减少或者不使用旋转力。

3.下颌磨牙拔除

通常使用下颌磨牙钳拔除下颌磨牙,该牙钳两侧钳喙都有与双根相适应尖形突起。下颌磨牙的颊舌侧骨板在全口牙中最厚,牙根通常比较粗大,常为双根,牙根有时会在根尖1/3与牙槽骨发生融合,拔除难度较大,第一磨牙根分叉常比第二磨牙大,更增加了操作难度,所以全口牙齿中最难拔除的是下颌第一磨牙。

钳喙尽可能向根方放置,用较大的力量向颊舌侧摇动扩大牙槽窝,再使牙齿向颊𬌗方向脱位。第二磨牙舌侧骨板较颊侧薄,所以用较大的舌侧力量可以比较容易拔除第二磨牙。

如果牙根明显为双根,可以使用牛角钳。此牙钳的设计使得钳喙可以伸入根分叉,这样可以产生以颊舌向牙槽嵴为支点的对抗力逐渐地将牙齿从牙槽窝中挤出。如果失败,则可以再施以颊舌侧力量来扩大牙槽窝,然后再加大挤压钳柄的力量。使用该牙钳时必须注意避免损伤上颌牙齿,因为下颌磨牙可能会从牙槽窝中蹦出,使得牙钳突然撞到上颌牙齿。

萌出的下颌第三磨牙通常为融合的锥形根或根分叉较小,舌侧骨板明显较颊侧骨板薄,常用下颌第三磨牙钳(喙短、直角)拔除,大多数情况下患牙经摇动而松动后向舌侧用力使患牙从舌侧殆面脱位。如果因根分叉较大等各种原因导致拔除困难时应先用直挺将牙齿挺至中度松动,然后使用牙钳并逐渐增加摇动力量,在牙齿完全松解后再使用牵引力使牙齿脱位。

七、牙根拔除

牙根拔除术包括残根和断根的拔除,两者的情况不同。其中,残根是指牙齿由于龋坏等原因而致牙冠基本缺失,仅剩余牙根;而断根是指由于外伤或牙拔除术中造成的牙根折断。

造成术中断根的原因:①钳喙安放时位置不正确,或未与牙长轴平行,或钳喙未深入到牙槽嵴而仅夹住了牙冠;②拔牙钳选择不当,钳喙不能紧贴于牙面而仅仅是点或线的接触;③牙冠有广泛破坏,或有较大的充填物;④牙的脆性增加(如老年人的牙、死髓牙);⑤牙根外形变异(如细弯根、肥大根、额外根);⑥牙根及周围骨质因各种原因发生增生(如牙骨质增生、牙槽骨过度致密、牙根与牙槽骨粘连、老年人牙槽骨失去弹性);⑦拔牙时用力不当或用力方向错误(如使用突然的暴力、向致密坚硬的方向用力过大、向逆牙根弯曲方向用力、误用不该使用的旋转力)。

残根和断根的类型很多,情况较为复杂,拔除的难易程度主要与牙根的以下几种状况有关。①牙根断面与牙槽嵴边缘的关系:牙根断面高于或与牙槽窝边缘平齐则拔除相对容易;牙根断面低于牙槽窝边缘,特别是牙根断面表面部分或全部被牙龈覆盖时,由于不能沿着牙根表面探寻牙根与牙槽骨之间的间隙则拔除相对困难。②牙根间隙的状况:残根由于受到长期的慢性炎症刺激,导致根周与牙槽骨壁之间产生不同程度的破坏和吸收使牙根间隙扩大则拔除相对容易;断根由于其牙根与牙槽骨之间正常间隙未被破坏则拔除相对困难;有的残根受到慢性炎症刺激后导致牙骨质与牙槽骨粘连,使牙根失去正常的牙根间隙则拔除难度最大。③牙根牙髓的状况:死髓牙牙根由于失去牙髓营养供应会使牙根组织变得疏松而易碎,拔除时容易导致上段牙根碎裂,使根断面进一步向牙槽窝深入,增大拔除难度,因而死髓牙牙根较活髓牙牙根难以拔除。④牙根的形态、数目和周围组织的关系:弯曲、膨大、细长等有变异的牙根比直立、短小、圆钝的牙根难以拔除;多根牙比单根牙难以拔除;牙根与周围重要组织(如上颌窦、下颌神经管)关系密切的难以拔除。

由于牙根拔除的难易程度变化很大,拔除前应做仔细的临床检查,拍摄 X 线片,确定牙根的数目、大小、部位、深浅、阻力、根斜面情况及与周围组织的关系(如上颌窦、下颌管),对检查结果经仔细分析后制订手术方案并准备相应器械,对可能发生的情况向患者解释清楚。

术中折断的牙根拔除必须在清楚、直视下进行,要求有良好的照明及止血条件,切忌在未看见断根时盲目操作,原则上各种断根皆应在术中取出,但必须全面考虑,如患者体质较弱,而手术又很复杂时,亦可延期拔除;如牙根仅在根尖部折断(<3 mm),不松动且本身并无炎症存在(一般为阻生牙、埋伏牙、错位牙)时也可不拔除。

牙根的具体状况不同,拔除方法也不一样,以下为较常使用的牙根拔除方法。

(一)根钳拔除法

适用于牙根断面高于牙槽窝边缘的牙根和牙根断面虽平齐或低于牙槽窝边缘但在去除少许牙槽骨壁后能用根钳夹住的牙根(由于用去除牙槽骨壁的方法在术后存在牙槽嵴高度降低、外形凹陷的缺点,最好不要采用此法,可改用直挺拔除法)。安置根钳时,钳喙应尽量向根方插入,要尽量多地环抱牙根,然后尝试摇动并缓慢加力,随着牙槽窝的扩大,钳喙不断向根方深入。对扁平的牙根主要依靠楔入和摇动的力量拔除,对圆钝的牙根还可使用扭转力。

(二)直挺拔除法

根的折断部位比较低,根钳无法夹住时,应使用牙挺将其挺出。尽量选用挺刃窄而薄的直挺,挺刃的大小、宽窄应与牙根表面相适应。高位牙根可用直牙挺,位于牙槽窝内的低位牙根应使用根挺,根尖1/3以下的牙根需用根尖挺。一般情况下,牙挺从牙根斜面较高的一侧插入,对于弯根则应从弯曲弧度凸出的一侧进入。挺刃凹面应紧贴牙根并沿着牙根表面用楔的原理尽量向牙根根方插入至牙根与牙槽骨壁之间,挺的凸面以牙槽骨骨壁或腭侧骨板为支点施以旋转力,使牙槽窝扩大,牙根与周围组织的附着断裂,即利用楔与轮轴的作用原理使牙根逐渐松动,牙根松动后,牙挺就可乘势插向牙槽窝深处,这样不断推进与旋转牙挺,最后再使用轻微的撬力便可使牙根脱位。多根牙或相邻的牙根需同时拔除时挺刃也可从多根牙或相邻牙根之间插入,以邻近的牙根为支点,这样,在拔除牙根的同时,也挺松了需要拔除的相邻牙根。

(三)三角挺拔除法

最常用于拔除多根牙时已完整拔除患牙的一个根,利用该根空虚的牙槽窝挺出相邻牙槽窝中的断根。使用时将三角挺的挺喙插入已经空虚的牙槽窝底部,喙尖抵向牙槽中隔,以牙槽骨为支点,向残留断根的方向施加旋转力,将残留断根连同牙槽中隔一并挺出。

(四)牙钳分根后拔除

下颌磨牙残冠拔除时,可以先使用牛角钳或分根钳夹持根分叉处,握紧钳柄将患牙分为近、远中两个牙根,而后根据具体情况,用下颌根钳或牙挺分别拔除。

(五)牙挺分根拔除法

牙挺分根拔除法适用于磨牙残冠折断部位比较低,根钳无法夹住,且根分叉暴露者。此时可以将直挺挺刃插入近远中两根间的根分叉下,旋转挺柄即可将残冠分割成近、远两根,而后根据具体情况,用下颌根钳或牙挺分别拔除。

(张　霞)

第二节　超声刀在阻生牙拔除术中的应用

一、超声刀的结构组成

口腔科的超声骨刀主要用于齿槽外科手术,由主机及冷却水支架(水瓶支撑杆)、冷却水管(另配)、手柄支架、手柄、工作头、连接线、脚控制踏板等附件组成(图6-25)。

(一)附件

超声骨刀附件中需要灭菌的是手柄、工作头、手柄连接线和冷却水管。冷却水管以一次性使用为佳,手术冷却用水为无菌生理盐水;手柄连接线不耐高温,使用时可用一次性无菌器械护套保护。超声骨刀工作头凹槽多,清洗时宜用硬度适宜的尼龙刷刷洗,避免超声清洗,工作头支架需同时清洗后随同工作头包装,物理灭菌(图6-26、图6-27)。

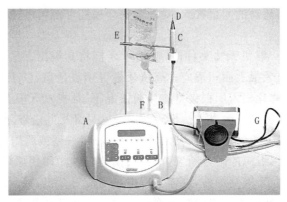

图 6-25　超声骨刀

A.主机；B.连接线；C.手柄；D.工作头；E.支撑杆；F.冷却水管；G.脚控连接线

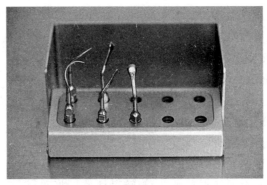

图 6-26　工作头

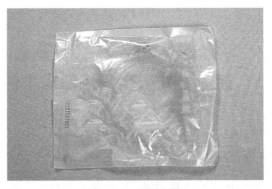

图 6-27　冷却水管

(二)主机

主机及冷却水支架用对金属无腐蚀性的中效以上消毒剂擦拭消毒,机器表面不防水,擦拭不宜过湿。

二、超声骨刀的应用

超声骨刀利用高强度聚焦超声技术,通过特殊转换装置,将电能转化为机械能,经高频超声震荡,使所接触的组织细胞内的水汽化、蛋白氢键断裂,从而将需要切割的骨组织彻底破坏。由于该高强度聚焦超声波只对特定硬度的骨组织具有破坏作用,不仅不会破坏到血管和神经组织,还能对手术伤口起到止血的作用,进一步缩小微创手术的创口,极大地提高手术的精确性、可靠性和安全性。

在智牙预防性拔除中,翻开弧形黏骨膜瓣后,使用超声骨刀在智牙牙冠相应的骨组织上划一个圆形切口,即可将圆形骨板取出。而骨板下方的智牙牙囊并未受到损伤,故可将智牙及牙囊完整取出。

超声骨刀具有以下优点:①微小振幅(100～300 μm),极大切割加速度(约 50 000 个重力加速度),旁振小,安全性好;②无高速旋转:相对于传统高速磨钻 6～10 万转/分的超高速,超声骨刀的零旋转或者 80～150 转/分的低速旋转对周围神经丛和血管丛威胁小得多,显著降低操作风险和难度,缓解术者术中的紧张度,初学者易掌握;③超声独特的止血效应,可促使微血管收缩,提高凝血酶的活性,使手术中的失血量大大减小,手术视野清晰;④切缘整齐,无劈裂,无灼伤,术后愈合快;手柄轻小,操作方便灵活,可达到普通手术器械不能到达的部位;适应性广泛等。

超声骨刀用于埋伏阻生智牙的拔除术,特别是上下颌埋伏较深或距上颌窦或距下牙槽神经管较近的智牙拔除,可避免损伤上颌窦黏膜和下牙槽神经管内的神经及血管,减少术中术后并发症的发生。附超声骨刀拔除智牙手术步骤(图 6-28)。

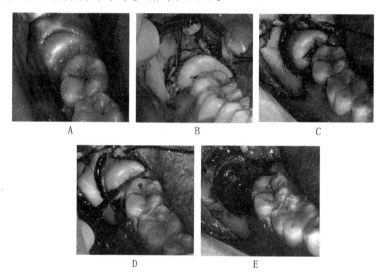

图 6-28　超声骨刀拔除智牙手术步骤

A.下颌右侧智齿近中倾斜阻生;B.用超声骨刀微创去除阻生智牙远中部分骨组织;C.去骨之后,可见整齐的截骨线;D.应超声骨刀纵向切割牙齿,术野清晰,并可以轻松地控制切割线;E.牙齿纵向截开、微创拔除牙齿之后,可见牙槽间隔和近中邻面牙槽嵴完整,骨损伤较小

三、超声骨刀的优势

超声骨刀是一种微幅振动,肉眼往往无法察觉,刀头与组织均匀接触,稳定而精确,同时又能将操作遗留的骨屑迅速带离术区,保持视野清晰,超声骨刀在操作过程所产生的热量非常少,加之冷却水形成的水雾能起到很好的降温作用,让创口温度始终保持在 42 ℃以下,通过水雾冲洗创口,让术野、创口都十分清晰,所以无须棉球止血。超声骨刀采用了三维可控超声振动技术,其对软组织的识别能力较强,在操作过程中可尽量避开软组织、血管和神经,减小副损伤。

超声骨刀拔除下颌水平位阻生智齿的优势：首先避开了传统的骨凿敲击拔牙法，减轻了患者的恐惧心理，其次超声骨刀有仰角涡轮机不能比的优势，就是骨刀的刀头有各种角度和弯度，可以从各个面进行操作，增隙，能在较为狭小的口腔内操作，对于个别有颞颌关节紊乱和张口度较小的患者有着明显的优势。超声骨刀手柄自带照明功能，医师操作能够看得更为清晰，并且超声骨刀具有较强的软组织识别能力，不会损伤牙龈及周围软组织。下颌水平低位阻生牙一般离神经管比较近，超声骨刀更为精细，分牙，去骨增隙更准确，能有效降低神经损伤。

（张　霞）

第三节　牙拔除术的并发症

牙拔除术是口腔外科最基本的手术，但如果对其操作风险掉以轻心，或者缺乏足够的外科处理能力，就很可能发生各种并发症，给患者造成较大痛苦，甚至危险，因此充分了解拔牙并发症，并掌握其预防措施和对症处理的方法非常重要。

一、牙拔除术中并发症

需要强调的是牙拔除术中和术后各种并发症多为相互关联的，一般来说，只要遵循前述的各项原则，大多数并发症都是可以避免的，而不正确的操作或不合理的处理方式常会导致多种并发症同时出现，以下分类只是为了描述方便，而非彼此孤立发生。

（一）软组织损伤
1.损伤原因

包括软组织切割伤、穿刺伤和撕裂伤。

（1）切割伤主要是初学者在用刀切开软组织时由于支点不稳或对局部组织结构不熟使切口偏离了设计的方向，术者握持手术刀进、出口腔时，由于患者紧张、挣扎或术者紧张、疏忽而误伤口唇或舌体组织。

（2）穿刺伤主要由牙挺等尖锐器械滑脱引起。

（3）撕裂伤主要由术野显露不足、牙龈分离不充分、器械选择及放置错误、软组织保护不充分、暴力操作等原因造成。如使用钻磨切患牙时由于显露不足，钻可能卷磨撕裂软组织；在拔出患牙时由于牙龈分离不充分而造成粘连在患牙上的牙龈撕裂；放置牙钳时误夹牙龈；错误选择牙龈分离器翻瓣造成软组织瓣损伤；使用锐器进行操作时未能将软组织瓣完全阻挡在术区之外进行完善的保护；使用口镜时过度牵拉口角或使用暴力、不正确的牵拉方式造成口角、软组织瓣撕裂等。

2.预防措施

（1）切割伤的预防措施：使用手术刀时要精神集中；要有正确的支点；要减轻患者的紧张情绪，对严重的牙科畏惧症及不能配合的患儿要使用镇静措施，防止患者出现突然的反抗、挣扎。

（2）穿刺伤的预防措施：使用牙挺等尖锐器械时要有可靠的支点；能有效控制器械的操作力量和幅度；要有保护措施，即术者用一只手操作器械，用另外一只手的手指在作用支点的相对和邻近部位进行保护。

（3）撕裂伤的预防措施：制订合理的手术方案；根据术者经验选择合适的切口和翻瓣，以便充分显露术区；选择并能正确使用标准的拔牙器械；避免暴力操作；用颊拉钩、棉签（棉签较为脆弱，用力过大会折断）或用手指牵拉、保护组织。

3.处理原则

切割伤及穿刺伤应根据刺伤部位和程度作相应处理：表浅且没有明显出血的伤口无须处理；伤口较大或有明显出血时应缝合；舌部伤口应使用大针粗线作深层缝合；口底伤口一般窄而深，为利于引流、避免软组织深部出现血肿或感染等严重并发症，一般不予缝合，可压迫止血后观察；唇部及切口周围损伤应对位缝合；刺破大血管导致大量出血时需急诊手术探查结扎出血血管。

发生撕裂伤时，如伤口小并且通过牙龈牙槽骨复位等常规处理后，软组织附着良好，无活动性出血，则无须缝合；撕裂伤口大或伴活动出血时则需缝合，以免术后出血和疼痛。

（二）骨组织损伤

1.损伤原因

上、下颌前牙和前磨牙区唇颊侧牙槽骨板薄弱，使用牙挺时，如果以唇颊侧骨板作为支点，可能会导致局部骨组织损伤或唇颊侧骨板折裂；用牙钳拔除骨阻力较大的前牙及前磨牙时（特别是患牙根部与唇颊侧骨板发生粘连），如果使用暴力或过度的唇颊侧摇动力可引起粘连在患牙根部的牙槽骨骨折；拔除上颌第三磨牙时，因相邻的上颌结节骨质较薄弱，再加之中老年患者牙槽骨弹性降低，如果患牙牙根与牙槽骨粘连，可导致上颌结节或局部牙槽骨折裂并与患牙一同脱位；拔除下颌第三磨牙时，因舌侧骨板骨质较薄弱，如果患牙与舌侧骨板粘连，可导致舌侧骨板折裂。

2.预防措施

（1）防止前牙及前磨牙唇颊侧骨板损伤：使用牙挺时尽量避免以唇颊侧骨板作为支点；使用牙钳时避免使用暴力或过度的唇颊侧摇动力；拔除阻力较大的残根、断根或位置较深的断根、完全骨埋藏的残根时，为最大限度地保存牙槽嵴高度和厚度，应使用外科拔牙法。

（2）预防上颌结节及其局部牙槽骨损伤的方法：拔除骨阻力较大的上颌第三磨牙时应避免直接用牙挺向远中方向撬动；使用牙挺时尽量使用楔力并配合轻微的旋转力，待患牙松动后再向远颊殆或颊殆方向撬动脱位；使用牙钳拔除时应向颊腭向或远颊腭向摇动，可配合轻微的旋转力，使用力度和幅度要缓慢增加，不能使用暴力；如果发现需使用较大的力量才能拔除患牙时，应采用增隙、分根的方法。

（3）预防第三磨牙舌侧骨板损伤的方法：主要是通过分割患牙和/或牙根，充分去除骨阻力，避免暴力操作。

3.处理原则

由于前牙及前磨牙区牙槽骨损伤后常影响拔牙窝的愈合，导致局部牙槽嵴狭窄或低平，不利于种植或义齿修复。所以，当损伤折裂的骨片与黏膜仍附着紧密，可在处理牙槽窝时将骨片复位，任其自行愈合。如果骨片较小并且部分游离，应小心夹持骨片，仔细剥离去除。

上颌结节和下颌舌侧骨板的损伤一般不会对牙槽窝的愈合造成明显影响，只需去除折裂的骨块即可，但需仔细剥离附着在折裂骨块表面的黏膜、肌肉等软组织，避免盲目暴力操作导致局部牙龈黏膜甚至硬软腭、咽侧壁软组织撕裂。如有软组织撕裂应及时复位缝合，以免术后疼痛出血。

出现骨质折裂损伤的拔牙窝往往会出现过锐的骨壁或突出的骨尖，应用手指触诊仔细检查，如有可用骨挫或钻头等工具将其去除，避免术后刺破黏膜导致局部疼痛不适。

(三)牙或断根移位

1.移位原因

牙或牙根的移位与相应部位解剖结构特点紧密相关,临床最常见的移位情况是:上颌前磨牙、磨牙牙根进入上颌窦;下颌第三磨牙或牙根进入下颌舌侧或翼颌间隙;上、下颌前牙牙根进入唇侧黏骨膜下间隙;低位阻生上颌第三磨牙或牙根进入颞下间隙,下颌磨牙牙根进入下颌管,上颌前牙区埋伏牙进入鼻腔。

2.预防方法

术前需进行 X 线检查,如发现患牙根方骨组织薄弱或缺如时应设计合理的拔牙方式;由于患牙或断根移位往往是在视野不清、盲目操作的状况下引起的,所以清晰的术野是避免患牙或断根移位的最好方法;掌握正确的操作方法,选择薄而锐的牙挺挺刃,插入牙挺时要沿着患牙或断根牙周间隙楔入(如果间隙不清可用钻增隙),避免将力量作用到患牙上,避免暴力操作,避免向根方用力;由于临床最常见的是断根移位,因而在拔除患牙时应尽量避免断根,如发生断根且位置较深时,应采用外科方法拔除。

3.处理原则

发生患牙或断根移位时应立刻停止盲目操作,首先通过临床和影像学检查确定移位患牙或牙根的位置,根据检查结果制订手术计划。由于患牙一般是由较浅的部位向深部移动,所以设计的软组织瓣应足够大。手术时需用吸引器吸净术区的血液和唾液,必要时可去除局部部分骨质,以便能够清楚显露移位的牙或牙根,显露患牙后可直接用吸引器吸引取出,或用合适的工具稳定夹持,轻柔剥离周围组织后取出。缺乏手术经验的基层医疗单位遇到该情况时,应及时将患者转送至上级医院进行处理,以免因盲目操使移位的患牙进入更深的组织间隙,或造成更大的创伤。

(四)口腔上颌窦穿通

1.穿通原因

上颌窦变异较大,部分患者窦腔底部与上颌磨牙紧密相邻,为这些患者拔牙时,如果操作不正确,导致患牙或牙根移位进入上颌窦;少数患者伴发长期慢性上颌窦炎,破坏了窦底骨质,甚至引起逆行性牙周炎使窦底黏膜与患牙根部粘连,拔除患牙后即形成;上颌磨牙根尖病变引起窦底骨质缺如,搔刮病变时穿破窦底形成。

2.预防方法

预防患牙或牙根移位进入上颌窦的方法如前所述;如拔除根分叉较大且上颌窦底骨质缺如的上颌磨牙时,最好选用外科拔牙法;搔刮上颌窦底骨质薄弱或缺如的牙槽窝时应选用正确的搔刮方式和方法。

3.处理原则

一旦发生穿通,应视不同情况给予相应处理:如小的穿孔(直径 2 mm 左右,通常是单个牙根根尖部位的穿通),常规处理拔牙窝后,用可吸收材料(数字纱布或止泰海绵)放入牙槽窝底部,即可依靠牙槽窝内形成的血块机化隔离口腔和上颌窦,使穿通伤口愈合;中等大小穿孔(直径 2～6 mm),可先用可吸收材料衬底,再在创口表面打包缝合碘仿条,注意不要将碘仿条加压填入牙槽窝,以避免影响牙槽窝血块的正常形成和机化;较大的穿孔(直径>6 mm),先用可吸收材料衬底,再做松弛切口,在无张力的情况下相对缝合颊腭侧牙龈,关闭伤口。术后嘱患者切忌鼻腔鼓气、吸食饮料、吸烟,避免强力喷嚏,用滴鼻剂滴鼻,可口服抗生素 3～5 天,术后 10 天拆除缝合线。如上颌窦炎伴随口腔上颌窦穿通时,应保留拔牙窝引流口,充分引流上颌窦内分泌物,并辅以适当的抗生素治疗,待上颌窦炎症消退后,再设计黏膜瓣封闭穿通瘘口。

（五）神经损伤

拔牙导致的神经损伤主要包括下牙槽神经、舌神经和颏神经,鼻腭神经和颊神经也可能在翻瓣时损伤,但因恢复迅速且无明显感觉异常,均无须特殊处理。

1.损伤原因

下牙槽神经损伤常见于下颌第三磨牙拔除,偶见于下颌磨牙或前磨牙拔除,其原因是患牙牙根与下颌管关系紧密,拔除患牙时因操作不当导致牙根移位、骨质塌陷压迫神经,或使用尖锐器械、切割钻误伤神经。舌神经损伤原因包括下颌第三磨牙拔除的远中切口过于靠近舌侧、暴力操作导致舌侧骨板折裂、钻头等锐利器械穿透舌侧骨板等。颏神经损伤主要发生于下颌前磨牙颊侧黏膜的切开、翻瓣、暴力牵拉及用钻去骨时误伤。

2.预防方法

术前通过 X 线检查观察牙根形态及其与下颌管关系,必要时可使用 CT 或 CBCT 以便更加准确地了解局部信息,操作时应根据影像学资料设计显露方式,合理去除各种阻力,使用合适器械使牙根能按其长轴方向脱位,避免暴力操作。

3.处理原则

如果有牙根移位、骨质塌陷压迫神经,则尽早手术去除压迫,术后使用激素和神经营养药;其他原因导致的神经损伤处理方法包括早期（1～2 周）应用糖皮质激素以抑制组织肿胀,配合使用较长一段时间（1～3 个月）的维生素 B_1、维生素 B_6、维生素 B_{12} 和地巴唑等,也可使用理疗促进神经恢复。

（六）术中出血

1.出血原因

切开翻瓣时误伤血管（如下颌第三磨牙远中磨牙后垫区、颏血管神经束、腭大血管神经束、鼻腭血管神经束等）;拔牙操作时激惹牙周、根尖等部位的慢性炎性肉芽组织;使用钻切割骨质时引起颌骨内滋养血管破裂出血（如下颌血管神经束、第三磨牙远中滋养动脉等）;患者患有全身出血性疾病（如高血压、各种血液性疾病等）。

2.预防方法

掌握术区的解剖结构特点,切开翻瓣时避开血管神经束区（如下颌第三磨牙远中切口避免靠近舌侧,设计的切口应避开颏孔区、腭大血管神经束区、鼻腭孔区等）;拔牙操作时尽量避免激惹牙周、根尖等部位的慢性炎性肉芽组织,留待患牙拔除后处理;使用切割钻时要尽量在患牙内或沿着患牙周围进行,在危险区域操作时,要尽量少去骨,可较多地磨除患牙组织;处理全身出血性疾病的患者时。术前要详细了解患者病史,掌握好拔牙适应证和禁忌证,并积极采取相应的术前处置方法（使用控制血压药物、凝血药物或输血等）。术中应尽量减少创伤,对需拔除多个患牙的患者应分次拔除,尽量缩短手术时间。

3.处理原则

如果因切开时误伤血管,应及时对切开的软组织进行分离、翻瓣,术中使用吸引器及时吸净创口渗血,对明显的出血点可用血管钳钳夹止血,拔除患牙后,伤口缝合止血;如果因激惹牙周、根尖等部位的慢性炎性肉芽组织引起,应用吸引器及时吸净渗血和唾液,保持术野清晰,尽快拔除患牙后搔刮去净肉芽组织（拔除位置较深的残根时应尽快使用外科拔牙方法）;当使用钻头导致牙槽骨滋养血管出血时应根据患牙状况分别处理,如果患牙可在较短的时间内拔除,则使用吸引器吸净术区的血液、唾液等,在保持术野清晰的情况下,尽快拔除患牙,如果术中出血很快,术野受影响,而患牙在短时间内难以拔除时,应停止拔牙,止血后再实施拔牙操作;对因患有全身出血性疾病的患者应在保持术野清晰的状况下,尽快拔除患牙,拔牙后局部使用止血药物。

(七)邻牙或对颌牙损伤

1.原因

术者未重视和未严格执行拔牙器械的选择和使用原则;未充分去除邻牙阻力、牙挺以邻牙为支点、牙钳钳喙太宽或放置牙钳时钳喙长轴未与患牙长轴平行而误伤邻牙,以及使用暴力牵引患牙脱位而损伤健康邻牙或对颌牙等;邻牙有修复体或较大范围龋坏等情况时,容易出现修复体脱落或者残冠崩裂。

2.预防方法

严格执行标准拔牙器械的选择和使用原则;在拔牙时用左手实施保护是防止邻牙或对颌牙损伤最有效的方法;术前仔细检查邻牙,如发现邻牙本身有缺陷时应制订对策并向患者及时说明,获得患者理解后再实施拔牙。

3.处理原则

邻牙牙冠崩裂或充填物脱落可先暂时修复,待拔牙创愈合后再整体设计永久性修复;邻牙松动者可适当降低咬合,必要时可辅助结扎固定,待其愈合;损伤牙为活髓牙时,术后定期检查牙髓情况,必要时行牙髓治疗。

(八)颞下颌关节脱位、损伤及下颌骨骨折

1.原因

使用传统的劈冠拔牙方法;术中暴力操作,如在拔除阻力较大的下颌磨牙时,在没有去除阻力的情况下,暴力使用牙钳或牙挺;患者本身原因:年老体弱患者导致颞下颌关节易发生脱位或损伤、患者患有全身性骨代谢疾病、埋藏阻生牙位置过深导致局部骨质强度减弱。

2.预防方法

避免使用传统的拔牙方法;选择合适的拔牙器械,操作要规范,动作要轻柔,避免使用暴力;尽量使用钻对患牙进行增隙、分牙,充分消除阻力后再分块拔除;术中可用橡胶咬合垫辅助患者张口,并尽量缩短拔牙时间等。

3.处理原则

对脱位的关节应及时复位,用绷带包扎、固定 2 周;造成关节损伤的可局部热敷、理疗;引起下颌骨骨折的可根据情况行颌间固定或内固定。

二、牙拔除术后并发症

(一)牙拔除术后出血

牙拔除术后出血可分为原发性出血和继发性出血。原发性出血为拔牙后当天出血未停止,继发性出血为拔牙当天出血已停止,以后因各种因素引发的出血。局部检查常见到拔牙伤口表面有高出牙槽窝的松软血凝块伴随周围出血。

1.出血原因

(1)局部因素:软组织撕裂、牙槽窝内炎性肉芽组织残留、牙槽骨内小血管破裂、牙槽骨骨折、牙槽窝血凝块脱落等。

(2)全身因素:患者患有凝血功能异常等血液性疾病、心血管疾病或长期口服抗凝药物等。

2.预防方法

有出血倾向的患者拔牙后可及时给予缝合或用止血材料填塞后缝合；如发现患者在拔牙过程中渗血较多，拔牙后应给予缝合或填塞止血。

3.处理方法

局部麻醉后将血凝块用棉签轻轻拭去，并吸净口腔内唾液和血液，检查出血点，如出血来自牙槽窝周围软组织，可将两侧牙龈做水平褥式或8字交叉缝合止血；如出血来自牙槽窝内骨壁，可用止血材料或碘仿纱条加压填塞止血，如能配合缝合两侧牙龈，则止血效果更佳。

有一种情况是拔牙导致牙槽骨折裂引起出血，术后未填塞止血材料而仅将牙龈严密缝合，牙槽窝内出血渗入到颌周间隙，表现为明显组织肿胀伴剧烈疼痛，此时应拆除部分缝线，建立牙槽窝引流口，避免组织内部压力继续增大，并辅以抗生素治疗，防止产生深部血肿导致严重的间隙感染。

（二）牙拔除术后疼痛、肿胀及感染

牙拔除术后疼痛、肿胀、感染等常见并发症属于机体对拔牙创伤的生理反应及其继发过程，此三者是相互关联的，并且都可能导致张口受限，故在此一并叙述。

1.疼痛原因

术后当天疼痛主要为拔牙创伤破坏牙槽窝及相邻组织神经末梢所致；术后中期疼痛为机体创伤应激炎症反应导致的肿胀和局部组织压力增高引起；拔牙3天后疼痛可能是牙槽窝血凝块脱落或局部感染导致的干槽症或软组织炎症未能控制，发展为间隙感染。

2.预防方法

严格遵守无菌操作理念；尽量减小拔牙创伤；下颌切口尽量选用袋型瓣（三角形切口术后易在前颊部出现肿胀）、切口和翻瓣不要靠近舌侧（避免激惹颞肌深部肌腱下段和翼内肌前部产生反射性肌痉挛而引起术后开口困难）、切口不要越过移行沟底、缝合不要过紧（有利渗出物的排出）、术后冷敷等；使用类固醇激素、抗生素、非甾体类解热镇痛药等药物。

3.处理方法

应根据疼痛原因选择恰当的治疗方法：术后当天疼痛可口服非甾体类解热镇痛药；因局部软组织感染引起应首先处理局部感染，配合使用抗生素和非甾体类解热镇痛药；因干槽症导致应主要处理干槽症。

（张　霞）

第七章

龋 病

第一节 龋病的非创伤性修复治疗

非创伤性修复治疗(atraumatic restorative treatment，ART)指使用手用器械清除软化的、完全脱矿的龋坏牙体组织，然后用有黏结性的口腔修复材料充填龋洞，并同时封闭容易患龋的点隙窝沟。目前，ART用玻璃离子作为修复材料。ART是一种阻止龋病进展、最大预防和最小创伤的现代治疗方法。该项技术于1994年得到世界卫生组织的推荐，已先后在许多国家推广使用。我国也正在开展ART临床和实验室的相关研究。

ART非常适用于社区口腔卫生保健，可以纳入初级口腔卫生保健的服务范畴，是一种特别值得在一些不发达的边远和农村地区推广的充填方法。

一、ART的适应证及操作方法

(一)适应证

(1)适用于恒牙和乳牙的中小龋洞，能允许最小的挖器进入。

(2)无牙髓暴露，无可疑牙髓炎等。

(二)牙本材料和器械

1.材料

玻璃离子粉、液，牙本质处理剂，粉剂由许多矿物质组成，主要含有氧化硅、氧化铝和氟等。液体通常由去离子水和溶于水的有机酸(主要是聚丙烯酸)组成，可用作牙本质处理剂；有的液体单独由去离子水组成，而有机酸以冻干形式加入粉剂中。牙本质处理剂通常为弱聚丙烯酸(10%)。

2.器械

主要包括口镜、镊子、探针、挖匙、牙用手斧(或称锄形器)、雕刻刀、调拌刀调拌纸等。

(1)口镜：反射光线到术区，观察龋患，牵拉口角或推开舌体。

(2)探针：探查确定龋损，也用来去除沟裂中的菌斑注意不要用来探查有可能伤及牙髓或使髓腔暴露的深龋洞。

(3)镊子：取放棉卷、棉球、楔子和咬合纸。

（4）挖匙：去除软化龋坏牙本质，清洁窝洞；一般分三号，小号直径0.6 mm，中号直径1.5 mm，大号直径2.0 mm；小号一般用于小龋洞，去除釉牙本质交界处的软龋；中号、大号用于去除大龋洞和洞底的软龋。

（5）牙用手斧（或锄形器）：用于扩展进入龋洞的入口，使挖器易于进入；去腐过程中用于进一步扩大洞口，去除无基釉。

（6）调拌刀和调拌纸：用于混合调拌玻璃离子材料。

（7）雕刻刀：有两种作用，扁平的一端用于放置充填材料，尖锐的一端用于去除多余的充填材料及修整外形。

3.其他辅助材料

（1）棉卷、棉球、树脂条、T形带、木楔、凡士林等。

（2）棉卷：用于隔湿，保持工作环境干燥。

（3）棉球：用于清洁和擦干窝洞，涂布处理剂；根据窝洞大小可选用不同型号的棉球。

（4）树脂条和T形带：用于恢复牙的邻间隙外形的成形片，前者用于恒牙，后者用于乳牙。

（5）木楔：用于放入邻面固定树脂条，使材料不致压入牙龈，均由软木制成。

（6）凡士林：用于保护固化的玻璃离子表面不被唾液污染，同时用于防止手套与玻璃离子材料黏结。

（三）操作步骤

1.洞形准备

使用棉卷隔湿，保持牙面干燥，用探针去除菌斑和沟裂内的软垢，然后用湿棉球清洁，再用干棉球擦干表面，确定龋坏的范围。如果龋洞在牙釉质开口小，则使用牙用手斧扩大入口。将牙用手斧刃布置于开口处，在稍加压的情况下牙用手斧前后转动，使部分脆弱的无基釉和脱矿的牙釉质破碎，用小湿棉球去除破碎釉质，继续手术时再用棉球擦干。洞口大到最小的挖匙能够进入（图7-1）。

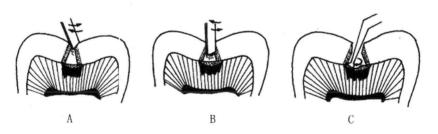

A   B   C

图7-1 窝洞入口制备示意

A.牙用手斧进入龋洞的部位；B.前后移动牙用手斧扩大龋洞入口；C.打开龋洞使小的挖器可以进入

使龋洞湿润，以便于去除软龋组织。使用挖匙去除软龋组织。根据龋洞大小选用不同型号挖匙。挖器通常应垂直围绕洞的边缘转动，最重要的是用小挖匙首先去除釉牙本质界处的软化牙本质，然后去除洞底的软化牙本质。操作过程中可将牙用手斧放在继续暴露的无基釉质边缘轻轻加压，以扩大龋洞进口，将软龋去除干净。

去除窝洞内两处软化牙本质时应特别注意以下几点。①釉牙本质界：这部分牙本质接近牙表面，同时也是充填材料必须与牙体黏结非常好的部位；如果此处的龋坏组织没有完全去净，就不可能达到良好的结合。②深龋洞底部：对深龋去腐时，尽量用大号的挖匙；在使用小号挖匙时不要过于向洞底加压,否则会增加穿髓的可能性;在龋洞近髓的部位不要过多去除牙本质,以避免穿髓。

将挖匙去除的龋坏组织放在棉卷上并清洁器械,用湿棉球清洁窝洞。此时让患者上下牙咬合观察对𬌗牙是否接触龋洞,这有助于充填后修整及调整咬合。最后用干棉球干燥窝洞。

复面洞处理原则与单面洞一样。

2.清洁

在牙本质表面使用手用器械将导致牙本质玷污层的产生,必须用牙本质处理剂清洁窝洞,去除玷污层,以提高玻璃离子材料与牙面的化学性黏结。牙本质处理剂还可预先激活牙齿组织中的钙离子,促使牙齿组织能更有效地与玻璃离子进行离子交换,增强二者之间的黏结力。处理剂一般为10％弱聚丙烯酸,不能由树脂材料修复过程中使用的酸蚀剂替代。用小棉球蘸一滴处理剂涂布整个窝洞和临近窝沟10~15秒,立即用棉球蘸清水冲洗至少2次,用于棉球擦干。不要使用压缩空气吹干,因为这会使牙面过于干燥而降低玻璃离子与牙面的化学黏结。如窝洞被血及唾液污染,应及时止血,重新冲洗、清洁和处理。

3.混合及调拌

根据厂家推荐的粉液比例,将粉先放在调拌纸或调拌盘上,用调拌刀分为两等份,将液体瓶水平放置片刻使空气进入瓶底,然后竖直将第一滴液体滴在调拌纸的一角,因为这一滴液常含有气泡,可用作处理剂(按产品说明)。然后保持液体瓶垂直倒立位,将第二滴液体滴在第一半粉中。使用调拌刀将粉与液体混合而不要使其到处扩散。当粉被液体完全漫透后,再混合另一半粉。全部的粉、液彻底混合调拌应在20~30秒内完成。

注意事项:每种类型的玻璃离子材料都有其自身的特点,请根据厂家产品说明的粉液比例、调拌时间使用。仅在调拌时才打开包装瓶,取出粉、液剂;使用之后将装粉剂的瓶盖旋紧,以防受潮。

4.充填

材料调拌好后立即放入要充填的洞内。充填应在材料失去光泽之前进行。如果材料已经失去光泽变干,应重新调拌,不能使用已经变干的材料充填。

(1)单面洞:注意保持工作环境干燥,用棉球擦干窝洞,调拌好玻璃离子后用雕刻刀钝端将其放入备好的洞内。为避免空气气泡进入充填材料,最好沿洞的边缘堆放材料;用挖匙凸面推压玻璃离子。充填材料稍高于牙面,将余下材料置于邻近的点隙窝沟处。

通常采用"指压技术"进行充填,即在戴手套的食指上涂少许凡士林放在材料上向窝。

洞内及沟裂处紧压,并先颊舌向、后近远中向轻微转动手指,使玻璃离子进入窝洞内并充填𬌗面所有的点隙窝沟。当材料不再有黏性后再从一侧移开手指(约30秒),以避免将材料带出窝洞,立即用器械去除多余材料,用凡士林覆盖充填材料表面。在玻璃离子材料半干的状态下,用咬合纸检查咬合情况,如咬合高用器械去除多余材料,调整到正常咬合,再涂一层凡士林。最后嘱咐患者一小时内不要进食。

(2)复面洞:复面洞可分为前牙复面洞和后牙复面洞,复面洞充填与单面洞操作基本相同。通常复面洞龋坏较大并涉及多个牙面,因此,充填时应特别注意确保充填物外形正常。

前牙复面龋充填:使用棉卷保持工作环境干燥,用棉球清洁擦干窝洞。在牙的邻面放置树脂成形片,用其恢复邻面的外形,将软木楔楔入两牙牙龈缘之间固定成形片。根据前述方法调拌玻璃离子放入窝洞并少量超填,用食指从舌(腭)侧固定成形片,拇指使成形片紧紧包绕牙唇面,使材料充满窝洞,用拇指紧按约 30 秒,直到材料固化。取出成形片和木楔,用凡士林覆盖充填材料,用雕刻刀去除多余材料,用咬合纸检查咬合并再涂一层凡士林。最后嘱患者一小时内不要进食。

后牙复面洞充填:操作步骤与前牙复面洞充填方法基本相同。恒牙后牙复面洞使用树脂条和木楔固定修复邻面外形,要尽量避免邻面外形成一平面,在安放成形片之前,先让患者咬合以确定需要充填材料的数量,如果使用材料估计不足,先将现有的材料放入洞的邻面部分,再一次调拌充填。后牙复面洞充填材料应避免承受过大的咬合力,尤其充填体边缘嵴应修整到刚好与对殆牙不接触为好。乳牙不一定总是要求完全修复邻面外形,可根据龋洞大小及牙齿在口腔中可能保留的时间而定,为了避免牙齿邻面嵌塞食物,乳牙列中较大的邻面龋损可恢复成一斜面,可选择 T 型成形片。

二、对 ART 的评价及发展方向

研究表明,ART 是有效的预防和治疗龋病的方法。

(一)ART 的优点

(1)符合现代预防观点。现代口腔健康最重要的是预防而不是充填治疗。ART 技术符合现代预防基本观点,采用有黏结性的玻璃离子材料,将汞合金充填预防性扩展的传统方法转变成最大预防、最少的洞形预备、最少的牙体损伤以保存完好的牙体组织的一种现代方法。

(2)不仅充填龋损,同时封闭发生龋病的高危部位的点隙沟裂。将预防和修复统一起来,可以延长牙齿的寿命。

(3)不需要电源,使用简单便宜的手用器械代替昂贵的电动口腔设备。

(4)器材可以随身携带,操作者能采用任何形式的交通工具(如自行车),就可以到患者生活的环境中工作,如行动不便的老年居民家中,交通不便的地方,到社区学校、家庭中提供口腔治疗。

(5)操作安全、简单易学,而且价格便宜。研究表明由口腔医师和护士操作完成的治疗结果相似,由医师和经过培训的学校老师所做的窝沟封闭效果相似。

(6)控制交叉感染的方法简便,不需要高压消毒的手机,每次使用后,手用器械容易清洁和消毒。

(7)减轻了患者的心理创伤,患者容易接受。治疗中只有轻微的不适,不会产生传统治疗中的恐惧和焦虑,也没有牙钻或吸唾器的噪音。这种治疗尤其在儿童中更易得到普及。

(8)玻璃离子材料可释放氟,阻止和延缓龋病的发展。即使玻璃离子材料大部分脱落,仍有预防作用,有助于牙体组织的健康。

总之,ART 最大优点是使口腔医师可以离开诊所深入到患者生活的环境,让更多的人获得口腔保健的机会。使用 ART 将健康教育和促进、龋病预防治疗和解除痛苦融为一体。

(二)ART 充填失败的原因及处理

失败原因主要包括适应证选择不当;术者操作不当;玻璃离子材料的物理化学性能不足等。失败的 ART 充填体可以进行修补或替代修复。

ART 充填失败主要包括充填物折断、充填物全部或部分脱落、继发龋等。

1.充填物明显磨损

(1)常见原因:玻璃离子材料耐磨性能不足,磨损过多(>0.5 mm),导致龋洞边缘牙釉质暴露。新型玻璃离子材料的磨耗是缓慢的,失败相对少见。

(2)处理:重新进行修补。用 ART 方法将剩余的充填材料表面及周围牙面清洁干净,然后用处理剂处理,在其上充填一层新的玻璃离子材料并调整咬合。

2.充填物折断

(1)常见原因如下。①玻璃离子材料的机械强度不足(失败最常见的原因)。②牙本质龋坏未全部去净,降低充填材料与牙体组织的黏结,导致充填物折断。③充填面积过大的复面洞等。

(2)处理:去除折断充填体,重新修复缺损或改用其他方法修补。目前 ART 方法对复面洞的充填不应作为常规使用。

3.充填体部分或全部脱落

(1)充填体部分或全部脱落常见原因如下。①术区隔湿不当,在操作过程中龋洞被唾液或血污染。②龋坏牙本质去除不干净,尤其是釉牙本质界处龋坏未去净,降低了充填材料与牙体组织的黏结,导致充填物脱落。③处理剂使用不正确。④使用压缩空气吹干,使牙面过于干燥而降低玻璃离子与牙面的化学黏结。⑤玻璃离子材料调拌不正确。⑥充填方法不当,如将材料置入龋洞的方法不对,导致材料下面出现空隙等。

(2)处理:如果材料大部分或完全脱落,去除原残留物,将龋洞彻底清理干净,并严格按照操作步骤重新进行 ART 充填;如果小部分脱落,处理方法同充填物明显磨损。

4.继发龋

(1)继发龋常见原因如下。①充填微漏。②牙本质龋坏未全部去除等。

(2)处理:重新去净腐质,对釉牙本质交界处要特别注意。然后按标准的 ART 方法清洁处理,充填龋洞。

上述表明,使用 ART 方法的每一个步骤操作不当都可能发生失败,重要的是充分认识引起充填失败的原因,避免和减少失败,充填失败后应根据具体的情况及时处理。为了保证 ART 充填的效果,应选择适当的适应证,ART 的操作者应进行培训,具备足够的操作技术和严谨的工作态度,应熟练掌握材料的性能和特点。另外通过改进玻璃离子材料的机械强度或使用更耐磨的材料,提高充填效果。

(三)可能影响 ART 推广的因素

(1)公众容易误认为玻璃离子是一种临时充填材料。虽然 ART 充填效果低于银汞充填,但很接近。由于早期研究所用的充填材料并不是专为 ART 设计的。使用新型玻璃离子材料,可以使两者之间差别减少。

(2)由于手工调拌玻璃离子,且由于操作者、地理和气候等不同,调和的玻璃离子可能不符合标准操作规程。

(3)玻璃离子材料的强度。多个试验结果表明,玻璃离子做封闭材料时,其寿命低于复合树脂但从防龋效果来看,树脂与玻璃离子效果相似。此现象可能与对氟的释放或者即使大部分封闭材料脱落,但仍有残留材料存在于窝沟有关。

(4)对 ART 技术的错误理解。ART 技术并非很简单,需要对 ART 原理、龋坏的进展、材料的性能和特点有深入的了解,每一步都需要认真仔细操作,对缺乏经验的操作者应该接受适当的培训,才能保证 ART 充填的效果。

(5)虽然 ART 临床试验有相当高的成功率,但目前还没有 ART 修复与充填保留率的长期研究结果,最长的研究仅 3 年。而且这些实验中病例丢失率较高。泰国 3 年 ART 研究的丢失率为28%。津巴布韦2年研究充填与封闭丢失率分别为41%和44%。此方法需要进行长期的研究证实结果的可靠。

（6）ART方法目前仅被推荐使用在恒牙的单面洞，对复面洞和乳牙ART充填的研究尚少。

（7）ART技术可以在牙科诊所应用，但并不是用来取代传统的口腔治疗，而是与之相辅相成。

（四）发展的方向

ART技术是手用器械和黏结性材料的结合，其发展依赖于充填材料不断改进。新的充填材料应在更强的黏结性、更强的耐磨性、更强的再矿化能力、较小的微漏、具有良好的生物相容性和抗菌性等方面有所改进，使ART技术将成为一种能更成功修复牙的治疗方法，并不断应用新的领域。另外改进手用器械的操作性能，使其能进入不易达到的部位，有效去除龋坏组织。同时ART技术作为整体口腔预防的一部分，应与其他预防措施相结合。

ART作为一种既方便、质量好，又经济的新方法，为更多的人得到龋病治疗提供了可能。ART技术虽然在临床上的成功率较为满意，但仍然处于发展的开始阶段，具有很大的发展潜力，适用于所有经济发展水平的所有人群，为发展中国家提供了实际的解决办法。

ART技术体现一种最大的预防和最少创伤的原则，符合现代预防和口腔修复的概念，将引导未来口腔科学的方向。

（张　玉）

第二节　龋病的窝沟封闭

窝沟封闭又称点隙裂沟封闭，是指不去除牙体组织，在𬌗面、颊面或舌面的点隙裂沟涂布一层黏结性树脂，保护牙釉质不受细菌及代谢产物侵蚀，达到预防龋病发生的一种有效防龋方法。

牙面的点隙裂沟易存留食物、细菌而无法彻底清洁，因而患龋率较高。氟防龋对于减少牙釉质、牙骨质平滑面龋取得了较大效果，但对𬌗面窝沟龋的效果不理想，采用窝沟封闭可以有效地防止面窝沟龋的发生。当牙面的窝沟被封闭之后，原来存在于窝沟中的细菌的营养来源被断绝，其生存力和数量均降低，这一方面起到了预防龋病发生的作用，另一方面窝沟封闭也能阻止已存在早期龋损的发展，因此可以在早期龋损尚未成洞之前达到用于治疗的目的。大量的临床研究报告窝沟封闭是成功的防龋方法。

窝沟封闭使用的高分子材料，称为窝沟封闭剂。窝沟封闭剂的发展经过了四个阶段。

（1）第一代封闭剂是20世纪60年代开始使用的波长为365 nm的紫外光固化封闭剂，固化时间较长，效果较差。

（2）第二代封闭剂为自凝固化，或称化学固化，采用Bis-GMA配方。树脂基质与催化剂混合之后一、二分钟发生放热的固化反应。

（3）第三代封闭剂是20世纪70年代到80年代初期开发的波长为430～490 nm的高强度可见光固化封闭剂，在10～20秒内即可固化。如美国的Consise等封闭剂。

（4）第四代封闭剂是近年来开发的含氟和释放氟的窝沟封闭剂。如美国的Pulpdent等封闭剂。

近年来,进行了使用激光固化的研究,这可能使固化的时间进一步缩短,并产生对龋抵抗力更强的釉质——树脂界面。此外,近年来还推荐使用玻璃离子材料作为封闭材料。新型玻璃离子材料具有高黏结性,释放的氟可促进牙齿再矿化,预防和阻止龋病,其作为窝沟封闭材料在预防龋病中的作用已得到临床和实验研究证实,具有一定的应用前景。窝沟封闭的研究还包括使用防水性树脂和聚合物,以减少对隔湿的严格要求。

一、窝沟封闭的适应证与非适应证

𬌗面龋的易感性与点隙裂沟的形态和深度有关。决定是否采用窝沟封闭防龋涉及很多因素,其中最重要的是窝沟的外形和评价。

窝沟可简单分为两类:①浅、宽的 V 形沟;②深而窄的 I 形沟(图 7-2)。后者沟裂狭窄而长,类似瓶颈,底端膨大朝向釉牙本质界。这类沟裂可有大量分支,典型的沟通常有包括缩余釉上皮、菌斑和食物残渣组成的有机填塞物。它为细菌生长定殖、菌斑集聚提供了一个微生态环境,漱口刷牙很难使窝沟清洁(图 7-3)。

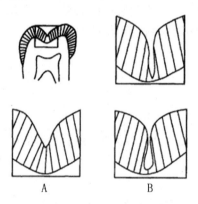

图 7-2　牙𬌗面的窝沟

A.浅、宽的 V 形沟;B.深而窄的 I 形沟

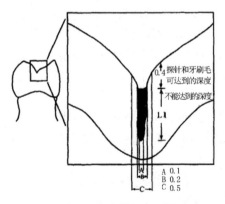

图 7-3　𬌗面窝沟横切面(单位:mm)

(一)窝沟封闭的适应证

(1)窝沟深,特别是可以插入或卡住探针(包括可疑龋)。

(2)患者其他牙,特别对侧同名牙患龋或有患龋倾向。

牙萌出后暴露的窝沟即适宜做窝沟封闭,一般是萌出后 4 年之内。如乳磨牙在 3～4 岁,第一恒磨牙在 6～7 岁,第二恒磨牙在 11～13 岁为最适宜封闭的年龄。但年龄不是决定是否做封闭的决定因素。釉质发育不全,窝沟点隙有初期龋损,𬌗面有充填物但存在未做封闭的窝沟等,可根据具体情况决定是否做封闭。

(二)窝沟封闭的非适应证

(1)𬌗面无深的沟裂点隙、自洁作用好。

(2)患较多邻面龋损者。

(3)牙萌出 4 年以上未患龋。

(4)患者不合作,不能配合正常操作。

(5)已做充填的牙。

二、封闭剂的组成、类型与特点

(一)窝沟封闭剂的组成

封闭剂通常由合成有机高分子树脂、稀释剂、引发剂和一些辅助剂(溶剂、填料、氟化物、涂料等)组成。

1.树脂基质

树脂基质为封闭剂主要成分,目前广泛使用的是双酚 A-甲基丙烯酸缩水甘油酯(Bis-GMA)。我国自行研制的封闭剂,是双酚 A 环氧树脂与甲基丙烯酸反应产物,结构与Bis-GMA类似。

2.稀释剂

常在树脂基质中加入一定量活性单体作为稀释剂,以降低树脂黏度。一般有甲基丙烯酸甲酯、二缩三乙二醇双甲基丙烯酸酯、甲基丙烯酸缩水甘油酯等。

3.引发剂

引发剂可分为光固引发剂与自凝引发剂两种。光固引发剂中,可见光固化引发剂采用 α-二酮类光敏剂,如樟脑酯,紫外光固化引发剂用安息香醚类。自凝引发剂常由过氧化苯甲酰和芳香胺,如 N-N-二羟乙基对甲苯胺组成。

4.辅助剂

封闭剂一般是无色透明的,可在封闭剂中加入少量白色或红色涂料,以便检查识别其保留率。其中有些封闭剂添加了一定量的填料,以提高其压缩强度、硬度和耐磨性。

(二)封闭剂的类型与特点

依照固化方式,封闭剂可以分为光固化与自凝固化两种。

可见光固化封闭剂的优点:光固合成树脂有较大抗压强度和光滑的表面,比紫外光固化深度大,术者使用时不需调拌,可以控制操作时间,操作方便,容易掌握且花费时间较少(10～20 秒)。但操作需要特殊设备光固化机,目前常用的光源为 430～490 nm 的可见光。在使用可见光固化机时,其波长、光密度与固化深度和硬度有关,应注意其性能。另外,应注意保护眼睛。

自凝固化的方法不需要特殊设备,花费较少。涂布前需调拌混合树脂基质与催化剂,材料经聚合反应在 1～2 分钟内即固化,因此调拌后术者须及时涂布,在规定时间内完成操作过程。自凝固化在调拌及操作过程中易产生气泡且固化过快或太慢而影响封闭的质量。一般而言,自凝固化的封闭剂优于紫外光固化的封闭剂。

三、窝沟封闭的操作方法与步骤

光固化封闭剂或自凝封闭剂,虽然固化方式不同,但操作步骤却大同小异。窝沟封闭的操作一般分为清洁牙面酸蚀、冲洗和干燥涂布封闭剂、固化、检查6个步骤(图7-4)。每一个具体步骤都要严格操作,认真完成,这是封闭成功的关键。

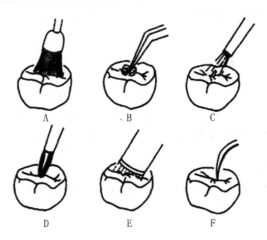

图7-4 窝沟封闭的操作示意
A.清洁;B.酸蚀;C.冲洗和吹干;D.涂布封闭剂;E.照射固化;F.术后检查

(一)清洁牙面

首先应对需要封闭的牙面进行刷洗清洁,特别是窝沟做彻底清洁,去除窝沟内的食物残屑及菌斑等。方法是在低速手机上装药锥形小毛刷或橡皮杯,蘸取适量清洁剂涂于牙面,对牙面和窝沟来回刷洗约1分钟,同时不断滴水保持毛刷湿润。也可不用清洁剂采用干刷。刷洗牙面后冲洗漱口,再用尖锐探针清除残留于窝沟中的清洁剂。清洁剂不能含有油脂或过细磨料,可以用浮石粉或不含氟牙膏。

(二)酸蚀

酸蚀可除去牙釉质表层,使新鲜的牙釉质表面产生微孔结构,增大与树脂的黏附面积。目前多数学者研究认为35%～38%的磷酸使牙釉质表层丧失最小而酸蚀树脂突深度最大,可获得最佳酸蚀效果。

清洁牙面后通常用棉纱球简易隔湿,将牙面吹干后用小棉球或细毛刷蘸取酸蚀剂放在要封闭的牙面上。酸蚀剂可为磷酸液或含磷酸的凝胶,一般认为凝胶对保持酸蚀区固定在某一部位较好。酸蚀面积应为接受封闭的范围,一般为牙尖斜面的2/3。酸蚀时间恒牙为20～30秒,乳牙为60秒。酸蚀过程中要随时增添酸蚀剂,并应轻轻搅拌,以保证有足够的新鲜的酸与牙釉质作用。但用量要适当,不要溢出到口腔软组织。注意酸蚀过程中不要擦拭酸蚀牙面,因为这会破坏被酸蚀的牙釉面,降低黏结力。

(三)冲洗和干燥

酸蚀后用水加压彻底冲洗牙面10～15秒,去除牙釉质表面的酸蚀剂和反应沉淀物。如用含磷酸的凝胶酸蚀,冲洗时间应加倍。冲洗时应用吸唾器随时吸净口内液体。冲洗后立即更换隔湿棉卷,不能让患者自行吐出或漱口。随后用压缩空气吹干牙面约15秒,也可采用挥发性强的溶剂辅助干燥,如无水酒精、乙醚等。使用压缩空气时不能带有油或水的成分,否则容易脱落。

封闭前保持牙面干燥,特别是窝沟干燥,不被唾液污染是封闭成功的关键。唾液中的成分易被酸蚀处理后的牙面吸收,使黏附性能下降。如果操作中酸蚀牙面被唾液污染,则应再冲洗牙面,彻底干燥后重复酸蚀60秒。酸蚀牙面干燥后呈白色雾状外观,如果酸蚀后的牙釉质没有这种现象,应重复酸蚀。

(四)涂布封闭剂

采用自凝封闭剂时,每次封闭前必须取等量的A、B组分调拌混匀。两组分分别含有引发剂和促进剂,一经混合即刻发生化学反应,两者的含量与环境温度均影响固化速度,含量多、温度高则固化加快,一般固化时间为1~2分钟。调拌时要注意掌握速度以免产生气泡,影响固化质量。通常调拌混匀时间为10~15秒,应在45秒内完成调拌和涂布,此后自凝封闭剂进入初凝阶段,黏度增大,流动性降低,故操作者要有很强的时间观念,调拌涂布要掌握好时机,在初凝阶段前完成。涂布后不要再搅动和防止污染。

光固封闭剂不需调拌,直接取出涂布在牙面上,如连续封闭多个牙,取量不宜过多,因为在自然光下光固封闭剂也会逐渐固化。

涂布方法:用细刷笔蘸取适量封闭剂涂布在酸蚀牙面上。注意沿窝沟从远中向近中逐渐涂布,同时细刷笔上下微微抖动,使封闭剂渗入窝沟,排出窝沟内的空气,防止封闭剂下面出现空隙。涂布范围应覆盖全部酸蚀面。在不影响咬合的前提下尽可能涂有一定的厚度。如果涂层太薄就会缺乏足够的抗压强度,容易被咬碎。

(五)固化

自凝封闭剂涂布后1~2分钟即可自行固化。光固封闭剂涂布后,立即用可见光源照射引发固化。照射距离约离牙尖1mm,照射时间通常为20~40秒,具体照射时间要根据可见光源性能与使用的封闭材料类型决定。照射的范围要大于封闭剂涂布的范围。

(六)检查

封闭剂固化后,用尖锐探针进行全面检查,观察其固化程度,与牙面的黏结情况,有无气泡存在,寻找遗漏或未封闭的窝沟并重新封闭,观察咬合是否过高,如发现问题及时处理。如果封闭剂没有填料,咬合高点可不调合,2~3天后可被磨去;如使用含有填料的封闭剂,应调整咬合。

封闭后还应定期(3个月、半年或一年)复查,观察封闭剂保留情况,如脱落应重新封闭。对已完成封闭的儿童应做好登记,以便复查。

四、窝沟封闭失败的原因及预防方法

(一)窝沟封闭的效果评价

在对窝沟封闭的临床效果评价时,常采用封闭剂保留率和龋降低率两个指标作衡量。封闭剂保留率的统计一般以牙为单位,即统计每个封闭牙封闭剂在窝沟的保留情况,可分为完整、部分脱落、全部脱落三种情况,分别计算所占总封闭牙的百分比。计算龋降低率的公式如下。

$$龋降低有效率 = \frac{对照组患龋牙数 - 实验组患龋牙数}{对照组患龋牙数} \times 100\%$$

防龋效果与保留率直接相关,只要封闭剂完整保留,就能达到理想的防龋效果。10年的随访研究表明,接受窝沟封闭的牙仅有21.7%的磨牙患龋,而没有应用窝沟封闭的牙,10年后有63.8%的磨牙患龋。与对照组相比,窝沟封闭减少了68%的龋发病率。

实践证明,窝沟封闭对减少窝沟龋的发生是一种非常有效的方法。窝沟封闭无痛、没有创伤、费用低、省时省力。

(二)窝沟封闭失败的原因及处理方法

窝沟封闭的每一个步骤操作不当都可导致失败。失败的原因主要包括适应证选择不当、术者操作不当、封闭剂材料的性能不足等。

1.适应证选择不当

如过浅的窝沟;误诊为深窝沟或初期龋的较深隐匿性龋;患者不配合,不能正常操作,导致封闭失败等。

处理方法:应严格选用适应证。对自洁作用好的浅窝沟不需要封闭治疗;如果有龋洞,应进行充填治疗;对不配合的患者可采用其他预防措施或进行长期监控术者操作。

(1)隔湿不当,早期封闭失败最主要的原因之一就是没有很好地避免唾液对酸蚀牙釉质的污染,致使封闭剂脱落率较高。由于唾液污染,阻止了树脂渗透进入酸蚀后形成的微孔结构,因而在多数情况下,封闭材料脱落。有的情况下封闭剂保存下来,但污染的表面不能与树脂很好地结合,在其下形成一个通道,细菌及有机酸可在封闭材料下进入窝沟研究表明,酸蚀牙釉面只要暴露于唾液中1~60秒,污染层不能用高压水汽喷吹去除故酸蚀技术成功的关键是保护酸蚀牙釉质不受唾液污染。操作中一定要注意隔湿,及时更换隔湿棉球,使用吸唾器或橡皮障,不能让患者漱口。如果发生唾液污染应彻底清洗干燥,重新酸蚀。

(2)酸蚀效果不佳,酸蚀牙面未冲洗干净,有酸蚀剂和/或酸蚀代谢产物遗留。

(3)压缩空气含有油或水,此时吹干牙面时均可在酸蚀面上覆盖一层油膜或水膜而影响树脂漫入牙釉质。可以通过向口镜上吹气来检查是否有污染

(4)光照强度不够、时间不足,使光固封闭剂固化不完全。

(5)自凝封闭剂调拌时各组分的比例不当,调拌时产生气泡或调拌时间过长等,使封闭材料的性能下降。

(6)封闭剂未固化前受触及而移动。自凝封闭剂涂布后不要再搅动。

(7)涂布封闭剂方法不当,封闭剂下面出现空隙。涂布窝沟时,细刷笔上下微微抖动有助于封闭剂向窝沟内渗入,挤出其中空气。

(8)封闭剂涂层太薄,缺乏足够的抗压强度,在咀嚼压力下可使封闭剂破损。可以在不影响咬合的情况下,封闭剂尽可能有一定的厚度。

(9)遗漏未封闭的窝沟,尤其是下颌磨牙的颊面点隙,上颌磨牙的舌侧沟。应全面检查重新封闭。

2.封闭剂材料的性能不足

(1)封闭剂对牙面的黏结强度不够。

(2)封闭剂的机械强度和耐磨性不足。

(3)封闭剂与牙面间的微渗漏:封闭剂在固化过程中体积收缩,产生微漏,即便在所有操作都很标准的情况下仍难避免;封闭剂的热膨胀系数与牙体硬组织不一致,使边缘封闭不良等。

(4)周围环境温度影响固化时间。

处理方法:应选用合格的封闭材料或通过改进封闭剂材料的性能提高封闭效果。

综上所述,封闭的成功关键在于牙的选择、术者训练程度、临床操作技术、工作态度和患者的配合程度。临床上只要掌握好适应证,术者具有足够的临床经验和严谨的态度,改进封闭剂材料

的性能,就能避免和减少失败。研究也证实,尽管表面树脂已部分或全部脱落,封闭过的牙面龋患也明显减少。这可能是由于树脂突仍然保留在牙釉质中起着一定防龋作用的结果,当然这并不意味封闭剂脱落之后就可以不重新封闭。

(张　玉)

第三节　深龋的治疗

深龋的病变已到达牙本质深层并接近牙髓,牙体组织破坏较大。由于接近牙髓、细菌毒素等刺激物可通过牙本质小管渗透进入牙髓,再加上其他物理、化学刺激的结果,牙髓往往已有一定的炎症反应,属于可逆性质。如果诊断和治疗不当,会引起牙髓的反应。因此,深龋治疗中准确判断牙髓的状况,选择恰当的治疗方案尤为重要。

一、深龋诊断的要点

深龋发生在牙本质深层,患者自诉过冷过热刺激或食物嵌入患牙洞内引起明显的疼痛;检查发现龋洞洞深接近牙髓,洞壁有探痛,温度检查时冷刺激可引起激发性疼痛,但无穿髓孔和自发性疼痛。为了诊断,有时需要辅助牙髓电测试和X线检查。临床上,有时看似深的龋洞,可能只是中龋,或是伴有慢性牙髓炎症或已穿髓的深龋。深龋的诊断很大程度上是依靠患者对刺激出现疼痛的主观感觉,疼痛的程度与患者的年龄、性别、个体耐受力等有密切的关系。

诊断深龋最重要的是必须判明深龋底部与牙髓的关系,明确是近髓或是穿髓。如果查见穿髓孔,需要判明牙髓的状况和疼痛的性质,是明显的探痛或是深入髓腔才出现疼痛或是无探痛。

对深龋时间较长,无主观感觉,探诊无疼痛的病例诊断要格外注意,必须辅助牙髓电测试及放射诊断。做牙髓电测试时,应与邻牙或对侧同名牙作对比,若为阳性,且较对照牙敏感,一般表示为有活力,且可能伴有牙髓的急性变化。如较对照牙迟钝,则可能是有修复性牙本质形成或者是假阳性,假阳性者比如部分坏死或新近坏死的牙髓,髓腔内充满炎性渗出物与脓液,是电的良导体,就会出现假阳性。阴性结果一般为无活力,但也应防止有假阴性结果。做放射诊断时,可显示龋坏与牙髓腔的接近程度,牙本质的有效厚度。但需要注意的是,X线片上所显示的龋坏深度通常均稍小于病变实际范围;当发现髓腔内或髓腔四周有钙化影像时,表示髓腔的缩小或牙髓恢复能力的减弱,髓腔越小,恢复能力越差。

诊断时需准确判断深龋是否伴有牙髓充血,牙髓充血是可复性牙髓炎症,主要特点是激发性疼痛,温度检查产生尖锐的疼痛,去除刺激疼痛立刻消失,不再延续,临床上大多数深龋都伴有可复性牙髓炎。应注意是否伴有慢性溃疡性牙髓炎,后者属于无症状不可复性牙髓炎,刺激诱发牙髓剧烈疼痛,去除后疼痛持续一段时间,患者无自发疼痛,检查发现牙髓已穿通,穿髓孔有明显的探痛。

二、深龋洞形的制备

深龋使牙体组织破坏严重,洞口较大,器械易进入。洞形制备时,需去除洞缘的龋坏组织和无基釉,充分暴露洞内壁,在清楚的视野下进行洞形的制备。

为了保护牙髓,有时在去除大部分洞侧壁和髓壁的龋坏组织后,在髓壁或轴壁的近牙髓部位可保留部分余留龋坏牙本质,其余洞内壁为正常牙体组织。应对余留龋坏牙本质是软化牙本质或修复性牙本质进行区别,以决定其去留。软化牙本质表现为染色较浅、质软而无光泽,用牙钻去除时互相粘连呈锯末状。修复性牙本质则多系棕褐色,质地较硬而有光泽,钻出物为白色粉末,且不粘连,必要时可以通过染色法协助鉴别。对承受咬合力的牙尖、牙嵴等牙体组织脆弱部位要做修整,适当降低高度。洞形的抗力形设计要求洞底随髓室顶呈弧形或圆弧形,洞壁直为箱状,固位形设计需按洞形制备原则进行。

三、深龋治疗

深龋治疗原则是在尽可能去除龋坏组织的同时,设法消除牙髓的早期炎症,保护牙髓组织的活力,恢复牙髓功能。要求在治疗的每一步需避免物理、机械、化学等刺激,如机械损伤、温度激惹、摩擦产热、药物刺激、充填刺激等。

(一)深龋治疗前必须判明的情况

1.牙本质-牙髓复合体的反应

龋病刺激牙本质-牙髓复合体,出现明显的病理改变,口腔微生物的种类、数量、毒力强弱、牙本质的结构、矿化程度、微量元素含量等因素都会影响修复性牙本质的形成。修复性牙本质的形成与牙本质-牙髓的有效厚度有关。牙本质-牙髓有效厚度在 2 mm 以上,牙髓可产生完全正常的修复性牙本质;有效厚度为 0.8~2.0 mm 时,牙髓产生不完全的修复性牙本质;有效厚度为 0.3~0.8 mm 时,牙髓功能严重破坏,无或仅少量修复性牙本质形成。牙本质-牙髓复合体的反应还与患者的年龄、牙龄、髓腔及根管内牙髓组织细胞和微循环状况有关。

2.洞内龋坏组织能否去干净

循证医学研究结果提示,对于无牙髓症状的乳牙和恒牙,部分去除龋坏可降低牙髓暴露的风险,不会对患者的牙髓症状产生不利影响。在深龋治疗中,为了降低露髓的风险,最好选用部分去龋的方式,在洞底近髓处允许留少许余留龋。

3.洞底是否与牙髓腔穿通,牙髓是否暴露

穿髓孔很小时,需仔细判断,减少失误。若穿髓点较小如针尖大,周围是健康牙本质,无渗血,一般多为牙髓无炎症或仅有局限于暴露部位的轻度炎症,治疗后可恢复。若穿髓点四周有龋坏牙本质,或者探诊时有大量出血或炎性渗出物,表示牙髓已经出现一定程度的炎症或破坏,治疗已不能恢复牙髓活力。

(二)治疗方法

1.垫底充填法

当深龋不伴有上述激发病症状,牙髓活力正常时,选用双层垫底充填法,一次性完成治疗。保护牙髓可采用丁香油粘固粉均匀垫于洞底,固化后再用磷酸锌粘固粉做第二层垫底,垫平髓底,再做永久性充填修复。

2.安抚治疗

安抚治疗是一种临时性治疗方法。深龋出现明显的症状,或温度、化学刺激引起较重的激发痛,可选择安抚疗法,先用消炎镇痛药物,常用丁香油小药棉球放入洞底,丁香油粘固粉封闭窝洞,观察 1~2 周,临床症状消除,再做进一步治疗。

3.间接盖髓术

主要用于深龋洞为了保护牙髓,软龋不去净,髓壁留有少量的余留龋,牙本质-牙髓反应能力较好。为促进牙本质-牙髓复合体的修复反应,牙体组织的再矿化可选用此法。间接盖髓术分两次进行。洞形制备完成,第一次治疗是在髓底均匀垫置盖髓剂,常用有氢氧化钙盖髓剂,丁香油粘固粉和磷酸锌粘固粉做双层封洞。3～6个月的观察,患者无症状,牙髓活力良好,X线检查正常,第二次复诊,去除部分封洞材料,再行永久性充填修复治疗。

（张　玉）

第八章

牙体硬组织的非龋性疾病

第一节　牙体急性损伤

一、牙齿震荡

牙齿震荡是牙周膜的轻度损伤,常不伴有牙体硬组织的缺损。

(一)诊断

(1)有外伤或创伤史。

(2)牙体无缺损或折断。

(3)患牙咀嚼痛,有伸长感,轻微松动和叩痛。

(4)牙龈轻度水肿,龈缘还可有少量出血。

(5)牙髓活力测试时可能出现反应迟钝或敏感。

(二)治疗原则

(1)X线片检查除外根折或牙槽突骨折。

(2)症状轻者可不做处理。

(3)适当调𬌗,以减轻咀嚼压力。

(4)消炎止痛治疗。

(5)患牙松动Ⅱ度以上应做固定。

(6)定期复查牙髓活力,如发现牙髓坏死,及时做根管治疗。

二、牙折

牙齿外伤后所造成牙体硬组织任何一部分的折断或折裂。临床上根据损伤程度分为不全冠折、冠折、根折和冠根折。

(一)不全冠折(釉质不全折断)

1.诊断

(1)外伤史。

(2)检查时可见釉质裂纹。

(3)患牙无症状或对冷热酸甜敏感。

2.治疗原则

(1)X线片检查除外根折或牙槽突骨折。

(2)无症状者可不处理,有敏感症状可脱敏治疗,或用釉质黏合剂处理裂纹。

(二)冠折

1.诊断

(1)外伤史。

(2)冠折程度轻重不等,可有牙釉质折断、牙本质暴露或牙髓外露。

(3)可伴有创伤性牙周膜炎、牙槽突骨折,或伴有牙髓充血、牙本质敏感症等。

2.治疗原则

(1)X线片检查除外根折或牙槽突骨折。

(2)牙釉质小块折裂,磨光即可。

(3)牙本质外露,有刺激症状,可脱敏治疗或充填治疗。

(4)牙本质外露,刺激症状重者,可用对牙髓刺激小的黏固剂覆盖断面,6~8周后复查牙髓活力正常时可修复缺损。

(5)牙髓暴露,年轻恒牙可直接盖髓术或活髓切断术(必要时先做带环)。

(6)牙髓暴露,牙根已发育完成者应根管治疗后充填治疗或桩冠修复。

(三)根折

1.诊断

(1)有外伤史。

(2)可有叩痛和松动。

(3)X线片显示牙根上的X线透射线影。

(4)冠侧断端可有移位。

(5)可有龈沟出血,根部黏膜触痛。

2.治疗原则

(1)根尖1/3折断:患牙无症状,降低咬合定期观察,如牙髓坏死,根管治疗或根尖切除术。

(2)根中1/3处断:夹板复位固定观察,如牙髓坏死,根管治疗后根管内植桩内固定。

(3)根颈1/3处折断:折裂线在龈缘上,做牙髓摘除术后加钉接冠或桩冠修复。

(4)根颈1/3处折断:如断端在龈下1~4 mm,残根有一定长度,可摘除断冠后做根管治疗,必要时行龈切术,或用正畸牵引术延长牙根,再以桩冠修复。

三、牙脱位

牙脱位是指受外力的作用,牙齿偏移或脱离牙槽窝。临床分为脱出型牙脱位、嵌入型牙脱位和完全脱位。常伴有牙周软组织和牙槽骨的损伤。

(一)脱出型牙脱位

1.诊断

(1)有外伤史。

(2)患牙伸长或倾斜移位,牙有松动、叩痛。

(3)有牙周组织损伤,可伴有龈缘出血。

(4)X线片显示根尖牙周膜增宽。

2.治疗原则

(1)X线片检查除外牙槽突骨折或根折。

(2)局麻下夹板复位、固定4周。

(3)消炎止痛等对症治疗。

(4)定期复查,若牙髓坏死应做根管治疗。

(二)嵌入型牙脱位

1.诊断

(1)有外伤史。

(2)临床牙冠变短或伴有扭转,有叩痛。

(3)多有龈缘出血。

(4)X线片显示牙周膜间隙消失。

2.治疗原则

(1)X线片除外牙槽突骨折或根折。

(2)嵌入较轻和年轻恒牙可不做处理,定期复查,观察其自行复位情况。如牙髓坏死,应进行牙髓治疗。

(3)成人嵌入较重的患牙在局麻下复位、固定,并应在2周内行根管治疗。

(三)完全脱位

1.诊断

(1)急剧外伤史。

(2)牙齿完全脱出牙槽窝。

(3)伴有牙周组织损伤。

2.治疗原则

(1)争取时间尽快再植,脱位后2小时内再植的成功率高。

(2)脱出牙齿先用生理盐水洗净,重新植入固定4周。

(3)再植1~2周后,应行根管治疗;年轻恒牙2小时内再植者,可暂不做根管治疗。

(4)术后3、6和12个月定期复查牙髓活力,发现牙髓已坏死,应及时做根管治疗术。

（齐元兵）

第二节　牙体慢性损伤

牙体慢性损伤是指一组由机械、物理、化学或综合刺激作用下形成的牙体组织慢性进行性损伤。

一、磨损

由于单纯机械摩擦作用而造成的牙齿硬组织慢性磨耗称为磨损。

(一)诊断

(1)轻度牙尖和切缘磨平或咬合部位出现光亮的平面,牙本质暴露。

(2)中度牙冠部磨损范围大,功能尖已磨平或在牙面上出现凹陷的磨损面,可有牙齿敏感症状及食物嵌塞。

(3)重度可引起牙髓病或根尖周病,颌间距离变短,可引起颞下颌关节病变。

(二)治疗原则

(1)去除病因,改正不良习惯,调整咬𬌗,修复缺失牙。

(2)轻度磨损有变态反应症状者,可行脱敏治疗。

(3)牙𬌗面有凹陷的可做充填治疗。

(4)治疗并发症,如牙髓病或根尖周病等。

二、磨牙症

睡眠时有习惯性磨牙或白天也无意识磨牙者,称为磨牙症。

(一)诊断

(1)有夜间磨牙或白天紧咬牙史,查牙面有不同程度磨损。

(2)全口牙齿重度磨耗,可伴有牙本质过敏,甚至牙髓根尖病变。

(二)治疗原则

(1)去除致病因素,消除心理因素和局部因素。

(2)𬌗板的应用。

(3)调磨咬合。

(4)肌电反馈治疗。

(5)治疗因过度磨损引起的各种并发症。

三、楔状缺损

牙齿颈部硬组织在某些因素作用下逐渐形成两个光滑斜面组成的缺损,唇颊面多见,也见于舌腭侧。龋损边缘整齐,质地坚硬。

(一)诊断

(1)了解患者刷牙方法和习惯。

(2)牙颈部有程度不等的楔形缺损,表面光滑、边缘整齐。

(3)轻度或中度缺损,可无任何症状或有牙齿敏感症。

(4)缺损深的,可继发牙髓病或根尖周病,有时可发生牙齿横断。

(二)治疗原则

(1)消除病因𬌗改正刷牙方法并调整𬌗关系,注意分散𬌗-𬌗力负担。

(2)牙体组织缺损少,无症状者,可不处理;牙本质过敏者可脱敏治疗。

(3)中、深度缺损,可充填治疗。

(4)继发牙髓病或根尖周病者,牙髓治疗。

(5)如已导致牙冠折断,可根据情况保留牙根,根管治疗后桩冠修复,或者拔除残根。

四、牙隐裂

未经治疗的牙齿表面由于某些因素的长期作用而出现的临床不易发现的微细裂纹。

(一)诊断

(1)患牙有长时间咀嚼痛或冷热刺激痛病史,可有咬在某一特定部位疼痛或𬌗创伤史。

(2)𬌗面裂纹常与发育沟重叠并贯通边缘嵴而达邻面。

(3)尖锐探针沿裂隙处加力,患牙有疼痛感。

(4)碘酊涂染后出现深染或强光透照检查可见深入牙体内的细阴影,一般对称发生。

(5)咬诊可有酸痛感。

(6)叩诊能帮助定位,有侧方叩痛或咬合痛。

(7)隐裂浅的有牙齿变态反应症状或咬合不适;隐裂深的出现牙髓炎或根尖周炎症状,甚至牙齿折裂。

(二)治疗原则

(1)磨改高陡牙尖,消除创伤性𬌗力。

(2)调整全口牙齿𬌗力负担,治疗对侧牙病,修复缺失。

(3)隐裂浅的,可行隐裂封闭或充填术。

(4)已出现牙髓或根尖周病症状者,大量调𬌗,根管治疗后全冠修复。

(5)如牙体已纵裂,松动在Ⅱ度以内者,无严重的牙周疾病,可结扎患牙,完善的根管治疗后全冠修复,否则应拔除。

五、酸蚀症

牙齿受酸雾或酸酐的侵蚀,使牙体硬组织发生进行性丧失的一种疾病。

(一)诊断

(1)有与无机酸接触的环境或胃病反酸的病史。

(2)前牙唇面有实质性缺损或冷热酸甜敏感症状。

(3)酸蚀的形式因酸而异。盐酸:前牙唇面呈刀削状的光滑面,切端变薄;硝酸、杂酸:牙颈部或口唇与牙面接触处牙齿形成白垩状的脱矿斑,易形成实质性缺损;胃酸:舌尖变平、变短,舌面釉质消失,表面光滑。

(4)严重者口腔黏膜可有烧灼感和呼吸道刺激症状。

(二)治疗

(1)改善劳动条件,定时用2%苏打液漱口,治疗全身相关疾病。

(2)有变态反应症状者脱敏治疗。

(3)缺损严重者可采用树脂充填治疗或全冠修复,已产生牙髓或根尖病变者则行牙髓治疗。

六、牙根外吸收

(一)诊断

(1)患者多无自觉症状,一般做常规X线检查时被发现。

(2)患牙可有牙外伤史,牙再植史,或内漂白治疗史。

(3)X线片显示根尖圆钝、变短或根尖区外形有不规则缺损,根管影像可消失。

(4)外吸收患牙的邻近可发现埋伏牙或阻生牙。

(5)当外吸收涉及牙髓和牙周组织时,可出现相应疾病的症状。

(二)治疗原则

(1)去除引起牙根外吸收的病因。

(2)有症状者则应治疗患牙,根吸收少于1/2者可做根管治疗,先以氢氧化钙制剂做根管系列封药,分别于3个月、半年、1年复查,观察患牙临床情况,拍X线片并根管换药,待吸收稳定后再做常规根管充填。

(3)多根牙其中一个牙根吸收较多者,可做截根术或牙半切除术。

(4)牙根吸收>1/2,且临床松动明显或有根尖病变时应拔除。

七、牙根纵裂

未经牙髓治疗的牙齿根部硬组织在某些因素作用下发生与长轴方向一致的沟通牙髓腔和牙周膜间隙的纵向裂纹。

(一)诊断

(1)中老年人的患牙,有长期咀嚼痛或反复肿痛病史。

(2)无牙体疾病,未经治疗的后牙出现牙髓炎或根尖周炎症状。

(3)有叩痛,根裂相应部位牙龈红肿,牙多有不同程度松动。

(4)有深而窄的牙周袋,可并发牙周脓肿,晚期可由牙周袋探到游离的断端。

(5)X线片示根管管腔增宽,边缘整齐,或根尖部处变宽,有牙槽骨吸收。晚期可见颈部根折的断片,并有移位或横行折断线。

(6)患牙多𬌗力负担过重。

(二)治疗原则

(1)均衡全口𬌗力负担。

(2)松动明显,牙周袋深或单根牙牙根纵裂,保守治疗无效者均应拔除。

(3)对于牙周病损局限于裂缝处且稳固的磨牙,可在完善的根管治疗后行截根术或牙半切术。

八、创伤性根横折

后牙在创伤性外力的作用下牙根发生的横向折断。

(一)诊断

(1)牙有长期咀嚼痛。

(2)牙冠完整,可有急性咬𬌗创伤史。

(3)有叩痛。

(4)患牙可有不同程度的松动。

(5)患牙多有创伤𬌗力。

(6)X线片显示患根的横折线,偶见断根移位。

(7)并发牙髓、根尖周病及牙周疾病者出现相应症状。

(二)治疗原则

(1)调𬌗,去除𬌗干扰。牙髓活力正常,无牙周疾病患者定期观察。

(2)并发牙髓、根尖周病或牙周疾病者做相应治疗。

(3)断根不与龈袋相通者做根管治疗,相通者做截根术或牙半切术。

（齐元兵）

第三节　牙齿发育异常

一、釉质发育不全

釉质发育不全是牙齿在发育过程中,由于严重的全身或局部因素的影响,造成了釉质发育的永久缺陷,包括釉质发育不良(有实质缺损)和釉质矿化不良(无实质缺损)。

(一)诊断

(1)轻症者釉质形态基本完整,仅呈白垩色或褐色斑,一般无自觉症状。

(2)重症者在釉质表面出现带状或窝状棕色凹陷,严重者釉质呈蜂窝状缺损或完全无釉质。

(3)由系统性疾病引起者,受累牙呈对称性。

(二)治疗原则

(1)轻症患牙不必治疗,但应注意口腔卫生,进行防龋处理。

(2)重症患牙可用复合树脂贴面或烤瓷冠修复。

(3)个别恒牙釉质发育不全多由于相应乳牙严重根尖周感染或外伤而影响恒牙胚发育所致,常见于前磨牙和上切牙,又称特奈氏牙。

二、特奈牙

因乳牙根尖周感染的影响,个别恒牙的釉质发育不全。前磨牙多见。

(一)诊断

(1)单个牙釉质发育不全,前磨牙多见。

(2)有相应乳牙根尖周病未及时治疗史。

(二)治疗原则

(1)缺损面积小者可充填治疗。

(2)缺损面积大者可做树脂贴面或全冠修复。

三、氟牙症

氟牙症又称氟斑牙或斑釉牙牙齿在发育期间,由于人体摄取氟量过高,造成特殊类型的釉质发育不全。

(一)诊断

(1)牙齿发育期间患者生活在高氟区。

(2)在同一时期萌出的牙釉质上有白垩色到褐色的斑块,表面坚硬,严重者并发有釉质的实质缺损。

(3)多见于恒牙,发生于乳牙者甚少,程度较轻。

(4)重症可伴有全身骨骼或关节的增殖性改变及活动受限(氟骨症)。

(二)鉴别诊断

与釉质发育不全相鉴别,其要点如下。

(1)氟牙症患者有高氟区生活史。

(2)氟牙症发生于多数牙,尤以上颌前牙多见;釉质发育不全发生于单个牙或一组牙。

(3)氟牙症其釉质斑块呈散在云雾状,边界不清晰,与生长线无关;釉质发育不全白垩色斑,边界清晰,其纹线与釉质生长发育线相吻合。

(三)治疗原则

(1)着色而无实质性缺损者,可用脱色法。

(2)有缺损者,可用复合树脂修复。

(3)重度氟斑牙,用贴面或冠修复。

四、四环素牙

四环素牙是由于牙齿发育矿化期间服用四环素类药物,导致四环素沉积于牙本质而使牙齿变色及釉质发育不全。

(一)诊断

(1)幼儿时期或母亲妊娠时期有服用四环素族药物史。

(2)牙体呈现出弥漫的黄色或灰褐色改变,紫外线灯下显示荧光。

(3)牙冠外形一般正常,坚硬光滑,有时合并釉质发育不全。

(二)治疗原则

(1)不伴有缺损者,可用脱色法。

(2)重度可用复合树脂贴面或冠修复。

五、遗传性乳光牙本质

遗传性乳光牙本质是一种常染色体显性遗传病。

(一)诊断

(1)乳恒牙均可受累。

(2)牙齿呈灰蓝到棕红的半透明乳光色。

(3)釉质早期脱落,暴露出牙本质,并很快磨损,牙冠变短。

(4)X线片显示牙根短,髓腔钙化闭锁。

(5)可并发牙髓根尖周病或颞下颌关节功能紊乱等疾病。

(6)有家族遗传史。

(二)治疗原则

(1)治疗并发症。

(2)乳牙列:戴覆罩𬌗面和切缘的塑料夹板。

(3)恒牙列:全冠修复或覆盖义齿修复。

六、畸形中央尖

畸形中央尖是发生于前磨牙𬌗面的圆锥形或半球形突起,折断后可继发牙髓根尖周病。

(一)诊断

(1)多见于下颌第二前磨牙,常呈对称性发生。

(2)𬌗面中央窝处圆锥形突起。

(3)中央尖极易折断,呈圆形小环,可有露髓点,并发根尖周炎。

(4)X线片可见髓室顶突入中央尖中。

(二)治疗原则

(1)小而圆钝的中央尖且无症状者可不处理。

(2)无髓角伸入型中央尖,可多次少量调磨中央尖。每次间隔2~3周,一次磨除厚度不超过0.5 mm,调磨后涂75%氟化钠甘油。

(3)有髓角伸入型中央尖,可根据活髓切断的原理和方法,磨除中央尖,制备洞型,直接盖髓后充填。

(4)对因中央尖折断出现早期牙髓炎症状的年轻恒牙,可行活髓切断术。

(5)对已有根尖感染的年轻恒牙,可行根尖诱导形成术。

(6)成人畸形中央尖并发牙髓炎或根尖周炎,应做根管治疗。

七、先天梅毒牙

先天梅毒牙是先天性梅毒的牙齿表征,发生率10%~30%。胚胎发育后期及生后1个月,牙胚受梅毒螺旋体侵犯所造成的牙齿发育不全。

(一)诊断

(1)损害多见于恒切牙和第一恒磨牙,少见于乳牙列。

(2)表现为半月形切牙、桑葚状磨牙或蕾状磨牙,可伴有牙齿数目和萌出异常。

(3)X线片显示第一磨牙牙根较短。

(4)部分患者可有先天梅毒其他症状,如口周有深色、放射样条纹。

(5)双亲之一有梅毒史。

(6)血清学检查康氏反应阳性。

(二)治疗原则

(1)瓦氏反应阳性者,应先行抗梅毒治疗。

(2)梅毒牙可用复合树脂或冠修复。

八、牙内陷

牙内陷是牙齿发育期成釉器出现皱折向内陷入牙乳头中所致的牙齿形态异常。临床上分为畸形舌侧窝,畸形舌侧沟,畸形舌侧尖和牙中牙。

(一)诊断

(1)常见于上颌侧切牙,其次是中切牙,偶见于尖牙。

(2)畸形舌侧窝患牙舌侧窝呈囊状凹陷。

(3)畸形舌侧沟与畸形舌侧窝同时出现,为一纵向裂沟,向根方延伸,重者可达根尖将牙根分裂为二。

(4)畸形舌侧尖舌侧窝内陷,舌隆突呈圆锥形突起。

(5)牙中牙牙齿呈圆锥状,X线片显示其深入的凹陷部分好似包含在牙中的一个小牙。

(二)治疗原则

(1)探针尖可探入舌侧窝,应做充填治疗。

(2)出现牙髓炎或根尖周炎的做牙髓治疗。

(3)出现牙周感染的,若裂沟限于颈1/3应做牙周治疗;裂沟已达根尖,牙周组织广泛破坏,则应拔除患牙。

(4)根管畸形而无法进行根管治疗者可行根尖倒充填术、牙再植术。

九、弯曲牙

弯曲牙指牙冠和牙根形成一定的弯曲角度。

(一)诊断

(1)最多见于上颌中切牙。

(2)不能按期萌出或萌出位置异常。

(3)X线片检查可确诊。

(二)治疗原则

(1)牙根未发育完成者,行手术开窗助萌和牵引复位。

(2)牙根已发育完成,牙根弯曲严重者,应拔除。

十、多生牙

牙齿数目多于正常牙数,又称额外牙,恒牙列多见。

(一)诊断

(1)萌出的多生牙,形态多数为锥形牙,少数呈结节状。

(2)牙齿数目超出正常。

(3)未萌出的多生牙,通过X线片确诊。

(二)治疗原则

(1)萌出的多生牙要及时拔除。

(2)对埋伏较深的多生牙,如果不产生任何病理变化,可以不处理;当多生牙造成正常牙齿的牙根吸收或发育畸形,而多生牙位置正常,且牙根足够长时,可用多生牙代替正常牙。

十一、缺牙症

先天缺少1个或几个牙齿者称缺牙症。常见上颌侧切牙、第二前磨牙和第三磨牙,乳牙先天缺牙比较少见。

(一)诊断

(1)牙齿数目少于正常。

(2)有无拔牙或牙外伤史。

(3)拍摄X线片除外埋伏牙或阻生牙后,才能最后确诊。

(二)治疗原则

(1)乳牙列缺牙症不需要治疗。

(2)个别恒牙缺失应根据牙列情况,考虑关闭间隙或保留间隙行义齿修复。

十二、无牙症

当先天性全口牙或多数牙缺失时,称为无牙症。有遗传性,常伴有其他系统异常,最常见的是外胚叶发育不全综合征。

(一)诊断

(1)部分或全部无牙,有牙时牙齿的形态常有异常,可有釉质发育不全。

(2)无汗或少汗,皮肤干燥、多折皱。

(3)无论是头发、眉毛、体毛等均稀少、纤细,易患慢性萎缩性鼻炎或反复发作的上呼吸道感染。

(4)鼻梁塌陷呈鞍状鼻。

(5)多数患者的指趾甲发育异常。

(二)治疗原则

(1)对部分无牙患儿,3～4岁时可做活动义齿修复。

(2)对全口无牙患儿,可在5～6岁以后做全口义齿。

(3)无论局部或全口义齿修复,应适时更换。

(齐元兵)

第四节　牙本质过敏症

牙本质过敏症是牙齿在受到外界刺激,如温度、化学,以及机械刺激等所引起的酸软症状,它不是独立的疾病,而是各种牙体疾病的共同症状。

一、诊断

(1)冷、热、酸、甜或机械刺激引起的激发痛,刺激去除后,疼痛立即消失。

(2)牙本质暴露处能找到过敏点。

(3)常伴有造成牙本质暴露的牙体疾病,如磨损、楔状缺损或冠折等。

(4)患者可有神经官能症、妊娠、月经期等全身背景。

二、治疗原则

(1)小而深的敏感点,可调𬌗后充填治疗。

(2)𬌗面敏感区的脱敏治疗,可配合自行脱敏法(如咀嚼生核桃、茶叶等)。

(3)多数牙齿敏感,特别牙颈部敏感,可用激光或离子导入法脱敏。

(4)对患有神经官能症等机体应激性增高的患者可采用耳针治疗。

(5)脱敏治疗无效,刺激痛明显者可做牙髓治疗。

(齐元兵)

第九章

牙 髓 病

第一节 牙髓病的病因

牙髓位于牙齿内部,周围被矿化程度较高的牙本质所包围,外界刺激不易进入牙髓腔,引起牙髓病变,只有在刺激强度极大时,才可能使牙髓受到损害。牙髓组织通过一或数个窄小的根尖孔与根尖周组织密切联系,牙髓中的病变产物和细菌很容易通过极尖孔向根尖周组织扩散,使根尖周组织发生病变。

在大多数情况下,牙髓的病变是在牙釉质、牙骨质和牙本质被破坏后产生的。牙髓的感染多由细菌引起,这些细菌都来自口腔,多数是来自深龋洞中,深龋洞是一个相当缺氧的环境,这些地方有利于厌氧菌的生长繁殖,当龋洞接近牙髓或已经穿通牙髓时,细菌或其产生的毒素可进入髓腔引起牙髓炎。其他一些近牙髓的牙体硬组织非龋性疾病,如外伤所致的牙折,楔状缺损过深使牙髓暴露,畸形中央尖,磨损后露髓,畸形舌侧窝,隐裂,严重的磨损等也可引起牙髓炎。牙齿患牙周病时,深达根尖的牙周袋可以使感染通过根尖孔或侧支根管进入髓腔,引起逆行性牙髓炎。另外菌血症或脓血症时,细菌可随血液循环进入牙髓,引起牙髓炎。除感染外,一些不当的刺激也会引起牙髓炎,如温度骤然改变,骤冷骤热便会引起牙髓充血,甚至转化为牙髓炎;治疗龋病时,某些充填材料含刺激性物质,会引起牙髓病变;消毒窝洞的药物刺激性过强,牙髓失活剂使用不当,备洞时操作不当产热过多等。

(杨 飞)

第二节 牙髓病的分类及临床表现

牙髓病是临床上常见的口腔疾病,可以表现为急性或慢性的过程,也可以互相转变,牙髓炎是牙髓病中发病率最高的一种疾病。牙髓病是指牙齿受到细菌感染、创伤、温度或电流等外来物理及化学刺激作用时,牙髓组织发生一系列病变的疾病。在组织病理学上一般将牙髓分为正常牙髓和各种不同类型的病变牙髓。由于它们常存在着移行阶段和重叠现象,所以采用组织病理学的方法,有时要将牙髓状况的各段准确地分类也很困难,对于临床医师来说,重要的是需要判断患牙的牙髓是否通过实施一些临床保护措施而得以保留其生活状态且不出现临床症状。因此,根据牙髓的临床表现和治疗预后可分为可复性牙髓炎、不可复性牙髓炎、牙髓坏死、牙髓钙化和牙内吸收。其中不可复性牙髓炎又分为急性牙髓炎、慢性牙髓炎、残髓炎、逆行性牙髓炎。现将常见的牙髓病表现介绍如下。

可复性牙髓炎是一种病变较轻的牙髓炎,受到温度刺激时,产生快而锐的酸痛或疼痛,但不严重,刺激去除后,疼痛立即消失,每次痛的时间短暂,不拖延。检查可见无穿髓孔。如果致病时刺激因子被消除,牙髓可恢复正常,如果刺激继续存在,炎症继续发展,成为不可复性牙髓炎。

有症状不可复性牙髓炎是有间断或持续的自发痛,骤然的温度可诱发长时间疼痛。患者身体姿势发生改变时也引起疼痛,如弯腰或躺卧,这是由于体位改变使牙髓腔内压力增加所致。疼痛可以是锐痛,也可以是钝痛,但多数人不易指出患牙的确切位置,有时疼痛呈放散性,有时呈反射性。如果炎症渗出物得到引流,炎症可以消退,疼痛缓解。如得不到引流,刺激继续存在,则炎症加重而使牙髓坏死。

逆行性牙髓炎是牙周病患牙当牙周组织破坏后,使根尖孔或侧支根尖孔外露,感染由此进入牙髓,引起牙髓炎症。表现为锐痛,近颈部牙面的破坏和根分歧处外露的孔所引起的炎症,多为局限性,疼痛不很剧烈。牙周袋深达根尖或接近根尖,冷热刺激可引起疼痛。

残髓炎是指经过牙髓治疗后,仍有残存的少量根髓,并发生炎症时。如干髓治疗的牙齿,经常发生残髓炎。常表现为自发性钝痛,放散到头面部,每天发作一两次,疼痛持续时间较短,温度刺激痛明显,有咬合不适感或有轻微咬合痛,有牙髓治疗史。

牙髓坏死是指牙髓组织因缺氧而死亡的病变,经常是由于不可复性牙髓炎继续发展的结果,也可能由于化学药物的刺激产生的,也可能由于牙齿受到外伤或牙周炎破坏达根尖区,根尖周组织和根管内组织发生栓塞而使牙髓坏死,牙冠可变为黄色或暗灰色,冷热刺激时都无反应。如不及时治疗,则病变可向根尖周组织扩展,引起根尖周炎。

(杨　飞)

第三节　牙髓病的治疗措施

一、年轻恒牙的治疗特点

乳牙脱落后新萌出的恒牙牙根未发育完成,仍处在继续生长发育阶段,此阶段的恒牙称为年轻恒牙。年轻恒牙髓腔大,根管粗,牙本质薄,牙本质小管粗大,所以外来刺激易波及牙髓;年轻恒牙的牙根在萌出 3~5 年才能完全形成,年轻恒牙的牙髓组织与乳牙相似,因根尖开口较大,髓腔内血液供给丰富,发生炎症时,感染容易扩散,如得到及时控制,也可能恢复。

年轻恒牙牙髓组织不仅具有对牙有营养和感觉的功能,而且与牙齿的发育有密切关系。因此,牙髓炎的治疗以保存生活牙髓为首选治疗。年轻恒牙萌出后 2~3 年牙根才达到应有的长度,3~5 年根尖才发育完成。所以,年轻恒牙牙髓炎应尽力保存活髓组织,如不能保存全部活髓,也应保存根部活髓,如不能保存根部活髓,也应保存患牙。治疗中常常选择盖髓术和活髓切断术,对根尖敞开,牙根未发育完全的死髓牙应采用促使根尖继续形成的治疗方法,即根尖诱导形成术。

二、恒牙髓腔解剖特点及开髓方法

(一)上颌前牙

1.髓腔解剖特点

一般为单根管,髓室与髓腔无明显界限,根管粗大,近远中纵剖面可见进远中髓角突向切方,唇舌向纵剖面可见髓室近舌隆突部膨大,根管在牙颈部横断面呈圆三角形。

2.开髓方法

在舌面舌隆突上方垂直与舌面钻入,逐层深入,钻针应向四周稍微扩展,以免折断。当有落空感时,调整车针方向与牙体长轴方向一致进入髓腔,改用提拉动作揭去髓室顶,形成一顶向根方的三角形窝洞。

(二)下颌前牙

1.髓腔解剖特点

与上颌前牙基本相同,只是牙体积小,髓腔细小。

2.开髓方法

开髓时车针一定要局限于舌隆突处,勿偏向近远中,开髓外形呈椭圆形,进入髓腔方向要与根管长轴一致,避免近远中侧穿。

(三)上颌前磨牙

1.髓腔解剖特点

髓室呈立方形,颊舌径大于近远中径,有 2 个细而突的髓角分别伸入颊舌尖内,分为颊舌两个根管,根分歧部比较接近根尖 1/3 部,从洞口很难看到髓室底。上颌第 1 前磨牙多为两个根管,上颌第 2 前磨牙可为一个根管,约 40％为双根管。

2.开髓方法

在颌面做成颊舌向的椭圆形窝洞,先穿通颊舌两髓角,不要将刚穿通的两个髓角误认为根管口,插入裂钻向颊舌方向推磨,把颊舌两髓角连通,便可揭开髓室顶。

(四)下颌前磨牙

1.髓腔解剖特点

单根管,髓室和根管的颊舌径较大,髓室和根管无明显界限,牙冠向舌侧倾斜,髓腔顶偏向颊侧。

2.开髓方法

在颌面偏颊尖处钻入,切勿磨穿近远中壁和颊舌侧壁,始终保持车针与牙体长轴一致。

(五)上颌磨牙

1.髓腔解剖特点

髓腔形态与牙体外形相似,颊舌径宽,髓角突入相应牙尖内,其中近中颊髓角最高,颊侧有近远中 2 个根管,根管口距离较近,腭侧有一粗大的根管,上颌第 2 磨牙可出现 2 个颊根融合为一个较大的颊根。

2.开髓方法

开髓洞形要和牙根颈部横断面根管口连线一致,做成颊舌径长,近远中径短的圆三角形,三角形的顶在腭侧,底在颊侧,其中一边在斜嵴的近中侧与斜嵴平行,另一边与近中边缘嵴平行。

(六)下颌磨牙

1.髓腔解剖特点

髓腔呈近远中大于颊舌径的长方体。牙冠向舌侧倾斜,髓室偏向颊侧。髓室在颈缘下 2 mm,髓室顶至底的距离为 2 mm,一般有近中、远中两根,下颌第 1 磨牙有时有 3 根,近中根分为颊舌两根管,远中根可为一粗大的根管,也可分为颊舌两根管。下颌第 2 磨牙有时近远中两根在颊侧融合,根管也在颊侧融合,根管横断面呈"C"形。

2.开髓方法

在𬌗面近远中径的中 1/3 偏颊侧钻入。开髓洞形为近远中边稍长,远中边稍短,颊侧洞缘在颊尖的舌斜面上,舌侧洞缘在中央沟处.开髓洞形的位置应在颊舌向中线的颊侧,可避免造成舌侧颈部侧穿和髓底台阶。

三、髓腔和根管口的解剖规律

(1)髓室底的水平相当于釉牙骨质界的水平,继发牙本质的形成不会改变这个规律,所以,釉牙骨质界可以作为寻找和确认髓室底的固定解剖标志。

(2)在釉牙骨质界水平的牙齿横截面上,髓腔形状与牙齿断面形状相同,并且位于断面的中央,就是说,髓室底的各个边界距离牙齿外表面是等距离的。

(3)继发性牙本质形成有固定的位置和模式,在髓腔的近远中颊舌 4 个侧壁,髓室顶和髓室底表面成球面状形成。

(4)颜色规律。①髓室底的颜色比髓腔壁的颜色深,即髓室底的颜色发黑,髓腔壁的颜色发白,黑白交界处就是髓室底的边界。②继发性牙本质比原发性牙本质颜色浅,即继发性牙本质是白色的,原发性牙本质是黑色的。

(5)沟裂标志:根管口之间有深色的沟裂相连,沟裂内有时会有牙髓组织。当根管口被重重地钙化物覆盖时,沿着沟裂的走向去除钙化物,在沟裂的尽头就能找到根管,这是相当快速而安全的技巧。

(6)根管口一定位于髓腔侧壁与髓室底交界处。

(7)根管口一定位于髓室底的拐角处。

(8)根管口分布对称性规律:除了上颌磨牙之外的多根牙,在髓室底画一条近远中方向的中央线,根管口即分布在颊舌两侧,并且对称性排列。就是说,颊舌根管口距离中央线的距离相等,如果只有一个根管口,则该根管口一定位于中线上或其附近不会偏离很大。根据这个规律可以快速地判断下磨牙是否存在远中舌根管。

四、寻找根管口的几种方法

(1)多根管牙常因增龄性变化或修复性牙本质的沉积,或髓石,或髓腔钙化,或根管形态变异等情况,而使根管口不易查找时,可借助于牙齿的三维立体解剖形态,从各个方向和位置来理解和看牙髓腔的解剖形态;并采用多种角度投照法所拍摄的 X 线片来了解和指出牙根和根管的数目、形状、位置、方向和弯曲情况;牙根对牙冠的关系;牙根及根管解剖形态的各种可能的变异情况等。

(2)除去磨牙髓腔内牙颈部位的遮拦根管口的牙本质领圈,以便充分暴露髓室底的根管口。

（3）采用能溶解和除去髓腔内坏死组织的根管冲洗剂，以彻底清理髓室后，根管口就很可能被察觉出来。

（4）探测根管口时，应注意选择髓室底较暗处的覆盖在牙骨质上方的牙本质和修复性牙本质上做彻底地探查。并且还应注意按照根管的方向进行探查。

（5）髓室底有几条发育沟，都与根管的开口方向有关，即沿髓室底的发育沟移行到根管口。所以应用非常锐利的根管探针沿着发育沟搔刮，可望打开较紧的根管口。

（6）当已经指出一个根管时，可估计其余根管的可能位置，必要时可用小球钻在其根管可能或预期所在的发育沟部位除去少量牙本质，然后使用锐利探针试图刺穿钙化区，以找出根管口，除去牙颈部的牙本质领圈以暴露根管口的位置。注意钻磨发育沟时不要过分地加深或磨平发育沟，以免失去这些自然标志而向侧方磨削或穿刺根分叉区。

（7）在髓室底涂碘酊，然后用稍干的酒精棉球擦过髓底以去碘，着色较深的地方常为根管口或发育沟。

（8）透照法：使用光导纤维诊断仪的光源透照颊舌侧牙冠部之硬组织，光线通过牙釉质和牙本质进入髓腔，可以看到根管口是个黑点；而将光源从软组织靠近牙根突出处进行透照，光线通过软组织、牙骨质和牙本质进入髓腔，则显示出根管口比附近之髓底部要亮些。

五、看牙要用橡皮障

对于大多数患者来说，橡皮障是个非常陌生的概念。其实在欧美很多发达国家橡皮障已经被广泛使用，甚至在一些口腔治疗过程中，不使用橡皮障是违反医疗相关法规的。在国内，橡皮障也正逐步被一些高档诊所以及口腔医院的特诊科采纳，使得口腔治疗更专业、更无菌、更安全、更舒适。

橡皮障是在齿科治疗中用来隔离需要治疗的牙齿的软性橡皮片。当然，橡皮障系统还需要有不同类型的夹子以及面弓来固定。橡皮障的优点在于它提供了一个干燥清洁的工作区域，即强力隔湿，同时防止口腔内细菌向牙髓扩散，避免伤害口腔内舌、黏膜等软组织。橡皮障还能减少血液、唾液的飞溅，做好艾滋病、肝炎等相关传染病的普遍防护，减少交叉感染。对于患者，橡皮障可以提供安全、舒适的保障，这样在治疗过程中就不必注意要持续张口或者担心自己的舌头，也不必担心会有碎片或者小的口腔器械掉到食管或者气管里，营造一个更轻松的术野。

从专业角度来讲，橡皮障技术的必要性更毋庸置疑。例如，目前齿科最常见的根管治疗应该像外科手术一样在无菌环境下，如果不采用橡皮障，就不能保证治疗区域处于无菌环境，这样根管感染及再感染的可能性将会大大提高。因此，我们常说有效控制感染是根管治疗成功的关键，而使用橡皮障是最重要的手段之一，它可以有效地避免手术过程中口腔环境对根管系统的再污染。此外，橡皮障技术可以更好地配合大量的根管冲洗，避免冲洗液对口腔黏膜的刺激，节约消毒隔离时间，减少诊间疼痛和提高疗效。正是由于橡皮障在根管治疗中如此的重要性，因此在美国，口腔根管治疗中不采用橡皮障是非法的。其实，橡皮障最早使用应该是在齿科的粘连修复中。国外目前流行的观点是如果没有橡皮障，最好就不要进行粘连修复。因为在粘连修复中，无论酸蚀前后都需要空气干燥，强力隔湿，这样才能避免水蒸气、唾液等污染。橡皮障的应用明显提高粘连的强度，减少微渗。尽管放置橡皮障不是治疗，但它却是提高治疗效果的有效手段。当然在国内，作为一个较新的技术，牙医们还需要投入一定时间来熟悉新的材料和学习新的操作要求，这样才能达到掌握必要技术来有效率地应用产品。但是，毫无疑问，一旦条件成熟，大多数患者都将享受到橡皮障技术带来的安全舒适。

六、开髓治疗

当牙病发展到牙髓炎时,治疗起来很复杂。首先要备洞开髓引流,牙髓坏死的一次即可清除冠髓和根髓,而牙髓有活力的,开髓引流后,还需牙髓失活,即人们常说的"杀神经",然后才能清除患病牙髓。经过局部清洗,暂封消炎药等步骤,牙髓炎症清除后,才能最后充填。

患者常常抱怨,治一颗牙,却需多次去医院。有些人误认为牙痛是龋洞引起的,把洞一次补上,牙就不疼了。单纯的龋病一次就可以治疗完毕,但牙髓炎就不同了,如果仅单纯将牙充填只会使牙髓炎症渗出增多,髓腔压力增高,疼痛加重。所以牙髓炎必须经过治疗后才能充填。无论是采用干髓术还是塑化术或根管治疗,都要经过牙髓失活或局麻下拔髓,局部消炎、充填等步骤。牙髓失活和消炎封药要经过一定的时间,一次不能完成,所以,发现了龋病,一定要尽早治疗,一旦发展到牙髓炎,到医院就诊的次数就多了,一次治不完。

为了减轻髓腔的压力,消除或减少牙髓组织所受到的刺激,缓解剧烈疼痛,医师常常在龋洞的底部或患牙的咬合面上,用牙钻钻开一个孔通到牙髓腔内,使髓腔内的渗出物或脓液排出,冲洗髓腔后,龋洞内放入樟脑酚棉球,它有安抚镇痛的作用。

人们经常对开髓有恐惧心理,认为开髓十分疼痛,因而牙痛也不肯去医院。开髓时的疼痛程度取决于牙髓的状态。牙髓已经坏死的,牙神经失去了活力,开髓时患者根本就没有疼痛感。当牙髓部分坏死或化脓时,在钻针穿通髓腔的瞬间,患者有疼痛感,但一般都能耐受。在牙髓活力正常而敏感时,患者会感到锐痛难忍,这种情况医师会使用局部麻醉剂,达到抑制痛觉的作用,即使出现疼痛,也很轻微且持续时间短。

开髓时,患者应尽力与医师配合。首先应张大口,按医师要求摆好头部姿势,让医师在最佳视野,体位下操作。其次,开髓时医师一般使用高速涡轮钻磨牙,钻针锋利,转速高达每分钟25万～50万转,切割力很强,患者在医师操作时,切忌随便乱动,以免损伤软组织。若想吐口水或有其他不适,可举手或出声示意,待医师把机头从口中取出后再吐口水或说话。如果在磨牙时,患者突然移动头部或推医师手臂是十分危险的。

七、常用治疗方法

(一)牙髓失活术

牙髓失活术即"杀神经"是用化学药物使发炎的牙髓组织(牙神经)失去活力,发生化学性坏死。多用于急、慢性牙髓炎牙齿的治疗。失活药物分为快失活剂和慢失活剂两种。临床上采用亚砷酸、金属砷和多聚甲醛等药物。亚砷酸为快失活剂,封药时间为24～48小时;金属砷为慢失活剂,封药时间为5～7天;多聚甲醛作用更加缓慢温和,一般封药需2周左右。

封失活剂时穿髓孔应足够大,药物应准确放在穿髓孔处,否则起不到失活效果,邻面洞的失活剂必须用暂封物将洞口严密封闭,以防失活剂损伤牙周组织。封药期间,应避免用患牙咀嚼,以防对髓腔产生过大的压力引起疼痛,由于失活剂具有毒性,因此应根据医师嘱咐的时间按时复诊,时间过短,失活不全,给复诊时治疗造成困难,时间过长,药物可能通过根尖孔损伤根尖周组织。封药后可能有暂时的疼痛,但可自行消失,如果疼痛不止且逐渐加重,应及时复诊除去失活剂,敞开窝洞,待症状有所缓解后再行失活。

(1)拔髓通常使用拔髓针。拔髓针有1个"0"、2个"0"和3个"0"之分,根管粗大时选择1个

"0"的拔髓针,根管细小时,选择 3 个"0"的拔髓针。根据我们临床经验,选择拔髓针时,应细一号,也就是说,如根管直径应该使用 2 个"0"的拔髓针,实际上应使用 3 个"0"的拔髓针。这样使用,可防止拔髓针折断在根管内。特别是弯根管更要注意,以防断针。

(2)活髓牙应在局麻下或采用牙髓失活法去髓。为避免拔髓不净,原则上应术前拍片,了解根管的结构,尽量使用新的拔髓针。基本的拔髓操作步骤如下:拔髓针插入根管深约 2/3 处,轻轻旋转使根髓绕在拔髓针上,然后抽出。牙髓颜色和结构,因病变程度而不同,正常牙髓拔出呈条索状,有韧性,色粉红;牙髓坏色者则呈苍白色,或呈淤血的红褐色,如为厌氧性细菌感染则有恶臭。

(3)对于慢性炎症的牙髓,组织较糟脆,很难完整拔出,未拔净的牙髓可用拔髓针或 10 号 K 形挫插入根管内,轻轻振动,然后用 3% 过氧化氢和生理盐水反复交替冲洗,使炎症物质与新生态氧形成的泡沫一起冲出根管。

(4)正常情况下,对于外伤露髓或意外穿髓的前牙可以将拔髓针插到牙根 2/3 以下,尽量接近根尖孔,旋转 180° 将牙髓拔出。对于根管特别粗大的前牙,还可以考虑双针术拔髓。

双针术:先用 75% 的乙醇消毒洞口及根管口,参照牙根实际长度,先用光滑髓针,沿远中根管侧壁,慢慢插入根尖 1/3 部,稍加晃动,使牙髓与根管壁稍有分离,给倒钩髓针造一通路。同法在近中制造通路,然后用两根倒钩髓针在近远中沿通路插至根尖 1/3 部,中途如有阻力,不可勉强深入,两针柄交叉同时旋转 180°,钩住根髓拔除。操作时避免粗暴动作,以免断于根管内,不易取出。双针术在临床实践中能够较好地固定牙髓组织,完整拔除牙髓组织的成功率更高,避免将牙髓组织撕碎造成拔髓不全,不失为值得推广的一种好方法。

(5)后牙根管仅使用拔髓针很难完全拔净牙髓,尤其是后牙处在牙髓炎晚期,牙髓组织朽坏,拔髓后往往容易残留根尖部牙髓组织。这会引起术后疼痛,影响疗效。具体处理方法是:用小号挫(15 到 20 号的,建议不要超过 25 号的),稍加力,反复提拉(注意是提拉)。这样反复几次,如果根管不是很弯(<30°角),一般都能到达根尖,再用 2 个"0"或 3 个"0"的拔髓针,插到无法深入处,轻轻旋转,再拉出来,通常能看到拔髓针尖端有很小很小的牙髓组织。

(6)如根管内有残髓,可将干髓液(对苯二酚的乙醇饱和液)棉捻在根管内封 5～7 天(根内失活法),再行下一步处置。

(7)拔髓前在根管内滴加少许 EDTA,可起到润滑作用,使牙髓更容易地从根管中完整拔出。这是一种特别有效的方法,应贯穿在所有复杂的拔髓操作中。润滑作用仅仅是 EDTA 的作用之一,EDTA 有许多其他的作用:①与 Ca 螯合使根管内壁的硬组织脱钙软化,有溶解牙本质的作用。既可节省机械预备的时间,又可协助扩大狭窄和阻塞的根管,具有清洁作用,最佳效能时间 15 分钟。②具有明显的抗微生物性能。③对软组织中度刺激,无毒,也可用作根管冲洗。④对器械无腐蚀。⑤使牙本质小管管口开放,增加药物对牙本质的渗透。

EDTA 作用广泛,是近年来比较推崇的一种口内用药。

如果临床复诊中不可避免地出现因残髓而致的根管探痛,应在髓腔内注射碧兰麻,然后将残髓彻底拔除干净。

最后补充一点就是,拔髓针拔完牙髓后很难将拔髓针清洗干净,有一种很快的方法也很简单,也许大家都会,具体操作如下:右手拿一根牙刷左手拿拔髓针,用牙刷从针尖向柄刷,同时用水冲。最多两下就可以洗干净。如果不行,左手就拿针顺时针旋转两下,不会对拔髓针有损坏。

(8)砷剂外漏导致牙龈大面积烧伤的处理方法:在局麻下切除烧伤的组织直至出现新鲜血再

用碘仿加牙周塞止血,一般临床普遍用此法,使用碘仿纱条时应注意要多次换药,这样效果才会好一点。

防止封砷剂外漏的方法:止血;尽可能地去净腐质;一定要注意隔湿,吹干;丁氧膏不要太硬;棉球不要太大。注意:尽可能不用砷剂,用砷剂封药后应嘱患者,如出现牙龈瘙痒应尽快复诊以免出现不良的后果。医师应电话随访,以随时了解情况。

(二)盖髓术

盖髓术是保存活髓的方法,即在接近牙髓的牙本质表面或已经露髓的牙髓创面上,覆盖具有使牙髓病变恢复效应的制剂,隔离外界刺激,促使牙髓形成牙本质桥,以保护牙髓,消除病变。盖髓术又分为直接盖髓术和间接盖髓术。常用的盖髓剂有氢氧化钙制剂,氧化锌丁香油糊剂等。

做盖髓术时,注意要把盖髓剂放在即将暴露或已暴露的牙髓的部位,然后用氧化锌丁香油糊剂暂时充填牙洞。做间接盖髓术需要观察两周,如果两周后牙髓无异常,可将氧化锌去除部分后行永久充填;若出现牙髓症状,有加重的激发痛或出现自发痛,应进行牙髓治疗。做直接盖髓术时,术后应每半年复查 1 次,至少观察两年,复诊要了解有无疼痛,牙髓活动情况,叩诊是否疼痛,X 线片表现,若无异常就可以认为治疗成功。

当年轻人的恒牙不慎受到外伤而使牙髓暴露,以及单纯龋洞治疗时意外穿髓(穿髓直径不超过0.5 mm)可将盖髓剂盖在牙髓暴露处再充填,这是直接盖髓术。当外伤深龋去净腐质后接近牙髓时,可将盖髓剂放至近髓处,用氧化锌丁香油黏固剂暂封,观察 1～2 周后若无症状再做永久性充填,这是间接盖髓术。

无明显自发痛,龋洞很深,去净腐质又未见明显穿髓点时,可采取间接盖髓术作为诊断性治疗,若充填后出现疼痛,则可诊断为慢性牙髓炎,进行牙髓治疗,盖髓术成功的病例,表现为无疼痛不适,已恢复咀嚼功能,牙髓活力正常,X 线片示有钙化牙本质桥形成,根尖未完成的牙齿,根尖继续钙化。但应注意的是,老年人的患牙若出现了意外穿髓,不宜行直接盖髓术,可酌情选择塑化治疗或根管治疗。

直接盖髓术的操作步骤有以下几点。①局部麻醉:用橡皮障将治疗牙齿与其他牙齿分隔,用麻醉剂或灭菌生理盐水冲洗暴露的牙髓。②如有出血,用灭菌小棉球压迫,直至出血停止。③用氢氧化钙覆盖暴露的牙髓:可用已经配制好的氢氧化钙,也可用当时调配的氢氧化钙(纯氢氧化钙与灭菌水、盐水或麻醉剂混合)。④轻轻地冲洗。⑤用树脂改良型玻璃离子保护氢氧化钙,进一步加强封闭作用。⑥用牙釉质/牙本质黏结系统充填备好的窝洞。⑦定期检查患者的牙髓活力,并拍摄 X 线片。

(三)活髓切断术

活髓切断术是指在局麻下将牙冠部位的牙髓切断并去除,用盖髓剂覆盖于牙髓断面,保留正常牙髓组织的方法。切除冠髓后,断髓创面覆盖盖髓剂,形成修复性牙本质,可隔绝外界刺激,根髓得以保存正常的功能。根尖尚未发育完成的牙齿,术后仍继续钙化完成根尖发育。较之全部牙髓去除疗法。疗效更为理想,也比直接盖髓术更易成功,但疗效并不持久,一般都在根尖孔形成后,再作根管治疗。

根据盖髓剂的不同,可分为氢氧化钙牙髓切断术和甲醛甲酚牙髓切断术。年轻恒牙的活髓切断术与乳牙活髓切断术有所不同,年轻恒牙是禁止用甲醛甲酚类药物的,术后要定期复查,术后 3 个月、半年、1 年、2 年复查 X 线片。观察牙根继续发育情况,成功标准为无自觉症状,牙髓活力正常,X 线片有牙本质桥形成,根尖继续钙化,无根管内壁吸收或根尖周病变。

活髓切断术适用于感染局限于冠部牙髓,根部无感染的乳牙和年轻恒牙。深龋去腐质时意外露髓,年轻恒牙可疑为慢性牙髓炎,但无临床症状,年轻恒牙外伤露髓,但牙髓健康;畸形中央尖等适合做活髓切断术。病变发生越早,活髓切断术成功率越高。儿童的身体健康状况也影响治疗效果,所以医师选择病例时,不仅要注意患牙情况,还要观察全身状况。

1.牙髓切断术的操作步骤

牙髓切断术是指切除炎症牙髓组织,以盖髓剂覆盖于牙髓断面,保留正常牙髓组织的方法。其操作步骤为无菌操作、除去龋坏组织、揭髓室顶、髓腔入口的部位、切除冠髓、放盖髓剂、永久充填。在这里重点讲髓腔入口的部位。为了避免破坏过多的牙体组织,应注意各类牙齿进入髓腔的部位。

(1)切牙和尖牙龋多发生于邻面,但要揭开髓顶,应现在舌面备洞。用小球钻或裂钻从舌面中央钻入,方向与舌面垂直,钻过釉质后,可以感到阻力突然减小,此时即改变牙钻方向,使之与牙长轴方向一致,以进入髓腔。用球钻在洞内提拉,扩大和修复洞口,以充分暴露近、远中髓角,使髓室顶全部揭去。

(2)上颌前磨牙的牙冠近、远中径在颈部缩窄,备洞时可由颌面中央钻入,进入牙本质深层后,向颊、舌尖方向扩展,即可暴露颊舌髓角,揭出髓室顶。注意备洞时近远中径不能扩展过宽,以免造成髓腔侧穿。

(3)下颌前磨牙的牙冠向舌侧倾斜,髓室不在颌面正中央下方,而是偏向颊尖处。颊尖大,颊髓线角粗而明显,钻针进入的位置应偏向颊尖。

(4)上颌磨牙近中颊、舌牙尖较大,其下方的髓角也较为突出。牙冠的近远中径在牙颈部缩窄,牙钻在颌面备洞应形成一个颊舌径长,颊侧近、远中径短的类似三角形。揭髓室顶应从近中舌尖处髓角进入,然后扩向颊侧近远中髓角,注意颊侧两根管口位置较为接近。

(5)下颌磨牙牙冠向舌侧倾斜,髓室偏向颊侧,颊髓角突出明显,备洞应在合面偏向颊侧近颊尖尖顶处,窝洞的舌侧壁略超过中央窝。揭髓室顶也应先进入近中颊侧髓角,以免造成髓腔。

2.活髓切断术的应用指征和疗效

临床上根髓的状况可根据断髓面的情况来判断。如断面出血情况,出血是否在短时间内可以止住。另外从龋齿的深度,患儿有没有自发症状等情况辅助你判断。疗效方面,我个人感觉成功率比较高,对乳牙来说,因为要替换,所以效果还可以。但是恒牙治疗远期会引起根管钙化,增加日后根管治疗的难度。所以,如果根尖发育已经完成的患牙,我建议还是做根管治疗。如果根尖发育未完成,可以先做活切,待根尖发育完成后改做根管治疗,这样可以减轻钙化程度。

乳牙牙髓感染,长处于持续状态,易成为慢性牙髓炎。本来牙髓病的临床与病理诊断符合率差别较大。又因乳牙牙髓神经分布稀疏,神经纤维少,反应不如恒牙敏感,加上患儿主诉不清,使得临床上很难提出较可靠的牙髓病诊断。因此在处理乳牙牙髓病时,不宜采取过于保守的态度。临床明确诊断为深龋的乳牙,其冠髓组织病理学表现和牙髓血象表示,分别有82.4%和78.4%的冠髓已有慢性炎症表现,因此也提出采用冠髓切断术治疗乳牙近髓深龋,较有实效。

3.常用的用于活髓切断术的盖髓剂

FC、戊二醛和氢氧化钙。

(1)FC断髓术:FC法用于乳牙有较高的成功率,虽然与氢氧化钙断髓法的临床效果基本相似,但在X片上相比时,发现FC断髓法的成功率超过氢氧化钙断髓法。采用氢氧化钙的乳牙牙根吸收是失败的主要原因,而FC法可使牙根接近正常吸收而脱落。

(2)戊二醛断髓术:近年来发表了一些甲醛甲酚有危害性的报道,认为 FC 对牙髓组织有刺激性,从生物学的观点看不太适宜。且有报道称成功率只有 40%,内吸收的发生与氢氧化钙无明显差异。因此提出用戊二醛做活髓切断的盖髓药物。认为它的细胞毒性小,能固定组织不向根尖扩散,且抗原性弱,成功率近 90%。

(3)氢氧化钙断髓术:以往认为有根内吸收的现象,但近年来用氢氧化钙或氢氧化钙碘仿做活髓切断术的动物试验和临床观察,都取得了较好的结果,也是应用最广泛的药物。

(四)干髓术

用药物使牙髓失活后,磨掉髓腔上方的牙体组织,除去感染的冠髓,在无感染的根髓表面覆盖干髓剂,使牙髓无菌干化成为无害物质,作为天然的根充材料隔离外界的刺激,根尖孔得以闭锁,根尖周组织得以维持正常的功能,患牙得以保留。这种治疗牙髓炎的方法叫干髓术。常用的干髓剂多为含甲醛的制剂,如三聚甲醛,多聚甲醛等。

做干髓术时要注意将干髓剂放在根管口处,切勿放在髓室底处,尤其是乳磨牙,以免药物刺激根分叉的牙周组织。一般干髓术后观察 2 年,患牙症状及相关阳性体征,X 线片未见根尖病变者方可认为成功。

干髓术的远期疗较差,但是操作简便,经济,在我国尤其是在基层仍被广泛应用。干髓术适用于炎症局限于冠髓的牙齿,但临床上不易判断牙髓的病变程度,所以容易失败。成人后牙的早期牙髓炎或意外穿髓的患牙;牙根已形成,尚未发生牙根吸收的乳磨牙牙髓炎患牙;有些牙做根管治疗或塑化治疗时不易操作,如上颌第 3 磨牙,或老年人张口受限时,可考虑做干髓术。

由于各种原因引起的后牙冠髓未全部坏死的各种牙髓病可行干髓术。干髓术操作简便,便于开展,尤其是在医疗条件落后地区。随着我国口腔事业的发展,干髓术能否作为一种牙髓治疗方法而继续应用存在很大的争议。干髓术后随着时间延长疗效呈下降趋势,因我们对干髓剂严格要求,操作严格,分析原因。

(1)严格控制适应证,干髓术后易变色,仅适用于后牙且不伴尖周炎,故对严重的牙周炎、根髓已有病变的患牙、年轻恒牙根尖未发育完成者禁用。

(2)配制有效的干髓剂,用以尽可能保证治疗效果,不随意扩大治疗范围。

(3)严格操作规程,对失活剂用量、时间及干髓剂的用量、放置位置均严格要求。

(4)术后适当降𬌗,严重缺损的可行冠保护。

(五)牙髓息肉

慢性牙髓炎的患牙,穿髓孔大,血运丰富,使炎症呈息肉样增生并自髓腔突出,称之为牙髓息肉。牙髓炎息肉呈红色肉芽状,触之无痛但易出血,是慢性牙髓炎的一种表现,可将息肉切除后按治疗牙髓炎的方法保留患牙。

当查及患牙深洞有息肉时,还要与牙龈息肉和牙周膜息肉相鉴别。牙龈息肉多是牙龈乳头向龋洞增生所致。牙周膜息肉发生于多根牙的龋损发展过程中,不但髓腔被穿通,而且髓室底也遭到破坏,外界刺激使根分叉处的牙周膜反应性增生,息肉状肉芽组织穿过髓室底穿孔处进入髓腔,外观极像息肉。在临床上进行鉴别时。可用探针探察息肉的蒂部以判断息肉的来源,当怀疑是息肉时,可自蒂部将其切除,见出血部位在患牙邻面龋洞龈壁外侧的龈乳头位置即可证实判断。当怀疑是牙周膜息肉时,应仔细探察髓室底的完整性,摄 X 线片可辅助诊断,一旦诊断是牙周膜息肉,应拔除患牙。

八、C形根管系统的形态、诊断和治疗

(一)C形根管系统的形态与分类

C形根管系统可出现于人类上、下颌磨牙中,但以下颌第2磨牙多见。下颌第2磨牙C形根管系统的发生率在不同人种之间差异较大,在混合人群中为8%,而在中国人中则高达31.5%。双侧下颌可能同时出现C形根管系统,Sabala等对501例患者的全口曲面断层片进行了回顾性研究,结果显示在下颌第二磨牙出现的C形根管中有73.9%呈现对称性。

C形牙根一般表现为在锥形或方形融合牙根的颊侧或舌侧有一深度不一的冠根向纵沟,该纵沟的存在使牙根的横断面呈C形。一般认为,Hertwig上皮根鞘未能在牙根舌侧融合可导致牙根舌侧冠根向纵沟的出现。从人类进化的角度讲,下颌骨的退化使牙列位置空间不足,下颌第2磨牙的近远中根趋于融合而形成C形牙根。C形牙根中的根管系统为C形根管系统。C形根管最主要的解剖学特征是存在一个连接近远中根管的峡区,该峡区很不规则,可能连续也可能断开。峡区的存在使整个根管口的形态呈现180°弧形带状外观。

Melton基于C形牙根横断面的研究,发现C形根管系统从根管口到根尖的形态可发生明显变化,同时提出了一种分类模式,将所有C形根管分为3型:C1型表现为连续的C形,近舌和远中根管口通常为圆形,而近颊根管口呈连续的条带状连接在它们之间,呈现180°弧形带状外观或C形外观;C2型表现为分号样,近颊根管与近舌根管相连而呈扁长形,同时牙本质将近颊与远中根管分离,远中根管为独立圆形;C3型表现为2个或3个独立的根管。范兵等对具有融合根的下颌第2磨牙根管系统进行研究,结果显示C形根管从根管口到根尖的数目和形态可发生明显变化。

(二)C形根管系统的诊断

成功治疗C形根管系统的前提是正确诊断C形根管系统,即判断C形根管系统是否存在及其大致解剖形态。仅仅从临床牙冠的形态很难判断是否存在C形根管系统,常规开、拔髓之后可以探清根管口的形态。敞开根管口后,用小号锉进行仔细探查可更准确地了解C形根管口的特点。手术显微镜下,增强的光源和放大的视野使C形根管口的形态更清晰,诊断更容易、准确。

Cooke和Cox认为通过术前X线片很难诊断C形根管,所报道的3例C形根管的X线片均表现为近远中独立的牙根。第1例C形根管是在根管治疗失败后进行意向再植时诊断的,第2和第3例则是因为根管预备过程中持续的出血和疼痛类似第1例而诊断。最近的研究表明可以通过下颌第2磨牙术前X线表现诊断C形根管的存在和了解整个根管系统的大致形态。具有C形根管系统的牙根多为从冠方向根方具有连续锥度的锥形或方形融合根。少数情况下由于连接近远中两根的牙本质峡区过于狭窄,C形根管的X线影像表现为近远中分离的2个独立牙根。将锉置于近颊根管内所摄的X线片似有根分叉区的穿孔,这种X线特征在C1型C形根管中更多见。

(三)C形根管系统的治疗

C形根管系统的近舌及远中根管可以进行常规根管预备,峡区的预备则不可超过25号,否则会发生带状穿孔。GG钻也不能用来预备近颊根管及峡区。由于峡区存在大量坏死组织和牙本质碎屑,单纯机械预备很难清理干净,使用小号锉及大量5.25%的次氯酸钠结合超声冲洗是彻底清理峡区的关键。在手术显微镜的直视下,医师可以看清根管壁及峡区内残留的软组织和异

物,检查根管清理的效果。

C形根管系统中,近舌及远中根管可以进行常规充填。放置牙胶以前应在根管壁上涂布一层封闭剂,采用超声根管锉输送技术比手工输送技术使封闭剂在根管壁上的分布更均匀。为避免穿孔的发生,C形根管的峡区在预备时不可能足够敞开,侧方加压针也不易进入到峡区很深的位置,采用侧方加压充填技术往往很难致密充填根管的峡区,用热牙胶进行充填更合适。热牙胶垂直加压充填可以使大量的牙胶进入根管系统,对峡区和不规则区的充填比侧方加压和机械挤压效果好。Liewehr等采用热侧方加压法充填C形根管取得了较好的效果。手术显微镜下,医师可以清楚地观察到加压充填过程中牙胶与根管壁之间的密合度,有利于提高根管充填的质量。因此,要有效治疗C形根管系统需采用热牙胶和超声封闭剂输送技术。

C形根管系统治疗后进行充填修复时,可以将根管口下方的牙胶去除2~4 mm,将银汞充入髓室和根管形成银汞桩核;也可以在充填银汞前在根管壁上涂布黏结剂以增加固位力和减少冠面微渗漏的发生。如果要预备桩腔,最好在根管充填完成后行即刻桩腔预备,以减少根管微渗漏的发生。桩腔预备后,根管壁的厚度应不<1 mm以防根折,根尖区至少保留5 mm的牙胶。桩钉应置入呈管状的远中根管,因为桩钉与根管壁之间的适应性以及应力的分布更合理,而在近舌或近颊根管中置入桩钉可能导致根管壁穿孔。所选用桩钉的宽度应尽可能小,以最大限度保存牙本质和增加牙根的强度。

(四)C形根管系统的治疗预后

严格按照生物机械原则进行根管预备、充填和修复,C形根管的治疗预后与一般磨牙没有差别。随访时除观察患牙的临床症状和进行局部检查外,应摄X线片观察根分叉区有无病变发生,因为该区很难充填,而且常常有穿孔的危险。由于C形牙根根分叉区形态的特殊性,常规根管治疗失败后无法采用牙半切除术或截根术等外科方法进行治疗。可以视具体情况选择根管再治疗或意向再植术。

九、牙髓-牙周联合病变的治疗

(一)原发性牙髓病变继发牙周感染

由牙髓病变引起牙周病变的患牙,牙髓多已坏死或大部坏死,应尽早进行根管治疗。病程短者,单纯进行根管治疗,牙周病变既可完全愈合。若病程长久,牙周袋已存在当时,则应在根管治疗后,观察3个月,必要时再行常规的牙周治疗。

(二)原发性牙周病变继发牙髓感染

原发性牙周病继发牙髓感染的患牙能否保留,主要取决于该牙周病变的程度和牙周治疗的预后。如果牙周袋能消除或变浅,病变能得到控制,则可做根管治疗,同时开始牙周病的一系列治疗。如果多根牙只有一个牙根有深牙周袋而引起牙髓炎,且患牙不太松动,则可在根管治疗和牙周炎控制后,将患根截除,保留患牙。如牙周病已十分严重则可直接拔除。

(三)牙髓病变和牙周病变并存

对于根尖周病变与牙周病变并存,X线片显示广泛病变的牙,在进行根管治疗与牙周基础治疗中,应观察半年以上,以待根尖病变修复;若半年后骨质仍未修复,或牙周炎症不能控制,则再行进一步的牙周治疗,如翻瓣术等。总之,应尽量查清病源,以确定治疗的主次。在不能确定的情况下,死髓牙先做根管治疗,配合一般的牙周治疗,活髓牙则先做牙周治疗和调𬌗,若疗效不佳,再视情况行根管治疗。

在牙髓-牙周联合病变的病例中,普遍存在着继发性咬合创伤,纠正咬合创伤在治疗中是一个重要环节,不能期待一个有严重骨质破坏的牙,在功能负担很重的情况下发生骨再生和再附着。

牙髓-牙周联合病变的疗效基本令人满意,尤其是第一类,具有相当高的治愈率,而第二类和第3类,其疗效则远不如前者。

十、急性牙髓炎开髓后仍然剧烈疼痛的原因

急性牙髓炎疼痛机制可分为外源性和内源性两个方面。急性牙髓炎时,由于血管通透性增加,血管内血浆蛋白和中性粒细胞渗出到组织中引起局部肿胀,从而机械压迫该处的神经纤维引起疼痛。这就是引起疼痛的外源性因素。另一方面渗出物中各种化学介质如5-羟色胺、组织胺、缓激肽和前列腺素在发炎牙髓中都能被检出。这些炎性介质是引起疼痛的内源性因素。据报道有牙髓炎症状时其牙髓内炎性介质浓度高于无症状患者牙髓内浓度。

急性牙髓炎时行开髓引流术能降低髓腔内压力而缓解疼痛,但不能完全去除炎性介质,加上开髓时物理刺激和开放髓腔后牙髓组织受污染,有些患者术后疼痛加重。本组研究急性牙髓炎开髓引流术疼痛缓解率为78.2%,术后疼痛加重率为21.8%。

急性牙髓炎时采用封髓失活法,甲醛甲酚具有止痛作用,并能使血管壁麻痹,血管扩张出血形成血栓引起血运障碍而使牙髓无菌性坏死。暂封剂中丁香油也有安抚止痛作用。154例急性牙髓炎行封髓失活疗法疼痛缓解率为92.2%,疼痛加重率为7.8%,与开髓引流比较有显著差异($P<0.01$)。剧烈疼痛患者一般服用镇静止痛药后疼痛缓解。剧痛一般在术后24小时内出现,持续2小时左右,其后疼痛逐渐消退。本组研究观察到急性牙髓炎时采用封髓疗法完成牙髓治疗总次数少于开髓引流术组($P<0.01$)。该结果与Weine结果相近。急性牙髓炎现最好治疗方法是行根管治疗术,但由于受国情所限,对部分有干髓适应证患者行干髓治疗术。

十一、牙髓炎治疗过程中可能出现的并发症

治疗牙髓炎可采用干髓术、塑化术、根管治疗等方法,治疗过程中可能出现一些并发症。

(一)封入失活剂后疼痛

封入失活剂后一般情况下可出现疼痛,但较轻可以忍受,数小时即可消失。有些患牙因牙髓急性炎症未得缓解,暂封物填压穿髓孔处太紧而出现剧烈疼痛。此时应去除暂封药物,以生理盐水或蒸馏水充分冲洗窝洞,开放安抚后再重新封入失活剂或改用麻醉方法去除牙髓。

(二)失活剂引起牙周坏死

当失活剂放于邻面龋洞时,由于封闭不严,药物渗漏,造成龈乳头及深部组织坏死。

(三)失活剂引起药物性根尖周炎

主要是由于失活剂封药时间过长造成的患牙有明显的咬合痛、伸长感、松动,应立即去除全部牙髓,用生理盐水冲洗,根管内封入碘制剂。因而使用失活剂时,应控制封药时间,交代患者按时复诊。

(四)髓腔穿孔

由于髓腔的形态有变异,术者对髓腔解剖形态不熟悉,或开髓的方向与深度掌握失误,根管扩大操作不当等原因造成的。探入穿孔时出血疼痛,新鲜穿孔可在用生理盐水冲洗、吸干后,用氢氧化钙糊剂或磷酸锌黏固粉充填。

(五)残髓炎

干髓术后数周或数年,又出现牙髓炎的症状,可诊断为残髓炎,这是由于根髓失活不全所致,是干髓术常见的并发症。塑化治疗的患牙也可出现残髓炎,是由于塑化不全,根尖部尚存残髓未被塑化或有遗漏根管未做处理。若出现残髓炎,则应重新治疗。

(六)塑化剂烧伤

牙髓塑化过程中,塑化液不慎滴到黏膜上,可烧伤黏膜,出现糜烂、溃疡,患者感觉局部灼痛。

(七)术后疼痛、肿胀

由于操作过程中器械穿出根尖孔或塑化液等药物刺激所致根尖周炎症反应所致。

(八)器械折断于根管内

在扩大根管时使用器械不当,器械原有损伤或质量不佳;或当医师进行操作时患者突然扭转头等原因,可导致器械折断于根管内。

(九)牙体折裂

经过牙髓治疗后的患牙,牙体硬组织失去了来自牙髓的营养和修复功能,牙体组织相对薄弱,开髓制洞时要磨去髓腔上方的牙齿组织,咀嚼硬物时易致牙折裂,所以在治疗时要注意调整咬合,并防止切割牙体组织过多。必要时做全冠保护,并嘱患者不要咬过硬的食物。

十二、牙体牙髓病患者的心理护理

(一)治疗前的心理护理

首先为患者提供方便、快捷、舒适的就医环境,以"一切以患者为中心,将患者的利益放在首位"为服务宗旨,热情接待患者,以简洁的语言向患者介绍诊疗环境、手术医师和护士的姓名、资历、治疗过程、术中配合及注意事项,以高度的责任心和同情心与患者交谈,耐心解答患者所担心的问题,通过交谈了解病情及病因,根据患者的病情及要求,讲明治疗的必要性,不同材料的优缺点,治疗全过程所需费用及疗效。对经济条件差的患者,尽量提供经济实用的充填材料。其次美学修复可以改变牙齿的外观,在一定程度上可以改善牙齿的颜色和形态,但无法达到与自然牙一致。因此对美学修复方面要求较高的患者,应注意调整患者对手术的期望值,治疗前向患者讲明手术的相对性、局限性、慎重选择,避免出现治疗后医师满意而患者不满意的情况,提高患者对术后效果的承受力,必要时向他们展示以治疗患者的前后照片,使其增强自信心。这样在治疗前使患者对治疗全过程及所需费用,有了充分的了解和心理准备,以最佳的心理状态接受治疗。

(二)治疗中的心理护理

临床发现80%以上的患者均有不同程度的畏惧心理,主要是害怕疼痛。对精神过于紧张,年老体弱、儿童允许家属守护在旁,对于老年人应耐心细致解释治疗中可能出现的情况,由于不同的人疼痛阈值不同,不能横向比较,说伤害患者自尊心的话、而对于儿童在治疗过程中多与儿童有身体接触,给以安全感,但不要帮助儿童下治疗椅,减少其依赖性,树立自信心,不必和儿童解释牙科治疗问题,与儿童讨论一些他们所感兴趣的问题,对患者的配合给予鼓励。无家属者护士守护在旁,减轻对"钻牙"的恐惧,医护人员操作要轻,尽量减少噪声,在钻牙、开髓术中,如患者感到疼痛难忍或有疑问,嘱其先举手示意,以免发生意外,同时应密切观察患者的脉搏、血压,轻声告知治疗进程,随时提醒放松的方法,使医、护、患、配合默契,顺利地实施治疗。根据患者治疗进程,告知患者下次复诊时间,在根备或根充后可能会出现疼痛反应,多数是正常反应。如果疼痛严重、伴有局部肿胀和全身反应,应及时复诊,酌情进一步治疗。

(三)治疗后的心理护理

患者治疗结束后,征求患者意见,交代注意事项,稳定患者情绪。牙髓治疗后的牙齿抗折断能力降低,易劈裂,治疗后嘱患者避免使用患牙咀嚼硬物或遵医嘱及时行全冠或桩核修复。美学修复可以改变牙齿的外观,但不会改变牙齿的抵抗疾病的能力,因此术后更要注重口腔保健的方法和效率。教给患者口腔保健知识,养成良好的口腔卫生习惯,有条件者应定期口腔检查、洁牙,防止龋病和牙周病的发生,以求从根本上解决问题。

(杨 飞)

第十章

牙 周 病

第一节 概 述

一、概论

牙周病是一种古老而常见的疾病,自古以来牙周病就伴随着人类存在。目前在我国有2/3的成年人患有牙周疾病,它是35岁以上人群失牙的主要原因。牙周疾病不仅会导致牙齿的松动脱落,严重者还会影响咀嚼功能,加重胃肠道的负担;再者,牙周病患牙还可能作为感染病灶,造成或加剧某些全身疾病,如亚急性细菌性心内膜炎、风湿性关节炎、类风湿性关节炎、肾小球肾炎、虹膜炎及多形红斑等,其对人类的健康危害极大。

口腔内的环境,如温度、水分、营养、氧气和酸碱度都适合于细菌的生长、发育和繁殖。牙周组织复杂的生态环境造成牙周微生物种类繁多,数量极大,寄生期长,与宿主终生相伴的特点。近20年来,随着现代微生物学、免疫学、微生态学及分子生物学等学科的发展和电子显微镜、免疫荧光、免疫组化、单克隆抗体技术的应用,对牙周疾病的病因、病理、诊断、治疗和预防都有长足的认识。

二、牙周组织结构

牙周组织是指包围牙齿并支持牙齿的软硬组织,由牙周膜、牙龈、牙骨质和牙槽骨组成(图10-1)。牙齿依靠牙周组织牢固地附着于牙槽骨内,并承受咬合功能。

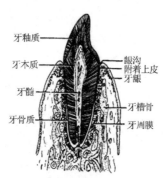

图 10-1 牙周组织结构

（一）牙龈

牙龈由覆盖于牙槽突和牙颈部的口腔黏膜上皮及其下方的结缔组织构成。按解剖部位分为游离龈、附着龈和牙间乳头三部分。游离龈也称边缘龈,宽约 1 mm,呈领圈状包绕牙颈部,正常呈淡红色,菲薄且紧贴牙面,表面覆以角化复层鳞状上皮,其与牙面之间形成的"V"形浅沟为龈沟,正常深度为 1～2 mm,平均 1.8 mm,沟底位于釉牙骨质界处。

附着龈与游离龈相连续。其复层鳞状上皮下方没有黏膜下层,故呈粉红色,坚韧而不能移动,表面有橘皮样的点状凹陷称点彩。它是由数个上皮钉突融合并向结缔组织内突起而形成的。牙间乳头呈锥形充满于相邻两牙接触区根方,其由两个乳头即唇颊侧和舌腭侧的乳头及在邻面接触区下方汇合略凹的龈谷构成。龈谷上皮无角化,无钉突。

（二）牙周膜

牙周膜亦称牙周韧带,由许多成束状的胶原纤维以及束间的结缔组织所构成。这些纤维一端埋入牙骨质内,另一端埋入牙槽骨,借此将牙齿悬吊固定于牙槽骨窝内。牙周膜宽度 0.15～0.38 mm,在 X 线片上呈现围绕牙根的窄黑线。正常情况下牙周膜的纤维呈波纹状,使牙齿有微小的生理性动度。牙周膜内成纤维细胞具有较强的合成胶原的能力,不断形成新的主纤维和牙骨质,并实现牙槽骨的改建。牙周膜内有丰富的血管和神经,可感受痛觉、触觉并准确判断加于牙齿上的压力大小、位置和方向。

（三）牙骨质

牙骨质呈板层样被覆于牙根表面。在牙颈部的牙骨质与釉质交界处即釉牙骨质界有 3 种形式(图 10-2):①牙骨质与牙釉质不相连接,其间牙本质暴露,占 5%～10%。②两者端口相接,占 30%。③牙骨质覆盖牙釉质,占 60%～65%。第一种情况,当发生牙龈退缩而暴露牙颈部易产生牙本质过敏。牙骨质内仅有少量细胞,无血管、神经及淋巴组织,没有生理性改建。在牙周病治疗过程中,牙周膜细胞分化出成牙骨质细胞,新牙骨质沉积于牙根表面,并将新形成的牙周膜纤维埋于其中,形成牙周新附着。

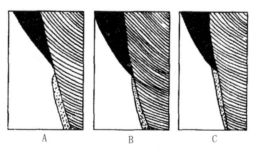

图 10-2　釉牙骨质界的 3 种形式

（四）牙槽骨

牙槽骨即颌骨包绕牙根周围的牙槽突起部分,由容纳牙根的凹窝(牙槽窝)和其游离端的牙槽嵴顶构成。牙槽骨的代谢和改建相当活跃,其形成、吸收及形态改变均随牙齿位置和功能状态而变化。正常情况下,𬌗力使牙槽骨吸收和新生保持平衡。X 线片上构成牙槽窝内壁的固有牙槽骨呈致密白线,称为硬骨板。当牙槽骨因炎症或𬌗创伤等发生吸收时,硬骨板模糊、中断甚至消失。正畸治疗时,牙槽骨随𬌗力发生改变。在受压力侧,牙槽骨发生吸收;牵引侧有新骨生成。

（五）龈牙结合部

龈牙结合部指牙龈组织借结合上皮与牙齿表面连接,良好地封闭了软硬组织的交界处

（图 10-3）。结合上皮为复层鳞状上皮，呈领圈状包绕牙颈部，位于龈沟内上皮根方，与牙面的附着由半桥粒体和基底板连接。结合上皮无角化层，无上皮钉突，上皮通透性较高，较易为机械力所穿透或撕裂。牙周探针易穿透结合上皮；深部刮治时，器械较易伤及结合上皮。结合上皮大约五天更新一次，表皮脱落细胞可连同入侵细菌脱落到龈沟内。如果上皮附着被手术剥离，一周左右可重建。

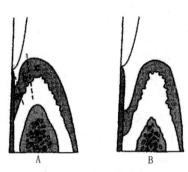

图 10-3　龈牙结合部

龈沟内上皮亦为无角化的复层鳞状上皮，具有一定的双向通透性，其下方有大量的血管丛，其中多为静脉，一些蛋白分子、抗原、抗体、酶类以及各种细胞成分经沟内上皮进入龈沟，形成龈沟液，当受到细菌、化学、机械等方面的刺激，血管丛的通透性增加，龈沟液的量增加。

三、口腔生态环境

（一）口腔及牙周生态环境

口腔内有上百种微生物，包括细菌（需氧菌、兼性厌氧菌和专性厌氧菌），还有真菌、酵母菌、支原体、原虫和病毒。唾液中细菌每毫升为 1.5×10^8 个，牙菌斑中细菌则更多，约为 5×10^{11}/g 湿重。从婴儿分娩后 3～4 小时始，口腔即有微生物存在，自此伴随人一生直到死亡。

寄居口腔各部位的微生物群，正常情况下，处于共生、竞争和拮抗状态，以此保持菌群间的相对平衡以及与菌群宿主之间的动态平衡。一般情况对人体无害，不致病，这与人体其他 3 大菌库（皮肤，结肠和阴道）一样对维护人体尤其是口腔的健康极为有利，故称为正常菌群。口腔正常菌群的种类和数量随饮食、年龄、机体状态、卫生习惯不同而有所差异，在不同个体或是同一个体不同部位亦存在明显差异，故正常菌群是可变而相对的。

正常菌群之间及其与宿主之间的相互作用称为生态系。当生态系中微生物之间以及微生物与宿主之间处于平衡的状态，就能保持宿主健康。当正常菌群失去相互制约，或微生物和宿主失去平衡时都可以导致疾病。牙周组织特殊的解剖结构和理化性质各异，牙周袋形成有氧和无氧各种不同氧张力环境和许多特殊的微环境，并提供各种细菌生长的恒定温度（35～37 ℃）、湿度和营养底物，这为许多微生物的生长、繁殖和定居提供适宜的环境和条件。

（二）影响牙周生态系的因素

1.唾液的作用

唾液主要由颌下腺、腮腺、舌下腺分泌，还有许多口腔黏膜小腺体的分泌。一般 24 小时总唾液量为 0.7～1.5 L，白天活动时分泌较睡眠时为多，咀嚼时较休息时为多，唾液流量及流速因人而异。其成分为 99.5% 水分及 0.5% 固体成分。固体成分中有蛋白质、糖类、氨基酸、尿素、氨、抗体、酶类和各种无机盐类以及脱落上皮细胞、白细胞、细菌及食物残渣。唾液酸碱度范围为5.6～7.6(平均6.8)。这相对恒定的pH主要通过唾液的缓冲来保持,还受饮食(尤其是食糖量)和唾液流率的影响,唾液 pH 对口腔正常菌群的构成影响甚大。唾液的缓冲作用与分泌速度有直接关系,分泌快,缓冲量大。唾液 pH 还取决于碳酸盐离子的浓度及溶解的二氧化碳的比例。口腔内各部位受进食影响,pH 会有较大幅度波动。而在牙周袋内,受干扰少,pH 变化不大,有利于嗜酸或嗜碱细菌的生存。

新鲜唾液的氧化还原电位(Eh)为+240～+400 MV,有利于需氧菌或兼性厌氧菌的生长。唾液 pH 通过氧化还原电位间接影响微生物的生长。当 pH 降低时,Eh 为正值;pH 升高时,Eh 为负值。唾液中的还原物质能使 Eh 下降,有利于厌氧菌的生长。唾液对口腔黏膜及牙齿表面有润滑和保护作用;唾液的流动机械清洗口腔,将食物残渣和口腔细菌带到消化道;维持口腔的酸、碱平衡,发挥缓冲作用;唾液含有很多抗菌成分,可有利于抗感染并参与免疫反应;对控制菌斑活动,保持口腔健康起积极作用。

2.龈沟液的作用

龈沟液为龈沟底下方结缔组织渗出的液体。正常时龈沟液分泌很少,甚至无分泌。当炎症状态时,牙龈血管扩张,通透性增高,龈沟内渗出液增多。目前多数学者认为观察龈沟液是区别正常牙龈与炎性牙龈的重要临床方法;龈沟液量和质的变化,可用作评价牙龈或牙周炎症程度的指标之一。健康龈沟液成分与血清相似。其中含有大量嗜中性白细胞、淋巴细胞及吞噬细胞,还有脱落上皮细胞和细菌、糖类、蛋白质、酶类以及代谢产物和无机盐类。这些成分在牙龈炎症时比健康时明显增多。钙和磷高出血清3倍,这对龈下牙石的形成有利。

龈沟液的保护作用。①机械清洗作用:将沟内细菌和颗粒冲洗清除。②黏附作用:龈沟上皮分泌一种血清蛋白,可以增强上皮与牙面的黏附力。③防御作用:龈沟液中含的吞噬细胞、抗体、溶菌酶,可以吞噬和破坏细菌。牙龈炎症明显时,其防御反应增强。

龈沟作为一个相对隐蔽的场所,口腔一般卫生措施(含漱、刷牙等)以及唾液冲洗作用和食物的摩擦作用均难以影响到微生物的停留和繁殖。氧化还原电势可降至-300 MV 以下,富含糖、蛋白质、无机盐的龈沟液等便利条件均为各种细菌的生长,尤其是不具备附着能力的、毒性较强的革兰阴性厌氧杆菌、活动菌和螺旋体等提供了一个极有利的生长场所。

四、病因

(一)细菌是主要致病因素

1.菌斑细菌是牙周病的始动因素

(1)1965 年,Loe 设计实验性龈炎,12 名牙科大学生,停止口腔卫生措施(刷牙)。第 10 天开始,堆积于牙面的菌斑造成牙龈充血、水肿,开始早期边缘性龈炎。直到第 21 天,龈炎随时间推移而明显加重;实验结束,恢复刷牙,清除牙面菌斑,龈炎渐消,口腔恢复了健康。

(2)流行病学调查亦发现,口腔卫生差者,牙周疾病发生率高于口腔卫生好者。

(3)动物实验证实,将细钢丝或线栓结在牙颈部不会引起龈炎,加用有细菌的食物饲养,可造成动物的实验性牙周炎。

(4)甲硝唑及四环素等抗生素的应用可以减轻牙周病症状。

口腔内存在有上百种微生物,依不同的生物学特性栖息在口腔内不同部位。厌氧培养技术的不断改进和完善,专性及兼性厌氧菌的检出率大大提高,厌氧菌亦是正常菌群的主要成分。龈袋和牙周袋内氧化还原电势低,其龈下菌斑以厌氧菌占优势。革兰厌氧菌感染的特性与牙周病症状相符,说明两者之间存在密切关系:①革兰阴性厌氧菌属口腔正常菌群的组成部分,其感染可为内源性感染。②当机体抵抗力下降或局部血液供应障碍以及菌群比例失调时,革兰阴性厌氧菌为条件致病菌。③呈现多种厌氧菌共同造成混合感染致病。④引起的病变多呈慢性顽固性,有复发倾向,临床上常表现为炎症、脓肿或组织坏死、分泌物有臭味等。⑤大多数菌含有作用力强的内毒素。⑥用甲硝唑等抗生素可有效控制牙周病症状。从这几个方面来看,革兰阴性厌氧菌与牙周病之间存在密切的联系。

2.细菌致病机制

细菌致病性包括以下几种。

(1)在体表被膜或结构存活或穿入体表侵入宿主。

(2)在体内繁殖。

(3)抑制宿主的防御机制。

(4)对宿主起损伤作用。

(5)引起组织和宿主的特异性反应,间接造成组织损伤。

3.牙周菌斑

牙(根)面的细菌因牙周区域不同的生态环境,其细菌的组成差异很大,故分为龈上菌斑和龈下菌斑。龈上菌斑包括牙冠各部的菌斑,如𬌗面点隙沟裂菌斑、光滑面菌斑、邻面菌斑和颈缘菌斑。龈上菌斑主要由增生的微生物和基质组成,微生物以需氧菌或兼性厌氧菌为主,如革兰阳性丝状菌和口腔链球菌、一些脱落的上皮细胞、白细胞和巨噬细胞等成分。基质含有机质和无机质两部分,有机质为糖类、蛋白质和脂类,无机成分主要有钙和磷,还有少量的镁、钾和钠,无机成分含量高与菌斑的钙化、牙石的形成关系密切。龈下菌斑是龈上菌斑的延续。紧贴牙根面的菌斑组成主要是革兰阳性丝状菌,但由于牙周袋特殊的理化环境,为大量可动菌、厌氧菌的生长提供了极为有利的条件,龈下菌斑中与牙周病关系密切的细菌包括:厌氧弧菌、螺旋体、产黑色素类杆菌、伴放线杆菌、嗜二氧化碳噬纤维菌等。

通过电镜观察,牙周病患者的牙周袋内壁上皮多处溃疡,上皮下方结缔组织内有各种细菌入侵,有的细菌能达到其下方的牙槽骨和牙骨质。细菌通过自身的酶类如透明质酸酶、胶原酶、硫酸软骨素酶、蛋白酶、核酸酶等,对结缔组织产生破坏,成纤维细胞抑制因子使胶原合成减少,附着丧失。如放线共生放线杆菌的白细胞毒素、多形白细胞趋化抑制因子和淋巴因子就可以降低宿主这方面的防御功能。尤其应关注的是革兰阴性杆菌细胞壁、细胞膜或荚膜上的脂多糖内毒素、脂磷壁酸、肽聚糖、胞壁酰二肽等物质以及某些细菌的囊性物质,均能够直接或间接刺激破骨细胞引起骨吸收。

(二)协同因素

协同因素分为局部因素与全身因素。

1.局部因素

(1)牙石:牙石是附着于牙面上的钙化或正在钙化的以菌斑为基质的团块。牙石以牙龈边缘为界,分龈上牙石与龈下牙石。龈上牙石呈淡黄色,常发生于腮腺导管口附近的上颌后牙颊面以及舌下腺导管口的下前牙舌面。而龈下牙石附着于龈沟或牙周袋内的根面上,呈黑色,质地较硬,呈砂粒状或片状,附着很牢,不易直接观察,需用探针做检查。

牙石形成有3个基本步骤:获得性膜形成、菌斑成熟和矿物化。牙石由菌斑和软垢钙化而成,在菌斑形成 2～14 天中都可以进行钙化。菌斑钙化形成牙石,牙石提供菌斑继续积聚的核心,在牙石粗糙表面堆积有未钙化的菌斑。菌斑和牙石均可致病,因有牙石的存在及其表面菌斑的刺激,会产生机械压迫以及持续性刺激作用,加重了牙龈出血和牙槽骨吸收、牙周袋加深等情况,加速了牙周病的发展。通过电镜观察,牙石附着于牙面的方式有下列几种:①依靠牙菌斑附着;②渗入牙骨质或牙本质表层;③牙石无机盐结晶与牙结构结合。

(2)食物嵌塞:在咀嚼过程中,食物楔入相邻两牙的牙间隙内,称为食物嵌塞。由于塞入的食物机械压迫作用和细菌的代谢作用造成牙周症的发生,还可以引起和加重口臭、牙槽骨吸收、牙龈退缩及邻(根)面龋等。食物嵌塞原因复杂,可由牙齿松动或移位、咬合面异常磨耗造成牙尖陡峻、牙齿排列不整齐、接触点异常或是邻面不良修复体所致。

(3)不良修复体:义齿修复时桩冠及全冠边缘的不密合,牙体缺损的充填材料如复合树脂、银汞合金等形成的悬突,贴面时边缘粗糙以及不符合生理要求的义齿均有助于颈缘菌斑的堆积而加重牙周症。

(4)正畸治疗:矫治器的使用给口腔的清洁卫生带来一定困难,口腔内菌斑堆积增多,会产生暂时性的龈炎。

(5)牙列不齐:牙齿的错位、扭转、过长或萌出不足等,牙齿间接触不良,容易造成菌斑滞留,妨碍口腔清洁工作,牙龈及牙周组织的炎症易于产生和发展。

(6)不良习惯:开唇露齿,以口呼吸患者多见,上前牙牙龈通常较干燥,牙面的正常唾液清洁作用减少,易患肥大性龈炎。

(7)吸烟:吸烟时烟草燃烧产生的温度和积聚的产物是局部性刺激物,使牙龈角化增加;焦油沉积在牙面上形成烟斑,不仅使牙齿着黄色、褐色或黑色,并常与菌斑牙石结合,渗透到牙釉质甚至牙本质小管内。

2.全身性因素

研究证实没有一种全身因素可以引起牙周疾病,但可以有助于牙周疾病的发生和发展。

(1)糖尿病:患者易发生牙龈出血、牙周脓肿、牙齿移位等症状。这主要是由于糖尿病造成牙周组织内的小血管壁和基膜增厚,管腔闭塞,牙周组织供氧不足和代谢产物堆积,这大大降低了牙周组织对感染的抵抗力。

(2)性激素水平:青春期、月经期及妊娠期的内分泌激素水平的变化,可加重牙周组织对局部刺激因素的反应性,而导致青春期龈炎、妊娠性龈炎及妊娠瘤等改变。这是由于牙龈里含有性激素的蛋白受体,如雌激素可促使牙龈上皮过度角化、刺激骨和纤维组织的形成。孕酮可造成牙龈微血管扩张、充血、循环淤滞、渗出增加,炎症加重。

(3)血液疾病:贫血、白血病及再生障碍性贫血等疾病常伴有牙龈苍白、溃疡、肿大或自发性出血,妨碍口腔卫生,易合并感染。

(4)遗传因素:一些基因异常有家庭遗传背景的疾病如青少年牙周炎、粒性白细胞减少症、Down 综合征、掌跖角化牙周破坏综合征等,常伴有多形核细胞缺陷,加重牙周疾病进程。

(5)其他因素。①药物因素:抗癫痫病药物苯妥英钠有增强牙龈成纤维细胞合成蛋白质和胶原的能力,因此半数服药者出现牙龈增生呈球状遮掩牙冠。其他还有环孢菌素 A、硝苯地平等也有类似作用。②维生素 C 缺乏症:由于维生素 C 摄入、吸收障碍,致使牙龈出血、牙齿松动等,大量补充维生素 C 可使症状有明显缓解。

3.免疫反应与牙周病

(1)体液免疫反应:牙周损害的进展期和确立期,在病损区及其下方的结缔组织内有大量的浆细胞浸润,大多数浆细胞能产生 IgG,还可产生 IgA 和 IgE。当龈下细菌受 IgG、IgA 和 IgE 包被时,龈沟中细菌的数量和种类就会发生改变,免疫球蛋白减少了抗原的数目有利于机体的保护作用。

龈沟内存在有多种杀菌或抑菌物质,如溶菌酶、补体、乳铁蛋白等。补体活化产生大量生物活性物质,后者能增强白细胞的吞噬功能,促进溶菌酶的释放。在牙周病的慢性病程中,激活的补体参与抗原-抗体复合物的形成,使肥大细胞脱颗粒引起组织胺释放,增强吞噬细胞活性导致溶菌酶释放和骨吸收。细菌刺激的多克隆活化 B 细胞能产生自身抗体以及白细胞介素-1,后者在牙槽骨的破坏方面起重要作用。

(2)细胞免疫反应:牙周袋内龈下菌斑中的抗原物质与组织中的淋巴细胞接触时,后者会合成和分泌大量的淋巴因子,淋巴因子能刺激吞噬细胞增强吞噬活性和抗菌活性,促进中性粒细胞的趋化性,抑制病毒的复制。因此,细胞免疫是牙周组织抗感染的重要部分。

大量研究表明,牙周炎症的早期,组织中渗出的细胞以 T 淋巴细胞为主,并可发现大量的迟发性超敏反应物质。活化的淋巴细胞、分泌的淋巴因子以及细胞毒反应强弱程度与牙周炎症的严重程度有密切关系。淋巴因子如巨噬细胞趋化因子、巨噬细胞移动抑制因子、巨噬细胞活化因子、破骨细胞活化因子、干扰素和淋巴毒素。这些因子具有放大效应,使吞噬细胞过度释放蛋白溶解酶、胶原酶、溶菌酶和前列腺素加重牙周病变,而破骨细胞活化因子直接造成骨吸收和脱钙等骨破坏。

4.中医学对牙周病的认识

中医学称牙龈为齿龈、牙肉,称牙槽骨组织为牙车或牙床。牙周病实为外感六淫,内伤七情所致。风、寒、暑、湿、燥、火等邪,以及饮食不节,嗜食辛辣煎炒,饮酒无度伤及脾胃。胃热挟邪化火上蒸于口,引起齿龈痈疮等证。七情伤内,脏腑功能失调,与肾气衰弱有密切关系。久病耗损,劳倦过度,生育过多,崩中漏下,先天不足,均致肾气虚损。"肾主骨,齿为骨之余","肾虚而牙病,肾衰则齿豁。"

对牙周疾病的描述包括:牙宣,牙龈宣露,牙漏,齿漏,脓漏齿,牙疳,龈衄血,髓溢,齿豁,风齿,火牙,齿挺,风热龈肿痛,齿根露,齿根欲脱,风冷痛,瘀血痛,溃槽,牙槽风,牙漏吹,暴骨搜牙等。

(1)牙衄(亦名:龈烂、溃槽、齿衄):牙齿清理无方,垢积附齿,三焦之热,蕴于齿龈;手阳明经及足少阴三经行之,阳明与冲、任两脉相连附,多气多血,胃肠热邪循经上行,激血外出成衄,多属热实证。宜去垢敷药含漱。

(2)牙痈(亦名:牙疔):胃肠运化失调,太阳经湿热,胃经火毒,毒盛成疮。

(3)牙宣(亦名:齿豁、齿漏、牙龈宣露):气血不足,揩理无方,肾气虚弱,骨髓里损,风邪袭弱,骨寒血弱,龈肉缩落,渐至宣露。

(4)齿漏:初则肿痛,久呈黄泡,破溃出脓。多因心烦操劳,烟酒过度所致,时出秽脓,串至左右齿根。

五、症状体征

(一)牙龈炎症

炎症时牙龈色泽呈鲜红或暗红色,牙龈肿胀使龈缘变厚,牙间乳头圆钝,与牙面分离。组织水肿使点彩消失,表面光亮,质地松软脆弱,缺乏弹性。如是增生性炎症,上皮增殖变厚,胶原纤维增殖,牙龈变得坚硬肥厚。健康牙龈的牙龈沟深度不超过 2 mm。当患炎症时,因牙龈肿胀或增生,龈沟加深。如果上皮附着水平没有明显改变,称为龈袋。当牙周袋形成时,袋底结合上皮向根方增殖,上皮附着水平丧失。

(二)牙龈出血

牙龈出血是患者最常见的主诉症状,多在刷牙或咬硬食物时发生,严重时可有自发性出血。牙龈出血可视为牙周疾病的早期症状,探诊后出血,对判断牙周炎症的活动性极具意义。而当牙龈组织纤维增生改变时,牙龈坚实极少出血。

(三)口腔异味或口臭

牙周疾病患者常出现口腔气味异常,患者自觉口内有血腥味,严重者可从患者呼出的气味中闻到。造成口臭的原因最常见的是牙周菌斑的代谢产物和滞留的食物残渣,尤其是挥发性食物。其他由鼻道、鼻旁窦、扁桃体、肺及消化道疾病也会伴有特殊的口臭。

(四)牙周袋形成

牙周袋的形成是牙周病一大特征性改变。牙龈因炎症刺激沟内上皮肿胀、溃疡,沟底结合上皮不规则向根方剥离,结缔组织水肿,慢性炎症细胞浸润,大量增生的毛细血管扩张充血。牙根面暴露于牙周袋内,有牙石、菌斑覆盖。牙周袋内牙骨质因菌斑细菌产酸及酶等化学物质的作用而发生脱矿和软化,易发生根面龋。更有甚之,细菌及内毒素可通过牙骨质深达其下方的牙本质小管,这些改变均加重牙周组织从牙根面上剥离而成深牙周袋。袋内菌斑、软垢、食物碎屑等毒性较大的内容物刺激加重了牙周组织炎症。

牙齿各根面牙周袋的深度不一,通常邻面牙周袋最深,该处最易堆积菌斑,最早受到炎症的侵袭。因此,探查牙周袋就按牙齿颊(唇)、舌(腭)侧之远、中、近三点做测量记录。牙周检查时,应采用带刻度的牙周探针,支点稳,力量适宜(20～25 g)压力,即将探针轻轻插入指甲沟而不致疼痛的力量,方向不偏,与牙齿长轴方向一致,这样才能准确反映牙周袋的真实情况。

(五)牙槽骨吸收

牙槽骨吸收是牙周病另一大特征性改变。牙槽骨是人体骨骼系统中代谢和改建最活跃的部分。在生理情况下,牙槽骨的吸收与再生是平衡的,故骨高度保持不变。当牙龈组织中的炎症向深部牙周组织扩展到牙槽骨附近,骨表面和骨髓腔内分化出破骨细胞和吞噬细胞,牙槽骨呈现水平状吸收;距炎症较远处,又有骨的修复性再生,新骨的形成可减缓牙槽骨的丧失速度。后者是牙周治疗的骨质修复的生物学基础。殆创伤是牙槽骨吸收的又一原因。由于牙周支持组织的病变,殆创伤时常发生。牙齿的压力侧牙槽骨发生明显垂直吸收。牙槽骨吸收可以用 X 线片来显示。早期牙槽骨吸收,X 线片上可表现为牙槽嵴顶的硬骨板消失或模糊,嵴顶的吸收使牙槽间隔由尖变平甚至呈火山状的凹陷,随之是牙槽骨高度降低。正常情况下,牙槽骨嵴顶到釉牙骨质界的距离为 1～2 mm,若超过 2 mm 可认为是牙槽骨发生吸收。X 线片仅能反映牙齿近、远中的骨质破坏情况,而颊、舌侧骨板与牙齿重叠而无法清晰显示。牙槽骨吸收的程度一般分 3 度。①Ⅰ度吸收:牙槽骨吸收高度≤根长 1/3。②Ⅱ度吸收:牙槽骨吸收高度>根长 1/3;但<根长 2/3。③Ⅲ度吸收:牙槽骨吸收高度>根长 2/3。

(六)牙齿松动、移位

正常情况下,牙齿有水平方向的轻微动度。引起牙齿松动移位的主要原因:①牙周组织炎症:尤其是牙槽骨吸收到一定程度(>根长 1/2),冠根比例失调者;②殆创伤。

牙齿松动还可出现于妊娠期及牙周手术时,一经控制,松动度可下降,松动度可视其程度,依方向记录3级。①一级:仅有颊(唇)舌(腭)侧向动度,其范围≤1 mm。②二级:除有颊(唇)舌(腭)侧向动度,亦有水平方向动度,其范围≤2 mm。③三级:水平向动度>2 mm或出现垂直向松动。

牙周疾病常常无明显疼痛等自觉症状,而一个或多个牙齿移位是促使患者就诊的主要原因。牙周病患牙长期受炎症侵扰,牙槽骨吸收,支持组织减少,发生继发性𬌗创伤。全口牙齿向中线方向移位,造成开唇露齿;牙周病晚期牙齿可向任何方向移位,以缓解继发性𬌗创伤。

(七)牙龈退缩

牙龈退缩和牙根暴露是牙周疾病常有的表现。炎症和𬌗创伤使牙槽骨慢慢吸收,牙齿支持组织不断降低,牙周组织附着丧失,牙龈明显退缩,牙根暴露。此时为如实反映牙周组织破坏的严重程度,附着丧失应是龈缘到釉牙骨质界的距离与牙周袋深度之和。

六、预后和治疗计划

(一)预后

预后是预测牙周组织对治疗的反映情况,对治疗效果有一个前瞻性认识。牙周病的致病因素和治疗手段是复杂多样的,必须根据患者的情况选择最适宜的治疗方案,以期得到最佳的治疗效果。因此,判断预后应着重考虑以下几个方面。

1.牙周组织病变程度

(1)牙槽骨破坏情况:依X线片判断牙槽骨的吸收破坏情况。丧失的骨量愈多,预后愈差;骨吸收不足根长1/3,预后不佳。

(2)附着水平和牙周袋深度:附着丧失发生在多侧较单侧严重;垂直型骨吸收较水平型骨吸收预后差。附着丧失近根尖,牙周袋深度>7 mm预后最差。多根牙病变波及根分叉较单根病变预后差。

(3)牙齿松动情况:如果松动度因炎症和𬌗创伤引起,预后较好;如果松动度由于牙槽骨降低所致,预后较差。

2.年龄与健康情况

一般身体健康状态良好的年轻人对疾病的抵抗力及恢复力较强,预后较好。如果特殊类型牙周炎存在免疫缺陷及糖尿病、白血病、Down综合征、粒细胞减少症等患者牙周治疗预后较差。

3.病因控制

控制菌斑工作需要患者的配合。事先应与患者讲清疾病特点、治疗方法以及保持口腔卫生清洁的意义和具体做法,这对良好的预后和疗效维持至关重要。

4.余留牙情况

余留牙分布不均匀、数量少、不能负担义齿修复的咬合力等预后不好;牙齿形态小、冠根比例异常、排列错位、咬合不正常等预后较差。

(二)治疗计划

牙周病治疗目的:①控制病因。②恢复功能,创造一个健康的牙周环境和外观功能均佳的牙列。完整牙周病的治疗是一个以年为单位较漫长的治疗过程。因此,治疗前应设计一个方案,并向患者进行全面解释,方可开始实施。

1.向患者解释

开始治疗前,应向患者将其牙周病病情、程度、病因以及治疗计划全部讲清,可根据患者的年龄、时间、经济能力等方面提供若干个治疗方案供其选择。

2.治疗前拔牙

牙槽骨吸收至根尖 1/3 应拔除;因牙周病造成牙槽骨吸收＞根长 1/2 并伴严重倾斜移位造成修复困难应拔除。

3.基础治疗

(1)自我菌斑控制:培养和训练正确刷牙方法,使用牙线与牙签,保持口腔清洁,消除食物及菌斑堆积对牙周组织的不良影响。

(2)除牙石及菌斑:采用器械龈上洁治术或龈下刮治术去除牙(根)面上沉积的菌斑及牙石,彻底除去吸收细菌毒素的牙骨质表层组织,并用化学方法处理根面,以降解根面毒素,创造适宜的牙周软硬组织环境以利牙周组织的重建。

(3)咬合调整:消除咬合创伤,重建𬌗平衡对于牙周组织的修复、重建和功能的改善是至关重要的。调𬌗应在炎症控制后及手术前进行。

(4)炎症控制:牙周疾病伴发牙周脓肿或逆行牙髓感染,才会出现明显牙痛。配合抗菌药物的使用,进行牙周-牙髓联合病变的处理方可缓解炎症或疼痛。

牙周骨外科手术应视患者牙周疾病严重程度、年龄、机体状态而定,时间应在基础治疗阶段完成 2 周后进行。目的在于彻底消除牙周袋、纠正牙龈形态的异常和治疗牙槽骨的缺损。术后 2 个月即可进行永久性修复牙列工作。

4.修复重建

此期已进入牙周病稳定控制时期。可用强身健体、补肾固齿药物以增强宿主的免疫功能,巩固疗效。再就是进行牙周病的正畸治疗、永久性夹板、缺失牙修复以及食物嵌塞矫治等治疗。

5.疗效维持

每 3 个月至半年复查 1 次,检查口腔卫生情况,指导口腔保健措施,并进行必要的洁治和刮治工作。两年拍 1 次全口牙片,对患者的牙周情况进行再评价。需要强调的是疗效维持工作绝大部分取决于患者对牙周疾病的认识程度以及自我口腔卫生保健意识的建立与重视,并积极配合治疗,采取有效措施控制菌斑的形成,这样才能取得事半功倍的效果。而这一点恰恰是医务人员所不能取而代之的。如果口腔卫生差,菌斑堆积严重,会使牙周病情加重而前功尽弃。

七、疗效保持与监护

牙周病患者经系统治疗稳定后的疗效保持与维护至关重要,这需要医患双方的共同重视和努力。有资料表明,牙周病治疗后疏于牙周保健的患者失牙率是坚持牙周疗效维护者的 3 倍。牙周系统治疗后第一年为是否复发的关键阶段。

(一)牙周病的复发

牙周病的治疗是复杂而长期的,而其疗效却未必尽如人意。病变是随时可能再发生的,这与多种因素有关:①治疗不当或不充分,未能消除全部潜在的适于菌斑滞留的因素。常见的原因是对牙石的清除不彻底,尤其是龈下牙石的滞留,牙周袋未彻底消除。②牙周治疗完成后,牙齿修复体设计不良,制作不当,造成进一步牙周损伤。③患者放松了牙周护理或未能定期复查,使牙周病损再度出现。④系统性疾病降低了机体对细菌的抵抗力。

复发可从以下几方面加以判断：①牙龈呈炎症改变及探查龈沟时出血。②龈沟加深导致牙周袋的复发和形成。③由 X 线检查发现骨吸收逐渐加大。④牙齿松动度增加。

(二)疗效维护程序

随访间隔为 2～3 个月，复查目前的牙周健康状况，进行必要的牙周治疗，并对今后的疗效维护提出指导意见。

询问近期有何与牙周健康相关的问题。逐一检查牙龈组织，龈沟深度或牙周袋情况及其脓性分泌物、牙齿移动度、根分叉病变以及 X 线片复查牙槽骨高度。菌斑染色以确定滞留区位置及口腔卫生措施有效与否。有条件的可利用暗视野显微镜以及厌氧培养技术查找牙周病致病菌数量及比例，以确定病变是否处于活动期。

(三)维护措施

1.自我口腔卫生保健

有针对性的口腔卫生指导，控制菌斑，对非自洁区即滞留区彻底的清洁极为重要，并结合牙龈按摩及叩齿等措施保持牙周组织的健康。

2.根面平整

对病情有反复的牙周区段或牙位要进行龈下刮治及根面平整手术，以控制病情的发展。

3.抛光与脱敏

牙面经抛光，菌斑及牙石难以沉积。疾病及术后暴露的牙根呈现过敏表现，应用氟化物进行脱敏治疗。

牙周疾病经过系统的临床治疗后并不意味大功告成，治愈的效果并非一成不变，医患双方均应充分以动态的眼光看待疗效，随时间的推移，其疗效可呈双向发展。这就要求医患之间密切配合共同促进牙周组织健康的保持和维护，才可获得稳定的疗效。

（葛柳莹）

第二节　牙　周　炎

一、慢性牙周炎

慢性牙周炎是最常见的一种牙周炎，各年龄均可发病，但常见于成年人，35 岁以后患病率增加，病情加重，多由龈炎发展而来，引起牙周深层组织的破坏而发展成为慢性牙周炎。

(一)致病因素

菌斑微生物是慢性牙周炎的始动因素，牙石、食物嵌塞、不良修复体、牙齿排列不齐和解剖形态异常等加重菌斑的滞留是局部促进因素。同时，宿主的防御机制也在发病机制中起着重要的作用。吸烟、糖尿病、遗传和精神紧张等是重要的全身易感因素。伴有咬合创伤时可加重牙周组织的破坏，为协同破坏。

(二)临床表现和诊断

(1)病变可累及全口牙齿或一组牙齿，病程较长，呈活动期和静止期交替出现。

(2)临床表现为牙龈充血、肿胀，探诊出血，牙周袋形成，附着丧失，牙槽骨吸收，牙齿松动。

晚期牙齿可松动和移位甚至脱落。当牙龈退缩,牙根暴露时,牙齿对冷热刺激敏感。

(3)晚期可引起逆行性牙髓炎,临床表现为冷热痛、自发痛和夜间痛等急性牙髓炎症状。

(4)机体抵抗力降低时可发生牙周脓肿。

(5)根据疾病的范围和严重程度,可将慢性牙周炎分为局限型和弥漫型。受累部位 30% 及以下者为局限型,若大于 30% 的部位受累则为弥漫型。

(6)附着丧失可以用来描述整个牙列、个别牙齿或位点慢性牙周炎的严重程度。轻度:附着丧失1~2 mm;中度:附着丧失 3~4 mm;重度:附着丧失≥5 mm。

(三)治疗原则

牙周炎治疗的目标是去除或改变导致牙周炎的菌斑微生物和局部促进因素及全身易感因素,从而停止疾病的发展,恢复牙周组织的形态和功能,并预防复发。另外,有条件者可促使牙周组织再生。

(1)拔除不能保留的患牙,建议戒烟、控制糖尿病等。

(2)指导患者控制菌斑,评价菌斑控制的状况。

(3)龈上洁治、龈下刮治和根面平整等基础治疗。

(4)个别重度患者可辅助全身或局部的药物治疗。

(5)去除或控制慢性牙周炎的局部致病因素(去除悬突、修改不合适义齿,治疗殆创伤等)。

(6)非手术治疗后,未能消除病情,应考虑牙周手术,以控制病情进展和/或纠正解剖学上的缺陷。

(7)修复缺失牙和正畸治疗。

(8)牙周炎患者需每 3~6 个月进行复查和复治,否则影响疗效。

二、青少年牙周炎

本病是青少年特有的破坏性牙周病。该病有两种类型:一种是局限性青少年牙周炎,即本节所指类型。另一种是弥漫性青少年牙周炎,又称快速进展性牙周炎。

(一)病因

(1)主要由革兰阴性厌氧杆菌感染,特别是伴放线杆菌感染。

(2)遗传因素:有认为是隐性基因传递的遗传性疾病。

(3)细胞免疫功能缺陷。

(二)诊断要点

1.局限性牙周炎

(1)病变仅累及第一磨牙和切牙。

(2)初起无明显症状,逐渐出现牙齿松动、移位,牙周袋深而窄,但口腔内菌斑、牙石量少,牙龈外观基本正常。病程进展时可有牙龈红肿疼痛等炎症表现。

(3)X线特征:第 1 磨牙的近中、远中面有垂直性牙槽骨吸收。在切牙区一般为水平型骨吸收。

2.弥漫性牙周炎

(1)病变累及大部分牙齿。

(2)活动破坏期,病程进展迅速,有牙龈红肿、探诊出血等炎症表现,引起牙槽骨的严重破坏,甚至发展为脓肿形成或牙齿松动、脱落。在静止期,可存在很深的牙周袋,但外观接近正常。

(3)本病常伴有全身症状,如疲劳、体重下降、精神抑郁和食欲缺乏等。

（三）鉴别诊断

本病应与掌跖角化综合征相区别。掌跖角化综合征其特点是牙周组织严重破坏,早期炎症引起骨丧失及牙齿的脱落,同时有掌、脚底、膝及肘等部位皮肤过度角化和发生鳞癣。最早可见于 4 岁以前的儿童。

（四）治疗

1.局部治疗

(1)牙周袋内用过氧化氢、氯己定等溶液冲洗。

(2)有菌斑、牙石者,应予清除。

2.全身治疗

(1)抗生素:四环素 0.25 g,每天 4 次,连服 2 周;或螺旋霉素 0.2 g,每天 4 次。

(2)维生素:维生素 C、维生素 A、维生素 D 和多种维生素口服。

(3)手术治疗:包括根面平整、袋内壁刮治、牙龈翻瓣术等。

（五）护理与预防

(1)注意饮食营养,增加蛋白质。

(2)按摩牙龈,加强牙齿咀嚼活动。

三、侵袭性牙周炎

侵袭性牙周炎不仅临床和实验室检查明显不同于慢性牙周炎,而且相对少见。侵袭性牙周炎分局限型和广泛型两型。

（一）致病因素

侵袭性牙周炎病因尚未完全明了,目前认为是某些特定的微生物(如牙龈卟啉菌、中间普氏菌和放线杆菌)的感染,以及机体防御能力的缺陷(多数侵袭性牙周炎患者有中性多形核白细胞的趋化功能低下等全身因素)和/或过度的炎症反应所致。吸烟、遗传等调节因素也起一定作用。

（二）临床表现和诊断

(1)局限型和广泛型侵袭性牙周炎的常见表现是:快速附着丧失和骨破坏,家族聚集倾向。

(2)通常的次要表现是:菌斑堆积量与牙周组织破坏的严重程度不相符;放线杆菌比例升高,有些人牙龈卟啉单胞菌比例升高;吞噬细胞异常,巨噬细胞呈过度反应型;附着丧失和牙槽骨吸收可能有自限性。

(3)发病迅速,发病率低,女性多于男性。

(4)局限型侵袭性牙周炎,青春期前后发病;对病原菌有高水平血清抗体反应;局限于切牙和第一磨牙,至少 2 颗恒牙有邻面附着丧失,其中 1 颗是第一磨牙,非第一磨牙和切牙的其他牙不超过 2 颗。

(5)广泛型侵袭性牙周炎,通常发生于 30 岁以下患者,但也可见于年龄更大者;对病原菌的血清抗体反应较弱;附着丧失和牙槽骨破坏呈明显的间歇性;广泛的邻面附着丧失,累及至少 3 颗非第一磨牙和切牙的恒牙。

（三）治疗原则

通常侵袭性牙周炎的治疗目标、方法与慢性牙周炎的治疗相似。

(1)强调早期诊断和彻底的龈上洁治,龈下刮治,根面平整,控制菌斑

（2）必要时调整咬合。

（3）必要时牙周手术。

（4）配合全身药物治疗,如四环素、阿莫西林和甲硝唑。服用六味地黄丸、固齿丸等以提高机体防御功能。

（5）定期复查,复查的间隔期缩短（3个月）。

（6）炎症控制,牙周袋变浅后,亦能考虑正畸,改善外观。

（7）治疗效果不佳时,要排除全身疾病和调整吸烟等危险因素。

（8）远期疗效取决于患者的依从性以及是否定期复查和复治。

（9）因发病机制复杂,对于未能完全控制的病例治疗目标是减缓疾病的进展。

（葛柳莹）

第三节　牙周炎伴发病变

一、根分叉病变

根分叉病变是指任何类型的牙周炎的病变波及多根牙的根分叉区。以下颌第一磨牙的患病率最高。

（一）病因

（1）根分叉区是一个桥拱样结构,距釉牙骨质界近,一旦有牙周袋形成,病变易扩展到根分叉区;牙颈部有些发育时留下的釉珠,伸入根分叉区。

（2）菌斑仍是始动因素。根分叉处的菌斑和牙石非常难以彻底清除,这是病变持续损害、加重发展的重要环节。

（二）临床表现

根分叉病变必须依赖探诊及X线牙片来确定病变的范围和严重程度,可分为4度。

1.Ⅰ度

探查发现牙周袋深度已到达根分叉区,但根分叉的骨吸收不明显,X线片上看不到骨质吸收。

2.Ⅱ度

根分叉区的骨吸收仅限于颊侧或舌侧或两侧均有,根分叉区的骨间隔仍存。X线片示根分叉区牙周膜增宽或骨质密度略降低。

3.Ⅲ度

病变波及全部根分叉区,骨间隔已完全吸收,探针可贯通颊、舌侧,但牙龈仍覆盖根分叉区。X线片示根分叉区牙槽骨间隔消失呈透射区。

4.Ⅳ度

牙龈退缩显露根分叉区,根间骨隔完全破坏。

（三）治疗原则

根分叉区的桥拱样根面与牙槽骨的凹坑状吸收均易于堆积菌斑、牙石,妨碍牙周刮除器械的

159

工作,这给治疗带来相当的难度,对疗效有一定影响。通过一系列的治疗,能消除或改善因病变所造成的缺陷,形成一个有利于患者控制菌斑和长期保持疗效的局部形态,促进牙周组织新附着。

二、牙周-牙髓联合病变

牙周组织与牙髓组织即为近邻,在解剖结构上有许多交通,因此感染一经互相影响和扩散,导致牙周-牙髓联合病变。

(一)解剖特点

1.侧支根管和副根管

除主根管外,有相当一部分牙齿在发育的过程中仍残存有许多侧支根管,以根尖 1/3 部为多见;在髓底附近,1/4~1/3 残余有副根管。因此,当牙周炎症进犯到根分叉或根尖 1/3 处时,牙髓受影响概率大大增加。

2.根尖孔

根尖孔是联系牙周组织与牙髓的主要通道,是炎症感染互相传播的窗口。

3.牙本质小管

有 10% 的牙齿牙本质表面既无牙釉质又无牙骨质覆盖,牙本质小管贯穿整个牙本质区,对染料、细菌毒素、药物亦有双向渗透作用。

(二)临床类型

1.牙髓病及治疗失误引起牙周病变

牙髓出现炎症或坏死以及根管壁侧穿,髓室或根管封入砷剂、甲酚、甲醛,根尖的牙周组织亦表现为局部渗出增多,牙周膜增宽,甚至出现急性或慢性的根尖周组织脓肿,牙槽骨吸收,牙齿松动。X 线片上根尖区出现骨质吸收区即 X 线透射区。典型的呈"烧瓶形"。

2.牙周病变引起牙髓病变

长期存在的牙周炎症,袋内细菌毒素持续地对牙髓造成的刺激和损害是不可忽视的。据报道,有半数以上的牙周病患牙的牙髓有炎症、钙化、变性或坏死。有的诱发慢性牙髓炎急性发作,表现为典型的急性牙髓炎症状。

3.牙周病变与牙髓病变并存

此种类型指同一牙齿先前为各自独立的牙周病变与牙髓病变,严重时才互相融合。这种情况较少见。

(三)治疗原则

(1)由牙髓病变引起牙周病变,只需彻底治疗牙髓疾病,牙周疾病就能完全愈合。

(2)由牙周病变引起牙髓病变,在控制牙周菌斑感染,进行彻底的牙周综合治疗之前,应对患牙的牙髓去除并进行根管治疗。

三、牙周脓肿

牙周脓肿是牙周炎症发展到晚期经常出现的一个症状。

(一)病因

(1)牙周袋深,涉及多个根面;或袋口窄,袋内渗出物引流不畅。

(2)牙周洁治、刮治后未将刮除物冲洗去净,或操作不当,根管治疗意外穿髓底或根管侧穿。

(3)伴有机体抵抗力下降或有严重全身疾病,如糖尿病等。

(二)临床表现

急性牙周脓肿起病突然,患牙唇颊侧或舌侧牙龈形成椭圆形或半球状肿胀突起。牙龈发红、水肿,表面光亮,牙齿有"伸长感",叩痛明显。脓肿早期,搏动性跳痛明显;随着炎症的扩散,黏膜表面可扪及波动感,疼痛有所减轻。脓液流出后,肿胀减轻。期间,可伴有局部淋巴结肿大。慢性牙周脓肿一般无明显症状,患牙咀嚼有不适感,可有瘘管或长满肉芽组织的开口,挤压时有少许脓液流出。

慢性牙周脓肿与急性牙周脓肿是相互转化的。急性脓肿可由慢性牙周脓肿急性发作,而急性脓肿经自行破溃排脓或未及时治疗,可发展成为慢性牙周脓肿。

(三)治疗原则

(1)止痛、脓肿切开排脓引流。

(2)清除菌斑,刮净牙石,冲洗牙周袋,消炎抗感染。

(3)全身给予抗生素,必要时采用支持疗法。

(4)控制感染后施行牙周手术。

牙周脓肿与牙槽根尖胀肿的鉴别见表 10-1。

表 10-1 牙周脓肿与牙槽根尖胀肿的鉴别

鉴别项	牙周脓肿	牙槽根尖肿胀
脓肿部位	接近龈缘、局限于牙周壁	范围较弥散、中心位于颊沟附近、波及面部
疼痛及叩痛	相对较轻	相对较重
松动程度	松动明显、消肿后仍松	轻度松动
牙体损害	无/有	有
牙髓活力	有	降低/无
牙周袋	有	无
X线片检查	牙槽嵴有破坏	根尖周可有骨质破坏

四、牙周萎缩

全口或局部牙龈缘与牙槽骨同时退缩,牙根暴露,但无明显炎症和创伤者称为牙周萎缩。牙周萎缩与年龄一致者,称为生理性萎缩、老年性萎缩。而远远早于年龄者,称早年性萎缩。因牙周组织的功能性刺激减少或缺乏造成萎缩者,称为失用性萎缩。过度的机械性刺激造成萎缩称机械性萎缩。亦可由牙周炎症治疗后以及牙周手术牙周组织炎症消退也会有牙龈退缩,牙根暴露。

(一)分类

1.老年性萎缩

老年性萎缩是一种随着年龄增长,牙周组织随全身组织器官功能退化而发生的萎缩,属正常生理现象,并非病理状态。

2.早年性萎缩

早年性萎缩发生于较年轻者,少见,局部无明显刺激因素,全口牙周均匀退缩,其原因不明。

3.失用性萎缩

通常因错位牙、对颌牙缺失未及时修复,严重牙体牙髓病或偏侧咀嚼等因素,患牙牙周组织的功能性刺激显著降低或缺乏。其特征为牙周膜变窄,牙周纤维数目减少,排列紊乱,牙槽骨骨质疏松,骨髓腔增大,骨小梁吸收。

4.机械性萎缩

机械性创伤:①牙刷的刷毛过粗过硬,顶端未经磨毛处理以及错误的横刷牙方式。②牙膏中摩擦剂颗粒过粗等。长期受其创伤,牙弓弯曲区,即尖牙,双尖牙部位因其牙体较突出,唇侧骨板薄,常受到机械摩擦而发生牙龈和牙槽骨的退缩。机械性压迫如不良修复体的卡环或基托边缘压迫牙龈,食物嵌塞,不良习惯等,可发生于个别牙或一侧牙齿。

(二)治疗原则

(1)注意口腔卫生,掌握正确的口腔清洁措施,正确使用牙刷、牙膏、牙线、牙签等。去除牙面菌斑、牙石,保持口腔清洁。

(2)纠正造成牙周萎缩的口腔局部原因,调磨牙齿,消除过大殆创伤力,解除食物嵌塞的原因,治疗牙体牙髓病,纠正偏侧咀嚼习惯。

(3)加强牙周组织生理刺激,坚持每天 2～3 次含漱,叩齿及牙龈按摩。

对于严重的牙龈退缩,牙根暴露而影响美观者,可制作义龈修复,以改善外观;对于个别牙的牙周病损,可采用牙周手术治疗。

(葛柳莹)

第四节 牙 龈 病

一、菌斑性龈炎

菌斑性龈炎是仅与牙菌斑有关的牙龈炎,但无其他牙周组织的破坏,是牙龈病中最常见者,发病率高,几乎所有人在其一生中均可发生不同程度和不同范围的菌斑性龈炎。

(一)致病因素

龈缘处的牙菌斑是始动因子,而牙石、食物嵌塞、不良修复体等是促进菌斑滞留的因素,加重牙龈的炎症。

(二)临床表现与诊断

菌斑所致的牙龈炎一般无明显自觉症状,仅为刷牙或咬硬物时牙龈有出血,极少数有自发性出血。有些患者偶尔有牙龈局部痒、胀等不适。病损主要表现为牙龈颜色、形态、质地的改变,以及医师探查时牙龈出血等。

(1)正常牙龈色泽为粉红色,牙龈炎时牙龈呈红色或暗红,甚至可呈鲜红色或肉芽状增生。这是由于牙龈结缔组织内血管充血、增生所致。

(2)正常牙龈的外形为龈缘菲薄且紧贴牙面,附着龈表面有点彩。牙龈炎时龈缘变厚,不再紧贴牙面,龈乳头圆钝肥大,表面的点彩因组织水肿而消失。

(3)正常牙龈质地致密而坚韧,牙龈炎时牙龈变得松软脆弱,缺乏弹性。这是由于组织水肿和胶原的破坏所致。

(4)存在探诊出血(BOP)。健康的牙龈组织在刷牙和牙周探查时均不会引起牙龈出血。患龈炎时牙周探针轻触即出血,即探诊出血,这是诊断牙龈有无炎症的重要客观指标。

(5)与血液病(如白血病、血小板减少性紫癜、再生障碍性贫血等)及其他疾病(坏死性龈炎、艾滋病相关龈炎等)引起的牙龈出血不同的是,龈炎引起的牙龈出血很少为自动出血,一般也能自行止住,局部治疗效果佳。可由此进行鉴别诊断。

(三)治疗原则

(1)对患者进行口腔健康教育,包括介绍菌斑控制与龈炎的关系,龈炎的早诊断、早治疗和定期维护的重要性,并针对个人情况进行口腔卫生指导,如正确的刷牙方法、如何使用牙线控制邻面的牙菌斑。

(2)牙面的清洁,如龈上洁治清除龈上菌斑和牙石及龈下刮治和根面平整清除龈下的菌斑和牙石。

(3)龈上和龈下清除菌斑效果不佳时,可使用抗微生物和抗菌斑的制剂(如1‰～3‰的过氧化氢液冲洗龈沟,碘制剂龈沟内上药,氯己定含漱等),以增强口腔卫生措施的效果。

(4)改正菌斑滞留的因素,如:修改不良的修复体(充填体悬突、修复体边缘不密合、邻牙无接触关系)和不良的固定或可摘局部义齿,治疗龋坏牙和矫正错位的牙齿。

(5)疗效的维护:除了坚持不懈地进行菌斑控制外,还应定期(6～12个月)进行复查和洁治,这样才能保持疗效,防止复发。

二、青春期龈炎

青春期龈炎是指发生于青春期少年的慢性非特异性牙龈炎,也是菌斑性牙龈病,但是受全身因素影响,与青春期内分泌变化有关。

(一)致病因素

1.口腔局部因素

菌斑和牙石仍是最主要的致病因素。青春期的少年正处于替牙期,因此替牙部位和牙齿排列不齐部位,以及口呼吸习惯和戴用各种正畸矫治器等均为菌斑的滞留提供了条件。同时,该年龄段的孩子不易坚持良好的口腔卫生习惯,也是青春期龈炎发生的重要因素。

2.全身的内分泌因素

青春期内分泌(性激素)的变化明显,牙龈是性激素的靶器官,因此随着内分泌的变化,牙龈组织对局部刺激因素产生更加明显的炎症反应。

(二)临床表现和诊断

(1)多见于青春期少年,一般无明显症状,或有刷牙、咬硬物时牙龈出血及口气加重。

(2)前牙唇侧的牙龈缘及牙龈乳头呈球状突起和肿胀,牙龈颜色暗红、光亮、质地软、探诊易出血等龈炎表现。

(3)根据患者处于青春期,局部有致病因素,且相对于致病因素而言牙龈炎症较重,从而进行诊断。

(三)治疗原则

(1)进行口腔卫生指导的同时,施行龈上洁治术,彻底清除菌斑和牙石,并可配合应用龈袋冲洗、袋内上药和含漱剂漱口,一般就可痊愈。病程长和过度肥大增生者需手术切除。

(2)若局部和全身因素依然存在,青春期龈炎虽经治疗仍可复发。因此,教会患者掌握正确的刷牙方法、养成控制菌斑的良好习惯以及定期复查,是防止复发的关键。青春期过后,去除局部因素,炎症程度可消退或缓解。

(3)特殊患者应有相应的预防措施。如正畸患者,首先正畸前应治愈龈炎,矫正器的设计应不影响牙龈且易于患者控制菌斑,同时在整个矫正过程中应定期做牙周检查和治疗。

三、妊娠期龈炎

妊娠期龈炎是指妇女妊娠期间,由于女性激素水平升高,而使原有牙龈的炎症加重或形成炎性的妊娠期龈瘤,故称为"妊娠期龈炎",而非"妊娠性龈炎"。发生率报告不一,在 38%~100%,口腔卫生良好者发生率低。

(一)致病因素

1.口腔局部因素

菌斑、牙石的堆积,多在妊娠前已发生,即妊娠前已有菌斑所致的龈炎。但妊娠时龈沟内细菌的成分也有变化,如牙菌斑中的中间普氏菌明显增多,成为优势菌。另外,妊娠后由于女性激素的变化使牙龈对局部刺激物更加敏感,加重了原有的病变。

2.全身的内分泌因素

如果没有局部菌斑、牙石的存在,妊娠本身并不会引起牙龈的炎症。但妊娠时由于血液中女性激素(特别是孕酮)水平的增高,牙龈作为女性激素的靶器官,牙龈的毛细血管扩张充血,血管的通透性增加,而使牙龈内炎症细胞和液体渗出量增加,从而加重了牙龈的局部炎症反应。

(二)临床表现和诊断

(1)孕妇在妊娠前患有龈炎,妊娠 2~3 个月后开始出现明显的牙龈炎症状,至 8 个月时达高峰。分娩后 2 个月左右,牙龈炎症可缓解,消退到妊娠前水平。

(2)妊娠期龈炎多发生于前牙区或全口牙龈,龈乳头呈鲜红或紫红色、质地松软、光亮、易出血。患者一般无明显不适,多因为牙龈出血而就诊。

(3)妊娠期龈瘤发生于牙间乳头,色鲜红光亮或呈暗紫色,瘤体常呈扁圆形,质地松软,有蒂或无蒂,有的瘤体呈小的分叶状。发生率 1.8%~5.0%,一般发生于妊娠第 4~6 个月。患者无疼痛等不适,常因牙龈出血或妨碍进食而就诊。妊娠瘤随着妊娠月份的递增而增大,分娩后能自行逐渐缩小,但多不能完全消失。仍需去除局部刺激物或进行牙周手术。

(4)诊断:育龄期妇女有牙龈鲜红、水肿、肥大且极易出血者,应注意询问月经史,以便诊断。文献报告长期服用口服避孕药的妇女也可有类似的牙龈。另有研究表明,牙周炎的女性患者(特别是重度牙周炎)发生早产和低出生体重儿的危险性增高。

(三)治疗原则

(1)去除局部刺激因素,加强口腔卫生宣教,如教会患者控制菌斑。进行龈上洁治时,应操作轻柔、仔细,尽量减少出血,可分次分区进行。

(2)对妨碍进食的妊娠瘤在妊娠 4~6 个月可行妊娠瘤切除术。

(3)理想的预防措施是在妊娠前治疗牙龈炎和牙周炎,并接受口腔卫生指导。

(4)对怀孕的牙周炎患者,进行牙周感染可能对妊娠结果不利的健康教育,同时根据妊娠月份,酌情进行牙周治疗和健康促进。

四、牙龈肥大

牙龈肥大是某些不同病因病理变化所致牙龈疾病的常见体征,而非独立疾病。

（一）病因

（1）炎症性肥大：主要因口腔卫生不佳、菌斑、牙石堆积等不良刺激引起。亦可见于口呼吸、牙齿错位拥挤、不良修复体、长期食物嵌塞等。

（2）药物性牙龈增生：多由于长期服用苯妥英钠或由于环孢霉素、硝苯地平。

（3）全身因素：妊娠期、青春期、白血病患者、维生素 C 缺乏等。

（二）诊断要点

（1）龈缘及龈乳头肥厚、增大，甚则龈乳头呈球形，相邻之间出现假性龈裂。

（2）肥大的牙龈可覆盖牙冠，造成假性牙周袋。

（3）炎性肥大牙龈深红或暗红，松软光亮，易出血；妊娠性牙龈增生以牙间乳头最明显，色鲜红，极易出血。

（4）药物性牙龈增生牙龈表面呈桑葚状，质地坚实，呈淡粉红色，无出血倾向。

（三）治疗

（1）病因治疗：包括清除牙石、纠正口呼吸等不良习惯，改正不良修复体及设计不合理的矫正器。

（2）牙龈切除术：适应于牙龈纤维性增生。

（四）护理与预防

（1）保持口腔卫生。

（2）按摩牙龈。

（3）纠正局部不良因素刺激，积极治疗全身疾病。

五、坏死性龈炎

坏死性龈炎又名急性坏死溃疡性牙龈炎或奋森氏龈炎。

（一）病因

由于口腔局部或全身抵抗力下降，口腔内原有的致病菌梭状杆菌和螺旋体混合感染所致。

（二）诊断要点

（1）有特异的腐败性恶臭。龈缘被覆灰褐色假膜，易渗血，龈乳头呈刀切状。

（2）血性流涎明显，相应淋巴结肿大，有压痛，伴不同程度发热。

（3）直接涂片可见到大量梭形杆菌与奋森螺旋体。

（三）治疗

1.全身治疗

（1）抗菌消炎：口服甲硝唑 200 mg，每天 3 次或肌内注射青霉素。

（2）补充维生素 C、B 族维生素等。

2.局部治疗

（1）0.1％高锰酸钾液或 3％过氧化氢含漱或洗涤。

（2）口含 0.25％金霉素液，每天数次。

（四）护理与预防

（1）患者生活用具严格消毒。

（2）宜食用高蛋白、易消化食物。

（3）忌烟、酒及辛辣刺激食物。

(4)注意口腔卫生。

六、牙间乳头炎

本病指局限于牙间乳头的非特异性炎症。

(一)病因

因牙间乳头受到机械或化学性刺激所致。

(二)诊断要点

(1)龈乳头红肿、探触及吮吸时易出血,并有疼痛,可有自发胀痛。

(2)检查可见龈乳头鲜红肿胀,轻叩痛。

(三)治疗

(1)除去牙间隙异物,用1%～3%过氧化氢溶液冲洗,涂以复方碘液。

(2)疼痛剧烈者,可用0.5%～2.0%普鲁卡因液1～2 mL在患牙龈颊沟处局部封闭。

(3)酌情予以抗生素或磺胺药。

(4)急性炎症控制后,应予病因治疗,以消除不良刺激。

七、白血病龈病损

白血病的龈病损是白血病在口腔牙龈的表征。某些白血病患者以牙龈肿胀和牙龈出血为首发症状,因此,根据口腔病损的早期诊断应引起高度重视。

(一)致病因素

白血病的确切病因至今不明,牙龈病损为病变白细胞大量浸润所致,结缔组织水肿变性,胶原纤维被幼稚白细胞所取代。毛细血管扩张,血管腔内可见白细胞形成栓塞,并可见组织坏死,并非牙龈结缔组织本身的增生。

(二)临床表现

(1)起病较急,乏力,不同程度发热,有贫血及皮下和黏膜自发性出血现象。

(2)牙龈肿大,外形不规则呈结节状,颜色暗红或苍白。

(3)牙龈可坏死、溃疡,伴自发痛、口臭、牙齿松动。

(4)牙龈和黏膜自发性出血(与牙龈炎症不同),且不易止住。

(5)菌斑大量堆积,多伴牙龈炎症。

(6)局部和全身的淋巴结可肿大。

(7)细胞分析及血涂片可见白细胞数目和形态的异常,骨髓检查可明确诊断。

(三)治疗原则

(1)内科(血液)确诊,口腔治疗是配合血液科医师治疗。

(2)切忌牙龈手术和活体组织检查。

(3)牙龈出血以保守治疗为主,压迫止血(如牙周塞治剂),局部可用止血药(如云南白药)。

(4)如全身情况允许可进行简单的口腔局部洁治。

(5)口腔卫生指导,加强口腔护理。

(葛柳莹)

第十一章

牙体缺损修复

第一节　牙体缺损的修复治疗设计

　　牙体缺损需要修复治疗时,为患者设计何种修复体更合适,是一个常常困扰临床医师的问题。临床常见医师设计存在的问题有两种:一种是不论牙体缺损情况如何,对患牙只作充填治疗,不作任何修复治疗;另一种是不论缺损大小、患者情况如何,只要有牙体缺损一律全冠修复。对患者而言,要实现良好的远期修复效果,医师应遵循牙体缺损修复的三原则:生物学原则、生物力学原则、美学原则。另外,近些年修复医师越来越注重考虑患者的经济能力和患者意愿的原则。医师要设计一个兼顾以上原则又确能符合患者实际情况、达到理想远期效果的修复体确实是有难度的,关键在于设计者的治疗思路要正确全面,兼顾各方因素,制定、筛选出最优方案。

　　首先,医师要对患牙有一个全面的了解,包括邻牙、对牙、全牙列情况,还应考虑患者的个性因素,这也是经常容易被忽略的,如年龄、性别、职业、饮食习惯等。医师在制订修复方案前一定要对患者进行全面细致的口腔检查和询问,具体如下。①患牙:患牙牙位,牙体缺损的部位,残留牙体量的多少,关键部位的牙体存留量,如是否有支持尖的缺损,剩余牙壁(近远中、唇颊侧、舌腭侧)的高度及厚度,髓腔形态及深度,根管情况(根管数量、长度、粗细等),牙根长度,多根牙的各牙根角度,牙龈、牙周情况,牙槽骨有无吸收,牙的治疗情况,根管治疗的质量,牙松动度,叩诊情况,X线检查等。②邻牙:有无龋坏、缺损、倾斜移位,松动度,牙周情况等。③对补牙:是否为经治牙、活髓牙,有无过长或下垂,有无修复体,修复体种类(可摘义齿、固定义齿)及修复材料等。④牙列:除主诉牙外,牙列中其他牙齿健康状况,有无牙体缺损、牙列缺损等。因为患者的口腔情况往往会随着时间的推移而发生改变,初次设计没有考虑长远或全面可能给以后的治疗带来困难和不利。⑤其他情况:如年龄、性别、职业、经济状况、对修复的要求等也是制订修复计划中非常重要的因素,而且这些因素往往在治疗过程中起到至关重要的作用,是治疗者或修复医师设计修复体时不应忽略的。

　　临床工作中遇到牙体缺损修复的病例是千变万化的,患者的个性也是各不相同,非常复杂,一名优秀的临床医师如何才能把握本质,依情而定,设计出既符合患者要求又有利于口腔组织健康、功能良好、远期疗效好的修复体呢?学会掌握符合科学规律的设计思路是非常重要的,这种能力的培养一是基于扎实全面的理论知识,二是勤于实践,三是逐渐形成良好的临床研究思路。

以下几点是要引起关注的。①循证医学的理念：循证医学的核心思想是对患者的医疗保健措施做出决策时，要诚实、尽责、明确、不含糊,明智、果断地利用当前的最佳证据。循证医学实践就是通过系统研究,将个人经验与获得的最佳外部证据融为一体。这里强调证据的全面、系统,去伪存真,真正反映患者的实际情况,因此需要医师善于搜集与患牙修复有关的证据,学会对已有证据进行科学的分析,并以此作为修复设计的依据。临床常见的问题是医师在口腔检查获取信息不系统、不完整,又没有对检查结果进行科学分析的情况下就为患者制订存在隐患或不尽合理的治疗方案,如仅凭几个不完整证据或个人经验主观判断就为患者确定修复方案,往往不能设计出最佳的方案。②整体系统的治疗思路：低年资医师常见的问题是在设计治疗方案时仅注意患牙而忽略相关牙,这也是所确定的修复方案往往不是最佳方案的主要原因。人是一个整体,口颌系统也是一个整体,在确定治疗方案时,医师一定要有整体观念。整体观念是既考虑局部情况,又要考虑相关影响因素即全局情况,既要考虑当前还要考虑长期疗效和对以后发展情况的影响。③个性化设计原则：根据患者个性化具体情况设计出符合其实际情况的方案。每个牙体缺损需要修复的患者都有其独有的特征,作为医师在上述检查获得该患者全部信息或证据的基础上,应进行综合分析评估,进而有针对性地给患者以指导并进行充分沟通,最后制订出适合该患者特点的修复方案。临床常见的问题是医师往往按经验或牙体缺损修复的一般原则为患者制订或选择一种修复方式,而忽略了该患者的具体实际情况,结果是从修复原则看没有大问题,但就患者个性特点而言往往不是最佳方案之选。牙体缺损修复在口腔修复中不是太复杂,但治疗方案确定前的综合分析是一件很重要且需认真考虑的事情,也是对医师综合素质的检验。

总之,医师应重视在接诊牙体缺损修复治疗的患者时,既要遵循总的设计原则,又要考虑每个患者的个性化设计原则,树立整体治疗的理念,综合分析评估患者的口腔情况,在与患者充分交流、沟通后,制订出一个全面、可行且被患者所接受的修复治疗方案。

牙体缺损修复可以分为两大类,即直接修复和间接修复。直接修复属于牙体牙髓专业范畴,不在此详述。但何种缺损修复可以用直接修复法而不必用间接修复法是应该注意的,从牙体缺损直接修复的角度看,普遍认为,复合树脂多用于Ⅰ类洞和窝洞颊舌径<1/3牙齿颊舌径的Ⅱ类洞,而对于缺损较大的两面洞和三面洞,使用复合树脂材料尚存争议。银汞合金充填修复体的中位生存时间约为10年,相对大面积的银汞合金充填修复体的中位生存时间约为11.5年,从这一观点看,是否可以作为选择间接修复或者直接修复临界面的参考,是不是牙髓或根管治疗后的患牙必须行全冠修复也是一个值得商榷的问题,因为全冠修复也会给口腔组织健康带来一些问题,如咬合、接触点、牙龈及牙周健康等。

一、牙体缺损修复治疗的适应证

牙体缺损视缺损的大小、部位可以采用直接修复和间接修复法。

(一)直接修复

即充填,方法简单易行,牙体预备磨牙少,但充填材料不能满足抗力、固位需要时,则应采取间接修复的方法进行治疗。

(二)间接修复

间接修复技术的适应证：①牙体缺损过大,牙冠剩余牙体组织薄弱,充填材料不能为患牙提供足够的保护,且难以承受咀嚼力易折断者。②牙体缺损过大,充填材料无法获得足够的固位力而易脱落者。③牙冠重度磨耗、牙冠过短需要加高或恢复咬合者。④牙体缺损的患牙需用作固定义齿或可摘局部义齿的基牙者。⑤过小牙、锥形牙、斑釉牙、四环素牙等发育畸形,需改善牙齿外观且美观要求高者。

间接修复体包括嵌体、3/4 冠、全冠、桩核冠,如何掌握各种修复体适应证的区别呢?①后牙牙尖缺失、边缘嵴缺损范围大且力过大者可考虑嵌体修复,死髓或活髓牙均可。②缺损面积较大、经牙髓治疗的后牙,可直接行全冠修复。③经牙髓治疗的后牙需行全冠修复时,预计全冠牙体预备后所余牙体组织过薄,可考虑附加根管钉固位或桩核冠修复。

牙体缺损修复中,新材料和新技术不断涌现,使临床医师在选择时常常感到困惑,科学、客观地评价某一种牙体缺损间接修复疗效是临床研究的主要目的。临床医师要正确理解、使用新材料及新技术,为患者选择提供最适宜的方法,在提高疗效水平的同时也将促进间接修复技术的发展。

二、牙体缺损的修复治疗原则

传统的三原则——生物学原则、生物力学原则、美学原则。

(一)生物学原则

牙齿在口颌系统中能够正常地行使功能,有赖于其体积和形态的完整性,以及支持组织的健康。当牙体组织因病损造成体积形态的不完整,并影响正常的咀嚼功能时,需使用修复方法予以治疗。在治疗过程中应注意牙齿及其支持组织的生物学特性,遵循牙体治疗的生物学原则:既要控制病源和去除感染的牙体硬组织,还要尽可能地保护正常组织的健康。

1.对致病因素的控制

在修复牙体缺损区域之前对相关致病因素的去除或控制是修复的首要前提。无论是龋齿还是非龋性疾病造成的牙体缺损,缺损断面长时间暴露在相关致病因素下,包括口腔中的微生物和形成疾病的微环境,其协同作用能够造成牙体组织的持续不可逆病损。如与龋有关的牙菌斑、感染坏死的牙本质内所含有大量细菌及其代谢产物。遗留的细菌不仅能造成牙齿组织的继续破坏,甚至最终造成牙髓组织感染;此外修复后的继发龋还可造成修复体与牙齿间的黏结失效,导致修复体的脱落;或造成牙体组织在承受力时发生劈裂。因此只有在修复前彻底去除龋坏组织,防止继发感染才能长久地维持牙齿形态的完整性,从而正常地行使咀嚼功能,保证修复的远期效果。

2.保护健康组织

(1)保护健康的牙体组织:无论是直接修复还是间接修复技术和材料,都需要在完全去除致病因素的前提条件下,再磨除一部分健康的牙体组织,进行适当的牙体预备以获得足够的固位形和抗力形,以保证修复体在长期的力载荷下不脱位、不破损。但牙体预备量应控制在合理的最小范围内,以便保留更多的健康牙体组织。这不仅是生物学治疗的基本要求,也能显著提高修复体的存留寿命。同时,较少破坏健康牙体组织还意味着降低牙髓在牙体预备过程中受到损伤的风险。

牙体预备量的多少与所使用的修复材料的力学性能和黏结剂的黏结效果直接相关。随着材料科学的发展,修复材料的强度不断增强,黏结剂的黏结强度不断提高,使得在牙体充填修复治疗中保存健康牙体组织的可能性加大,因而对传统的备洞原则所要求的窝洞内部的点线角清楚、预防性扩展、窝洞的深度等方面在逐步放宽。具体的牙体预备原则还需结合修复体类型、使用的材料、修复的部位、黏结剂的种类等各方面综合考虑。

(2)保护牙髓组织:牙髓的存在对于维持牙齿功能的完整性具有非常重要的意义。保存健康的牙髓能使牙齿保有对温度的感觉,来自牙髓的营养和水分能使牙体硬组织不致因脱水变脆而易发生折裂。牙髓和牙本质在胚胎起源上具有同源性、在对外界刺激的反应上具有关联性,因此可将牙髓和牙本质视为生理性复合体,即牙髓牙本质复合体。牙髓中的成牙本质细胞位于牙髓和牙本质交界处,其细胞的胞体排列于牙本质的髓壁上,并与牙髓神经纤维末梢的神经丛联系,其胞质突进入牙本质小管并一直延伸至釉牙本质界。这种复合结构使得对牙本质的生理性或是病理性刺激能引起牙髓的相应反应。对牙本质的长期温和的刺激可使与刺激源相应的牙髓端形成修复性牙本质,起到生物性自我保护的作用。当外界的刺激超过机体可承受的范围时,可造成牙本质细胞的变性坏死,引发全牙髓的炎症反应。在牙体缺损的修复治疗过程中,有许多环节可以造成牙髓牙本质复合体的伤害,对牙髓牙本质复合体的保护思想应贯穿整个牙体缺损修复治疗的始终。

(3)保护牙周组织:牙齿借助牙周膜中的纤维束悬吊在牙槽窝内,牙周膜中有丰富的神经纤维末梢压力感受器,牙周组织起着支持和营养牙齿,并完成感受器—传入神经—中枢神经—传出神经—运动肌群的神经反射弧,使机体能感受力和调控力,从而起到保护牙齿的作用。因此健康牙周组织是牙齿承担正常咀嚼功能的基础。

牙体缺损修复有可能造成牙周组织的损伤,主要表现在两方面:治疗过程中的损伤和修复体引起的损伤。在治疗操作中引起的损伤通常为牙体预备时器械的切割伤、排龈器材引起的结合上皮撕裂伤、去除多余黏结材料时的器械损伤、使用电刀过度烧灼时造成的软硬组织损伤等直接损伤。由修复体引起的损伤常源于修复体边缘处理不当所造成的边缘悬突、龈沟内的黏结材料未彻底清除,从而压迫牙周软组织造成菌斑堆积和血运障碍,长期刺激可造成牙周组织的退缩;修复体外形的不理想,如修复体外形过凸或凸度不够,可造成咀嚼时食物对牙龈的过度挤压或失去按摩作用,长期也可引起牙周组织的退缩;修复体存在咬合高点或与邻牙接触过紧都会造成急性的牙周组织创伤和疼痛;接触点过松则易嵌塞食物,导致牙间乳头炎和牙槽嵴顶的吸收降低。因此在牙体缺损的修复治疗中,要避免对牙周组织的损伤。

(二)生物力学原则

牙体缺损修复治疗的最终目标是通过恢复牙齿的外形,建立良好的咬合关系,保证修复体与剩余牙体组织所组成的整体能够承担正常的咀嚼力,完成口颌系统的咀嚼功能。牙齿的形态和功能是相互依赖、相互制约的,形态特点是其功能特点的具体体现。只有正确地恢复了牙体缺损部分的形态,并使修复体与余留牙体在咬合过程中与对牙有正确的接触关系,才能使所治疗的牙齿发挥正常的咀嚼功能,避免异常的创伤或功能丧失。因此,在余留牙体组织的处理、修复体设计、修复体试戴调节阶段应注重治疗的最终目的,使其符合生物力学原则。

1.牙体缺损修复的生物力学原则的内容

牙体缺损修复的生物力学原则包含两个范畴:牙齿修复后应提供正确的咬合力,以及牙齿修复后应能承受正常的咬合力。

(1)牙齿修复后应提供正确的咬合力:在学习研究中,每个牙齿都有其独特的静态和动态接触特征,这些由上下颌牙齿的牙尖、嵴、窝和斜面所共同构成的接触关系是完成正常咀嚼任务的基础,也是维护口颌系统生理健康的关键。在静态接触状态中,广泛的牙尖接触能使下颌回到稳定可重复的位置,提供最大的咬合力,并能广泛地分散力,保护每个牙齿。在动态接触状态中,前牙舌面形态具有导平面的作用,引导下颌前伸切割食物;后牙的牙尖与牙窝形成三点式接触关系,支持尖和引导尖斜面在咀嚼运动中交替提供相对的支持和引导作用。在广泛而协调的牙接触关系中,咀嚼肌可以协调收缩活动,颞下颌关节也能受力均匀,因此才能有效地发挥咬合力量。

牙齿𬌗面形态的改变必然影响力的承载特点,对任何一个位点接触关系的破坏都有可能造成局部或整体的咀嚼功能失调。例如,咬合力不仅沿牙长轴传导,还被牙尖斜面所分散,如果牙体缺损的修复体被设计成平面,使得牙𬌗面尖窝嵌合的咬合接触关系被平面咬合接触关系代替,牙齿根尖的主应力区位置发生变化,应力值也上升了,说明平面咬合因缺少牙尖斜面对垂直力载荷的分解作用导致牙根承受更大负荷。所以,恢复正确的牙体解剖形态是牙体缺损修复成功的关键因素之一。

牙体缺损的间接修复技术由于可以在口外模型上观察和制作,制作时能方便地雕刻出尖嵴形态,在修复体试戴时还可以精细调整咬合接触关系,因此与直接修复技术相比更易获得良好的生物力学效果。

(2)牙齿修复后应能承受正常的咬合力:要达到牙齿缺损修复的目标还有赖于修复材料与剩余牙齿组织都能承受咬合载荷,并形成良好的结合,才能有效地行使功能。因此,需要通过牙体预备获得足够的修复体厚度及形状,满足抗力与固位的要求。根据修复材料的不同种类和剩余牙体组织的情况,在预备抗力形和固位形时要充分体现生物力学原则,在尽量保存牙体组织的基础上,保证修复效果。①抗力形:指使修复体和剩余牙体组织在承受正常咬合力时不发生折裂的窝洞形状和修复体形状。牙体预备后形成的修复间隙需能保证修复体有足够的厚度,以便有足够的抗压和抗剪切强度以对抗咬合力,并同时保证余留牙体组织也能承受咬合力。抗力形预备与修复体的种类和使用的修复材料种类密切相关。通常高嵌体和冠能保护余留牙体组织不致因对抗咬合力而发生劈裂,但嵌体缺乏这类保护作用。金属修复体拥有更高的机械强度,树脂材料和瓷材料则需要更大的厚度才能达到同样的强度。②固位形:是防止修复体受力时从侧向或垂直方向脱位的窝洞形状,属于机械固位。修复材料与牙齿的良好结合靠的是固位力。目前获得固位的方式有两种,即机械固位和黏结固位。机械固位靠的是适当的洞形预备所产生的侧壁摩擦力和约束力;而黏结固位靠的是材料与牙齿组织的微机械固位和化学黏结力。随着黏结材料和技术的发展,黏结固位在修复体固位中所占比例越来越高。在使用黏结固位时,对修复体的机械固位形预备要求有所降低,在一定程度上保留了更多的牙体健康组织。黏结固位取决于被黏结面积的大小,而不取决于黏结剂进入牙齿组织的深度。

2.牙体缺损修复治疗过程中生物力学原则的应用

生物力学原则贯穿整个牙体缺损修复治疗过程的始终。

(1)在牙体缺损修复治疗前,应先全面系统地检查患者的咬合情况,再具体设计牙体缺损的修复方案。口颌系统的整体咬合正常是个别牙体缺损修复的先决条件,因此应全面检查正中𬌗、前伸𬌗和侧方𬌗是否存在早接触。如果存在病理性早接触,必要时适当进行咬合调整。在全牙列咬合正常的基础上,分析个别牙体缺损的修复方案,结合缺损的部位、体积、余留牙的牙体组织强度、对牙的情况,综合考虑修复体的种类及使用的修复材料种类。

(2)在牙体缺损修复治疗过程中,综合考虑抗力形和固位形方面的要求,同时结合生物学原则,在尽量保留健康牙体组织的基础上,适当预备修复体空间,既能使修复体的强度达到承受咬合力的要求,又能做到最大限度地保护余留牙体。可灵活采用辅助固位设计,减少牙体磨除量,必要时还需制作临时修复体以保护余留牙的牙体组织不至劈裂。

(3)牙体缺损修复治疗后的咬合调整:在修复体制作完成试戴时,应仔细检查修复体的咬合面外形恢复情况及与对牙的咬合接触关系。正中应有支持尖的接触,侧方应按照患者咬合恢复类似天然牙的接触关系,前伸导平面与邻牙一致。修复体达不到上述要求需要进行咬合调整,恢复正常的咬合关系。修整修复体时,注意保持牙的尖、窝、嵴和斜面的形态。修复体黏固后应再检查咬合关系是否正确,以免因黏结剂的厚度或黏结不当导致形成早接触干扰。

(三)美学原则

对自己容貌的肯定能增强在人际交往中的自信,牙齿作为构成人的容貌的重要组成部分,越来越受到人们的重视,尤其是在前牙的牙体缺损修复时,除了要满足功能的要求外,还应满足美观方面的要求,在治疗设计时遵循牙齿美学的原则。牙齿美学的内容包括形态美学和色彩美学,牙齿美学的原则既要遵循普遍美学原则,也要兼顾个性化特征,做到共性与个性的统一,以达到最佳修复美学效果。

1.牙齿形态的美学要求

牙齿的形态美范畴既包括整体性、对称性、协调均衡性等普遍性原则,也有面型、性别差异和多样性等个性化原则。

(1)整体性原则:牙齿在口腔中整齐地排列呈弓形,没有缺失、空隙、拥挤、错位或扭转,虽然每个牙齿的形状各不相同,但整齐有序地排列成一个整体。当个别牙的牙体缺损破坏了这种整体感时,应通过修复手段将缺损的部分恢复出来,重新达到整体和谐的形象。

(2)对称性原则:对称性是人体美的重要特征,口腔中的牙齿也是如此。对称原则是口腔颌面部进行美学修复的主要依据法则之一。人类颌面部结构基本呈中线对称。牙列的中线通过两中切牙之间,与水平面垂直,并且与面部中线一致。从𬌗面看,两侧的同名牙除了大小对称、形态对称、色泽一致外,前牙从𬌗龈向、唇舌向、近远中向及转位 4 个方向都是对称的;后牙则是从距𬌗面的距离、距中线的距离、近远中向倾斜度、颊舌向倾斜度 4 个方向上都是对称的。这些对称的排列形成了 3 条对称的弧线:前牙切缘与后牙中央窝构成的自然弧线、上后牙颊尖构成的补偿曲线以及由上颌同名后牙颊舌尖连线的横曲线。如果两侧结构出现明显的不对称,则会破坏容貌的美感。在牙体缺损修复时,应该尽量参照对侧同名牙恢复牙齿外形特点。

(3)协调均衡原则:"协调"是指两个相接近的形式因素的并列;"均衡"是指不同的形式因素呈现出恰当的比例。在进行美学修复时,应该详细分析患牙与邻牙和对𬌗牙,以及与牙周组织的关系。每一个牙齿都与邻牙有一定的大小比例关系,达到理想的比例关系,会在视觉上产生美感。例如,正面观露齿笑,所有牙齿切端近远中径均比近中邻牙窄小,约为近中牙齿的 60%,中切牙和侧切牙的比例约为 1.4∶1,上前牙的切龈径与切缘近远中径之比为中切牙 1.411、侧切牙 1.571、尖牙 1.403 等。

在微笑时,如果上下唇线的位置和牙齿相协调,则会增加美感。露齿笑时,整个上前牙的牙面均应暴露,上颌前牙切缘最好与下唇刚刚接触,如果存在间隙,应该尽量减少该间隙并保持一致。牙龈缘线并非呈对称弧形,其高点略偏向远中,中切牙的龈缘高点应该位于两侧尖牙龈缘高点连线上,侧切牙龈缘高点可以略低于该连线,不超过 1.5 mm。

(4)个性化原则:在基本满足上述美学修复的共性要求时,还应同时考虑患者的年龄、性别、肤色、面部特征等因素,以及生活在牙齿上留下的印记。因此,个性化效果的追求,实质上是追求"齐中之不齐"的自然美学效果,是更高层次的美学标准。

在修复前牙缺损时,应使修复体与人的面型吻合:方圆面型的上切牙,颈部较宽,切角接近直角;卵圆面型的上中切牙,切角较圆钝;尖圆面型的上中切牙,近中切角较锐,颈部较窄。凸侧貌者,牙齿的唇面突度应较大;直侧貌者,牙面唇面则相应较平坦。男性牙齿线条平直,女性牙齿线条柔缓。随着年龄的增长,磨耗的加重,牙齿龈径与近远中径之比在逐渐降低。修复时应考虑这些因素。有时修复前牙切端时特意制作的小缺损,反而使牙齿更生动逼真。

2.牙齿的色彩美学

牙齿的色彩美与形态美一样,同时包括整体性、对称性、协调均衡性等普遍性的原则,以及个性化原则。

(1)整体性原则:观察者对他人牙齿存在颜色差异的敏感性要高于对形态差异的敏感性。如果全口天然牙整体的色相、彩度和明度基本一致,则会给人整齐美观的感受。而如果有个别牙的色彩与其他牙存在较大差异,会破坏牙齿的整体感。

(2)对称性原则:对侧同名牙的色相、彩度和明度应尽可能一致,颜色的分布和过渡也应尽可能一致。

(3)协调原则:天然牙呈现出丰富的色彩变化,并有一定的色彩过渡规律。牙齿的切缘因钙化程度高而呈半透明性;牙齿中 1/3 彩度增加,明度增加;颈 1/3 彩度最浓,明度下降。中切牙与侧切牙的彩度一致,但明度最高;尖牙的彩度增加但明度下降。

(4)个性化原则:肤色是牙色选择时应该考虑的重要因素。同样的牙色,对于肤色较黑的患者会显得较浅。在修复时模拟牙齿由于低矿化所呈现出的白垩色斑或线条等个性化特征,能显著增强牙齿的真实感。

3.视错觉在美学修复中的应用

使修复体和天然牙达到浑然一体的美学效果是医师的追求目标。在进行牙体缺损修复时,有时仅单纯恢复与同名对照牙相似的形态和牙色是无法获得满意的整体美学效果的,例如,修复牙的近远中径比对照牙大,若按对照牙大小修复则会产生间隙,而若充满缺损间隙则因修复牙过大而破坏整体的美学对称平衡。对这类临床常见的复杂问题的美学处理,需要在整体美学平衡的高度,巧妙利用视错觉获得良好的修复效果。

视错觉指人对物体产生的主观视觉感受与真实物体之间存在差别。利用视错觉是牙体美学修复的重要方法之一。视错觉可归纳为"形象错觉"和"色彩错觉"两大类。前者包括面积、角度、长短、高低、远近等对比产生的错觉;后者包括色的对比(如色温、色相、明度、光渗)和色的疲劳等产生的错觉,明亮的暖色有扩散和前移的感觉,而黯淡的冷色有收缩、后退、远离的感觉。因此可以有意识地利用视错觉原理,结合临床情况和医师的审美经验,制作出精美的修复体。

临床常用的利用视错觉的方法有很多种。以修复缺隙过宽的牙齿为例,利用立面物体反光量的不同可造成视觉上大小差异的原理,采用钝化轴面角、加大唇面突度的方法,将牙面移行线向中央集中,减小牙面正面面积;利用光渗现象增加折光度,即缩小正面受光面积,使唇面中部的亮面减小,增大近远中面的暗影;增加牙齿的彩度,降低其明度;强调纵向的发育特征,在过宽的切牙唇面将纵行发育沟适当加深,并适当增加颈缘的弧形发育沟;增加切缘的弧度和缩短切缘平直部分,增大切外展隙;从而造成形象错觉和色彩错觉,使人感觉该牙并不太宽。当修复间隙过窄时可使用与上述方法相反的手段。

总之,在充填修复牙齿缺损时,应该参照同名对照牙恢复牙齿外形特点。当患牙与对照牙的牙面大小较为一致时,可复制对照牙的形状和色彩特征,而当患牙条件与同名对照牙不同时,如间隙过大或过小,龈缘过高或过低,无法完全按照对照牙来进行修复时,可以利用视错觉的一些技巧,使得患牙与对照牙"看上去"完全一致,整体感觉上会产生对称美。

(四)患者的经济能力和意愿

现代修复治疗的五原则是在传统的三原则基础上,增加患者的经济能力和患者的意愿两方面内容。

现代的医疗模式已经提倡从传统的生物-医疗模式转换成生物-心理-社会医疗模式。医师不仅应提供合理的医疗服务,还应尽可能地满足患者的心理需求并减少患者的生活负担。由于牙体缺损修复的方法、手段和材料的多样性,针对同一个牙体缺损病例往往存在多种治疗方案。随着技术的进步和新材料的应用,出现了许多更坚固、更安全、更美观的修复体,其应用也引起了医疗费用增高的问题。绝大多数的口腔修复治疗需要患者自行承担费用,因此患者所能负担的修复体种类因其经济承受能力的不同而有很大差异。医师在选择修复方案时,若既不考虑适应性,又不顾及患者的经济承受能力,则不仅是一个医德问题,而且也是一种资源浪费,更重要的是使患者及其家属对医师产生了不信任感,影响治疗过程和治疗结果。在诸多方案都能满足安全有效的前提下,应让患者参与选出更能满足其意愿并符合其经济能力的治疗方案。因此,牙体缺损的修复治疗应遵循生物学原则、生物力学原则、美学原则、患者的意愿、患者的经济能力可承受这五大原则。尊重患者的意愿和顾及其经济能力可承受体现了医师对患者的人文关怀,在临床工作中应具体把握下述原则。

1.知情同意的原则

"知情"是指患者了解自身疾病的情况以及将要接受何种医疗手段诊治的信息,"同意"是指患者对医师将要采取的医疗措施表示赞同的意见。这是建立医患之间合作关系的基础,在牙体缺损修复设计时应充分保证患者的知情同意权,应该尊重患者的人格和尊严,尊重患者的自主性,把疾病的现状、需要接受的检查、各种修复方案的利弊及价格等详细向患者做介绍,帮助患者做出最符合其利益的治疗选择。最初的医患交流是所有后续治疗成功的基础。治疗伊始就应让患者理解并认同治疗的方法和目的,预计治疗的结果和费用,这样才能获得患者与医师的密切配合,获得良好的修复效果,同时可以减少不必要的纠纷。

2.合理性原则

这一原则要求医师在给患者进行修复治疗时,应考虑治疗方法整体的合理性,既要考虑其治疗效果,又要考虑患者的经济承受能力。对于那些美观需求不高、借助于传统修复技术和材料即可恢复咀嚼功能的患者,不必使用美观昂贵的修复体;即便是对于那些有经济能力又追求美观效果的患者,也应遵循"知情同意"原则。否则,可能产生误解,影响医患关系的健康发展。

三、牙体缺损的修复体种类及选择

牙体缺损修复方案的选择,在遵循生物学原则、生物力学原则、美学原则、患者的意愿、患者的经济能力可承受这五大原则的前提下,根据缺损所在的部位、形状和体积,是否保有活髓,如何保护余留牙体组织,如何保护牙齿支持组织,如何延长修复体使用寿命,需要达到何种美学要求以及患者所能承受的经济负担等各方面综合考虑具体治疗方案。通常以修复体的固位形式和修复材料两方面作为主线,综合分析和确定各种牙体缺损的修复方案。

(一)按固位形式确定牙体缺损的修复体类型

可将牙体缺损修复体分为冠内固位体和冠外固位体两大类。其中冠内固位体包括嵌体和高嵌体;冠外固位体包括贴面、部分冠、冠、桩核冠等。选用何种修复类型应主要考虑下列因素。

1.需要修复缺损的部位

采用修复方式的种类首先取决于牙体缺损的部位和形式给修复体提供的可能的固位方式。当缺损部位能够提供洞形固位时,可使用嵌体、高嵌体类冠内固位修复体;反之应使用冠外固位体。例如,后牙牙体缺损在去腐备洞后形成单面洞形、MO/DO 洞形或 MOD 洞形,且各牙尖完整时,可应用嵌体修复;若有1个以上的牙尖不完整但余留2个以上完整轴壁时,可使用高嵌体或部分冠修复;若仅余留2个或2个以下轴壁,无法为冠内修复体提供固位时,则需要全冠或桩核冠修复。如果前牙的缺损仅发生在唇面时,和/或切缘缺损小于切 1/3 时可以使用贴面修复;否则应用部分冠或全冠修复。

2.余留牙体组织的强度

嵌体洞形的预备不可避免地造成牙体组织抗力的削弱,由于嵌体无法对余留牙体组织提供保护,反而需要健康的牙体组织提供支持,因此只有备洞完成后的牙体组织足够坚固,不仅能承受本身的抗力要求,还能承受支持嵌体所需的额外抗力,并能提供嵌体足够的固位力的情况下,嵌体才是牙体缺损修复的适应证,否则均为禁忌证。因此,嵌体只适用于拥有强壮牙尖和牙壁的Ⅰ类洞形与Ⅱ类洞形。

嵌体的力学结构也使得嵌体在咀嚼运动过程中产生对窝洞侧壁的压力,容易造成牙体组织的劈裂。因此,余留牙体若存在薄壁弱尖结构,如牙尖下牙体组织厚度小于 1 mm,应适当消除牙尖高度,使用修复体保护牙尖下硬组织。当余留牙可提供嵌体式固位,而又需保护薄弱牙尖时,可使用高嵌体作为修复手段。若需要保护的薄弱牙尖数量多,体积大,则可选择部分冠。当余留牙体组织部分能提供充分的抗力时,如厚度小于 1 mm 的轴壁超过 2 个,则需要使用冠修复。余留牙体组织无法为冠修复提供充分固位时,可使用桩核冠修复。

3.牙髓状况

活髓牙需要保护牙髓,大量的牙体预备会过度刺激牙髓,造成暂时或永久的损害,因此活髓牙的全冠修复应慎重,尽量使用牙体预备量小的修复方式,如嵌体或贴面;相反,若牙髓经过根管治疗,由于大量冠部硬组织的丧失,使得牙齿的抗力减少,需要保护牙齿预防劈裂的发生,此时应尽量选择高嵌体或冠的修复方式。

4.患者的美观要求

轻度变色的前牙可使用贴面修复;若变色程度重,患者的美观要求高,则只能选择冠修复。

5.牙周保护

龈上或齐龈的修复体对牙周的刺激小,因此,对于需要特别保护牙周组织的牙体缺损病例,应尽量不使用全冠修复,改为贴面、嵌体或高嵌体修复方式,不得已时也应尽量采用龈上或齐龈冠缘的方式。

6.龋患风险

对于龋患风险高的病例,如猖獗龋、口干症、酸蚀症等,应尽量不用外形线长的修复体如嵌体、高嵌体或部分冠等,应改为全冠修复。

(二)修复体材料的选择

1.金属

适用于嵌体、高嵌体、部分冠、全冠和桩核冠。材料包括牙科铸造用钴铬合金、镍铬合金等贱金属,金合金、金钯合金等贵金属。

(1)优点:①传统的修复体制作材料和方式,有很高的成功率;②无论是使用贱金属合金还是贵金属合金,都能获得良好的机械性能;③由于材料的高强度,允许在窝洞边缘预备洞斜面,起到保护洞缘釉质壁、增加密合度、防止微渗漏的作用;④金属高嵌体在保护薄弱牙尖时可在牙尖外表面形成斜面接触关系,从而对抗修复体固位形产生的对余留牙体轴壁的向外的力量,防止牙体的劈裂;⑤修复体可以制作得很薄,面厚度达到 1.2 mm 即可满足抗力要求,因此可以用于活髓牙的牙体缺损修复;⑥可以铸造出精巧的辅助固位装置,如固位沟槽或固位钉等。与贱金属材料相比,贵金属材料的制作精度更高,修复体边缘更易密合,且对牙的磨耗更小。

(2)缺点:金属为非牙色材料,只能用于后牙患者对美观要求不高的部位。活髓牙要考虑材料是热和电的良导体,必要时需要保护牙髓。

2.树脂

树脂为专用牙科后牙嵌体树脂,常用于嵌体的间接修复方法。

(1)优点。①收缩应力的控制:后牙大面积直接树脂充填的最大问题在于树脂材料的聚合收缩以及其对边缘牙体组织产生的应力,其结果是充填后在树脂与牙体组织间产生间隙,增加牙齿的敏感性,并导致继发龋的发生。使用间接修复技术,在口外完成树脂嵌体的聚合过程,使用一薄层黏结剂将树脂嵌体粘在窝洞中,可以有效地克服上述缺陷。②美观性好:因树脂材料的折光性与天然牙接近,且有辅助的着色树脂做个性化修饰,树脂嵌体的美观性能完全能与瓷嵌体相媲美。③对补牙的保护:树脂的弹性模量和耐磨性与天然牙本质接近,弱于天然釉质。因此使用树脂嵌体修复与使用金属或陶瓷相比,对牙造成的磨耗最小。④保存牙体组织:树脂嵌体的牙体预备量介乎金属嵌体与陶瓷嵌体之间。⑤费用与技术难度:由于树脂嵌体的制作使用的设备简单,技术操作简单,因此制作成本低,用时少,费用低廉。

(2)缺点:其耐磨性不如金属嵌体和瓷嵌体,强度弱于金属嵌体。

(3)临床操作应用:①在口外模型上堆塑充填法:按嵌体要求预备牙体,翻制并修整模型,模型表面处理,使用后牙充填树脂在模型窝洞内直接一次充填,充填时修整面形态,对美观要求高时可使用着色树脂作个性化修饰,充填完毕后在专用光热设备中完成树脂的固化,口内试戴调殆,抛光及黏结面喷砂处理后,使用树脂黏固剂黏固于牙体缺损部位。②CAD/CAM 技术切削加工法:按嵌体要求预备牙体,使用 CAD 系统的光学印模采集系统直接获得窝洞的三维数据,使用 CAM 系统的加工单元,将预合成树脂块直接切削成修复体形状,完成的修复体经口内试戴调殆,表面处理后用树脂黏结剂直接黏固于窝洞内。

3.瓷材料

瓷材料是近年发展最快、种类最多的修复材料种类。修复体总体包括两大类:金属陶瓷修复体;全瓷修复体。

(1)金属陶瓷修复体。①金属基底烤瓷熔附修复体:由于其很高的强度、完全遮色能力、良好的边缘适合性,因此成为应用最广泛的瓷全冠修复体。临床操作简单,无须复杂的黏结技术。②金沉积烤瓷修复体:可用于全冠修复,拥有出色的美学效果,良好的边缘适合性,在前牙美学修复中应用较多,由于强度的原因,在后牙全冠修复中应用较少。也可制作嵌体,应用于后牙嵌体修复,兼具瓷嵌体的美观性,也具有一定的强度。

(2)全瓷修复体:泛指所有不含金属的瓷修复体,种类很多,若以化学成分分类可分为长石瓷、白榴石瓷、氧化铝瓷、玻璃渗透氧化铝瓷、氧化锆瓷等;若以加工方式区分可分为粉浆涂塑烧结瓷、铸瓷、玻璃渗透瓷、沉积陶瓷、单层 CAD/CAM 可切削陶瓷、复层 CAD/CAM 陶瓷;若以黏结效果分类可分为含硅元素的瓷修复体和非硅元素的瓷修复体。

各种全瓷修复体在美观性、机械强度、与牙齿的可黏结性上各不相同,含硅元素的陶瓷美学效果更好,同时有更好的黏结性,但强度不如二氧化锆或二氧化铝陶瓷,因此应结合临床牙体缺损修复形式的不同选择不同材料。例如,①贴面修复:由于需要可靠的黏结效果,因此只能选择含硅元素的长石类材料的全瓷,加工方式可为铸瓷或单层 CAD/CAM 可切削陶瓷。②前牙冠修复:当要求美观性强、色泽自然有通透感时,可使用铸瓷或单层 CAD/CAM 可切削陶瓷;当需要更高的强度时使用基底为二氧化锆或二氧化铝的复层 CAD/CAM 陶瓷。③后牙嵌体、高嵌体或部分冠:由于强调黏结性能,一般使用铸瓷或单层 CAD/CAM 可切削陶瓷。④后牙冠:由于对强度的要求,最好使用高强度的二氧化锆或二氧化铝复层 CAD/CAM 陶瓷。

为了确保陶瓷修复体的强度和耐用性,修复体厚度至少应达到 1.5 mm。过去,由于缺乏黏结材料,冠的强度仅由其自身的制作材料所决定;随着黏结材料的使用,瓷修复体与牙体组织可以被牢固地黏结在一起,起到了加强和支撑修复体的作用,这也使得对牙体预备量的需求降低。对于含硅元素的陶瓷修复体,可使用氢氟酸对其黏结面进行酸蚀处理,经硅烷耦联化后用树脂黏结剂黏固于牙齿表面,以获得良好的固位和黏结效果。若使用非硅类材料制作嵌体,包括氧化铝或氧化锆材料或金沉积瓷嵌体,则可使用常规树脂黏结技术。

(张秋荣)

第二节 全瓷冠的应用

经过多年的使用和临床观察,金瓷修复暴露出它的缺点,比如颈缘泛青,口腔软组织对金属过敏,修复体的色泽失真,无法满足一些对美观要求较高的患者的需求。全瓷材料的理化和生物学性能稳定,修复效果逼真,正日益受到临床医师和患者的青睐。随着全瓷材料机械强度的不断提高,全瓷修复体的应用,由过去单纯制作嵌体、贴面发展到全冠、固定桥,乃至种植义齿的上部结构。全瓷冠是以陶瓷材料制成的覆盖整个牙冠表面的修复体,它具有色泽稳定自然、导热低、不导电、耐磨损、且生物相容性好无须金属结构,不透金属色等优点,是较为理想的修复体。但是,由于其脆性大,限制了它的应用。近年来,随着陶瓷材料性能的改进及义齿加工工艺的发展,增韧陶瓷被用于前后牙全瓷冠及少数牙缺失的全瓷固定桥的制作。

一、常用的全瓷系统

现在的全瓷修复系统种类繁多,根据材料的不同可以分为非氧化硅基的氧化铝陶瓷和氧化镁陶瓷(如 In-Ceram 系统)、氧化锆陶瓷(如 Cercon 系统),以及氧化硅基的氧化硅陶瓷等,根据材料的加工工艺可分为渗透陶瓷、切削陶瓷、铸造陶瓷、电沉积陶瓷、堆塑致密烧结等。

(一)热压铸造陶瓷系统

IPS-Empress 全瓷是热压铸造陶瓷系统的代表,该系统首先由瑞士苏黎世大学和仪获嘉公司 1990 年推出,主要成分为白榴石晶体,经热压铸造后瓷块的致密度和晶体的含量可以得到提高。制作修复体的基本原理是采用失蜡注塑法,先制作底冠蜡型,包埋,然后按临床比色选瓷块铸造,利用白榴石晶体来增强,在高温高压条件下将白榴石增强的玻璃陶瓷软化注入型腔,形成雏冠,最后按全瓷修复体方式堆塑面瓷,表面再上釉着色而成。IPS-Empress II 铸瓷以硅酸锂为增强剂,热压铸提高了密度和强度,着色和饰面瓷为陶瓷的表面强化,增加修复体的强度。具有美观、良好的半透明性、与牙釉质近似的折光性、良好的边缘密合性、抗折断性能及耐磨性能。

Empress Ⅱ铸瓷的内冠材料的主要组成为占60%的二硅酸锂晶体,外层涂层材料为单一的氟磷灰石晶体。玻璃基质中的二硅酸锂晶体长度为0.5～4.0 μm,经过热压铸后,晶体的体积比可达到75%±5%。二硅酸锂属正立方体结构,对网络结构进行修饰。玻璃基质中还有一部分为正磷酸锂,分布在二硅酸锂内,使其抗折性能及耐磨性能得以提高,其挠曲强度可以达到约400 MPa。

Empress Ⅰ型主要用于制作单冠、嵌体、贴面;Empress Ⅱ可用于3个单位前牙桥的制作。在用于三单位桥方面,Empress Ⅱ铸瓷只适用于单个前牙及单个前磨牙缺失的双端固定桥修复,且要求前牙缺失区的宽度≤11 mm,后牙缺失区的宽度≤9 mm,有夜磨牙病史的患者禁用。临床使用时应有足够的牙体预备,这是取得修复体成败的关键因素,修复体瓷层的厚度不应低于0.8 mm。该系统制作的全冠透光性强,美观,操作时间较短,热稳定性好,强度较高。但是,由于该系统没有提供特殊的颜色瓷块,对选择四环素牙及氟斑牙颜色的患者修复不适合。另外,常用陶瓷材料的实际强度值较实验理想条件下的低,在临床应用过程中,有出现瓷裂的现象。由于Empress Ⅱ铸瓷制作的全瓷修复体密合性很高,试戴时如有高点,不能完全就位,应小心寻找高点,逐步磨除,避免强行就位,导致修复体折裂。

(二)玻璃渗透全瓷系统

1988年法国的Sadoun提出了一种名为粉浆涂塑的全瓷冠桥修复技术,后由德国Vita公司改进,以商品名In-Ceram推出。至今已推出In-Ceram Alumina(ICA)、In-Ceram Zirconia(ICZ)、In-Ceram Spinell(ICS)系列。ICA全瓷系统的瓷粉为含99.56% Al_2O_3的氧化铝微粒,平均大小为2.25 μm,有35%粒子直径不到1 μm。ICZ的陶瓷粉末为67%的氧化铝和33%的氧化锆,粒子直径在1～5 μm,而ICS的粉末组成为直径在1～5 μm的尖晶石粉末。厂家报道ICZ、ICA和ICS 3种系统的抗弯强度,其中ICZ为603 MPa,ICA为446 MPa,而ICS为378 MPa。粉浆涂塑铝瓷冠是将纯氧化铝粉浆涂布在复制的专用的耐高温代型上形成核冠雏形,在熔点以下温度烧成多孔结构,再用玻璃熔融渗透后消除孔隙,致密化,形成玻璃渗透氧化铝的复合体,再涂塑饰面瓷,完成全冠。

这里以ICA为主,介绍In-Ceram系统。该渗透陶瓷系统是采用工业上相互渗透相复合体理论,即形成玻璃氧化铝的相互渗透相复合体。由于烧结温度1 200 ℃低于正常铝离子的反应温度,1 μm以上的大粒子很少熔结,而0.5 μm以下的小粒子由于表面能增高,反应温度下降,大部分熔合,因此在预烧结后形成了以大粒子紧密相连而小粒子相互交融的三维多孔网状结构。该微结构在三维层次上互相缠绕但又密实,相互锁结的氧化铝本身连续连接,其周围的孔隙也可相互连通。由于孔隙的大量存在,ICA核冠雏形的强度很差。为了弥补这一缺陷,还需在核冠表面涂上特殊的玻璃进行渗透,得到氧化铝核。玻璃料熔化后渗入氧化铝孔隙内,减少了孔隙,弥补了基底制备过程中产生的裂纹,并与氧化铝基体呈三维网络相互锁结的关系,同时由于玻璃的热膨胀系数略低于氧化铝基底的热膨胀系数,在玻璃中引入了有利的微观压应力,增强了材料的抗折强度。氧化铝核成形后,表面用Vitadur-ALPHA面瓷堆砌即可。面瓷早先为Vitadur N,后来又推出了Vitadur-ALPHA,目前采用VM 7,与全瓷底层匹配。

ICZ的核冠底层在1 000 ℃时进行烧结,在1 140 ℃时进行玻璃渗透。为了提高In-Ceram冠的美观特性,另一种核材料ICS近年被推出,它同铝核比较,增加了透明度,但抗弯强度下降约46％。In-Ceram制作的修复体的边缘密合性良好,厂家报道In-Ceram嵌体的边缘适合性在35～50 μm,ICA单冠边缘适合性在18.6～45.0 μm,桥的适合性为58 μm,远低于100 μm的临床要求。In-Ceram在临床上可用于制作嵌体、贴面、全冠以及固定桥。由于ICS具有较高的美观性能,但强度较弱,因此适用于制作嵌体和前牙冠;ICA则适用于前后牙冠和前牙三单位的固定桥;ICZ具有较高的机械强度,但透明度较差,因此可用于制作后牙三单位固定桥。另外,渗透陶瓷制作全冠具有烧结烧烤和渗透烧烤的时间较长费时,对操作技术有较高难度要求的缺点。

(三)切削陶瓷全瓷系统

切削陶瓷全瓷系统是由瓷块和计算机辅助切铣系统共同组成。目前,所用的瓷块多以氧化锆为多。有代表性的系统包括Cercon系统、Procera All Ceramic系统、Cerec/In-Ceram Alumina系统、Cerec/In-Ceram AL系统、Cerec/In-Ceram ZR系统等。因氧化锆底冠出色的强韧性,极大地扩展了以往全瓷冠修复的范围。Cercon系统制作修复体的基本原理是先在石膏模型上制作蜡型,将其固定在专用蜡型支架上,在其上均匀涂撒光扫描粉,然后将蜡型安放在扫描切铣机上,并按程序安装预成氧化锆瓷块,机器自动扫描蜡型,切铣瓷块,最后将切铣完成的底胚在专用烤炉中焙烧制成底冠,按程序堆塑饰面瓷,烧烤完成修复体。氧化锆增韧陶瓷全冠抗折强度令人满意,并且制作工序较金瓷修复体简单省时。但昂贵的整套专用设备及专用瓷块,使制作成本很高,限制了其应用。

Cercon全瓷系统的瓷块组成为氧化锆,属于氧化锆增韧陶瓷(zirconia toughened ceramic,ZTC),还有少量氧化钇、氧化铪、氧化铝及氧化硅。瓷块经高温烧结后,形成含二氧化钇的部分稳定氧化锆(Y-ZTP)。该氧化锆具有特有的应力诱导相变增韧效应,所以具有极佳的机械性能,是所有陶瓷材料中最高的,抗弯强度超过900 MPa;极限负载能力强,在三单位桥上的承受力大约为2 000 N;抗断裂韧性值可达7 MPa·$m^{1/2}$。Cercon瓷块结合CAD/CAM技术用于制备高强度氧化锆冠桥。制作时首先利用该系统的计算机辅助设计程序对修复体的底冠蜡型通过激光逐行依次扫描记忆。切铣系统先将预烧结的氧化锆瓷块粗加工形成雏形,然后细铣磨形成底胚形。切铣完成的底冠或支架放入专用烧结炉中烧结,该过程大约持续6小时,最终形成氧化锆底冠、支架。Cercon瓷块具有优越的机械性能,临床上可用于制作嵌体、贴面、全冠及固定桥,可制作6个单位前牙桥和4个单位后牙桥。由于磨牙区的最大咬合力为216～847 N,ZTP在三单位桥上的负载极限为2 000 N。Filser等的实验显示当加载力为500 N时,ZTP后牙三单位桥支架的失败率为0,在加载力为880 N时,其失败率为4％,远低于IE 2和ICA。Reiss等在1987—2006年对1 101例用Cercon瓷块制作的瓷嵌体进行了观察,报道其成功率为84.4％±1.4％,临床显示修复效果良好。另外,ZTP桥支架的连接面积仅需6.9 mm^2就可以满足后牙区的咬合负载,显著小于IE 2连接体所需的面积,因此,Cercon全瓷系统在制作后牙固定桥方面具有显著的优势。但是,由于Cercon全瓷系统的器械设备价格十分昂贵,因此在临床上的使用受到了限制。

Procera All Ceram全瓷系统是经计算机辅助设计与制作系统加工形成的纯氧化铝高强度冠核基底,经干法高温加压烧结后在氧化铝底层上塑饰面瓷,完成修复体。具体程序:首先技师将代型接触扫描后,数据传输至中心工作站进行CAD/CAM加工,计算机先切削形成相应放大的代型以补偿烧结收缩,然后在放大代型上采用纯度高达99.9％以上的氧化铝粉末,以极高的压力将氧化铝粉末压结,然后按设计切削形成冠核基底,再在高于1 550 ℃的温度下烧结,烧结收缩后即形成尺寸合适的冠核基底,其相当于烤瓷熔附金属冠的金属内冠,最后在氧化铝冠核基底上烧结热膨胀系数匹配的专用饰面瓷即可形成最终修复体。该系统的挠曲强度为 472～687 MPa。CAD/CAM 机加工陶瓷为预成瓷块,可在椅旁直接加工完成修复体。

Cerec/In-Ceram 系统是德国 Sinora 公司与 Vita 公司将 Cerec CAD/CAM 机械加工技术与 In-Ceram 技术结合起来的新型修复系统。Cerec/In-Ceram Alumina 系统是机加工玻璃渗透氧化铝;Cerec/In-Ceram AL 和 Cerec/In-Ceram ZR 系统分别为致密氧化铝、氧化锆全瓷。在 CAD/CAM 全瓷系统中,该系统较为先进,自动化程度高,临床应用数量较多。其基本原理是先获取数据,通过计算机三维形态设计(CAD),利用计算机自动控制加工(CAM)制作全冠。瓷块具有很强的毛细管作用,玻璃渗透只需30～40 分钟,但是 Cerec Ⅰ 和 Cerec Ⅱ 只能制作单冠和嵌体,最新的 Cerec Ⅲ 型技术可以进行三单位固定桥修复。由于 CAD/CAM 设备昂贵,普及有困难。

Celay/In-Ceram 系统是苏黎世大学与 Vita 公司将 Celay 机械加工技术与 In-Ceram 技术结合起来的新技术,是用 Celay 技术加工渗透前的多孔陶瓷块。制作方法是先在代型上做暂时修复体,然后以暂时修复体为母板,在 Celay 切削机器上切削出瓷修复体。由于瓷块是用工业方法制成的成品,不需烧结烧烤,临床上可在 1 天内做出修复体。

二、全瓷冠的特点

目前,金瓷冠的应用很广泛,但它仍存在许多缺点,针对其缺点,全瓷冠应运而生。与金瓷冠相比,全瓷冠在以下几方面有其优缺点。

(一)美观

全瓷冠由于无金属结构,不透金属色,具有以下优点:①光泽自然、层次感强、透明效果理想,可重现与天然牙更接近的颜色效果;②无金属离子释放所引起的牙龈变色,减少"灰线"形成的可能性;③在霓虹灯下自然而无金瓷冠显出的底层颜色。

(二)生物学性能

全瓷冠具有生物陶瓷良好的生物相容性,在口腔环境中具有良好的耐腐蚀性能。另外,全瓷冠没有金瓷冠由于金属离子释放渗入牙龈而引起的牙龈慢性炎症及变色或过敏的缺点。

(三)机械性能

关于全瓷修复材料的研究,多集中在提高材料的强度和韧性上。某些氧化铝陶瓷系统的 3 点弯曲强度可达到 400～700 MPa,可用于单冠或 3 个单位桥的制作,但其断裂强度和韧性不够理想,不能用于长桥的制作。氧化锆增韧陶瓷有更高的断裂强度和韧性,弯曲强度可达到 900～1 200 MPa,断裂韧性是氧化铝陶瓷的两倍。

金瓷冠的瓷裂问题一直是临床上出现较多的并发症,其原因是金-瓷界面的结合仍不够理想。全瓷冠底层与饰面层均为陶瓷,其瓷-瓷界面的结合强度较金-瓷界面者高,因此其瓷裂一般不发生在瓷-瓷界面。但是,由于全瓷冠材料有一定的脆性,在某些部位会出现饰面瓷或底层瓷的折裂。例如,在前牙舌侧由于牙体预备的空间不够,底层就较薄,底层会出现折裂。再如,由于切缘的底层不够厚或需要恢复的切缘长度过大,在切缘堆塑的饰面瓷过厚,会造成饰面瓷的折裂(图 11-1)。因此,在制作过程中,既要保证底层瓷足够的厚度,又要设计好不同层材料所占的空间。

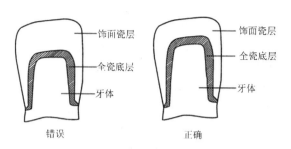

图 11-1 切缘饰面瓷与底瓷的厚度

（四）牙体磨除量

由于陶瓷的脆性，全瓷冠的各面厚度较金瓷冠大，磨除的牙体组织也就多。全瓷冠的牙体磨除厚度一般是 0.8～2.0 mm，切缘（面）为 1.5～2.0 mm，唇面（颊面）为 1.2～1.5 mm，邻面为 1.0～1.2 mm，舌面为1.2～1.5 mm，颈部肩台处磨除 0.8～1.0 mm。

（五）制作技术要求

全瓷冠的种类较多，其制作技术也不同。渗透玻璃陶瓷全瓷冠制作是采用多层堆塑成形，其设备、条件较简单，但制作技术要求高。热压铸瓷全瓷冠的底层是采用热压铸瓷的方法获得，需要专用铸瓷炉。CAD/CAM 全瓷冠的设备价昂，操作技术相对简单。

（六）费用

由于目前全瓷冠的设备条件要求高，成本高，又未形成大规模量的加工，其修复、制作的价格高于金瓷冠。

（七）X 线透射性

陶瓷全冠对 X 线部分阻射，在 X 线片上既清楚地观察到冠的边缘，又可以观察到冠内牙体影像，将树脂、汞合金等影像区别开来。另外，陶瓷全冠可避免因金瓷修复体给磁共振检查带来的不必要麻烦。

三、全瓷冠的适应证和禁忌证

（一）适应证

原则上所有需要金瓷冠修复的患者，只要在经济条件允许的情况下，都可考虑全瓷冠修复，尤其更适合下列情况。

（1）前牙切角、切缘缺损，不宜充填治疗或不宜选用金属烤瓷冠修复者。

（2）死髓牙、氟斑牙、四环素牙等变色牙，患者对美观要求较高者。

（3）牙冠缺损需要修复而对金属过敏者。

（4）牙缺损要求修复，同时不希望口内有金属材料存在者。

由于全瓷冠材料种类较多，性能上相互差异较大，因而选择全瓷冠修复时，还要根据牙位、咬合力的大小，适当选择强度、美观性满足要求的全瓷修复类型，而不能千篇一律。

（二）禁忌证

由于瓷材料本身的特性，目前全瓷冠仍然存在着一定的缺点，并有一些禁忌证。

（1）牙体组织的切割量大，年轻恒牙髓角高易露髓者。

（2）临床冠过短，无法获得足够的固位形和抗力形者。

（3）对刃未矫正或夜磨牙症者。

（4）牙周疾病需要用全冠进行夹板固定者。

（5）心理、生理、精神因素不能接受或不愿意磨切牙组织者。

(三)全瓷冠选用时注意事项

（1）由于陶瓷材料的脆性，全瓷冠一般用于前牙，或承受咬合力不大的前磨牙或磨牙。当用于后牙时，要保证全瓷冠的厚度，采取减少咬合力的措施，避免瓷裂。由于磨牙临床牙冠较短，面磨出量较金瓷冠多，影响到固位，在应用之前应估计到牙体预备后的牙冠龈向高度，同时将轴面锥度控制为 $0°\sim8°$ 角，将修复体边缘设计为龈下边缘形式。

（2）由于全瓷冠的牙冠磨出量大于金瓷冠，而且国人的牙冠小于白种人，用全瓷冠修复下切牙区的活髓牙，容易伤及牙髓，或不易获得良好的边缘密合性。

（3）由于全瓷冠边缘的厚度较大，特别是牙体舌侧颈部的磨除量大于金瓷冠，它不适用于颈部缩窄细小或临床牙冠过长的牙位，如下切牙或牙龈退缩严重的前牙或前磨牙。

（4）用全瓷冠修复错位牙、扭转牙和间隙牙时，最好预先做根管治疗，以保证磨除量，满足审美要求，同时达到良好的颈缘密合效果。如果畸形严重，建议采用其他修复方法或矫正措施。

四、全瓷冠的牙体预备特点

不同类型的修复体对聚合度、轴面预备形式、边缘线的位置及形式和宽度等都有特定的要求。全瓷修复的基牙预备应兼顾牙齿健康、功能、美观三方面的要求。维护牙齿的健康是指去净腐质，防治感染，防止修复折裂等；满足修复功能的要求是去除倒凹，做出共同就位道，设计好边缘的位置形态，做出良好的抗力形与固位形，恢复过低的垂直距离等；增进美观是指改善牙齿的排列、颜色、形状和质感等。全瓷冠的牙体预备应按照全冠的牙体预备的一般要求进行，如龋坏组织需去尽，预备的各轴面无倒凹，有一定锥度，冠的最大周径降至颈缘，在各面磨出足够的间隙等(表 11-1)。除此之外，全瓷冠的牙体预备还有其特殊之处。

表 11-1 全瓷冠的各面磨除量(mm)

	热压铸造陶瓷	玻璃渗透氧化铝	高强度纯氧化铝	氧化锆
唇颊面	$1.0\sim1.5$	$\geqslant1.0$	$0.8\sim1.5$	$\geqslant1.5$
舌面	$1.0\sim1.5$	$\geqslant1.0$	$0.8\sim1.5$	$1.0\sim1.5$
切㖞	2.0	$1.5\sim2.0$	$1.5\sim2.0$	$1.5\sim2.0$
邻面	$\geqslant1.0$	$\geqslant1.0$	$\geqslant0.8$	$\geqslant1.0$
颈缘	$\geqslant1.0$(无角肩台)	1.0	$0.8\sim1.0$	$\geqslant1.0$

(一)唇颊面预备

在唇颊面预备出 $1.0\sim1.5$ mm 的间隙。用一粒度较粗的金刚砂柱形针先在唇颊面切2/3处磨出深1.2 mm的纵行引导沟，再逐渐向近远中扩展，然后在唇颊面龈1/3处以同样方法磨除1.0 mm的厚度，颈缘处先终止于龈上。

(二)舌面预备

前牙舌面分舌窝与隆突下轴壁两个面预备。在舌窝处，用火焰状金刚砂针均匀磨除的间隙，外形基本与舌窝的外形一致。在舌隆突下，需要做出与唇面颈1/3平行的轴壁，以磨除舌隆突至龈缘的倒凹。后牙舌面预备与颊面预备相似。

(三)切端预备(面预备)

以轮形针或柱状粗粒度金刚砂针在切缘磨出 1.5 mm 深的沟 2～3 个,然后向近远中向扩展。上前牙切缘预备时,形成向舌侧倾斜 45°角的斜面,下前牙的切缘预备则相反。后牙的预备与金瓷冠相似。预备过程中和预备后,应检查对刃位的磨除量,或侧方时功能尖与对颌牙的间隙。检查的方法包括以引导沟估计、直观法、咬蜡片测量法和咬合纸测量法。咬合纸测法是将咬合纸折叠成牙齿近远中径的宽度的一定厚度,放在患牙面,嘱患者咬紧,若可将咬合纸拉出,说明方间隙足够。

(四)邻面预备

用金刚砂针从已预备好的磨面紧贴唇邻轴面角向邻面切磨,将邻面的倒凹磨除,并控制两邻面轴壁向聚合度约为 6°角,保证邻面肩台 1.0 mm,最后将邻面预备扩展至舌邻轴面角处。活髓牙时注意观察髓角位置,要避免活髓牙穿髓。

(五)颈缘预备

颈缘处是全瓷冠与牙体对接的部位,易致龋,要求越密合越好,对全瓷冠的强度至关重要,因此颈缘预备是牙体预备最关键的内容。肩台的颈缘位置根据轴面而不同,唇面一般在龈缘下,其他的与龈缘平齐或在龈缘以上。预备出的肩台在轴面角处应与各轴面相连续,厚度均匀,表面平整(图 11-2)。全瓷冠基牙肩台的基本形态为直角圆肩台或深凹形,这类肩台能够增加瓷冠在边缘部位的厚度并与应力的方向垂直,可增进瓷冠的抗折裂性和表面固位。

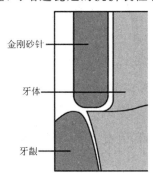

图 11-2 颈部肩台预备

(六)精修完成

全瓷冠牙体预备的精修要求较金瓷冠高。精修时用金刚砂颗粒较小、直径较粗的金刚砂车针,预备完成的牙体表面应无任何倒凹和棱角,牙体外形光滑流畅,以防止瓷冠因应力集中而折裂。牙体预备应使瓷冠的厚度尽可能均匀一致。

(七)注意事项

(1)由于全瓷冠的牙体预备切割牙体组织多,活髓牙预备应在局麻下,采取间歇切磨、随时冷水喷雾降温的方法保护牙髓,特别是在髓角高的部位,应仔细操作。

(2)牙体预备完成终印模后,应在牙体表面涂布牙髓保护剂,并及时制作暂时冠,黏固保护牙髓。

(3)为得到最大的表面积和牙体支持,预备体的聚合度越小越好,但会对就位有影响。建议唇(颊)舌面的聚合度为 6°～8°角,邻面的聚合度<6°角。

(4)预备牙应达到一定轴向高度,其中磨牙的预备高度至少为 4 mm,其他牙齿不低于

3 mm。如果高度不足,可考虑在轴壁上预备固位沟或箱体结构以加强固位。

五、全瓷冠的制作

按照材料和加工工艺的不同,全瓷冠的制作可分为多层制全瓷冠的制作、热压铸全瓷冠的制作、机加工全瓷冠的制作,现分述如下。

(一)多层制全瓷冠的制作

多层制全瓷冠是在代型上多层堆塑和烧结底层,然后进行饰面陶瓷堆塑烧结完成的,该方法制作的全瓷冠主要包括铝瓷全瓷冠和渗透玻璃陶瓷全瓷冠两类。由于铝瓷全瓷冠制作时需用一层铂金箔,不易推广,而且其烧结收缩性能差和抗折强度不理想,现已基本不用。目前用于临床的 In-Ceram Alumina 和 In-Ceram Spinell 渗透玻璃陶瓷全瓷系统分别是以氧化铝和镁铝类晶石为主晶相的渗透陶瓷,其抗弯强度高,达 370~600 MPa,烧结收缩仅为 0.21%~0.24%,与饰面瓷结合强度高。下面以渗透玻璃陶瓷全瓷冠为例介绍多层制全瓷冠的修复制作原理和技术(图 11-3)。

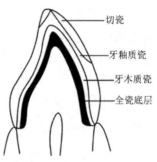

图 11-3 全瓷冠多层制烧结

1.牙体预备

其方法和程序如前述,所不同的是因在舌面不需堆塑饰面瓷,仅需预备 0.7~1.0 mm 的间隙。

2.印模、代型的制作

取印模预备工作模及代型与金属烤瓷全冠相同。

3.底层瓷冠的制作

按制作金瓷冠代型修整的原则修整代型后,用专用耐火材料复制专用耐火代型,涂布 45 µm 的隙料。然而用超声振荡器将铝瓷粉和调和液混成均匀粉浆,堆塑完成瓷冠底层坯体,送入专用烤瓷炉内,从常温升温 6 小时至 120 ℃,再用 2 小时升温至 1 120 ℃,并保持 2 小时。

4.底层瓷冠的玻璃渗透

瓷冠底层烧制完成后,进行玻璃渗透程序。在其底表面涂一层以专用玻璃料和蒸馏水混合的糊剂,先在 600 ℃条件下预热数分钟,再以 30 分钟将温度升至 1 100 ℃保温 4 小时,冷却后,将多余玻璃磨除和修形。如果磨不干净的底层冠要喷砂、再烧结后再喷砂,去除表面多余的玻璃。

5.饰面瓷的堆塑

按常规在底层冠表面堆塑烧结饰面瓷层,烧结完成后,修形,在代型上试戴,上釉。

（二）热压铸全瓷冠的制作

热压铸全瓷冠是用失蜡-熔瓷铸造-烤瓷技术完成的全瓷冠。该技术是 1986 年由 Wohlwend 提出,采用增强的白石榴石陶瓷为材料制作的全瓷冠,比可铸玻璃陶瓷的各方面性能有了较大改进,如收缩率大大降低,韧性、耐冲击强度提高。用于底层瓷冠的制作,有不同色别的预成瓷块供选色,因而色泽逼真自然。热压铸全瓷冠修复、制作过程如下。

1.牙体预备

其方法和程序如前述。

2.取印模、代型制作

同金属烤瓷全冠。

3.蜡型、熔模腔预备

在可卸代型上涂布隙料,以补偿瓷层烧结的体积收缩,用铸造蜡按牙冠应有外形的 1.1 倍完成蜡型。然后分别在面用直径 4～5 mm 的蜡条安插铸道,直接竖在专用的铸造底座上,以配套的包埋料和型圈包埋蜡型(图 11-4)。包埋型圈放置 1 小时后,置于除蜡烤箱内,升温至 850 ℃并保持 30 分钟完成除蜡。

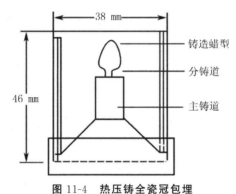

图 11-4　热压铸全瓷冠包埋

4.铸造

根据患者的比色结果选择合适的瓷块,放于专用铸瓷炉内,固定压磁棒,启动铸瓷程序,瓷块和铸圈在 1 180 ℃温度下自动完成瓷块熔化,在 0.5 MPa 压力下铸造成形。然后取出铸圈,自然冷却,以笔式压力喷砂机用 50～100 μm 粒度的玻璃珠去除包埋料,金刚砂片切割铸道棒,修整面后,在以牙本质色树脂复制的代型上试戴,检查冠边缘密合度。

5.堆塑饰面瓷

为了色泽更加美观自然,可采取加饰面瓷完成全瓷冠。先将已完成的瓷冠切端的透明瓷磨出瓷层间隙及数条纵行指状沟,研磨外形后喷砂、清洁干燥,表面涂布专用结合瓷粉,然后选用合适的常用金属烤瓷粉中的切色、透明瓷等调成瓷浆,常规堆塑瓷,必要时采用内插法染色,形成特征色,置于烤瓷炉内,在 920 ℃温度下完成饰面瓷烧结。

6.上釉

如在完成全瓷冠铸造后,其色泽、透明度及外形能够满足美观要求,可直接上釉。铸造全瓷冠或经过筑饰瓷的瓷冠在患者口内试戴,进一步调整咬合、外形,如有必要,可用表面染色法提高色泽和透明度。常规上釉,完成热压铸全瓷冠制作。

（三）机加工全瓷冠的制作

机加工全瓷冠的制作由计算机辅助设计与计算机辅助制作共同完成。该技术是将诸多工序简化为数据获取、修复体的计算机设计、数控加工 3 个主要工序,其三部分组成分别为三维测量装置部分、计算机辅助设计部分和修复数控加工部分。1985 年法国学者 Duret 推出了第一台牙科 CAD/CAM 系统样机,目前已有 10 余种牙科 CAD/CAM 系统问世,相继出现了 Duret 系统(法国)、Cerec 系统(德国)、Denticad 系统(德国)、Rekow 系统(美国)、Caudill 系统(美国)、Celay 系统(瑞士)、Procera 系统(瑞典)、DCS Pre-cident 系统(瑞典)、Digident 系统(德国)、Cercon 系统(美国)、Lava 系统(美国)等。

CAD/CAM 全瓷修复技术主要包括两个不同的方面:用于全瓷材料修复加工的 CAD/CAM 系统和适用于 CAD/CAM 系统的陶瓷材料。用于全瓷材料修复加工的 CAD/CAM 系统中包括扫描仪、修复体设计软件、高精度数控加工设备等。通过扫描仪将所修复牙齿的预备体及相关组织的形态形成数字模型,通过修复体设计软件设计出最终修复体或全瓷修复体的冠核基底形态,最后通过高精度数控加工设备加工成形。牙科 CAD/CAM 系统可以在较短时间内为患者制作全瓷修复体,加工过程标准、规范,人为误差小,减少了繁杂的技工加工步骤,省时省力,制作修复体精度高。目前,其在牙科中的应用越来越广泛,特别是高强度的氧化锆冠核基底的制作大多采用 CAD/CAM 技术。

现以 CerecⅡ系统为例,介绍机加工全瓷冠的制作技术及步骤。

1.牙体预备

牙体预备步骤与要求基本同其他全瓷冠修复常规。但需注意:在患牙的龈端应有明显的 90°角圆肩台,宽度>1 mm,以便计算机识别和保证全瓷冠有一定的强度。

2.摄像

在牙体隔湿、喷反光增强粉后,用口内摄像头对预备好的牙冠做口内摄像,获取牙冠三维形态数据,同时由计算机自动进行三维重建。上述摄像反复进行,直到取得满意影像为止。为操作方便,也可按临床常规取印模、翻制石膏模型后,在口外进行牙冠摄像。

3.自动设计和人工修改

Cerec 系统带有自己的修复体智能设计专家系统,操作者只需用轨迹球描出牙体上全瓷冠的边缘线和邻接线,就能根据牙冠和邻牙外形,参照正常牙的外形数据和全瓷冠设计原则,给出所要制作的修复体的设计图像,并在显示器上呈现出来。操作者还可根据实际情况,通过人机对话形式,对全瓷冠的设计进行修改,直到满意为止。

4.全自动数控加工

当全瓷冠的设计图像确定后,系统会根据其大小提示操作者放入全瓷冠尺寸的瓷块,然后自动进行刀具校对,铣切出所需全瓷冠。

5.全瓷冠的上色

为达到颜色逼真的美观效果,应对全瓷冠进行个别上色。用专用着色剂涂布全瓷冠表面,在烤瓷炉内 780 ℃条件下保温 2 分钟,缓慢降温即完成上色。

六、全瓷冠的试戴和黏固

(一)试戴

(1)在模型上试戴全瓷冠,检查其颈缘密合和邻面接触情况,精细调磨其形态,达到与邻面及同名牙的高度协调。在架上调咬合,使各个咬合状态下无早接触。

(2)在口内试戴时,除进行常规的试戴检查和调磨外,要特别注意消除全瓷冠邻面边缘与牙冠邻面肩台之间的支点。调磨时,应用冷水喷雾降温,并选用合适的磨切工具,尽量减少磨改时的产热和振动。

(二)黏固

1.黏固材料的选择

由于各类全瓷修复体的成分不同,对其黏固的方法也不同。以白榴石、二硅酸锂等晶体为增强相的陶瓷,如 IPS-Empress 等,其基质中存在大量的长石玻璃相,属于硅酸盐类陶瓷。该类陶瓷的强度一般不高,因此需要采用树脂黏结来增加强度。对于高强度的氧化铝和氧化锆陶瓷,也可使用普通的磷酸锌类黏结剂黏结。

2.内表面处理

以白榴石、二硅酸锂等晶体为增强相的陶瓷,由于经氢氟酸酸蚀后,晶体结构暴露而获得粗糙表面,增大黏结面积,有利于形成机械锁结,因此酸蚀是该类陶瓷黏结的基础。由于硅酸盐类陶瓷的强度不高,喷砂很可能破坏其表面的黏结层,反而降低黏结强度,因此喷砂并不是该类陶瓷黏结的必要步骤,而将黏结表面硅烷化,则是此类陶瓷黏结的重要步骤。硅烷耦联剂易与二氧化硅等以硅为主要成分的玻璃相结合,形成稳定的硅氧烷,其另一端的有机功能团则与树脂中的有机物结合,从而提高黏结能力。一般认为,酸蚀与耦联剂同时处理可显著提高瓷与树脂的黏结强度,并且减少微渗漏。

以氧化铝、氧化锆为主要成分的非硅酸盐类陶瓷材料,不但不易被氢氟酸酸蚀,而且其瓷黏结面也不易与单纯涂布的硅烷耦联剂形成化学结合。由于这类陶瓷的强度较高,喷砂处理一般不会破坏其表面的黏结层,因此喷砂有利于形成粗糙的黏结面。高纯度氧化铝全瓷在内冠烧结过程中,其内表面可形成类似酸蚀的粗糙表面,可利于黏结。

（张秋荣）

第三节　前牙的部分冠美学修复技术

前牙的部分冠美学修复是指使用全瓷材料,联合借助固位形固位和黏结固位两种固位形式,对前牙较大面积缺损进行美学修复的修复体形式。按照传统的定义,部分冠往往是由金属制作,主要是应用于牙齿唇颊面完整,而其他轴面或咬合面需要修复治疗的病例。但是,随着瓷材料的发展,尤其是瓷与牙体组织之间的黏结技术的不断成熟,越来越多的前牙大面积牙体缺损可以使用部分冠进行修复。部分冠可以看成是瓷贴面的变体,或者是不完整的全冠,是介乎两者之间的修复形式。多使用长石类光线通透性好的瓷材料,使用铸造或 CAD/CAM 加工的手段制作。其特点是设计灵活,其宗旨是在最大限度地保护余留牙体组织与获得固位之间达到平衡,并满足美观的需求。

一、适应证

如果牙体的缺损通过瓷贴面修复无法获得足够的强度,而使用全冠修复又要磨除过多健康牙体组织时,可采用部分冠修复。例如,前牙的缺损涉及切缘和切角以及大部分牙体,有较大的缺损间隙需要使用修复手段恢复与邻牙的接触关系时。

二、牙体预备

部分冠的使用是为了在进行牙体预备时使用合理的最小预备量,在获得修复体的固位和抗力的同时,尽量多地保留健康牙体组织,并留有充足的黏结面积。瓷贴面的固位力完全依靠黏结力,冠的固位力来自固位形。部分冠的固位力不仅要来自牙体预备产生的固位形,还要利用黏结剂所获得的黏结力,两者缺一不可。

在进行牙体预备时,应考虑以下 4 个方面因素。

(1)保护牙髓牙本质复合体,尽量少磨除健康的牙体组织。

(2)尽量增大黏结面积:黏结剂能与釉质形成稳定持久的黏结,而与牙本质的黏结受多方面因素限制,因此,应尽量多地保留釉质黏结面积。在牙齿上能利用的黏结面积越大,所获得的黏结力就越大。

(3)单纯依赖黏结尚不能提供部分冠足够的固位,需要用固位形辅助固位。因此,在不占用黏结面积的前提下设置辅助固位,如增加侧壁固位、固位沟槽等。

(4)需要保留足够的修复体的厚度,以满足修复体自身强度的要求:全瓷修复材料尤其是长石类瓷,虽然有较为理想的透光性,但强度较低。瓷材料的断裂起始于材料表面的微裂纹在外界应力的作用下发生扩展,最终导致材料整体的失效断裂。导致材料断裂的最小应力与材料本身的厚度呈反比。因此,在部分冠承受力的区域保留足够的瓷材料厚度才能使部分冠在咬合时不致发生断裂。

三、部分冠的美学处理

(一)部分冠设计时的美学考虑

修复体的边缘与牙体组织的结合区是美学处理的薄弱环节,而修复体需要通过黏结剂与牙齿黏固,修复体和黏结剂的折光率和遮光率与天然牙齿有差异。因此,应尽量将修复体与牙齿的结合区放置在肉眼难以辨别的区域,如邻面和唇面的颈缘处。利用修复体的折光性,在设计修复体的外形和边缘线时,可适当制作成一定厚度的斜面,既扩大了釉质的黏结面积,同时也使颜色过渡得更自然。

(二)部分冠黏结时的美学处理

当制作完成的部分冠修复体在口内试戴时,需要使用与黏结树脂颜色一致的试色糊剂模拟黏固后的色彩学效果。如果发现最终的混色效果未达到整体美学要求,可从两方面做出调整。

1.修复体本身的染色处理

部分冠的修复体一般是由长石类材料制作,有与之相配套的瓷外染色金属氧化物材料,以低于材料软化温度的烧结温度和程序,对修复体进行染色处理。

2.调节黏结树脂的颜色

部分冠的黏结类似于瓷贴面,因此可以使用瓷贴面的树脂黏结系统,使用不同颜色的黏结树脂混色调配出适合的颜色,也可以在黏结树脂中加入着色树脂调配混色效果。

(张秋荣)

第四节 后牙牙体缺损的嵌体修复技术

一、非金属嵌体修复的临床应用

非金属嵌体是指用复合树脂和全瓷等非金属材料制作的嵌体,用于恢复牙体缺损患牙的形态和功能的修复体。传统用于后牙牙体缺损嵌体修复的材料主要是各类金属,但金属材料存在美观不足、磨耗对天然牙、金属离子析出、牙体着色等问题。近年来随着复合树脂和全瓷材料性能的不断改善,非金属嵌体正以其美观和良好的修复性能越来越多地被医师和患者选择。

(一)直接修复与间接修复的比较

后牙牙体缺损的修复方法包括直接修复和间接修复两种。

1.直接修复

直接充填修复以其简便、快速的特点长期以来在临床普遍应用。常用的非金属充填材料是各类复合树脂,由于复合树脂光固化时存在聚合收缩和固化不全的问题,初步固化后的树脂会继续发生聚合反应,使其体积继续收缩。树脂固化产生的聚合收缩力为 40～50 MPa,树脂与牙釉质的黏结力为15～20 MPa。当聚合收缩力超过树脂与牙本质、牙釉质的黏结力时,树脂与牙体组织界面就产生裂隙,这是充填修复后产生微渗漏的根源。微渗漏会造成充填体边缘着色、继发龋、牙髓炎,以及充填体松动脱落等问题。目前尚未发现一种直接充填技术能完全消除微渗漏。另外对于牙体缺损涉及牙尖的患牙,直接充填修复因为不能恢复理想的面形态,因此也无法恢复良好的咬合功能。对于有邻面缺损的患牙,直接充填也很难恢复良好的邻接关系,而导致食物嵌塞的问题。

2.间接修复

间接修复是指修复体在洞形外完成后,用黏结剂将修复体黏固在缺损的牙体上,以恢复牙体的形态与功能。由于间接修复体是在口腔外完成的,树脂固化时的收缩也是在口腔外完成的,这样就消除了直接充填修复时固化收缩对黏结的影响。间接修复树脂固化产生的体积收缩,在嵌体黏固时,黏结剂填补了收缩的体积,提高了修复体的边缘密合性,这意味着嵌体修复技术是一种能够减小微渗漏的有效方法。有研究报道,多功能黏结剂能在牙本质黏结界面形成混合层,它与树脂嵌体的单体成分相似,因此提高了树脂嵌体修复在洞壁的密合性。另外,树脂嵌体在二期处理过程中,单体转化率明显提高,这不仅使修复体的抗张强度、耐磨性和抗溶解性等物理机械性能大幅度增强,也减少了游离单体对牙髓的刺激。

(二)间接修复技术和材料的选择

1.复合树脂嵌体的间接修复技术

复合树脂嵌体与复合树脂直接充填相比较,由于树脂嵌体是在体外光照加热、加压固化之后再进行黏结,树脂在聚合收缩、微渗漏等方面的问题明显减少,因此继发龋和边缘染色发生的可能性也降低,术后敏感减轻,同时也避免了复合树脂附加固位钉充填后因固位钉腐蚀、氧化所致的固位钉周围牙本质和复合树脂染色的问题,有利于维持远期美观效果。与全瓷嵌体相比较,树脂嵌体制作工艺简单,费用较低,能满足多数人的美观需求,容易被医师和患者选择和接受。但

189

复合树脂的抗压强度与瓷嵌体有较大的差距,远期修复效果不如瓷嵌体。

复合树脂嵌体材料的特点:复合树脂修复材料是一类由有机树脂基质和经过表面处理的无机填料以及引发体系组合而成的牙体修复材料。复合树脂嵌体是近十年兴起的一种新型嵌体材料。嵌体复合树脂与充填用复合树脂是有差别的,嵌体用复合树脂材料的激活剂与催化剂大多需要在高温高压下才能发挥作用,所以嵌体复合树脂在操作时都需进行二期处理,材料的各种性能才能达到设计要求,否则树脂材料的诸多缺点就会影响修复效果。为了减轻树脂材料的缺陷,通常需要改变树脂组成的无机填料或改良聚合方法,使其物理性能得到改进。近年来,随着高强度复合树脂材料的应用和嵌体制作时二期处理技术的应用,以及树脂黏结剂的使用,后牙嵌体修复的临床效果有了大幅度的提高,加之树脂嵌体良好的美观效果,简单的制作工艺,较低的成本,使其具有良好的临床应用前景。

2.瓷嵌体修复技术

瓷嵌体修复技术按照加工工艺划分,有机械加工的瓷嵌体、热压铸造陶瓷嵌体、玻璃渗透尖晶石陶瓷嵌体和金沉积基底烤瓷嵌体。

(1)机械加工的瓷嵌体:机械加工的瓷嵌体是通过 CAD/CAM 技术完成的。CAD/CAM 技术是近20年迅速发展起来的一种综合计算机应用系统技术。其主要特点是:①加工精度高(加工精度0.005~0.100 mm),不受被加工对象形状复杂程度的影响,制作完成的嵌体准确度高,与基牙密合。②可减少就诊次数,节约制作所需要的大量时间,有效提高了临床与技术室的工作效率和工作质量,但需要专门的仪器设备,费用较高。CAD/CAM 技术包括两种类型:第1种是利用机械加工的方法切削瓷块,使其一次成形为修复体的形状,再经染色完成最终的修复体;第2种是先用机械加工的方法切削预烧结的低密度瓷块,使其成为修复体的形状,再经二次烧结成致密的高强度修复体,之后经染色完成最终修复体的制作。

(2)铸造陶瓷嵌体:常用的有铸造玻璃陶瓷嵌体和热压铸造陶瓷嵌体。①热压铸造陶瓷嵌体:热压铸造陶瓷技术是采用失蜡法的工作原理通过热压铸造工艺成形的一种铸瓷修复技术。此类修复技术已商品化的材料代表是 IPS-Empress 陶瓷材料。②铸造玻璃陶瓷:又称微晶玻璃。铸造玻璃陶瓷技术也是采用失蜡法的工作原理通过铸造工艺成形的一种铸瓷修复技术。

(3)粉浆涂塑玻璃渗透尖晶石陶瓷嵌体:这种技术是采用粉浆涂塑技术成形,即将高纯度细颗粒的氧化镁制成注浆,涂塑在耐火石膏代型上,经过熔融法烧烤和渗透烧烤。

(4)金沉积基底烤瓷嵌体:这种技术是应用金沉积技术制作金基底层,再在其上烤瓷完成嵌体的制作。

(三)间接修复技术临床应用注意事项

与传统的直接充填修复相比,嵌体可以在模型上制作完成,恢复原有的牙体形态,恢复良好的咬合功能和邻接关系,修复体能高度抛光,容易清洁等,是一种比较理想的牙体缺损修复方式。但嵌体只能修复缺损部位的牙体,不能保护存留部分的牙体组织。因此,嵌体有严格的适应证和禁忌证。

1.适应证与禁忌证

适用金属嵌体修复的牙体缺损原则上也适用于非金属嵌体修复。与金属嵌体修复相比较,非金属嵌体还适用于以下情况:①因金属嵌体修复不能满足美观需求者,可设计非金属嵌体修复。②患牙缺损较多牙体预备固位形不足,需要增加辅助固位形时,可设计树脂黏结的瓷嵌体或树脂嵌体修复,利用树脂黏结剂与瓷和树脂良好的黏结性能,弥补固位形不足可能导致的固位不良的隐患。③当患牙缺损较多,存留的牙体组织为薄壁弱尖时,可设计树脂黏结的瓷嵌体或树脂嵌体修复,利用树脂黏结剂将患牙与嵌体连接成一个整体,有利于保护薄弱的存留壁和牙尖组织。④有金属过敏史的患者。

金属嵌体修复的禁忌证原则上也适用于非金属嵌体修复。与金属嵌体修复相比较,非金属嵌体在以下情况时应慎用:①患牙需要保守性嵌体修复时,应慎用费用较高的瓷嵌体,可选用费用较低且黏固性较高的树脂嵌体。②患有夜磨牙或紧咬牙等咬合性疾病患者,因其过度的咬合负荷应慎用耐磨性不足的树脂嵌体和脆性较大的瓷嵌体。

2.修复设计

(1)原则:牙体预备前应首先去除腐质并检查患牙缺损的部位、大小和缺损部分的形状,同时要仔细检查存留牙体组织的咬合接触位置,在此基础上按照牙体缺损的大致形态设计嵌体的窝洞形状,不需要作预防性扩展,不需要预备特殊的辅助固位形。这些要求符合牙体预备要求中最小损伤原则,可以使牙体组织得到最大限度的保留,使牙体的抗力和强度丧失最少,从而达到减少牙齿折裂发生的目的。金属嵌体牙体预备的基本原则多数也适用于非金属嵌体的牙体预备。

(2)洞形设计要求(图 11-5):与金属嵌体相比较,非金属嵌体牙体预备的一些特殊要求如下。①与金属嵌体要求洞壁向面外展 3°～5°角不同,非金属嵌体洞形的轴壁向面外展要增加到 6°～8°角,以利于嵌体顺利就位。因洞壁外展增加而减小的摩擦固位力可通过高强度的树脂黏结剂弥补。②瓷嵌体要求咬合面洞的深度 1.5～2 mm 及以上,轴面预备不小于 1.5 mm,以满足瓷材料的使用要求。③非金属嵌体洞形预备要求表面光滑、圆钝,不强求洞壁点、线、角清晰,洞壁可留存倒凹,洞壁上的倒凹可用树脂充填的方法处理平整即可。④非金属嵌体不能预备洞斜面,这是与金属嵌体在牙体预备要求中最重要的区别。洞斜面在金属嵌体中有防止边缘牙体组织折裂和增加边缘密合度的作用,在非金属嵌体修复中这两个问题是通过树脂黏结剂良好的黏结强度来解决的。⑤嵌体的边缘设计要避开咬合接触区,面的边缘设计位置应与正中接触点保持 1 mm 的距离,以免出现黏结剂磨损或黏结面开裂。⑥洞底平面不严格要求低平,以去净龋坏牙体组织为准,也可用垫底材料修平底面。

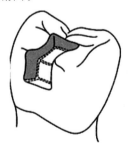

图 11-5　嵌体邻𬌗面牙体预备外形

(3)有关嵌体洞形设计的力学研究:有研究提示,嵌体洞形的宽度越大,越容易使孤立牙尖成为应力集中区。当洞形的颊舌径宽度大于牙体颊舌径宽度的 1/3 时,牙尖的折裂概率明显提高。因此建议洞形的颊舌径宽度以小于牙体颊舌径宽度的 1/3 为宜。有研究报道,嵌体洞形的深度对患牙的抗折强度有明显的影响。洞形加深,牙体的抗折强度减弱。因此对于过深的洞形应在牙本质薄弱处和髓室底用树脂垫底材料做垫底处理。树脂垫底能显著减少全瓷嵌体和基牙尖折裂的危险。浅而宽的洞形若使用弹性模量高的材料修复,可以较好地保护薄弱牙尖;当洞形较深时,洞底通常比较薄弱,使用与牙体组织弹性模量接近的材料修复,在改善洞底部应力集中方面具有一定的优越性。对瓷嵌体不同洞壁锥度的研究提示:洞壁锥度不超过7°角应力分布较好。对洞形龈壁的研究显示:增加龈壁高度,尽量减小龈壁宽度有利于减小修复后牙体的应力。龈壁角度的有无对牙体应力无影响。高嵌体修复时,牙本质应力集中现象有所改善,应力分布趋平缓。提示临床修复时,当嵌体窝洞宽度较大时可以考虑高嵌体修复。

3.树脂嵌体间接修复技术直接法

(1)树脂材料的选择:从材料的理化性能方面考虑,应选择硬质树脂材料;从美观方面考虑,要选择与邻牙近似的树脂色型。

(2)制作方法:按照非金属嵌体牙体预备原则完成牙体预备,隔湿,吹干预备体,洞壁涂布一薄层硅油,将选择好的树脂材料按照洞的深浅分1~3层充填,分层固化。为方便将嵌体取出,可在嵌体表面黏固一个小塑料棒。

(3)二次固化:将初步固化的树脂嵌体放入专用的热固化箱内光照加热固化。

4.树脂嵌体间接修复技术间接法

(1)树脂材料的选择:同直接法。

(2)制作方法。①牙体预备:按照非金属嵌体牙体预备原则完成牙体预备,要求各轴壁相互平行,洞形所有线角均需光滑圆钝,以防应力集中导致嵌体折裂。②排龈:常规排龈线退缩牙龈组织,减少龈沟液分泌,以便精细印模的制取。③制取印模:硅橡胶制取印模,要求印模清晰、完整。④灌注模型:用硬质石膏灌注模型,要求模型完整、工作区清晰,无气泡。⑤临时嵌体的制作:在原始印模(即牙体预备之前制取的印模)相应的牙位区域注入临时嵌体材料,注入量以注满预备牙的牙冠阴模为宜,快速将印模放入口内就位,在材料要求的时间内保持不动并在弹性期内将印模和临时嵌体从口内取出,待其完全凝固后常规打磨、抛光。隔湿,吹干预备牙体,将临时树脂嵌体就位于洞形内,修整外形,调整咬合,选用无丁香油的氧化锌临时黏结。

5.非金属嵌体的试戴与黏结

(1)黏结材料的选择:目前临床多采用树脂黏结剂。因为瓷嵌体在制作过程中不可避免地会出现气孔和裂纹等缺陷,严重影响修复体的强度等机械性能,树脂黏结剂可渗入其中的裂纹,限制裂纹进一步扩展和延伸,封闭裂纹形成屏蔽,防止水等液体对瓷的侵蚀作用,增强修复体的抗疲劳性能。同时能将瓷嵌体与牙齿通过黏结连接成一个整体,显著提高患牙和修复体的强度。有研究表明,树脂黏结剂使瓷与牙体间的黏结层起到了一个缓冲带的作用,吸收了力,从而提高了瓷与牙体组织的黏结强度,保证了修复体具有良好的固位,增强了瓷嵌体和基牙的抗折强度,使全瓷嵌体的临床效果和保存率均有明显提高。树脂黏结剂的种类较多,临床操作方法也略有差别,使用时应严格按照产品说明书要求操作,以确保黏结效果。

(2)牙体洞形的清洁与嵌体的处理:黏结前应仔细去除洞壁上残存的临时性黏结材料,并彻底清洁洞壁。树脂嵌体在黏结前可以用笔式喷砂机轻轻喷砂处理黏结面。

(3)排龈:在患牙的龈沟内放入牙龈收缩线将牙龈排开,一方面将预备体的龈向预备边缘充分暴露出来,防止黏结剂进入龈沟内刺激牙龈,另一方面也可预防龈沟液和血液对黏结剂的污染。

(4)黏结:按照产品说明书要求规范操作,黏结界面需按要求处理,有条件者要使用橡皮障隔离唾液。多余的黏结剂应彻底清除,否则可对牙龈造成刺激,出现牙龈炎、牙周炎。对于透明度高的全瓷修复体,应事先用试色糊剂选择不同颜色的黏结剂,以期达到黏结后的美观效果。

6.垫底材料的选择与使用

(1)垫底材料的选择:嵌体修复时经常会使用垫底材料,垫底材料对嵌体修复的远期效果有影响。从生物安全性能考虑,垫底材料应该是对牙髓无毒、无刺激。从力学性能考虑,如果材料的弹性模量存在差异,功能状态时修复体和基牙的应力分布与集中也会不同。大量研究表明:选择弹性模量接近牙本质的垫底材料,有助于改善修复体和基牙的抗力性能。从黏结效果考虑,垫底材料与嵌体黏结剂的结合方式最好为化学结合。目前常用的垫底材料有玻璃离子水门汀、氢氧化钙、流动型复合体和复合树脂垫底材料。

(2)垫底材料的使用。①玻璃离子水门汀:有酸碱反应固化型、光固化与酸碱反应固化双固化型。其材料性能在色泽上具有半透明性,颜色与牙齿相近似,不会出现因垫底材料的颜色而影响嵌体的色泽美观。玻璃离子水门汀与牙本质形成化学性结合,黏结强度可达到 55 MPa,抗压强度可达到 200 MPa。对牙髓刺激性小,当牙本质厚度≥0.1 mm 时,对牙髓无刺激作用。另外,由于材料中添加了缓释氟化物,具有一定的防龋能力。但近期的研究发现,玻璃离子在很多方面存在不足:如物理性能相对较差,生物相容性不理想,与嵌体材料的黏结性不足等。②氢氧化钙:是一种盖髓垫底材料,易操作,抗压强度高。但因其弹性模量与牙本质和嵌体材料相差很大,容易产生应力集中,所以临床要求其垫底厚度不能超过 1 mm,并且需要根据垫底材料的性能,在其上再垫一层与嵌体黏结剂结合力强的垫底材料,以保证获得良好的黏结效果。③流动型复合体:属于单糊剂型光固化玻璃离子水门汀,临床易操作。具有良好的边缘密合性;与牙本质形成化学性结合;对牙髓刺激性小,可用于间接盖髓;具有放射线阻射性,方便 X 线检查;含氟具有抑菌性和抗龋能力。④复合树脂:近年来,复合树脂也被用作瓷嵌体的垫底材料。随着牙本质黏结剂的不断改进,新一代的自酸蚀黏结剂可以与牙本质形成混合层,封闭牙本质小管,有效地防止了术后牙髓敏感,为树脂垫底技术的广泛应用提供了条件。

(3)垫底材料在嵌体修复中的力学研究:从力学性能方面考虑,在垫底材料的选择中以弹性模量为主要参考指标。因为材料之间弹性模量的差异,会使修复体产生不同的应力分布。弹性模量越接近牙本质和修复材料,越有利于修复体和牙体的抗力性能。有学者对不同垫底材料对嵌体修复的影响作了力学分析。研究结果:树脂基底的垫底材料比玻璃离子垫底材料能显著减小全瓷嵌体和基牙尖折断的危险。对不同光固化玻璃离子垫底材料的研究结果:推荐使用高弹性模量的材料作为全瓷嵌体的垫底材料。很多研究发现,垫底材料的厚度影响全瓷嵌体的抗折性能。实验结果:树脂基底较厚的瓷块比基底薄的瓷块抗折性好。

7.非金属嵌体修复设计的固位与抗力

与牙体缺损全冠、桩冠、部分冠等其他修复设计不同,嵌体修复设计的难点包括了固位与抗力两个方面。如何在设计和牙体预备时做到既能少磨牙最大限度地保存牙体组织,又能满足嵌体修复的固位与抗力要求,了解嵌体设计的力学特点和嵌体材料的力学性能,有助于找到这两方面的平衡点。

(1)非金属嵌体修复的固位:与金属嵌体的固位一样,非金属嵌体也是通过嵌体与牙体组织之间形成的静态机械摩擦力、动态约束力和化学黏结力的共同作用形成的。固位形的设计和洞形轴壁的预备决定着嵌体静态机械摩擦力与动态约束力的大小,其中,洞轴壁向面外展的角度与固位力成反比,非金属嵌体为了达到顺利就位,嵌体洞形的轴壁向面外展从标准要求的 5°增加到 8°,但这个角度的要求在临床牙体预备时很难准确做到,且此向聚合角度不利于机械固位。另外,在金属嵌体修复设计时,可利用钉洞等辅助固位形增加固位,但这对非金属嵌体不适用。

因此,在非金属嵌体修复的固位方面,黏结剂的黏结固位作用在很大程度上起到了补充和加强作用。此外,树脂黏结剂与瓷和树脂嵌体材料之间良好的结合,不仅保证了修复体的黏结效果,同时还提高了修复体的强度。树脂黏结剂的使用为嵌体固位中黏结固位作用的重要性提供了良好的基础和保证,但应注意严格按照树脂黏结剂的产品使用要求操作。

(2)非金属嵌体修复的抗力:包括嵌体的抗力和牙体组织的抗力两部分。①嵌体:脆性材料的瓷嵌体,由于其材料的力学特点是抗压不抗拉,在相同载荷的情况下较金属嵌体更容易受应力集中的不利影响,出现瓷崩裂的问题。实验研究提示:瓷嵌体的厚度不少于 2 mm 就可保证它的强度。树脂嵌体材料的弹性模量与牙体组织接近,受力时的应力分布比较均匀,抗力性能较好。②牙体组织:影响牙体组织抗力的因素有牙体组织的存留量,预备体洞形的深度和点、线、角的形态特点,以及嵌体材料和垫底材料的弹性模量。牙体预备时磨除的牙体组织越多,存留牙体组织的抗力性能就下降越大。在这方面,非金属嵌体在设计和牙体预备的要求中,更多地考虑了对存留牙体组织的保护,优于金属嵌体的设计要求。在洞形深度方面,洞形越深,存留牙体组织的抗折能力越差。因此,在保证嵌体厚度的前提下,对于过深的洞形应做垫底处理。应力分布的特点是容易在直线的点、角处形成应力集中,非金属嵌体牙体预备要求的洞形表面光滑,线、角圆钝有利于避免应力集中,形成均匀应力分布。高弹性模量的嵌体材料受力时产生的变形小,牙体组织的应力分布比较均匀;低弹性模量的嵌体材料受力时产生的变形大,牙体组织的应力分布容易出现集中的情况。嵌体材料与牙体的弹性模量越接近,越有利于力的传导与分布。树脂嵌体受力时对牙体组织和自身的应力影响都比较小,就是因为树脂嵌体材料的弹性模量与牙体组织接近。

8.非金属嵌体修复后容易出现的问题与处理

(1)嵌体修复后疼痛:嵌体在完成黏结后立即出现疼痛,这种情况多为牙髓受到刺激引起的过敏性疼痛,一般黏结后一段时间疼痛可逐渐减缓消失。如黏结后出现咬合痛,多为咬合创伤引起,应检查咬合,作调处理。如果使用一段时间后出现疼痛,多为嵌体松动产生继发龋所致。这种情况需要拆除嵌体,重新治疗修复。如果使用一段时间后出现咬合痛,多为根尖周问题引起,应做相应的检查和处理。

(2)嵌体修复后牙齿折裂和嵌体折裂:牙齿折裂是因为咬合力过大或存留的牙体组织抗力不足引起的。适应证选择不合适、修复后咬合不平衡造成局部应力过大等都是造成牙齿折裂的原因,应根据折裂的具体情况做相应的处理,如牙髓治疗后行全冠或桩冠再修复。瓷嵌体容易出现折裂的问题,这主要是因为瓷嵌体厚度不足、洞形设计不合理或咬合力过大所致。

(3)嵌体修复后松动脱落:这种情况多为嵌体制作的精确度不够,嵌体与牙体不密合;黏结剂选择不合适或操作不当;洞形过浅固位力差等原因引起的,应认真查找原因并做相应的处理。

(4)嵌体边缘微渗漏:这种情况多为嵌体制作的精确度不够,嵌体与牙体不密合或黏结剂质量问题引起的。早期无症状,随着问题的发展可出现牙齿敏感、嵌体与牙体黏结边缘出现色素沉着等问题。早期可采用窝沟封闭的方法治疗,如果范围大或出现继发龋,就应该拆除修复体,治疗后重新修复。

二、嵌体冠

(一)嵌体冠的概念

嵌体冠虽然是由嵌体和冠组成,但它们是一个统一的整体。嵌体冠中的嵌体部分起主要固位作用,冠用于恢复牙体的外形,建立良好的咬合关系,保护薄弱的存留牙体组织。

(二)嵌体冠的分类

(1)根据制作材料的不同,嵌体冠可分为金属嵌体冠、全瓷嵌体冠和树脂嵌体冠。①金属嵌体冠:是利用失蜡铸造法的原理制作完成的。这种方法制作简单,是临床最常用的一种传统制作方法。制作嵌体冠的合金有金合金、金银钯合金、镍铬合金等。金合金化学性能稳定,铸造收缩小,机械性能和生物学性能较其他金属材料更适合用于制作后牙嵌体冠。②全瓷嵌体冠:多采用CAD/CAM 技术制作完成。这种制作方法技术要求高,费用较高。但由于全瓷嵌体冠具有与天然牙相近似的颜色和半透明性,具有良好的美观性能,目前正在被越来越多的医师和患者所接受。例如,用可切削的二氧化锆瓷块制作的无饰瓷二氧化锆嵌体冠。③树脂嵌体冠:是使用硬质复合树脂光固加热加压完成的。这种方法制作简单,价格较低,适合儿童乳磨牙嵌体冠的修复。

(2)根据固位方式的不同,嵌体冠可分为髓室固位嵌体冠和髓室-根管联合固位嵌体冠。①髓室固位嵌体冠:利用髓室固位的嵌体冠。适用于髓腔比较深大,深度在 2.0 mm 以上,缺损位于龈上 1.0 mm 以上,轴壁厚度不少于 1.0 mm,经过完善根管治疗的磨牙残冠。②髓室-根管联合固位嵌体冠:这类嵌体冠除了利用髓室固位之外,还需要利用部分根管的固位来保证修复体具有足够的固位力。适用于髓室深度不足,如髓室深度不足 2 mm,为获得足够深度固位,通过根管口向下扩展,获得可靠的固位深度以保证修复体的固位。

(三)嵌体冠的适应证

(1)严重磨耗,咬合紧;牙体组织大面积缺损,同时伴有龈距离小;经完善根管治疗的磨牙。

(2)牙体组织大面积缺损,但缺损位于龈上,存留壁的高度和厚度不少于 1.0 mm,髓腔深大,利用髓腔可获得足够的固位力,经完善根管治疗的磨牙。

(3)根管钙化、髓石、断针、塑化致根管无法扩通等原因,部分根管不能进行完善根管治疗的磨牙。

(4)牙体大面积缺损,经完善根管治疗后可利用髓腔固位的乳磨牙。

(5)若固定桥基牙临床牙冠短,可设计嵌体冠修复的基牙。

(四)嵌体冠的优缺点

(1)嵌体冠与桩核冠相比,嵌体冠简化了临床操作过程,只需将髓腔形态进行磨改使之符合嵌体洞形即可;免除了根管预备的操作程序,避免了根管侧穿的危险性;减少了制取根桩蜡型的操作;节省了医师的临床操作时间;减少了患者的就诊次数;也减少了牙根折裂的危险,但其适应证范围比桩核冠窄。

(2)嵌体冠与嵌体相比,嵌体冠覆盖了牙齿的整个咬合面,避免了嵌体修复时单个牙尖承受的过大应力,避免了牙尖折裂的风险;起到了保护薄壁弱尖的作用。适应证范围比嵌体宽,但磨除牙体组织比嵌体多。

(五)嵌体冠的牙体预备

1.髓室洞形预备

要求按照髓室形态预备出嵌体洞形,洞轴壁外展 2°～5°角,并应与预备后轴面取得共同就位道。不要求绝对的底平,轴壁无倒凹,轴壁上的倒凹可用树脂修平整,髓室底可用垫底材料修平整(图 11-6,图 11-7)。金属嵌体冠应按照金属嵌体洞形预备要求预备出洞斜面;瓷嵌体冠和树脂嵌体冠要按照非金属嵌体要求各轴壁相互平行,洞形所有线角均需光滑圆钝,不预备洞斜面。

2.冠预备

按照全冠要求预备各轴面,向聚合度 2°～5°角。

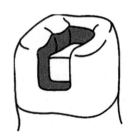

图 11-6　嵌体冠牙体预备外形

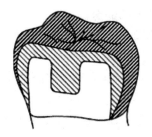

图 11-7　嵌体冠剖面

3.髓室固位嵌体冠的牙体预备

除了遵循以上髓室洞形预备和冠预备的要求,髓腔底部直径如果大于口部直径,为了尽量保存剩余牙体组织,可利用充填填补倒凹方法,获得底平壁直的髓室箱状固位形。

4.髓室-根管联合固位嵌体冠的牙体预备

除了遵循以上髓室洞形预备和冠预备的要求之外,还需要做部分根管的预备。如果髓室洞形深度小于4 mm,需要向下预备部分根管以增加固位力,预备深度3~4 mm。

(六)排龈、制取印模和灌注模型

1.排龈

常规排龈线退缩牙龈组织,减少龈沟液分泌,以便精细印模的制取。如邻颈部缺损齐龈或龈下1.0 mm以内,必要时进行局部牙龈切除术,以确保嵌体与颈部缺损面的密合。

2.制取印模

硅橡胶制取印模,要求印模清晰、完整。

3.用硬质石膏灌注模型

要求模型完整、工作区清晰,无气泡。

(七)嵌体冠的制作

通常是在口外模型上制作完成嵌体冠。

1.金属嵌体冠

失蜡铸造法完成。具体操作要求参照金属嵌体和铸造全冠的制作。

2.全瓷嵌体冠

多采用 CAD/CAM 技术制作完成。具体操作要求参照全瓷嵌体的制作。

3.树脂嵌体冠

多用硬质复合树脂光固加热加压完成。具体操作要求参照树脂嵌体的制作。

(八)嵌体冠设计的力学合理性

1.嵌体冠设计的特点

对于存留牙体组织少,同时伴有龈距离小的患牙,如果单纯设计环抱固位的冠修复,难以获得良好的固位力,容易出现牙冠脱落的问题。如果设计桩冠修复,修复体的固位虽然得到了解决,但不能使存留牙体组织的抗力强度增加,反而会增加牙根折裂的概率,因为桩只有增加固位的作用,没有增加存留牙体组织强度的作用,而对于这种缺损类型,嵌体冠的设计是基于将髓室洞形的固位,合理地用于弥补单纯轴壁环抱固位形的不足。既解决了修复体固位的要求,又不影响存留牙体组织的抗力强度,是一种理想的修复设计。

2.嵌体冠固位的特点

嵌体冠的固位是通过嵌体的冠内固位和全冠的冠外固位相结合的结果。嵌体和基牙轴壁间可形成很强的机械嵌合力,能够为修复体提供大部分的固位力,加之冠边缘形成的环抱固位力以及黏结剂提供的黏结力,可以为修复体提供足够的固位。

3.嵌体冠抗力的特点

嵌体冠嵌入髓室内,同时覆盖牙体外部,内外形成一个整体,大大提高了患牙在行使功能时的抗力,使患牙具有更强的抗折裂能力,良好的黏结剂不仅能增强固位力,更能紧密连接修复体和基牙,使其成为一个整体有效分散缓冲咬合力,提高修复体的抗折裂强度。

4.嵌体冠的特殊应用

儿童乳磨牙龋坏导致牙体大面积缺损是儿童牙体的常见病和多发病。由于牙体缺损多,临床常规的充填方法难以获得良好的固位,充填物反复脱落的问题成为儿童牙体治疗的难题。充填治疗也不能恢复牙冠的形态、咬合关系和邻接关系,影响咀嚼功能。乳磨牙由于其特殊的解剖结构和生理发育特征,临床牙冠较短,牙根也会逐渐吸收,全冠修复效果差,也不宜设计利用根管固位的桩冠修复。儿童乳磨牙嵌体冠的修复设计,合理地利用了位于髓室内的嵌体部分固位,为修复体获得良好的固位提供了有效的保证。

(丁昌学)

第五节　残根及分根术后桩核冠修复技术

龋坏、牙折等导致的牙体缺损,最严重的程度无疑是缺损位置深达龈下,或到牙槽嵴顶水平或之下(图 11-8),此时在桩核的颈部通常由于无全冠包绕,而很有可能根折。如果不采用特殊的方法,则很难达到满意的修复效果。有时为了美观而将冠的边缘放置在龈下,但如果超过一定限度则不仅会导致全冠边缘适合性不良,也会破坏牙周软组织附着的生物学宽度,导致修复后难以愈合的龈炎甚至牙周炎,需要拆除重新修复。要想重获牙本质肩领,同时建立合适的生物学宽度,目前常采用两种方法:一是牙周手术,即临床牙冠延长术;二是正畸牵引术,将牙根向牵引到理想的位置。后者通常需要结合牙周手术,才能达到满意的临床效果(图 11-9)。有时,牙体缺损即使仅到上皮结合的位置,也可通过少量的延长为全冠的边缘线提供足够的牙本质肩领。

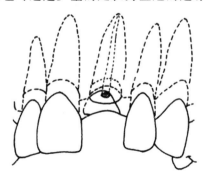

图 11-8　牙体缺损位置深达牙槽嵴顶水平或之下

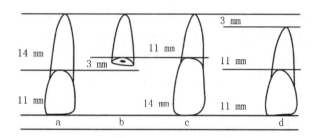

图 11-9　牵引和冠延长术的作用

a.中切牙正常解剖冠根比平均为 11∶14；b.牙折断至釉牙骨质界以下
3 mm；c.单独使用冠延长术只能提供不稳定和不美观的冠根比 14∶11；
d.冠延长术后配合牵引术可以提供更稳定的冠根比 11∶11

一、残根的临床牙冠延长术

当牙冠折断达龈下时，常会影响修复体的制作，最终因此而导致拔牙，如此时能将临床牙冠延长，则会为制作良好的修复体创造条件从而避免拔牙。临床牙冠延长的方法包括手术法和正畸法，手术方法即为临床牙冠延长术。牙冠延长术是通过手术的方法，降低龈缘的位置或充分暴露残根边缘，使修复后的临床牙冠加长，并形成牙本质肩领，从而利于牙体的修复或解决美观问题。

正常情况下，从龈沟底到牙槽嵴顶的距离是恒定的，该距离称为生物学宽度，包括结合上皮和牙槽嵴顶冠方附着于根方的结缔组织，宽度一般为 2 mm 左右。牙冠延长术的基本方法是用翻瓣术结合骨切除术，降低牙槽嵴顶和龈缘的水平，从而延长临床牙冠，同时保持正常的生物学宽度，如果只作牙龈切除术，不去除部分牙槽骨，则往往会在术后修复体尚未完成后牙龈又重新生长至术前水平。或在修复体完成后出现牙龈增生、红肿等炎症表现及牙槽骨吸收，这种现象的出现主要是由于单纯切除牙龈不能满足生物学宽度的要求所致（图 11-10）。

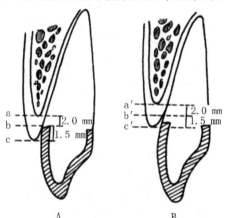

图 11-10　牙冠延长术前后修复体龈缘与牙槽骨顶的关系

A.全冠龈缘达龈沟底，刺激牙龈炎和骨吸收；B.冠延长术后，使全冠龈缘位于龈沟中部 a 牙槽嵴顶；b 龈沟底；c 龈缘；a′、b′、c′为手术后各自的位置

(一)适应证
(1)牙折裂达龈下，影响牙体预备、取印模及修复。

(2)龋坏达龈下,影响治疗或修复。根管侧穿或牙根外吸收在颈 1/3 处,而该牙尚有保留价值者。

(3)破坏了生物学宽度的修复体,需暴露健康的牙齿结构,重新修复者。

适合上述三种情况的患牙应有足够的牙根长度,以便在手术切除部分牙槽骨后,仍能保持足够的牙周支持。如果患牙牙根过短或者过细,则不是牙冠延长手术的适应证。

(二)禁忌证

(1)牙根过短,去骨后将导致冠根比失调者。

(2)牙折断面达龈下过多,需暴露残根边缘,但牙冠延长术后,估计剩余的牙槽骨高度不足以支持患牙行使功能者。

(3)为暴露牙折断缘而需切除过多的牙槽骨,估计将导致颈缘位置与邻牙不协调或明显损害邻牙者。

(4)全身情况不宜手术者。

(三)手术方法

(1)术前应消除牙龈炎症,并能较好地控制菌斑。

(2)探明牙断端的位置及范围。估计术后的龈缘位置,据此设计切口。如为前牙美容的牙冠延长术,术前应考虑术后龈缘位置与邻牙相协调,切口位置应遵循牙龈的生理外形,注意中切牙、侧切牙及尖牙龈缘的相对位置关系。

(3)根据术后龈缘的新位置而确定内斜切口。若附着龈宽度不足,则需采用根向复位瓣术。

(4)翻瓣,并除去被切除的牙龈暴露根面或牙根断面。

(5)进行骨修整。切除部分支持骨,使骨嵴高度能满足术后生物学宽度的需要,骨嵴顶需降至牙断缘根方至少 3 mm 处。在骨修整时,还需注意使该处的骨嵴高度与其他部位及邻牙的骨嵴逐渐移行,不可有明显的悬殊,这样才能在术后获得良好的牙龈外形。若为改善露龈笑的美容手术,骨嵴应在釉牙骨质界下方 2 mm,使术后牙龈缘位于釉牙骨质界的冠方 1 mm。若是特殊情况需暴露更多的临床牙冠,也可进一步降低骨嵴位置,但必须考虑根长及临床牙冠与临床牙根的冠根比,避免术后牙松动。另外,还应注意中线两侧牙齿的龈缘位置应左右对称。

(6)彻底进行根面平整,去除根面残余的牙周膜纤维,防止术后形成再附着。

(7)修剪龈瓣的外形和适宜的厚度。龈瓣过厚会影响术后牙龈缘的外形,如过薄会出现牙龈退缩。然后,将龈瓣复位缝合于牙槽嵴顶处水平。一般采用间断缝合,必要时可配合水平或垂直褥式缝合。如为根向复位瓣术则需采用悬吊缝合。

(8)在冲洗、压迫、止血后,观察龈缘的位置及牙齿暴露情况,然后放置牙周塞治剂。

(9)术后护理等事项与骨切除术相同。

(四)术后修复的时机

牙冠延长术后修复体的制作应待组织充分愈合、重建后再开始,不宜过早。一般术后 4～6 周组织愈合,龈缘位置基本稳定后再行修复。在术后 6 周到 6 个月时,仍可有 <1 mm 的变化。因此最好能够在手术后 1～2 周时先戴临时冠,永久修复体最好在术后 6 周再开始,涉及美容的修复应至少在术后 2 个月后开始。如果过早修复,往往会干扰组织的正常愈合,并在组织充分愈合后导致修复体边缘的暴露。

二、残根牵引术

如果牙体缺损位于牙槽骨水平以下,行冠延长术会使冠根比增加而不美观,因此如果通过正畸牵引后再做骨修整则可以很好地调整冠根比例。另一方面,还应考虑牙根的实际长度,以免去除根周骨后导致牙根松动。与普通正畸装置不同的是,用于牙根的正畸牵引术,要求牵引装置体积不要太大,以免显露金属而不美观;有足够的支抗,以免带来无法预测的基牙移动;另外因牙根断面位于牙槽骨水平以下,因而应该能放置到足够的深度;最好是固定矫治器而少用活动矫治器,后者会增加疗程,且需要患者的高度依从性。下面将要阐述由 Oesterle 和 Wood 提出的在邻牙上黏结支抗弓丝的牙根正畸牵引技术。

首先必须进行牙髓治疗,在牙根牵引的同时进行永久或暂时的桩核修复。另外,放置预成冠用以牙根的牵引。这样在治疗期间可以维持间隙,保证修复后牙冠外形的协调对称。如果在牵引之前制作永久桩核,则核至少应比常规短 3 mm,以便留出牵引后的切端空间。在暂时冠颊侧近远中的中心嵌入牵引钉,使其尽可能地接近牙龈。将牵引钉轻微龈向弯曲,用以增加即将放入的弹性弓丝固位力(图 11-11)。在颊侧用0.16 mm×0.23 mm的不锈钢弓丝弯制一个圈曲,正对需牵引牙冠的中部。圈曲作为弹性附件,向弯曲以防止弹性装置的脱位。圈曲应紧贴牙面,以防止牙根在牵出过程中舌向移位。弓丝黏固在邻牙上并延伸两个邻牙牙面,在末端弯制成环形以增加固位(图 11-12)。每侧黏固两个邻牙可以减少牙根牵出时邻牙的相对移动风险。

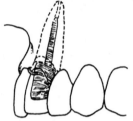

图 11-11　暂时冠颊侧近远中的中心嵌入牵引钉　　　图 11-12　作为弹性附件的圈曲正对需牵引牙冠的中部

将弓丝结扎在牵引钉上,牙根因受力而移动直到所需的龈水平。牙齿被牵出的距离由下列 3 项相加来计算(图 11-13):①残根最低边缘至牙槽嵴顶的距离(如果破坏延伸到牙槽嵴顶以下);②2 mm 的生物学宽度;③至少 1 mm 的距离以防止冠的边缘过分延伸到龈下。如果破坏延伸到牙槽嵴水平,至少需要牵出 3 mm。用光敏树脂将弓丝黏结固定在 4 个基牙上,使暂时冠与邻近牙齿之间产生 1 mm 的距离,用橡皮圈将暂时冠上的钉与弓丝结扎在一起(图 11-13)。每周复诊一次牵引,牙齿将以每周 1.0~1.5 mm 的速度延长,依此类推,重新调并更换橡皮圈。

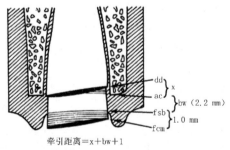

牵引距离=x+bw+1

图 11-13　牙根牵引量的计算方法

牵引总量等于牙根折断最低点距牙槽嵴顶的距离(X)加 2 mm 生物学宽度(bw)再加冠边缘到龈沟底的 1 mm 距离。ac=牙槽嵴。bw:生物学宽度,dd:折断延伸的最低处,fcm:最终冠的边缘,fsb:龈沟底当暂时冠颊侧的牵引钉到达弓丝水平,牵引就此结束,不再加力。保持器的制作:去除橡皮圈,用结扎丝将钉与弓丝结扎,尽力使暂时冠上的钉进入弓丝的圈曲中(图 11-14),以确保没有咬合干扰,否则创伤会影响牙龈的健康与稳定,保持 1 个月,再进行下一步治疗。如果在牵引开始前牙周组织健康,牙槽骨和牙龈附着会随着基牙的牵引而冠向移动(图 11-15),而显得临床牙冠过短,需要配合牙冠延长术将牙槽骨和龈缘恢复到邻牙的水平。即在基牙牵引到位后翻瓣,去除部分牙槽骨,使骨的水平与邻牙相当(图 11-16)。外科手术完成 4 周后,就可以开始进行最终的修复(图 11-17)。但如果在牵引前已有牙周组织缺损,这种现象将不明显。

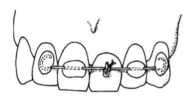

图 11-14　牵引结束后保持 1 个月

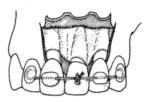

图 11-15　牙槽骨和牙龈附着会随着基牙的牵引而冠向移动

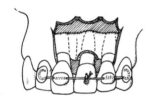

图 11-16　配合牙冠延长术调整龈缘水平

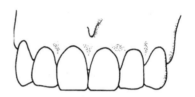

图 11-17　龈缘调整后完成冠修复

三、牙根切除术后的残冠残根修复

当多根牙的牙体缺损导致髓室底破坏,或伴有根分歧骨病变,或其中一个牙根因牙周或根尖疾病无法保留等情况下,有时需要采用牙根切除手术来保存患牙。牙根切除手术包括截根术和分根术。截根术又称为牙根部分切除术,不涉及牙冠,仅将牙根去除,余留部分可行冠或桩核冠修复;分根术是将患牙从根分歧到牙冠截成两瓣,形成大小基本相同的两个牙,再行单冠或联冠修复,有时需要桩核冠修复。

(一)截根术

1.适应证

(1)因严重垂直向骨吸收导致根分歧暴露,需要去除一个或多个牙根。截根术中去除磨牙的一个或多个牙根是为了根治出现病变的区域,以维持良好的口腔卫生环境,控制菌斑。减少病损扩散到余留牙根及邻牙的危险。

(2)用于保留在牙髓治疗中出现问题的患牙,包括底穿或侧穿、器械折断、器械无法进入的解剖畸形、根管堵塞和其他非特异性问题。当某一牙根折断,或者在根面有无法治疗的龋损,而其他牙根完好时,可以通过截根术保留该患牙。

(3)由于两邻牙牙根相距过近以致外展隙消失,需截除一个牙的一个牙根,以便能保留两个牙,实际上截除其中一个牙根主要是为了能改善邻牙和被截患牙的预后。

Bower 发现在 58% 的上下颌第一磨牙中,根分歧入口比现有最小刮治器的宽度还要窄,器械很难进入,截根是唯一能开辟充分清洁该区域的方法。另外,截根还可以通过改变根分歧的解剖形态使之更容易清洁,重建根分歧的菌斑控制。根分歧区病变也不能机械地认为必须使用截根术。Hamp等在一项临床研究中报道了100例患者的175颗有不同程度根分歧病变的多根牙。大约一半进行截根术,另一半进行刮治、根面平整、根分歧手术或其他治疗方法。在5年的追踪调查中,两组患者的患牙都保留完好。医师不同的治疗理念,患者的接受程度和许多其他因素,使不同治疗方式所占的比例不同。

2.禁忌证

(1)融合根或同一患牙上距其他牙根很近的根,是截根术的禁忌证。

(2)如果根分歧距根尖很近,不能截根,因为剩余的骨量不足以支持余留牙根。在下颌磨牙,根分歧必须在颈1/3时才能行截根术,上颌第一前磨牙一般不行截根术。

(3)如果所有牙根周围的牙槽骨都大量均匀地吸收,截除一个根也于事无补。余留牙根的骨支持不会比截除前更好。

(4)被保留的牙根不能进行成功的牙髓治疗,也不宜采用截根术。

3.截根术后剩余牙根的牙周支持能力

通过截根术可以保留重要的功能牙,从而避免行可摘局部义齿修复。但是,应当注意这些牙承担力的能力由于牙周附着的减少而降低。当牙周疾病导致骨水平降低时,牙周附着也相应减少。比如,下颌第一磨牙根分歧以上的根柱、近中根、远中根分别提供31%、37%、32%的牙周附着面积,但如果根分歧暴露,由根柱提供的牙周附着将丧失。上颌第一磨牙根柱提供32%的牙周附着,近中、远中和腭根分别提供25%、19%、24%的表面附着区域。截除第二磨牙相应的牙根,将导致相似的支持结构丧失量。但是,第二磨牙根柱的长度变化很大,有时比第一磨牙要长。第一磨牙和第二磨牙牙根总的表面积相差只有0.5%~1.2%。截根术后的患牙可作为固定义齿、牙周夹板的基牙,或悬臂梁固定义齿的对牙。

4.截根技术

截根术的一般程序:先行截根手术,用暂时性充填物保护牙髓,同时尽可能快地进行牙髓治疗。

具体方法:用一细长的金刚砂钻从根分歧穹隆处开始截根,在手术中去除被截牙根的所有部分,不遗留根分歧穹隆的痕迹,以免形成悬突,影响菌斑的清除,增加组织感染的可能性(图11-18)。

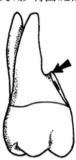

图11-18　截根后留下的尖锐棱角将会影响菌斑清除

5.截根后剩余牙体组织的修复

(1)全冠修复:在全冠预备时,如果发现锐边,应将之磨平。在73%的下颌第一磨牙可以发现中间分叉嵴,在上颌磨牙有一个与远中和腭根相连的嵴。预备全冠的边缘线应向根方延伸以封闭并盖过暴露的髓室(图11-19)。由于截根术后牙根外形已经改变,原则上不必将预备体边缘线过分延伸,即将来全冠边缘不必覆盖的所有截根区域。

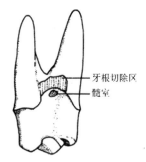

图 11-19　上颌磨牙远中颊根切除术后冠边缘位置

（2）桩核冠修复：如果由于牙周的原因截除上颌第一磨牙牙根，通常牙冠有足够的牙体组织，只需将髓腔内进行银汞充填即可。在这个区域内不需要进行桩修复，因为剩余牙根通常较细小，桩只可能削弱而不能加强余留牙根。但如果截根患牙的牙冠已有缺损则需要进行桩核修复，其中传统的铸造桩核比预成桩要好。当牙冠预备完成时，由于桩的周围牙周条件不够好，而且截根术后余留牙根直径较小，因此核的体积不能太大。

6.牙体预备和牙冠外形

截除一个牙根以后，由于牙体外形的改变而使牙体预备和牙冠的外形恢复与常规修复有所不同。

（1）上颌磨牙远中颊根截除术后：上颌磨牙的远中根是经常被截除的牙根之一（图 11-20），截根术后分开的远中颊根与第二磨牙相邻，患者不易清洁，因此经常会发生牙周问题。由于远中根是相对较小的一个，从面观察预备体的面常只呈现相对较小的改变。这种情况下，通常无法修复完整牙冠的整个面形态。结果是远中外展隙比正常要大，以便患者易于清洁。由于在正常牙列中，远中颊尖在近中颊尖之后而不能看到，因此减小远中颊尖通常不会产生美学问题。在修复完成后要恢复邻面接触点正常的颊舌向宽度，远中颊尖处的接触点下方应有一个明确的凹陷区（图 11-21）。由于这个区域不易自洁，牙冠的外形必须与牙根外形相适应，以防食物嵌塞，牙龈损害。

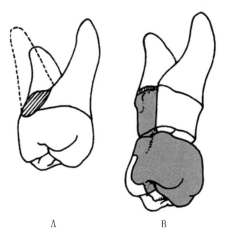

Λ　　　　　　　　　B

图 11-20　上颌第一磨牙远中根截除术后

A.截除面平整后的外形；B.核冠修复后

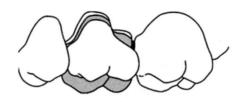

图 11-21　上颌磨牙远中颊根截除术后

(2)上颌近中颊根截除术后:近中颊根的缺失比远中颊根缺失会导致更严重的牙周支持组织丧失(图 11-22)。近中颊根占上颌第一磨牙牙根面积的 25%～36%,与根柱周围骨丧失的总量有关。如果截除近中颊根,牙根颊舌向结构将有更多的丧失,剩余牙体外形的面观更接近三角形。在牙冠的近中面接触点的颊侧龈外展隙区会有一凹陷(图 11-23)。

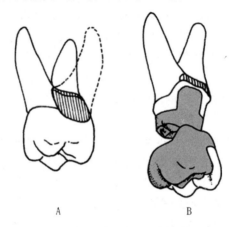

A　　　　　　　　B

图 11-22　上颌磨牙近中颊根截除术后
A.断面;B.金属核烤瓷冠修复后

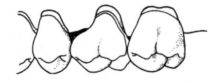

图 11-23　上颌磨牙近中颊根截除术后完成冠修复

(3)上颌磨牙腭根截除术后:在上颌磨牙腭根被截除的情况下,由于受截除后剩余牙根外形的影响,预备体腭侧面将较平坦(图 11-24)。预备体颊舌径将缩小,中央沟与邻牙的面在一条直线上,颊尖在颊舌向上近乎正常的位置。舌尖较小,可能只比中央沟舌侧较窄的嵴大一点。通常在预备体和修复体的颊侧根分歧腭侧交界处有一明显的凹陷,全冠的最终形态应减小颊舌径,可不恢复舌尖(图 11-25)。因为舌尖的存在不利于牙冠舌侧牙龈区的清洁。它也会在患牙上产生较严重的扭矩移动,使牙齿舌倾或冠下方预备体折断。

(4)上颌磨牙两个颊根截除术后:去除上颌磨牙两个颊根,只保留腭根(图 11-26)。牙体预备时根据牙根的形状预备成椭圆形,或者环绕牙根本身外形。最终修复的冠以反或对刃的方式与对牙咬合接触,从而使力不会指向颊侧方向(图 11-27)。

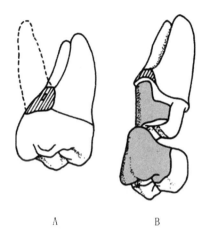

图 11-24　上颌磨牙腭根截除术后

A.断面;B.金属核烤瓷冠修复,预备体腭侧面将较平坦

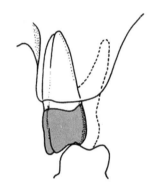

图 11-25　上颌磨牙腭根截除术后,全冠补面减径设计

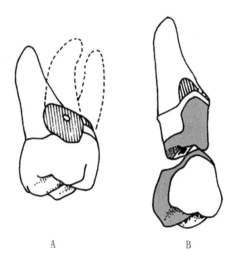

图 11-26　上颌磨牙两个颊根截除术后

A.断面;B.金属核及烤瓷冠修复后

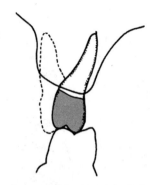

图 11-27　上颌磨牙两个颊根截除术冠修复后的补接触形态

（5）下颌磨牙半切术：下颌磨牙只有两个根，截根术后通常保留一个根。如果被截的牙根位于牙弓的末端，并且对颌牙邻接正常，则保留的近中根直接单冠修复即可，最终形态类似前磨牙（图 11-28），而如果近中根被截除，则远中根可作为小跨度固定桥基牙来修复，面形态可恢复原有磨牙外形，桥体为卫生桥设计（图 11-29）。有时其中的一个根也可以作为跨度较大的固定桥远中基牙来修复磨牙（图 11-30），但这种设计风险大，因为剩余牙根的牙槽骨支持要小于完整牙齿牙槽骨支持的 1/3。

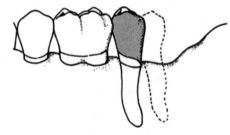

图 11-28　下颌第二磨牙远中根截除术后，近中根单冠修复

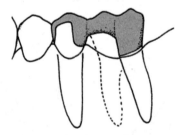

图 11-29　远中根作为固定桥基牙，其补面及桥体形态

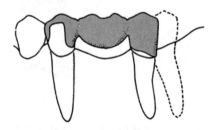

图 11-30　术后余留牙根仅能提供原有支持力的 1/3

(二)分根术

如果磨牙经过半切术后每个牙根都需要保留,称为分根术。

(1)适应证:当牙体缺损导致髓底穿孔,而两个牙根的牙周情况尚好者,可考虑通过分根术分离近远中根。

(2)分根术后的牙体修复:分根术后可设计单冠或联冠修复。修复中应注意的是,如何使两个牙根修复后形成正常的龈外展隙。没有龈外展隙,将会导致邻面接触点达到龈下,修复预后很差。有时两根从根分歧分出后明显自然分开,可直接修复;但如果没有自然分开,则须采取一些措施去创造分离条件。一是通过正畸的方法移动牙根使其分离(图 11-31);二是在各自根面上预备根内肩台来实现(图 11-32);三是采用架空根分歧设计。所谓架空根分歧,即是在牙根根长足够、骨支持良好、且两个牙根明显分开的情况下,直接全冠修复。特别是上颌牙根,做分根术而不是截根术。这些根被分离后可单独牙体预备或桩核修复用"全冠"重新组合(图 11-33),实际上是以很短的根间夹板将各个根以凹形连接。夹板或"全冠"的𬌗面形态,与正常磨牙的牙冠形态大体相同,在分根时形成金属根分歧,并使根分歧方移动,形成架空状态(图 11-34)。这样既改善了根分歧的形态,也避免了继发龋的发生。

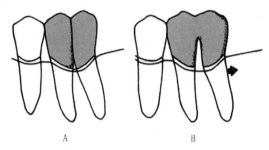

图 11-31　下颌第一磨牙分根术后的龈外展隙
A.无龈外展隙;B.可通过正畸力将牙根向远中移动后重获龈外展隙

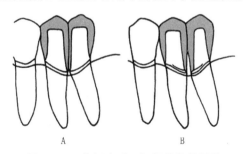

图 11-32　分根术后两根间的龈外展隙
A.无龈外展隙;B.在根分歧处预备根内肩台以恢复外展隙

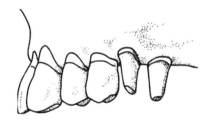

图 11-33　磨牙分根术后各根单独进行牙体预备

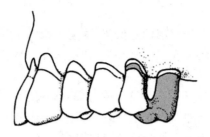

图 11-34　分根术后两颊根联冠形成"架空根分歧"

（三）根切除术的临床评价

根分歧病变的手术治疗后到底成功率有多高,文献报道的数据各不相同。Ehrlich 等报道根分歧病变通过截根术治疗后 10～18 年的成功率为 87%。而 Ross 和 Thompson 报道的磨牙根分歧病变经过保守治疗而没有进行截根的病例观察 5～24 年,成功率与之相仿（88%）。Hamp 等报道 87 颗经过截根的患牙 5 年内均保存完好,但在同样时间内,经过保守治疗的 88 颗根分歧病变的牙齿也保存完好。

Langer 等发现,截根术后的患牙最终失败主要表现为根折,失败通常发生于治疗后 5～10 年,在 5～7 年时失败的发生率为 55%。失败多由牙体牙髓病变或修复引起,比如不良的根管充填、不适当的桩修复等,而不是由于牙周本身。下颌牙比上颌牙截根术后失败发生率更高。可能是因为下颌牙截根术通常会造成单根支持,而上颌牙截根术后通常会使患牙保留两个牙根,为稳定性提供了更多的支持。牙周条件不好的牙齿,修复的成功有赖于尖牙保护的建立,较小的覆及较低的后牙牙尖斜度。

（张秋荣）

第十二章

牙列缺损修复

第一节　固定义齿的设计要领

一、适应证的选择与把握

固定桥修复能够最大限度地恢复患者的咀嚼功能、语音功能及缺失牙的解剖形态,基本上不改变口腔原有的环境,戴用舒适,容易适应,美观,是受患者欢迎的修复方式。与可摘局部义齿相比较,固定桥基牙的牙体磨除量较大,少数患者难以接受;固定桥制作的难度较大;固定桥修复有更为严格的适应范围,并非所有牙列缺损患者都适合固定桥修复。因此,修复前必须对牙列缺损患者的口腔局部环境进行周密的检查,并结合患者的个体特点和全身情况进行综合分析,确认能否达到固定桥修复的预期效果。为此,应该严格控制其适应证,可以从以下几方面考虑。

(一)缺牙的数目

固定桥的力主要由缺牙区两侧或一侧的基牙承担,必要时将相邻牙共同选作基牙,所有基牙共同分担桥体的力。固定桥较适合于少数牙缺失的修复,或者少数牙的间隔缺失,即1个牙或2个牙缺失,由2个基牙支持。如为间隔的少数牙缺失,可增加中间基牙作支持。对多数牙的间隔缺失,应持谨慎态度,在有条件设计中间种植基牙时,也可以设计固定桥。若前牙的咬合力不大,中切牙和侧切牙累加达到3～4个时,只要尖牙的条件好,也可以设计前牙固定桥。总之,考虑缺牙的数目是防止基牙超过负荷能力造成牙周损害,导致固定桥修复失败。对于口内缺失牙太多而余留牙很少的情况下,在没有其他辅助固位、支持措施时,不能采用固定桥修复。

(二)缺牙的部位

牙弓内任何缺牙的部位,只要符合少数牙缺失,或者少数牙的间隔缺失,而基牙的数目和条件均能满足支持、固位者,都可以考虑固定桥修复。对缺牙的部位要求较为特殊的是末端游离缺失的病例。如第二、第三磨牙游离缺失的病例,要求单端固定桥修复,其桥体受力会对基牙产生杠杆作用,可以用第二前磨牙和第一磨牙同时作基牙,基牙支持力量足够,桥体选择减轻力设计形式,设计单端固定桥修复第二磨牙。如果只用第一磨牙作基牙,则要求基牙条件好,对颌牙为可摘局部义齿的病例,且桥体的颊舌径和面近远中径均应减小;对颌牙为天然牙或固定桥时,通常不应设计单基牙的单端固定桥。对于多个磨牙游离缺失的病例,牙槽骨条件允许种植者,可以借助种植基牙,设计种植基牙固定桥或种植基牙-天然牙联合固定桥,以解决末端游离病例固定修复的问题。

(三)基牙的条件

固定桥基牙和桥体承受的力几乎全部由基牙来承担,故基牙的条件是患者能否接受固定桥修复治疗的关键性因素,也是适应证选择中最重要的条件。

1.牙冠

理想的基牙的牙冠龈高度应适当,形态正常,牙体组织健康。临床实践中,常常遇到牙冠硬组织缺损或牙冠发育畸形者,只要不影响固位体固位形的预备,能满足固位的要求,可以作为固定桥的基牙;如果牙冠缺损面积过大、牙冠形态不良、临床牙冠过短等,均必须采取增强固位力的措施。例如牙体形态调整预备为有利于固位的形态;增加牙体的龈向垂直高度;预备辅助固位形;使用根管内桩核固位等,必要时增加基牙数目以满足固定桥的固位要求。达到上述条件的牙冠,可选作基牙。

2.牙根

基牙牙根应该粗壮并有足够的长度。多根牙的牙根有一定的分叉度最好,支持力最强。随着患者年龄的增长和牙周疾病等原因,牙根周围可能出现牙槽骨吸收,要求最多不超过根长的1/3。必须选用牙槽骨吸收较多的牙作基牙时,应该增加基牙数。对于牙根短、小、细的病例,除使用根桩固位的措施外,也应该增加基牙数。

3.牙髓

基牙最好是健康的活髓牙。如系牙髓有病变的牙,应进行完善的牙髓治疗,并经过一定时间的观察,证实病变已治愈,不影响固定桥的效果者,可以选作基牙。经牙髓治疗后,考虑到牙体组织脆性增加,应采取桩核等措施增加牙体强度。牙髓治疗不彻底或治疗导致余留牙体组织大量减少时,不宜选作基牙。

4.牙周组织

基牙要承担自身的和桥体的力,必须要求基牙牙周组织健康。最为理想的情况是牙周无进行性炎症,根尖周无病变,牙槽骨及颌骨结构正常,牙槽骨几乎无吸收。但是在临床上很难遇到理想的状况,较为常见的是牙周无不可治愈的炎症,无病理性动度,牙槽骨虽有不同程度的吸收,其吸收最多不超过根长的1/3。牙周病患者经过综合治疗后,要求用固定桥修复少数缺失牙,条件可适当放宽,增加基牙的数目,设计类似牙周夹板的多基牙固定桥。

5.基牙位置

通常要求基牙的位置基本正常,无过度的牙体扭转或倾斜移位,以便牙体预备时,易于获得基牙间的共同就位道和少磨除牙体组织。个别严重错位的牙,征得患者同意后,可以将牙髓失活后用核冠改变牙冠轴向并用作基牙,取得基牙之间的共同就位道。

(四)咬合关系

缺牙区的咬合关系要求基本正常,缺牙间隙有适当的龈高度,对颌牙无伸长,有良好的间锁结关系,缺隙侧邻牙无倾斜移位。如果邻牙倾斜,对颌牙伸长等,只要能采取措施,调磨短伸长牙,或调磨基牙倾斜面,或者改变固位体的设计,均可以制作固定桥。对于牙缺失导致咬合紊乱者,或伴有余留牙磨耗严重,垂直距离降低不能单独使用调的方法,应该在经过调、咬合板治疗后作咬合重建。对于缺牙间隙的龈高度过小的病例,一般不宜设计固定桥。患者牙列的覆关系对适应证有一定的影响,通常不适宜为重度深覆的患者设计固定桥,原因是前伸运动时,下前牙容易撞击上前牙造成创伤。对其他的深覆船病例,应结合口内情况分析,只要牙体预备能够为固位体提供足够的间隙,患者无咬合和颞下颌关节症状,就可以考虑做固定桥修复,并注意避免正中与前伸的早接触。

(五)缺牙区的牙槽嵴

缺牙区的牙槽嵴在拔牙或手术后 3 个月完全愈合,牙槽嵴的吸收趋于稳定,可以制作固定桥。缺牙区的牙槽嵴的愈合情况与拔牙时间、手术创伤范围、患者的愈合能力等有关。对缺牙区剩余牙槽嵴要求是愈合良好,形态基本正常,无骨尖、残根、增生物及黏膜疾病。临床上常有患者要求立即修复或拔牙后短期内修复,早期修复有助于患者恢复功能和美观,功能性刺激可能减缓牙槽嵴的吸收,可行暂时桥修复。随着牙槽嵴的吸收,桥体龈端与牙槽嵴黏膜之间会形成间隙,影响美观和自洁,待牙槽骨吸收稳定后,可做永久性固定桥。

不同患者牙槽嵴的吸收程度不同,不同的部位牙槽嵴的吸收程度亦不同,对适应证和设计有影响。前牙缺失牙槽嵴吸收较多时,桥体牙龈端至牙槽嵴顶通常留有间隙,或者勉强关闭间隙,但桥体牙过长,都会影响美观(图 12-1)。可用可摘式基托关闭此间隙,但是必须注意保持口腔清洁卫生;也可将过长的桥体牙颈部上牙龈色瓷,使之与邻牙的颈缘协调。后牙牙槽嵴的吸收较多时,由于对美观影响小,可以设计非接触式桥体,或者设计接触面积较小的桥体。

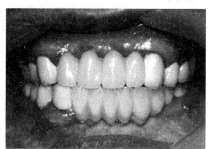

图 12-1 牙槽嵴吸收较严重,不美观的固定义齿修复

(六)患者年龄

患者的年龄对固定桥适应证的选择有一定的影响,随着临床诊疗水平的提高,年龄对适应证的影响正在逐步减小,一般说来,青年和壮年阶段是最佳年龄段,即 20～55 岁范围内。年龄过小的恒牙特点是临床牙冠短、髓腔大、髓角高,有时根尖尚未发育完全,牙的患龋率较高,在作牙体预备时容易发生意外穿髓。而老年患者经常有牙周组织退缩的情况发生,若年龄过大,牙周组织退缩明显,牙根暴露,牙周支持力下降,还可因牙的倾斜或移位较难取得共同就位道;老年患者常常伴有牙松动、颈部龋齿、重度不均匀磨耗、食物嵌塞和口腔卫生不良的不利因素,给固定桥修复带来困难和不良后果。对于老年患者个别牙缺失,牙槽骨虽有一定程度的吸收,但余留牙无或仅有轻微的动度,牙体组织健康,口腔卫生良好,也可以考虑设计固定桥。如果想要减少牙体磨除量,固位体可以设计龈上边缘形式。

(七)口腔卫生情况

固定桥是患者不能自行摘戴的修复体,虽然设计时要求固定桥能够自洁和易于清洁,但由于固定桥结构的特殊性,桥体龈端和邻间隙难于清洁。患者的口腔卫生差,牙垢沉积,菌斑集聚,容易形成龋病和牙周病,导致固定桥修复失败。为患者制作固定桥前,必须进行完善的牙体、牙周治疗。让患者认识到保持口腔清洁卫生的重要性并密切配合,形成良好的口腔卫生习惯,仍然可以进行固定桥修复。

(八)余留牙情况

在决定选择固定桥设计时,不仅要考虑基牙的健康情况,而且要考虑口内余留牙的情况,特别是在同一牙弓内。要求余留牙牙冠无伸长、下沉及过度倾斜,无重度松动,无不良修复体;牙冠无龋坏或龋坏已经治疗;无根尖周病或牙周病。对于无法保留的患牙,拔牙应纳入患者的治疗计划内并在固定桥修复前进行;一旦在固定桥修复时出现患牙去留问题,应该全盘考虑,是否继续制作固定桥或改变设计为可摘局部义齿。

(九)患者的要求和口腔条件的一致性

在适应证的选择中,应该充分考虑患者的要求,患者在较充分知晓固定桥优缺点后,有制作固定桥的主观愿望,并能接受牙体预备的全过程,能够合作,有良好的依从性,应充分考虑这类患者的要求。患者的主观愿望常和患者的口腔医学常识有关,也和良好的医患沟通有关。口腔医师应认真负责地如实介绍固定桥的相关知识,进行口腔医学的科普宣传。

二、主观愿望与客观条件的协调

口腔的局部条件是选择固定桥的决定因素,医师必须考虑患者的要求和口腔条件的一致性,是最佳适应证还是可选择的适应证,是非适应证还是绝对的禁忌证,应该明确界定。当口腔的客观条件符合患者的主观要求时,固定修复通常能够取得较好的效果;当两者发生冲突时,医师应对患者作耐心细致的解释和引导,取得患者的理解和配合,选择适宜的修复方法,而不能无条件地满足患者的任何要求,否则可能造成事与愿违的结果。固定桥修复虽然有着显著的优点,但也不能滥用,如果选择应用不当,反而会给患者带来不必要的损害。下面一些情况不宜采用固定桥修复:①患者年龄小,临床牙冠短,髓腔较大,髓角高,根尖部未完全形成时。②缺牙较多,余留牙无法承受固定义齿力时。③缺牙区毗邻牙(基牙)牙髓、牙周已有病变未经治疗时。④缺牙区的龈距离过小者。⑤末端游离缺失的缺牙数2个或超过2个时。⑥基牙松动度超过Ⅰ°时或牙槽骨吸收超过根长1/3者。⑦拔牙创未愈合,牙槽嵴吸收未稳定者。

非适应证或者禁忌证并非绝对不变,经过彻底治疗的牙髓病、牙周病患牙,依然可以作基牙;经调磨伸长牙,可能解除牙间锁结;增加基牙或采用种植基牙等手段,可达到固定桥的固位的要求;牙槽嵴吸收未稳定者经过一段时间,吸收稳定后可作固定桥修复。

在临床实践中,适应证的把握是十分重要的。然而,因患者存在个体差异,口内条件各不相同,医师对适应证的掌握尺度经常有差异,通常没有一个绝对的界限,可以有最佳适应证,可接受的适应证,有一定保留条件的适应证,非适应证或者禁忌证。尽管如此,医师应站在患者的立场上,从长远考虑,掌握好适应证的尺度,而这个尺度衡量着医师的医疗技术知识和水平,甚至衡量着医师的职业道德水准。应该注意的是医师如过分放宽适应证,可能给患者带来不必要的损害与痛苦。

三、基牙的合理选择与保护

作为牙支持式的修复体,固定桥修复成功与否,在很大程度上取决于基牙的选择是否正确。基牙是固定桥的基础,基牙的健康是固定桥存在及行使功能的重要前提,不合理的固定桥设计往往首先导致基牙及其牙周组织的损伤而使修复失败。因此,保护桥基牙并维持其长期健康是固定桥设计必须遵循的原则。

保护桥基牙应从基牙的牙髓、牙体和牙周组织三方面来考虑。在基牙上设计固位体时,要根据基牙的形态及修复体所要求的固位力和支持力选择固位体的种类,尽可能少磨除牙体组织。固位体的设计应该尽可能地减少继发龋的发生,以保持其牙体组织的健康。同样,固位体的设计也应尽可能保持正常的牙髓活力,尤其是年轻患者,牙齿的髓腔较大,更应注意对牙髓的保护。桥基牙的牙周组织健康对保证修复体长期存在并行使功能是非常重要的,应该按照生物力学的原则进行设计,以保证桥基牙在功能活动中不受损害。近年来,随着理工科学的迅猛发展,各学科之间的交叉融合也日益增多,各种先进的技术和方法被引入口腔科学,不少学者进行了口腔生物力学方面的研究,并取得了大量的科学的实验结果。应用这些研究成果指导修复临床,就有可能使固定桥的设计建立在更符合生物力学原理的基础上,这对维护基牙的健康,预防疾病发生,延长固定桥的使用寿命都是十分重要的。此外,修复体的外形应该有利于自洁,对牙龈组织有功能性按摩作用,以促进基牙的牙龈和牙周健康。

基牙的主要功能是支持固定桥,负担着基牙自身和桥体额外的力,故要求基牙要有足够的支持负重能力。同时,固定桥是靠固位体固定在基牙的冠或根上才能行使功能,因此要求基牙预备体应该满足固位体的固位形要求,牙冠部或根部提供良好的固位形,所以基牙应有良好的固位作用。由于固定桥将各基牙连结成为一个整体,故要求各基牙间能够取得共同就位道。选择基牙时,应考虑以下因素。

(一)基牙的支持作用

固定桥所承受的力,几乎全部由基牙的牙周组织承担,基牙及牙周组织的健康对于固定桥的支持作用非常重要。基牙的支持能力的大小与基牙的牙周潜力有关,即与基牙牙根的数目、大小、长短、形态、牙周膜面积的大小及牙槽骨的健康密切相关。就牙根的数目而论,多根牙比单根牙支持力的能力大;牙根粗壮比牙根细小支持作用强;牙根长比牙根短的支持作用强;从牙根形态来看,分叉的多根牙比单根牙或融合牙根负重能力强,牙根横截面呈椭圆、扁圆或哑铃形时支持作用好。在具体选择时,应该考虑临床牙冠和牙根的比例,临床冠根比例若能达到 1:2 或 2:3 较为理想。冠根比为 1:1 时,是选择基牙的最低限度,否则需要增加基牙。

通常认为,健康的牙周组织均具有一定的牙周潜力,而牙周潜力与牙周膜面积呈正比关系,故牙周膜是固定桥支持的基础,可用牙周膜面积来衡量基牙的质量及是否能选为基牙。牙周膜的面积与牙根的数目、大小、长短、形态有关。长而粗壮的多根分叉牙,牙周膜面积大,支持能力强。临床上,要求各桥基牙牙周膜的面积总和等于或大于缺失牙牙周膜面积的总和。在应用这一原则时,还应该注意下述 3 个问题。

(1)牙周膜面积是不断变化的,当牙周退缩,或牙周袋形成时,牙周膜面积相应减小。必须正确判断不同程度牙槽骨吸收后的剩余牙周膜面积,以便做出符合实际情况的设计。特别应该注意牙周组织有一定程度退缩或者伴有牙周损害时,牙周膜面积的变化大,牙周膜受损的程度和部位与牙周膜减少的程度密切相关。牙周膜的附着面积在牙根的各部位是不相同的,单根牙以牙颈部最大,故牙颈部牙周膜的丧失会导致该牙较多支持力的丧失。而多根牙以根分叉处附着的牙周膜面积最大,因此,牙槽骨吸收达根分叉时,牙周膜面积和支持力才会有较多的损失。当牙周膜的面积减小,牙周支持组织的耐力也随之下降,牙周储备力也相应减小。

(2)牙周膜的正常厚度为 0.19~0.25 mm,此时的支持能力最大。随着咀嚼功能和牙周的病理变化牙周膜厚度会发生变化,无功能的失用牙的牙周膜变窄;有咬合创伤或松动牙的牙周膜变宽虽然不影响牙周膜面积,但是均减小了支持能力。

(3)牙周膜面积的大小并不是决定固定桥设计的唯一因素。根据牙周膜面积来决定桥基牙的数量,在临床上具有一定的参考价值,但并不能适用于所有情况。例如,3|3的牙周膜面积之和<21|12之和,当21|12缺失,仅以3|3为桥基牙作固定桥修复,按照牙周膜面积的计算,这种修复是不恰当的,必须增加桥基牙。但临床实践证明,如果前牙牙弓较平直,扭力不大,患者的咬合力不大时,而3|3冠根正常,牙周组织健康,咬合关系正常时,可以用两尖牙作基牙支持321|123固定桥。在单端固定桥的修复中,也不能单纯根据牙周膜面积的公式计算来确定基牙。例如,|6的牙周膜面积>|7,如果以|6为桥基牙作单端固定桥修复|7,虽然按照牙周膜面积的计算是可行的,但因为单端固定桥所受的较大的杠杆力作用,必然导致修复的失败。因此在设计时,要考虑尽量减小或避免对基牙牙周健康不利的杠杆力、侧向力。

固定桥的力通过牙周膜传导给牙周组织和牙槽骨,故牙槽骨及支持组织的健康直接影响固定桥的支持作用。基牙周围骨质致密,骨小梁排列整齐,其支持力大。相反,对于日久失用或牙槽骨吸收多或牙周存在炎症的牙,均因支持力减弱不宜选作基牙;如果必须做基牙,应经过相应的治疗后,再慎重选用,并在该侧增加基牙。固定桥设计一般有3个基本类型:双端固定桥、单端固定桥和半固定桥。在条件许可时,应尽可能采用双端固定桥。一般来说,两个健康基牙可以恢复一个缺失牙的生理功能。但若缺失牙较多,或基牙的条件不够理想,或各基牙条件悬殊,要决定基牙的数目就比较困难。单端固定桥由于其缺乏平衡的支持,基牙受到较大的旋转力,容易造成基牙牙周的损害应慎用。后牙游离端缺失的单端固定桥修复,桥体长度不应超过一个牙单位,否则再多的基牙也不能获得良好的远期效果(图12-2)。

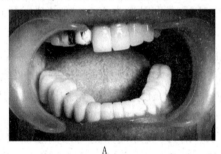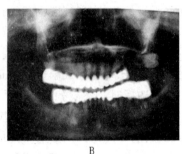

图 12-2　失败的后牙单端固定桥修复

当固定桥基牙支持力不足时,可以增加桥基牙的数目,以分散力,减轻某个较弱桥基牙的负担。原则上,增加的桥基牙应放在较弱的桥基侧,才能起到保护弱桥基牙的作用。如|6缺失,用|57作桥基牙的双端固定桥,若|5牙周情况稍差,为了减轻基|5的负担,而增加|4为桥基牙,形成三基牙固定桥。也有采用力比值的方法来判断基牙的支持力,并据此选择基牙和确定基牙数目。但无论以何种方式确定基牙的支持力,必须遵循的原则:桥基牙负重的大小应以牙周支持组织能够承担的限度为依据,维持在生理限度以内,即牙周储备力的范围内,这样才有维持牙周组织健康的作用。若其负担超过了生理限度,将会损害牙周组织健康,进而导致固定桥的失败。这是固定桥设计中的一条重要生理原则。

造成固定桥失败的原因很多,最常见者是桥基牙负担过重逐渐松动,或固定桥的固位不良,固位体松动脱落。因此,在临床上对桥基牙的选择,桥基牙数量的决定和固位体的设计十分重要。在设计中既不能盲目增加桥基牙,也不能让桥基牙超负荷工作,还必须注意少磨除牙体组织,保护牙髓及牙体组织的健康。设计中还要考虑使各基牙受力平衡,力分布均匀,使固定桥的设计符合生物力学的原则。总之,应结合患者的实际情况,全面考虑桥基牙的健康、缺失牙的部位、咬合关系、桥的形式、患者的咀嚼习惯等有关情况,综合分析,以判断桥基牙的支持能力,做出合理的修复设计。

(二)基牙的固位作用

基牙良好的固位作用不仅可以对抗固定桥功能运动中的脱位力,而且对基牙的健康也是至关重要的。固位作用与基牙的牙冠形态有密切关系,使用根内固位方式时,与牙根有一定的关系。基牙牙冠必须有足够的牙体组织、适当的形态和良好的牙体结构,为固位体提供固位形。基牙牙冠的形态和结构与固位体的固位形和抗力形有密切关系。通常,牙冠长、体积大可增大基牙预备面和固位体的接触面积,并能获得辅助固位形以增加固位力。牙冠短小或畸形,例如锥形牙冠,固位效果不好。牙体组织结构正常,固位体固定在坚实的牙体组织上,不仅固位作用好,抗力作用亦好,不易引起牙体组织折裂。相反,钙化不良或釉质发育不全的牙,其组织结构松软或残缺,容易磨损导致牙冠高度降低,对固位体的固位形和抗力形都有影响。此外,容易发生继发龋,导致固位体的松动,进而造成牙髓病变,最终可能导致固定桥的失败。

对于龋病引起的牙冠大面积缺损牙,应在去净龋坏组织后,根据牙冠剩余牙体组织的情况来判断能否用作基牙。有时需要先治疗和填充后,才能满足固位体的固位形要求。如果龋坏已损及牙髓,必须经过彻底的牙髓或根管治疗,用桩核恢复缺损的牙体组织形态。如果是其他原因所致缺损牙,填充后不影响固位体的固位形者,可直接选作基牙;否则将在治疗后用桩核固位和恢复冠部外形。对于严重磨耗、磨损牙,牙尖高度降低,咬合接触紧,牙本质暴露或已接近牙髓的牙,在牙体预备时,磨出固位体面的间隙相当困难,而且牙冠轴面高度不足,固位体的固位力和抗力均不足,是否能作基牙要慎重考虑。既保证足够的固位力又能保持牙髓的活力最好,否则作牙髓失活,以便取得辅助固位形,才能选作基牙。基牙最好是活髓牙,有正常的代谢能力和反应能力,以维持牙体组织的健康。如果患牙已经过完善的牙髓治疗或根管治疗,牙体组织因失活而逐渐变脆,容易出现牙尖折裂。对无髓基牙的固位形设计,除采用充填材料填充恢复牙冠外形外,必要时应采取固位钉或桩核增强固位,保护基牙受力时不会折裂。对基牙牙冠几乎完全缺损的根内固位者,要求牙根粗大,有足够的长度,能提供良好的根桩固位形,且要经过完善的根管治疗。

在有条件时,可根据患者的具体情况考虑用种植体作桥基进行固定义齿修复,但对于能否联合使用天然牙与种植体进行固定桥修复,存在不同的观点。在开展种植体修复较早的北美部分国家,目前主张不采用联合应用的固定桥修复,其理由是种植体与牙槽骨为骨性结合,没有动度,而天然牙是由牙周膜将其与牙槽骨连结在一起的,有一定的动度,天然牙与种植体联合应用时受力不均衡,无论对天然牙还是种植体都是有害的,而最终导致修复的失败。而目前国内仍有采用天然牙与种植体联合应用的固定桥修复,认为种植体能起到良好的辅助固位和支持作用,使固定桥修复的适应证范围扩大,且有较长期的成功病例作为支持。固位体足够的固位力是固定桥成败的关键因素,而不同结构的固定桥对固位力的要求不一定相同。为基牙设计固位力时,除考虑基牙自身的条件外,还应考虑固定桥本身对固位力的要求。这些要求包括固定桥的类型、力的大小、桥体的跨度、桥体的弧度、固定桥的材质等。当患者的力越大,桥体跨度越大,桥体弧度越大时,对基牙的固位力要求越高。

(三)基牙的共同就位道

因固定桥的各固位体与桥体连结成为一个整体,固定桥在桥基牙上就位时只能循一个方向戴入,所以各桥基牙间必须形成共同就位道。在选择基牙时,应注意牙的排列位置和方向,这与牙体预备时能否获得各桥基牙的共同就位道有密切关系。在一般情况下,只要牙排列位置正常,顺着各桥基牙的长轴方向作牙体预备,即可获得共同就位道。对有轻度倾斜移位的牙,可适当消除倒凹,或稍微改变就位道方向,便可获得共同就位道。对于严重倾斜移位的牙,为了求得共同就位道,必须磨除较多的牙体组织,这样容易造成牙髓损伤而且严重倾斜的牙,力不易沿着牙长轴传导,牙周组织易受创伤。但近年来,经光弹性实验证明,桥基牙倾斜在30°角以内者,在固定桥修复后,尚可改善倾斜桥基牙的应力状况。可见基牙倾斜度在一定范围内仍然可以选作基牙。

对于倾斜移位的牙,如果患者年轻,在有条件时最好先经正畸治疗改正牙位后,再选作桥基牙;或者选择适当的固位体设计,使牙体预备时既能取得共同就位道,又不至于损伤牙髓,并在另一端增加桥基牙以分散力仍可选作桥基牙。如向舌侧倾斜的下颌磨牙,固位体可设计为暴露舌面或部分暴露舌面的部分冠,既可求得共同就位道,又可尽量少磨牙体组织。对于错位严重的牙,如果已影响牙体预备,则不宜选作桥基牙。当缺失牙的情况复杂时,如缺牙较多或有间隔缺牙需要选用多个桥基牙时,应先取研究模型,在导线观测仪上设计就位道。在考虑共同就位道的同时,必须注意尽量少切磨牙体组织,又要考虑排牙的美观效果,调整缺隙的大小。总而言之,在求得桥基牙的共同就位道时,不能为此而损伤基牙的牙髓和牙周组织,并以此作为取舍桥基牙的重要参考因素。

目前,随着修复技术的提高,固定义齿修复的适应证范围有所扩大,临床上有很多固定桥的设计是前面提到的3种基本类型的组合,可称为复合固定桥。有时固定桥的跨度可达全牙弓,这种分布对基牙的支持、固位及共同就位道都有所影响。

四、固位体的设计

固位体是固定桥中将桥体连接于桥基牙上的部分,它借黏结剂固定在桥基牙上。固位体能抵御各种外力,并将外力传递到桥基牙及其支持组织上,同时保持本身的固定,不至于因外力而松动脱落,这样才能很好地发挥固定桥的功能。因此,它是固定桥能否成功的重要因素之一。

(一)固位体设计的一般原则

(1)有良好的固位形和抗力形,能够抵抗各种外力而不至于松动、脱落或破损。

(2)能够恢复桥基牙的解剖形态与生理功能。

(3)能够保护牙体、牙髓和牙周组织的健康,预防口腔病变的发生。

(4)能够取得固定桥所需的共同就位道。

(5)固位体的美观要求以烤瓷固定桥修复前牙缺失,多采用全冠固位体,固位效果好美观,坚固耐用,不仅可以较好地修复缺失牙,对桥基牙的颜色、外形、排列等都可加以改善。

(6)固位体材料的加工性能、机械强度、化学性能及生物相容性良好;经久耐用,不易腐蚀和变色,不刺激口腔组织,无毒性。

(二)固体位的分类

固位体一般分为3种类型,即冠外固位体、冠内固位体与根内固位体。

1.冠内固位体

冠内固位体即嵌体固位体,因其固位力差,外形线长,容易产生继发龋。对活髓牙来说,嵌体洞形的预备因需要一定的深度易伤及基牙的牙髓;对死髓牙而言,嵌体起不到应有的保护作用,因此目前临床上已很少采用嵌体作固位体。但如果桥基牙已有龋坏,在去净龋坏后,只需将洞形稍加修整,且缺牙间隙小、咬合力小或对固位体的固位力要求不太高,也可考虑选用嵌体作固位体。此外,嵌体还可以向面和轴面扩展,形成"嵌体冠",利用冠内及冠外联合固位形以满足固位力的要求。

2.冠外固位体

包括部分冠与全冠,这是固定桥最多采用,也较理想的一种固位体。其固位力强,牙体切割浅,能够满足美观的需要,能较好地保护桥基牙牙体组织,适应范围广。传统的部分冠包括金属铸造 3/4 冠及锤造开面冠,不过,随着口腔修复技术的发展,目前已不再采用锤造开面冠。部分冠磨切牙体组织较全冠少,其固位力较嵌体强。前牙 3/4 冠暴露唇面,可选作前牙固位体,但因其达不到理想的美观效果,目前已应用较少。3/4 冠也可在金属修复中作后牙固位体,特别是前磨牙。对于某些倾斜基牙,部分冠更易取得共同就位道。

全冠固位体包括铸造金属全冠、金属塑料全冠、金属烤瓷全冠、全瓷冠。全冠固位体因为覆盖桥基牙的各个牙面,其固位力最强,对桥基牙短小,缺失牙多,桥体跨度长,承受力大者,全冠是最适合选用的固位体。全冠固位体对于无牙髓活力的桥基牙还有保护作用,并能同时修复基牙的缺损。铸造金属全冠因其金属的颜色对美观会有影响,所以主要用作后牙固位体,一般不用于前牙与前磨牙。目前,前牙与前磨牙应用较多的是金属烤瓷全冠固位体和金属塑料全冠固位体,不仅固位力强,且美观效果好,既可作为前牙桥的固位体,也可一并修复桥基牙的变色、釉质发育不全、畸形和缺损等。全瓷冠固位体由于其强度已有较大改善,目前应用已逐渐增多,但因其需要磨除的牙体组织相对较多,适应证还需严格把握。

3.根内固位体

根内固位体即桩冠固位体。其固位作用良好,能够恢复牙冠外形,符合美观要求。根内固位体主要用于经过完善根管治疗的死髓牙。对于某些牙位异常,且没有条件作正畸治疗的患者,可通过根内固位体改变牙的轴向,以此增进美观。目前,因为烤瓷修复技术的发展,根内固位体一般与全冠固位体联合使用,即将根内固位体做成桩核,再在桩核上制作全冠固位体,这样可更容易地获得共同就位道。

(三)影响固位力的因素

固位体与单个牙修复体不同,它要承担比单个牙修复体更大的力,且受力的反应也与单个牙不同,故要求更大的固位力。固位体固位力的大小,取决于桥基牙的条件、固位体的类型及牙体预备和固位体制作的质量。

1.基牙形态对固位力的影响

由于通常采用冠外固位体,只要基牙的牙冠长大、牙体组织健康、咬合关系正常者,能够获得较大的固位力;反之,牙冠短小、畸形、牙体组织不健康或牙体组织缺损,都可以影响其固位力。在此情况下,应选择固位力较大的固位体,如全冠固位体。对于根内固位体,牙根粗长、牙体组织质地坚实的基牙,能够获得较大的固位力。

2.固位体的类型对固位力的影响

固位体的类型对固位力的影响很大,一般情况下,全冠的固位力大于部分冠,部分冠的固位力大于嵌体。在选用部分冠作固位体时常需要加辅助固位形,以增强固位力,如切沟、邻轴沟、针道等。嵌体的固位效果最差,在需要时也应考虑增加辅助固位形,或采用嵌体冠,以满足固位和抗力的需要。根内固位体由于桩核的种类较多,其固位力的大小也不同,通常铸造金属桩核的固位力较成品桩核的固位力更大。

3.固位体的制备对固位力的影响

全冠固位体的固位力与基牙轴面的向聚合度有关,基牙牙体预备时,如果向聚合度过大,固定桥容易发生向脱位。为保证固位体有足够的固位力,又有利于固定桥的戴入,在所有基牙的轴壁彼此平行的前提下,要求向聚合角度不超过 5°角。尖牙呈菱形,邻面短小时,邻轴沟的长度受限,可将远中切面适当向唇面延伸,或者在尖牙的舌隆突上加一针道,以增强固位力。嵌体固位体的固位力较差,要求洞形有一定的深度,点角和线角清晰,洞轴壁的龈向聚合度宜小,必要时增加辅助固位形,或采用高嵌体固位体的形式。

4.双端固定桥两端固位力的平衡

双端固定桥两端桥基固位体的固位力应基本相等,若两端固位力相差悬殊,则固位力弱的一端固位体易松动,而固位力强的一端固位体又暂时没有脱落,患者不易察觉,其后果往往是松动端桥基牙产生继发龋,甚至损及牙髓,而固定端的基牙的牙周组织往往也受到损害。因此,固定桥两端的固位力应基本相等,若一端固位体的固位力不足时,首先应设法提高固位力,必要时增加桥基牙,以达到与另一端固位体的固位力相均衡。单端固定桥由于杠杆力的作用,且固定端承担了全部力,故对固位体的固位力要求高,应特别重视。

5.固定桥的结构和位置等对固位力的影响

固定桥的形态结构不同对固位力的要求也有所不同,固位体固位力大小设计应与力的大小、桥体的跨度及桥体的弧度相适应,桥体跨度越长、弧度越大、力越大者,要求固位体的固位力越大,必要时可增加基牙数来增加固位力。此外,固定桥的刚度越小,变形性越大,对固位体的固位力要求越高。固定桥在牙弓中所处的位置不同,其承受的咬合力的大小和方向是不同的,对固位力的影响也不同。总之固位体的固位力大小应适合固定桥的需要。

6.固位体的就位道

固位体的就位道影响固位力的大小,因此在设计时可以利用制锁作用来提高固位力。固定义齿的共同就位道不仅取决于基牙的形态、位置和排列,还取决于固位体的设计。在选择固位体时,必须考虑各固位体之间应有共同就位道。一般而言,获得共同就位道的难度以全冠固位体最大,部分冠次之,嵌体最小。在使用根内固位体时,如果直接用桩冠作固位体,因其易受根管方向的限制,很难通过预备的方式与其他基牙求得共同就位道,此时可先做核桩,当其固定在根管内以后,再于核上设计制作全冠固位体。此法的优点是,在桥基牙的核形上预备全冠固位体比在根管内预备桩道固位体更容易取得共同就位道。当一端基牙颊舌向倾斜,全冠固位体不易求得共同就位道时,可将倾斜端的固位体设计为部分冠,将倒凹大的一面作适当的暴露。

(四)固位体的边缘设计

对于全冠固位体而言,边缘即颈缘,其伸展的范围视桥基牙的条件和修复体对固位力要求的大小而定。对于牙冠短小的基牙,固位体的边缘应尽可能向根方延伸,因为固位体边缘越向根方伸展,其固位力越大。当然,这种延伸是以不损伤牙周组织为前提的。对于牙颈部明显缩小的牙,或牙周有一定退缩的基牙,固位体边缘的延伸意味着要磨除较多的牙体组织,如果牙冠比较长大,则不必把固位体的边缘延伸至龈缘处。对于前牙来说,固位体的唇面一定要延伸至龈缘下,这样才能保证美观的效果。部分冠的边缘线在前牙不能伸展到唇面,以免影响美观。冠内固位体的边缘应延伸到自洁区。

(五)固位体对基牙的修复和保护

1.一并修复桥基牙的缺损

若桥基牙有缺损和畸形,在设计固位体时应予以一并修复,若牙冠已有充填物,固位体应尽量将其覆盖,这样可防止充填物的脱落。

2.防止桥基牙牙折

固位体的设计应防止桥基牙产生牙尖折裂,冠外固位体因牙的面完全被覆盖,不易发生牙尖折裂,而冠内固位体则应该注意在面的扩展,适当降低牙尖高度,并将其覆盖,从而避免发生牙尖折裂。另一方面,全冠固位体虽能有效地保护基牙的牙体组织,但在某些情况下,需要与根内固位体联合应用,例如没有牙髓的前牙及前磨牙,在全冠修复的牙体预备后,其颈部牙体组织很脆弱,尤其是有楔状缺损的牙,修复体及基牙易从牙颈部发生折断。因此,全冠固位体修复前在髓腔用桩加强是很重要的。应用断面较低的残根作基牙时,固位体在颈部应对残根有一个箍的保护作用,以防止残根的纵折。

(六)特殊桥基牙的固位体设计

1.牙冠严重缺损牙的固位体设计

此类牙多为死髓牙或残根,只要缺损未深达龈下,牙齿稳固,应尽量保留。先进行彻底的根管治疗,在根管内插入并黏固桩,用银汞合金或复合树脂充填形成核形,再在其上制作全冠固位体。前牙可先做金属铸造核桩,再做全冠固位体。

2.牙冠严重磨耗牙的固位体设计

在临床上常见患者的磨牙因磨耗变短,如果作常规的全冠牙体预备,面磨除后则会使牙冠变得更短,固位力下降。对于这类牙的处理有两种方法,如果是活髓牙,可只预备各轴面,设计制作不覆盖面的开面冠,但这类固位体要求有性能良好、不易溶解的黏结剂。如果基牙是死髓牙,经过根管治疗后,可从面利用髓腔预备箱状洞形,设计成嵌体冠固位体,利用箱状洞形增加固位力。

3.倾斜牙的固位体设计

对于无条件先用正畸治疗复位的基牙,可以改变固位体的设计,以少磨除牙体组织为原则来寻求共同就位道。如临床上常见下颌第一磨牙缺失后久未修复,造成第二磨牙近中倾斜移位。当倾斜不很严重时,在牙体预备前仔细检查设计,使倾斜牙与其他桥基牙一道按最适合的共同就位道进行预备,其原则是不损伤牙髓,尽可能少磨除牙体组织。如作全冠固位体牙体预备时,因为牙的倾斜,其近、远中的垂直轴面都较短,即使在远中面向龈方延伸,固位作用仍有限,而且易在龈端形成台阶。此时可作成不覆盖远中面的改良 3/4 冠固位体,在颊、舌侧轴面预备出平行轴沟,以增强固位。如果磨牙倾斜比较严重,还可设计为套筒冠固位体。其方法是,先按倾斜牙自身的长轴方向进行牙体预备,制作内层冠,将内层冠的外表面做成与其他桥基牙有共同就位道的形态,最后按常规完成固定桥。先黏固内层冠,再黏固固定桥。固位体(即外层冠)的边缘不必伸至龈缘,因内层冠已将牙齿完全覆盖。当然,有时出于美观需要,也要求外层冠覆盖到龈缘。

近年来,由于黏结技术的迅速发展,对于严重倾斜的桥基牙已有采用少磨牙体组织的黏结固定桥予以修复,即采用金属翼板固位体,由颊舌方向分别就位,并与桥体面部分组合而成。但这类黏结桥需拓宽足够的邻间隙,才有利于自洁作用。

五、常规及特殊条件下的固定义齿设计

牙列缺损患者口腔局部条件的差异较大,根据固定桥的适应证范围,结合患者的具体情况,

如基牙条件、缺牙数目、缺牙的部位、余留牙情况、缺牙区牙槽嵴的情况等,进行综合分析,在此基础上制定修复治疗方案。对于已经确定作固定桥修复的患者,必须确定最适当的固定桥设计。在固定桥类型中,双端固定桥支持的力大,两端基牙承受力较均匀,对牙周健康有利,如果无特殊情况,应尽量采用双端固定桥。由于固定桥共同就位道的获得存在不同的难度,能够采用短固定桥时,尽量不设计复杂的长固定桥。单端固定桥桥体受力时基牙接受扭力,故应严格掌握适应证,慎重选用该设计。中间种植基牙的应用,将长固定桥变为复合固定桥,减轻了基牙的负担。种植基牙的应用,使游离缺失也可以设计天然牙-种植体联合固定桥。随着附着体在临床的应用增多,对某些牙列缺损,固定-可摘联合桥为另一种可采用的设计。

在不同的固定修复设计中,尽管有些方案更加完善,但是受限于患者的各种条件,不一定能够成为最终选择的设计,修复医师需要在掌握原则的前提下,结合患者口内的具体情况综合考虑而定。

(一)固定义齿修复类型的设计

1.单个牙缺失

一般有较好的条件选择双端固定桥的修复,如果基牙条件理想,在单个牙游离缺失的病例中,还可以考虑单端固定桥修复。考虑到对基牙和余留牙的保护,在具备条件时,种植修复应该是首选的方法。

2.两个牙的连续缺失

对基牙的支持和固位力要求相对更高,有时需要通过增加基牙的方法来保证支持力和固位力。发生在前牙或前磨牙的连续缺失,通常可以用两个基牙修复两个缺失牙,但如果是磨牙缺失,通常需要增加基牙。磨牙的游离缺失达两个牙,则不能采用常规的固定桥修复,只有在配合种植的前提下,才能以固定义齿修复。

3.两个牙的间隔缺失

对于间隔缺失的牙,既可以是双端固定桥,也可设计为复合固定桥,如果间隔的余留牙在两个牙以上,尽可能设计为两个双端固定桥,应尽量避免长桥的设计。跨度过长的固定修复体在制作、受力、维护、后期治疗等方面都有一定困难。

4.3个牙或多个牙缺失

发生在牙弓后段的3个牙连续缺失,一般不考虑设计固定桥修复。多个切牙连续缺失,如果咬合关系正常,缺隙不大,在尖牙存留,且牙周条件良好时,可设计以尖牙为基牙的双端固定桥;如果咬合紧力大,尖牙支持和固位均不足,应增加前磨牙为基牙设计双端固定桥。

(二)固定义齿修复材料的选择

1.金属固定桥

修复体用金属整体铸造而成,机械强度高,桥基牙磨除的牙体组织相对较少,经高度抛光后表面光洁,感觉舒适。其缺点是不美观,故只能适用于比较隐蔽的后牙固定桥,特别适宜于后牙区失牙间隙缩小或龈距离小的情况,也适宜于基牙牙冠较短的病例。虽然其适用范围小,但在某些情况下仍不失为一种有效的设计。

2.非金属固定桥

非金属固定桥主要包括全塑料和全瓷固定桥。塑料固定桥因材料硬度低,易磨损,化学性能不稳定,易变色,易老化,对黏膜刺激较大,故一般只用作暂时性固定桥,其优点是制作方便。目前虽有一些新型树脂材料投入临床应用,但一般也限于制作短期的固定桥修复体。全瓷固定桥硬度大,化学性能稳定,组织相容性良好美观,舒适。随着口腔材料研究的进展,陶瓷材料的强度特别是韧性得到很大程度的提高,全瓷固定桥已较广泛地用于临床,特别是用于前牙的修复。

3.金属烤瓷固定桥

金属烤瓷固定桥是目前临床应用最广的一种固定修复体。金属部分可增加修复体的机械强度,并加强桥体与固位体之间的连接。陶瓷材料能恢复与天然牙相协调的形态和色泽,满足美观的要求。由于这种修复体兼有金属与非金属的优点,故为临床上广为采用,对前、后牙都适用。

(三)固定义齿修复的补设计

固定修复体恢复的力与咀嚼功能,主要取决于修复体的面设计。修复体的面是其咬合功能面,即上前牙的切嵴和舌面,以及下前牙的切嵴和后牙的面。面形态恢复是否合理,直接关系到固定桥的咀嚼功能。面的恢复应从以下几方面考虑。

1.补面的形态

面的形态应根据缺失牙的解剖形态及与对颌牙的咬合关系来恢复。面的尖、窝、沟、嵴都应与对颌牙相适应,在恢复咬合关系时,咬合接触点应均匀分布,并使接触点的位置在功能尖部位,尽量靠近桥基牙面中心点连线。适当降低非功能尖的高度,以减小固定桥的扭力。切忌前伸或侧向的早接触。有研究表明,正常牙齿牙周膜对垂直力与侧向耐力的比值为3.49:1。

2.补面的大小

咬合面的大小与咀嚼效能有关,也与基牙承担的力大小有关。为了减轻基牙的负担,保持基牙健康,常需要减小力,要求桥体的面面积小于原缺失牙的面面积,可通过适当缩小桥体面的颊舌径宽度和扩大舌侧外展隙来达到此目的。桥体面颊舌径宽度一般为缺失牙的2/3;基牙条件差时,可减至缺失牙宽度的1/2。一般来说,若两基牙条件良好,桥体仅修复一个缺失牙,可恢复该牙原面面积的90%左右;修复两个缺失牙时,可恢复原缺失牙面面积的75%,修复3个相连的缺失牙时,可恢复此三牙原面面积的50%左右。在临床设计时,这些数值仅作参考,还需结合患者的年龄、缺牙部位、咬合关系等具体情况灵活应用。减少力、减轻基牙负担的措施除了减小桥体的颊舌径外,还可以加大桥体与固位体之间的舌外展隙,增加食物的溢出道,减小面的牙尖斜度等。对于单端固定桥,由于其杠杆力的作用,面减径以减小力更是必要的措施,可在近远中向和颊舌向各减径1/3~1/2。

3.固定义齿修复的补重建

无论是何种牙的修复都会涉及重建的问题。固定桥修复,特别是多个牙单位的长桥修复,重建是十分重要的,通过面整体的位置和形态的设计完成。对于前牙而言,可以通过固定桥修复,建立新的关系,以增进和改善美观等功能。对于后牙而言,可以通过固定桥修复,建立新的曲线和有利的咬合关系。

六、固定修复设计中的美学要点

固定桥修复的设计中,美观设计是十分重要的,尤其是前牙固定桥修复。修复体的美观效果主要与修复体的形态、色泽及其与口腔组织的协调性有关。前牙的非对称性修复对修复的协调性要求更高。

(一)美学修复材料的选择和应用

选用美学修复材料是获得理想美学效果的基本条件。随着人们审美要求的提高和美学修复材料的发展,口腔修复体正向着自然逼真、美观、舒适的方向发展。口腔固定修复经历了从金属全冠到开面冠、3/4冠,从开面冠、3/4冠到塑料全冠,从塑料全冠到金属烤塑、烤瓷冠、全瓷冠的变化过程。在这些修复材料中,陶瓷材料由于具有良好的生物学性能和美观的修复效果,成为主流材料。非贵金属烤瓷修复是目前临床应用最广泛的修复方式,具备陶瓷美观、生物相容性好及强度高的优点,但易出现颈缘层次不清楚、颈缘灰线、金属底层影响瓷层颜色再现的问题。近年来,贵金属烤瓷和全瓷材料发展很快,可明显改善固定修复的美学效果。全瓷冠桥的制作技术有粉浆涂塑和渗透玻璃陶瓷技术、热压铸陶瓷技术、CAD/CAM机加工技术、CAD/CAM机加工和渗透复合技术。为了模仿天然牙的层次感,全瓷冠桥一般为多层次的制作方法,即用上述各种方法完成高强度全瓷基底冠或者桥架后,再分层涂塑饰面瓷,易于成形,同时减小修复体表面硬度,避免过多地磨耗对颌牙。

(二)固定修复与牙龈美学

牙龈美学是固定修复美学的重要组成部分,健康的牙龈是获得理想牙龈美学的前提基础,特别是在前牙,牙龈的美观性显得尤为重要。

1.修复材料对牙龈的影响

临床上使用的非贵金属烤瓷修复体多采用镍基合金,除易引发牙龈炎症外,牙龈变色的情况也常有发生。色差仪分析显示,变色牙龈的明度值和饱和度降低,颜色变得紫红,尤其是边缘龈和龈乳头的改变更显著。

金属烤瓷冠修复后牙龈变色的原因一直存在争议,一部分学者认为是基底冠中的镍、铬和铝瓷竞争形成氧化物经光线折射所致;而部分学者认为是底层冠中的镍、铬在电化学的作用下析出、聚集并进入牙龈,导致牙龈变色;还有人推测可能是修复体颈部悬突刺激或损伤引发炎症所致。有研究发现牙龈变色时牙龈组织结构发生了改变,牙龈组织存在明显炎症反应,且与时间存在明显正相关,变色牙龈的吞噬细胞发生凋亡,机体的免疫防御系统受到破坏,并促进了自由基的产生,最终在自由基代谢失衡下引发牙龈变色。还有一种牙龈染色现象是可逆的,即金瓷冠粘戴后,游离龈发生变色,冠取下后,牙龈色泽又恢复正常状态。常用的非贵金属不透光,若唇侧龈缘处的牙体预备不足或不规范,基牙游离龈就会呈现出暗色,这是由于游离龈的光透性及金属底层冠对牙根的阻光作用造成的。可采用瓷边缘技术或选择耐腐蚀的材料覆盖金属边缘,抑制金属氧化物的溶解、析出,同时遮盖金属黑线。非贵金属的腐蚀防护包括在冠内壁涂饰金粉,在颈缘烧制金泥,沉积镀金等。

贵金属合金用于烤瓷修复可减少因金属离子析出而造成的牙龈毒性和变色。贵金属含量增多有利于耐腐蚀性的提高,金铂合金、金钯合金最常用于金瓷冠的制作。

2.修复技术对牙龈的影响

修复治疗与牙周健康密切相关,在修复前应获得最佳的牙龈状态,同时在修复中应以最小的创伤来维持修复牙齿周围正常健康的牙龈外貌。

(1)修复前的牙龈预备:修复前首先要对基牙及失牙区的牙龈健康状态进行评估,对患有龈炎或牙周疾病的应先予治疗以恢复健康。其次应对牙龈做修复美学的评估,对于影响修复美感的牙龈做相应的修整和处理。如对牙龈增生者可行龈成形术,以恢复牙龈的波浪状曲线美;对轻度牙龈退缩者,可适当调整邻牙的牙龈曲线,也可将修复体颈缘设计成龈色或根色,以达到视觉上的和谐;对一些不愿做正畸治疗患者的错位牙和扭转牙,可通过牙龈成形术,以改善牙龈缘曲线或调整牙面长宽比例使之协调;对失牙区牙槽骨缺失较大的可考虑在修复前行牙槽骨重建术或在桥体部分设计义龈,重建和谐自然的龈齿关系。

(2)龈边缘线的设计:修复体龈边缘的位置关系到牙龈的健康与美观。有学者对不同边缘位置的金瓷冠分析表明,冠边缘位于龈下时,龈沟内酶活性均提高,龈下边缘会使牙周组织发生炎症反应,出现细胞营养障碍,细胞渐进性坏死等变化,唾液成分的改变也会进一步加强底层金属的电化学腐蚀。

有调查显示,在微笑时大约有 67% 的人会显露牙龈,在大笑时这一比例将提高到 84%。尽管修复体龈下边缘线对牙周健康不利,但临床上在进行前牙的瓷修复时常常倾向采用龈下边缘线,以期获得美观效果,而龈上边缘线仅仅适用于牙龈退缩、牙冠轴面突度过大的后牙修复。

采用龈下边缘线时操作中应注意以下几点。①牙体预备:要求冠边缘和附着上皮间保持 1 mm 或更大的距离,应避免损伤牙龈及上皮附着,因为龈沟内面上皮的损伤可能改变游离龈的高度,使冠边缘外露或出现颈缘"黑线"影响美观。同时,为提供瓷料的美观厚度及避免颈缘悬突对牙龈的刺激,唇颊侧颈缘须磨除 1 mm 的肩台宽度。②在牙体预备过程中,机械刺激会导致牙龈组织中成纤维细胞和内皮细胞明显增生,并出现一过性的血管扩张。Ito H 认为牙体预备时有时会伤及牙龈,金属核上的金属残渣有可能移植入牙龈引起着色。Sakai T 等发现金属离子可影响黑色素细胞的新陈代谢并诱导黑色素细胞渗入牙龈组织结构表面,从而发生病理性色素沉着。③排龈线的应用:牙体预备前就应将排龈线放于龈沟内,使牙龈暂时向侧方或根方移位,减少操作时对龈组织的损伤。另外,取模时应再次使用排龈线,这有助于控制龈沟液渗出及出血,暴露龈下边缘线,且有利于印模材料的充盈。④暂时修复体:暂时修复体是在完成永久修复前维持牙龈位置形态并保护牙髓、保持预备空间的措施,同时,作为最终修复体的导板,其外形、大小、形态和边缘放置都将为最终修复体提供参考,暂时修复体质量的好坏直接影响最终修复体的牙龈反应程度。0.2 μm 的粗糙度是塑料表面有无细菌黏附的界限,常规的抛光处理很难达到如此的光洁度,所以塑料表面通常都有细菌黏附。暂时修复体必须与牙体边缘密合,表面光滑,应避免其边缘压迫牙龈,以致牙龈退缩,使用时间不宜超过 3 周。

(3)固位体龈边缘的制作要求:为维护牙龈的健康美,瓷修复体必须具备良好的适合性,要求其龈边缘与患牙衔接处形成连续光滑一致的面,避免形成任何微小的肩台。修复体还应恢复生理性外展隙,便于牙龈的自洁和生理性按摩,同时也应恢复好邻接触点,以避免食物嵌塞引起牙龈炎症,桥体尽量采用轻接触的改良盖嵴式设计,修复体应光滑,防止菌斑附着,对牙龈产生刺激。

(三)固定义齿的外观

(1)设计固定义齿外观时,应根据患者的年龄、性别、职业、生活习惯及性格特点等来决定修复体的形态、排列、颜色和关系等,并适应个体口颌系统生理美、功能美的特点。修复体的轴面应具有流畅光滑的表面、正常牙冠的生理突度,以利修复体的自洁、食物排溢及对龈组织的生理按摩作用。良好的邻面接触关系不仅符合美观要求,也有利于防止食物嵌塞,维持牙位、牙弓形态的稳定。面形态的恢复不能单纯孤立地追求解剖外形美,而应与患牙的固位形、抗力形以及与邻牙、对颌牙的面形态相协调。面尖嵴的斜度及面大小应有利于控制力,使之沿牙体长轴方向传递。在固定修复时,对高位微笑和中位微笑的患者,还必须注意处理好烤瓷冠边缘与牙龈缘的关系,不能因颈缘区金属边缘外露,患者为掩盖不美观金属色而影响自然微笑。

(2)固定义齿桥体的美学设计也十分重要。桥体的唇颊面以美观为主,颜色应与邻牙协调,大小和形态应该与美观和功能适应。桥体的大小指近远中横径和切龈向的长度,缺隙正常时较易解决,缺隙过大或过小时则应利用视觉误差加以弥补,使过大过小的桥体看起来比较正常。如较大的缺隙,桥体唇面应增大外展隙,加深纵向发育沟;缺隙过大时,可在唇面制成一个正常宽度的牙和一个小窄牙,或两个基本等宽的牙。如遇较小缺隙,在基牙预备时应多磨除基牙缺隙侧邻面的倒凹加大间隙,或加深桥体唇侧的横向发育沟。唇颊面还应注意唇面的突度和颈嵴的形态,都应参照对侧同名牙。桥体唇颊面的颈缘线应与邻牙协调,若桥体区牙槽嵴吸收过多,可采用龈色瓷恢复或将颈部区染成根色。桥体的邻间隙处不能压迫牙龈,以免引起炎症。桥体龈面的唇颊侧与牙槽嵴黏膜应恰当接触,在舌侧则尽量扩大其外展隙,减少与牙槽嵴顶舌侧的接触,有利于食物残渣的溢出,且美观舒适,自洁作用好。当固定桥修复需要适当减小桥体力时可通过缩减桥体舌侧部分的近中、远中径,加大固位体与桥体之间的舌外展隙,减小桥体面的接触面积减轻力,同时可以维持颊侧的美观。

(3)连接体是连接固位体和桥体的部分,既要有足够大小,保证固定桥的抗变形能力,又不能影响美观效果。连接体应位于基牙近中或远中面的接触区,在前牙区可适当偏向舌侧,面积≥4 mm²,连接体四周外形应圆钝和高度抛光,注意恢复桥体与固位体之间的楔状隙及颊舌外展隙,利于自洁作用及食物流溢。

(四)医患审美统一

医师在决定治疗之前,尤其是在使用新技术、新材料之前,必须仔细检查患者的口腔局部及全身健康情况,根据具体情况向患者推荐合适的治疗方法,并解释说明原因及费用等情况,征得患者同意后方可进行治疗。同时,必须加强与患者的沟通,正确对待患者的要求,严格掌握适应证,维护良好的医患关系。作为口腔修复医师除了要熟练掌握口腔医学知识和技能外,还必须具备美容学、心理学的知识,具有较高的审美能力及审美品位。对于不同的患者,能够根据其各自的特点,如性别、年龄、职业、肤色、面部特征等选择合适的修复方法、适当的修复体形态及颜色,达到"以假乱真"的效果。同时,口腔医师有责任和义务向患者提供口腔健康教育和指导,使患者掌握正确的修复体维护方法,建立良好的口腔卫生习惯,维护口腔健康和美观效果。

(五)固定修复美学误区

1.美学修复就是做烤瓷冠

有些患者认为牙齿不整齐或是颜色不好看,就找到医师要求做烤瓷冠,把前边露出来的牙齿全部做上烤瓷冠,看上去就能更美观。美学修复要考虑牙齿的排列、牙齿与口唇的关系、牙齿与牙龈的关系等,这些都不是简单的仅通过做烤瓷冠可以解决的,可能还需要借助于正畸或者牙龈手术。美学修复的方法有很多种,贴面、全瓷冠等也是较理想的修复方法。医师需要充分与患者沟通,了解患者需求和个性特征,仔细检查制定方案,才能达到个性化的自然美观效果。

2.为了效果好,尽量多做瓷冠

一般情况下,多做瓷冠能减小修复难度,提高修复效果,但是做瓷冠的过程对牙齿来讲是种不可逆的损伤。因此修复医师应在修复范围、修复方式与修复效果中找到最佳的平衡点,通过漂白、充填、贴面与瓷冠相结合的综合治疗方式,达到牙体损伤最小、魅力提升最大的效果。

(于 倩)

第二节 覆盖义齿

覆盖义齿是指基托覆盖在天然牙或经过完善治疗的保留牙根上的全口或局部可摘义齿。被基托覆盖的牙或牙根被称为覆盖基牙。

一、覆盖义齿的优、缺点

(一)覆盖义齿的优点

(1)可以保留一些采用普通义齿难以利用、需要拔除的牙及牙根,免除了患者拔牙的痛苦和缩短了等待义齿修复的时间。

(2)由于牙或牙根的保留,可防止或减少牙槽骨的吸收,增强对义齿的支持、固位和稳定。覆盖义齿在恢复功能和保持口腔组织方面,均具有优越性。

(3)由于牙根的保留,保存了牙周膜的本体感受和神经传导途径,可以反馈性地调节殆力。因此,覆盖义齿具有较好的分辨能力,能获得较高的咀嚼效能,同时可防止或缓解牙槽骨吸收。

(4)截冠改变了冠根比例关系,能有效地降低殆力,减少或消除基牙所受的侧向力和扭力,有利于牙周病的治疗和维持牙周组织的健康。

(5)保留远端牙用作覆盖基牙,可以减少游离端义齿鞍基的下沉,降低牙槽嵴所承受的殆力和近中基牙承受的扭力,对牙槽嵴黏膜和近中基牙产生良好的保护作用。

(6)腭裂、先天少牙症、釉质发育不全、重度磨损等先天或后天缺损畸形的患者,用覆盖义齿修复,方法简单,不需拔牙就可解决功能和美观的需要,诊疗时间较短且经济,易为患者所接受。

(7)覆盖基牙如因某种原因必须拔除时,只需在拔牙区施行衬垫,即可改制成一般的义齿。

(二)覆盖义齿的缺点

(1)覆盖基牙如未经良好的根面处理和保护,易发生龋坏。因此,要重视覆盖基牙的防龋处理和口腔卫生。

(2)覆盖基牙周围龈组织易患牙龈炎,主要由于覆盖义齿基托压迫,或基牙根面修复体边缘刺激及口腔卫生不良等因素引起,若不及时处理,可导致牙周炎。

(3)被保留牙的唇侧和颊侧,常有明显的隆起和倒凹,影响基托的位置、厚薄和外形,有时甚至影响到美观。避开倒凹,不做基托则不利于固位,一旦进入倒凹区,义齿就位会出现困难。

(4)基牙的牙髓、牙周治疗,加之采用钉盖、冠帽或附着体等措施,往往需要花费较多的时间和费用。

二、覆盖义齿的适应证和禁忌证

(一)覆盖义齿的适应证

(1)有先天或后天缺损畸形或错殆畸形的患者,如腭裂、部分无牙、小牙畸形,以及颅骨锁骨发育不全症等患者,常表现为颌面部硬软组织缺损,牙稀少,牙冠、牙根形态异常(锥形牙、棒形牙、短根牙)和咬合异常。此外,又如前牙拥挤、开殆、反殆、低殆等不能用外科手术或正畸方法矫治者,都可采用覆盖义齿。

(2)口腔内有因龋病、外伤、严重磨损等所致牙冠大部分缺损或过短,又不适宜作为普通义齿基牙的患者。

(3)牙周病患者的牙已有一定的松动或牙槽骨吸收,但尚有一定支持能力者。

(4)单颌缺牙患者,对颌为天然牙,为减轻牙槽骨负担,应尽量保留在主要殆力区的牙及残根用作覆盖基牙,防止出现游离缺失而有义齿的下沉。

(5)因系统性疾病如高血压、心脏病、不宜拔牙的患者,可采用覆盖义齿修复。

(6)覆盖义齿主要适用于成年人,因其颌骨、牙根都已发育完成,在青少年可作为缺隙保持器或过渡性修复体。

(二)覆盖义齿的禁忌证

(1)覆盖基牙若患有牙体、牙髓或牙周等疾病而未治愈者。凡覆盖在未经治疗的牙或残冠、残根上的义齿,只能视为不良修复物。

(2)丧失维持口腔卫生能力者,或患有全身性疾病,如糖尿病者。

(3)修复牙列缺损或缺失的禁忌证,也适用于覆盖义齿修复。

三、覆盖义齿初戴及戴入后的注意事项

(一)覆盖义齿的初戴

初戴覆盖义齿的方法与常规义齿相同。应保证义齿完全就位,继之调改咬合,使其在正中殆及非正中殆时均有平衡殆接触。在戴牙时与常规义齿不同点在于:要在覆盖基牙根面作缓冲,要求义齿咬合时所承受的殆力,应由黏膜与基牙共同承担。尽量避免基牙早接触,以免造成基牙创伤或义齿翘动。若在基牙区存在早接触,可用脱色笔在基牙上染上颜色,戴入义齿后可在基托相应组织面印有印迹,此印迹即为早接触点。如此仔细调磨直到消除早接触点。若难以调改合适,可磨除基牙处塑料,使之与牙根完全无接触,然后在牙根表面覆盖两层锡箔纸,再用自凝塑料衬垫。衬垫时嘱患者作正中颌位咬合。待塑料凝固后,去除锡箔纸。这样处理的结果是在非咬合时,基托不与牙根接触,咬合时,基牙与黏膜共同承担殆力。

(二)覆盖义齿戴入后的注意事项

覆盖义齿戴入后,应嘱患者保持口腔清洁,仔细洗刷义齿和覆盖基牙。同时按摩牙龈,保持牙龈的健康。此外还需做到以下几点。

1.防龋

覆盖基牙被义齿覆盖,失去自洁作用,唾液流速减缓,食物残渣及唾液易于滞留,成为细菌繁殖和菌斑积聚的场所,因此很容易发生龋坏,特别是在根面无保护装置时更是如此。为此,应采取下述措施:①根管口的充填物应保持高度光洁。②暴露的根面涂擦防龋药物。如用33%氟化钠糊剂,每周2～3次,用1%氟化钠中性溶液漱口,每天1次或每周2～3次。若对口腔组织有刺激或有烧灼感时,减少次数可消除这种影响,氟化物禁吞服。③后牙可采用硝酸银防龋。

2.预防牙龈炎及牙周炎

产生牙龈炎的原因常常是患者不重视口腔卫生,根上充填料或修复体的边缘悬突或基托压迫龈缘过紧,或基托缓冲过多而形成清洁死角所致。如不及时治疗,可形成牙龈炎、牙周袋变深甚至牙周溢脓,发展成牙周炎,导致基牙丧失。因此,应注意预防。具体措施如下:①合理调整基托与龈缘之间的接触关系,如压迫过紧,或存在清洁死角,应及时处理。②嘱患者夜间停戴义齿。③每天用0.2%氯己定溶液含漱,能有效防止牙龈炎。

3.防止牙槽骨吸收

有资料证明,在某些情况下覆盖基牙周围可出现快速骨吸收,其产生原因为:①没有密切监督患者对口腔的自我护理,局部卫生状况欠佳,也未使用有关药物,致使龈沟内菌斑积聚。②义齿没有良好的咬合关系,特别是戴义齿后的4～6个月期间。义齿下沉,导致咬合力不协调。

4.定期复查

患者每隔3～6个月复诊一次应作为常规,密切监测基牙的健康状况,了解义齿的使用情况,并随时进行处理。定期复查的另一目的是加强对患者的口腔卫生指导,督促患者清洗口腔,特别是覆盖基牙,若采用药物防龋及牙周炎的患者,应了解药效情况及是否继续用药等。

（于　倩）

第三节　暂时固定修复体

对于固定修复(包括冠、桥等)来说,使用暂时性修复体是十分必要的。

一、暂时修复体的功能

(1)恢复功能修复体可以恢复缺损、缺失牙和基牙的美观、发音和一定的咀嚼功能。

(2)评估牙体预备质量可以评估牙体预备的量是否足够,必要的时候作为牙体预备引导,再行预备。

(3)保护牙髓暂时修复体可以保护活髓牙牙髓不受刺激,牙体预备过程的冷热及机械刺激可能对牙髓造成激惹,暂时黏固剂中的丁香油或氢氧化钙成分可以对牙髓起到安抚作用。

(4)维持牙位及牙周组织形态维持邻牙、对颌牙、牙龈牙周软组织的稳定性。对于牙周软组织手术,如切龈的病例,暂时修复体可以引导软组织的恢复,形成预期的良好形态。而对于边缘线位于龈缘线下较深的病例,修复体可以阻挡牙龈的增生覆盖预备体边缘。

(5)医患交流的工具暂时修复体还可以作为医患沟通交流的媒介,患者可以从暂时修复体的形态及颜色提出最终修复体的改进意见。

(6)暂时修复体可以帮助患者完成从牙体缺损到最终修复的心理及生理过渡。

正因为暂时修复体的功能不仅仅是保护牙髓和维持牙位稳定,因此部分医师只为活髓牙做暂时修复的观念是不正确的,暂时修复体应该是牙体缺损修复,特别是冠修复的常规和必要的步骤。良好的暂时修复因为在最终修复体制作期间为患者提供功能和舒适,可以增强患者对治疗的信心和治疗措施的接受程度,对最终修复体的治疗效果也有明显的影响。

二、暂时修复体的要求

作为暂时修复体,应该满足以下的基本要求。

(一)能有效保护牙髓

要求修复体具备良好的边缘封闭性,以避免微漏,形成微生物的附着,隔绝唾液及口腔内各种液体的化学及微生物刺激。因为要隔绝对牙髓的机械物理刺激,因此制作修复体的材料具备良好的绝热性,因此导热性较低的树脂类材料最常采用。

(二)足够的强度

暂时修复体要能够承受一定的咬合力而不发生破损,对于需要长时间戴用的暂时修复体,最好采用强度较高的材料制作。一般复合树脂类材料制作的修复体耐磨性好,但脆性较大,在取出的时候较易破损;丙烯酸树脂类材料则具有较好的韧性,但耐磨性较差;金属类材料强度较好,但因为颜色的问题只能用于后牙。暂时修复体在取出的时候最好能够完整无损,因为最终修复体经常会出现形态和颜色不满意需要重新制作的情况,修复体还可以继续使用,无须花费时间和精力重新制作一个新修复体。

(三)足够的固位力

同时在功能状况下不脱位。临床上一旦暂时修复体脱出没有再行黏固,在最终修复体试戴的时候会出现明显的过敏现象,影响试戴操作。严重的情况下还会导致牙髓的不可复性炎症影响修复治疗的进度。

(四)边缘的密合性

临床上不能够因为暂时修复体戴用时间短而降低对边缘适合性的要求,相反,暂时修复体边缘对修复效果的影响是极为明显的。临床上也经常发现,如果暂时修复体戴用期间牙龈能保持健康和良好的反应,最终修复体出现问题的概率也会很低,反之最终修复体出现问题的可能性也会很高,因此对暂时修复体边缘的处理应该按照对最终修复体的要求进行。边缘过长、过厚会导致龈缘炎、出血水肿、龈缘的退缩、牙龈的增生等问题,有些问题如龈缘退缩可能会是永久性的,将会导致最终修复体美学性能受影响;相反,如果边缘过薄、过短或存在间隙,则在短时间(1周之内)就会导致非常明显的牙龈组织增生,也严重影响最终修复体的戴入和修复效果。为保证暂时修复体边缘的密合性,最好在排龈以后,边缘完全显露的状况下再进行暂时修复体印模的制取或口内直接法修复体的制作,这样可以很清楚、精细地处理修复体的边缘。

(五)咬合关系

暂时修复体应该恢复与对牙良好的咬合关系,良好的咬合关系不仅利于患者的功能和舒适感,还对修复效果产生影响。如果咬合出现高点或干扰,会对患者造成不适,形成基牙牙周损伤甚至肌肉和关节功能的紊乱;反之,如果与对牙没有良好的接触或没有咬合接触,则会导致牙位的不稳定或伸长,影响最终修复体的戴入。

(六)恢复适当的功能

一般情况下,我们要求暂时修复体恢复适当的咀嚼发音功能,这样可以评估修复体功能状况下的反应以及修复体对发音等功能的影响,对于特定的病例,则需要暂时修复体行使咀嚼功能。对于前牙缺损的患者,必须要恢复正常的形态和颜色达到一定的美学效果,避免对日常生活的影响,增强患者对治疗的信心和对治疗的依从性。

三、暂时修复体的类型

暂时修复体的制作技术多样,可以从氧化锌丁香油暂时黏固剂或牙胶封闭小的嵌体洞到暂时全冠甚至固定桥。按照制作时采用预成修复体还是个别制作修复体,暂时修复体可以分为预成法及个别制作法两类;按照是在口内实际预备体上制作还是在口外模型上制作的修复体,又可以分为直接法和间接法两类。

(一)预成法

预成法是采用各种预成的冠套来制作暂时修复体的方法,一般可在口内直接完成,简便、省时。预成法技术包括成品铝套（银锡冠套）、解剖型金属冠（如不锈钢冠、铝冠）等用于后牙的成品冠套，以及牙色聚碳酸酯冠套、赛璐珞透明冠套等用于前牙的成品冠套。预成技术所采用的是单个的成品，因此只适用于单个牙冠修复体的制作，对于暂时性的桥体，则一般采用个别制作的方法。使用时挑选合适大小的成品，经过适当的修改调磨，口内直接黏固并咬合成形；或口内直接组织面内衬树脂或塑胶，固化后取出调磨抛光后直接黏固。

1.解剖型金属冠

口内直接法制作后牙暂冠的方法之一。采用大小合适的软质的成品铝冠或银锡冠，经边缘修剪打磨后，直接黏固于口内，咬合面的最终形态通过患者紧咬合后自动塑形。此种暂时修复如果面暂时黏固材料过厚，在经过一段时间咀嚼以后咬合面下陷，可能会与对牙脱离接触形成咬合间隙。这类暂时修复体的边缘不易达到良好的密合，故不宜长期戴用。此外，也不适合做固定桥的暂时修复体。

2.牙色聚碳酸酯冠套

采用牙色的树脂成品冠套，在口内直接或模型上内衬树脂或塑胶形成的暂时冠修复体，因为是牙色材料，一般用于前牙以获得较好的美学效果。冠套内衬以后，修复体的边缘和形态可以进行精细修integra和抛光，因此可以获得良好的边缘密合性，修复体可以较长时间戴用而不对牙周造成刺激。制作时应注意，在完全固化之前最好取下修复体再复位，以防止预备体存在倒凹导致材料完全固化后暂冠无法取下。

3.赛璐珞透明冠套

采用透明的赛璐珞成品冠套，同前牙色树脂冠套一样内衬牙色树脂或塑胶制作暂冠。其临床操作过程与前述牙色树脂冠套的方法相同。

（二）个性制作法

个性制作法是按照患者的口内情况，个别制作的暂时修复体。包括透明压膜内衬法、印模法、个别制作法等。按照材料不同，可采用口内直接制作和取模以后模型上间接制作技术。

1.透明压膜内衬法

在牙体预备前制备印模，牙体缺损处可以先用粘蜡在口内恢复外形，然后再取模，灌注模型，然后采用真空压膜的方法形成类似于成品冠套的透明牙套。牙体预备后同样取模灌注模型，将制备好的牙套内衬牙色塑料或树脂，复位于预备后模型上，固化以后形成暂时修复体。可用于简单的单冠及复杂的暂时修复体制作。调拌自凝塑料（口内直接法制作的情况下采用树脂或不产热塑胶），然后填充到压膜组织面预备体相应部位，就位到模型上或口内。预备体部位预涂分离剂。口内直接法制作时，在材料完全固化前最好反复取戴一次以防止固化后无法取下。

2.印模法

较适合制作暂时性固定桥，在牙体预备前制备印模，牙体缺损处可以先用粘蜡在口内恢复外形，然后再取模。牙体预备后将暂冠材料注入印模内，然后直接复位到口腔内，固化以后则形成暂时修复体。这种技术制作的修复体可以保持患者原有牙体的形态和位置特征，患者易于接受，但对于需要改变原有牙齿状况的患者以及长桥等复杂情况则操作会显得比较复杂。采用不产热的化学固化复合树脂口内直接制作暂时修复体。这类材料对组织的刺激性小，加上固化时材料产热很少，不会对预备牙体产生热刺激。但材料较脆，打磨和取戴时易破损。在口内直接制作暂时修复体应注意邻牙倒凹过大时，可能导致修复体取下困难。制作前可以适当填除过大的倒凹以避免。

3.个别制作法

牙体预备后制取印模并灌注模型,由技师采用成品塑料或树脂贴面,用自凝牙色塑料或树脂徒手形成修复体的技术。因为需要的步骤较多,因此比较费时。由于是徒手制作,可以较大幅度地改变原来牙齿的排列和形态以接近最终修复体的状况,适用于比较复杂的修复病例,特别是桥体修复的患者。但对于不需要改形改位的情况,可能跟患者原有的牙齿形态差别较大。

四、暂时修复体的黏固

暂时修复体的黏固一般采用丁香油暂时黏固剂,一般可以获得1~2周短期的稳固黏固;对于需要较长时间使用的暂时或过渡性的修复体,则可以采用磷酸锌、羧酸锌或玻璃离子黏固剂等进行黏固。但后期暂冠取下时相对比较困难,并且预备体表面可能残留黏固剂,去除比较困难。全瓷类修复体或最终修复体需要用树脂黏固或预备体有大面积树脂材料的情况下,应该避免使用含有丁香油材料的暂时黏固剂,因为丁香油是树脂的阻聚剂,会导致黏结界面树脂层不固化,导致黏结强度下降甚至失败。因此树脂黏结界面应该杜绝丁香油污染,如果不慎使用其作暂时黏结或黏结面受到污染,应充分用牙粉和乙醇清洁后再进行黏结操作。目前市场上已出现了不含丁香油的轻羧酸基类和氢氧化钙类暂时黏固剂材料,专门用于树脂黏结类修复体的暂时修复体的黏固。

(于　倩)

第四节　全瓷固定桥

一、全瓷固定桥的特点和适用范围

随着高强度陶瓷研究的不断开展,全瓷修复技术的临床应用日趋广泛。目前国内外的临床应用已从前后牙单冠发展到了前牙固定桥,乃至后牙的固定桥修复,展示出全瓷固定桥修复在口腔修复领域广泛的应用前景。

全瓷固定桥没有金属基底,无须遮色,具有独特的通透质感,其形态、色调和透光率等都与天然牙相似。长期以来一直因陶瓷的脆性限制了其临床应用。随着材料学的发展,现已研制出多种机械性能、生物相容性、美观性都非常好的材料,推动了全瓷固定桥的应用。目前在临床上常用的有 In-Ceram Alumina、IPS-Empress Ⅱ、氧化锆材料等多种材料可用于制作全瓷固定桥。

全瓷固定桥为无金属修复,具有良好的生物相容性,美观逼真,不同的全瓷修复系统具有不同的强度。目前全瓷固定桥不仅可以用于前牙,一些高强度的全瓷材料还可用于后牙四单位的固定桥修复。但由于全瓷修复需要磨除较多的牙体组织,因此更适用于无髓牙的修复,而髓腔较大的年轻恒牙作基牙时,为不损伤牙髓,建议不采用全瓷固定桥修复。此外,咬合紧的深覆患者,特别是内倾性深覆,不易预备出修复体舌侧的空间,也不宜采用全瓷固定桥修复。

二、临床技术要点

全瓷固定桥的临床技术与全瓷冠修复相同,主要包括比配色、牙体预备、排龈、制取印模、暂时修复、黏结修复体等步骤。

（一）牙体预备

牙体预备应遵从以下原则。

1.保护牙体组织

牙体预备应在局麻下进行，牙体预备应避免两种倾向，不能一味强调修复体的美学和强度而过量磨除牙体导致牙体的抗力降低；也不能够过于强调少磨牙而导致修复体外形、美观和强度不足。

2.获得足够的抗力和固位形

满足一定的轴面聚合度和高度，必要时预备辅助固位形以保证固位；后牙咬合面应均匀磨除，避免磨成平面，应保留咬合面的轮廓外形。同时功能尖的功能斜面应适当磨除，保证在正中和侧方咬合时均有足够的修复体间隙。

3.边缘的完整性

颈缘应该清晰、连续光滑、并预备成相应的形态。目前包括烤瓷修复体均主张 360°角肩台预备，主要是保证预备体边缘的清晰度使制作时边缘精度得以保证，舌腭侧的边缘可采用较窄的肩台或凹形等预备方式。

4.保护牙周的健康

主要涉及颈缘位置的确定，包括龈上、平龈和龈下边缘。以前认为边缘不同位置与基牙继发龋及牙龈的刺激的严重程度有关，但目前的共识是，边缘的适合性相比于边缘的位置而言才是最主要的因素。因此，不论采用何种位置，保证最终修复体边缘的适合性才是问题的关键。对于美学可见区，如前牙和前磨牙唇面、部分第一磨牙的近中颊侧等，为保证美观，一般采用龈下0.5 mm的边缘为止；而对于美学不可见区，如前牙邻面片舌腭侧 1/2 及所有牙的舌腭面，则可以采用平龈或龈上边缘设计。龈上边缘的优点包括牙体预备量少、预备及检查维护容易、容易显露（甚至印模前可以不进行排龈处理）、刺激性小、容易抛光等。应此，对于后牙和前牙舌侧、邻面偏舌侧 1/2 的边缘，推荐龈上边缘设计。对于牙冠过短，需延长预备以增加固位者，可采用龈下边缘，但须排龈保证精度。

（二）比色

全瓷固定桥多用于前牙修复，比色、配色是十分重要的工作。比色有视觉比色和仪器比色两种方法，视觉比色简单易行，是目前临床最常采用的技术，但影响因素较多，准确性受到一定的影响；仪器比色法不受主观及环境因素的影响，准确度高，重复性好，但操作复杂，相应临床成本较高，普及性不高。

视觉比色法采用比色板进行。经典的 16 色比色板因本身设计存在的不足，临床颜色匹配率据研究还不到 30%。新型的 Vita 3D Master 和 Shofu Halo 比色板等基于牙色空间及颜色理论设计，比色的准确度较经典比色板大幅提高，临床颜色匹配度可以达到 70%～80%。在有条件的情况下，最好采用新型比色板及配套的瓷粉，以提高临床颜色及美学效果。比色时可采用"三区比色"及"九区记录法"，配合使用特殊比色板进行切端、颈部、牙龈、不同层次分别比色，最大限度地将颜色及个性化信息传递给技师。最好连同比色片一起进行口内数码摄像，将数码照片通过网络传递给技师作仿真化再现参考。因为比色片只能传递颜色信息，其他更重要的信息如个性化特征、半透明度、表面特征等可以通过照片的方式得以传递。比色最好在牙体预备之前进行，以避免牙体预备后牙齿失水及操作者视觉疲劳影响比色的准确性。

（于 倩）

第十三章

牙列缺失修复

第一节　全口义齿的关键技术

一、印膜技术

印模是用可塑性印模材料取得的无牙上、下颌牙槽嵴和周围软硬组织的阴模。准确的印模,要反映口腔解剖形态和周围黏膜皱襞和系带的功能活动状态,以取得义齿的良好固位作用。

(一)印模的要求

1.适当地扩大印模面积

印模范围的大小决定全口义齿基托大小,在不妨碍黏膜皱襞、系带及软腭等功能活动的条件下,应当充分伸展印模边缘,以便充分扩大基托的接触面积。义齿的固位力与基托的接触面积成正比例,即接触面积越大,固位力也越大。在无牙颌上单位面积所承受的咀嚼压力与接触面积成反比例,即接触面积越大,无牙颌上单位面积所承受的咀嚼压力越小。

无牙颌印模的范围、印模边缘要与运动时的唇、颊、舌侧黏膜皱襞和系带相贴合,还要充分让开系带,不妨碍唇、颊和舌系带的功能运动。印模边缘应圆钝,有一定的厚度,其厚度为2～3 mm。上颌后缘的两侧要盖过上颌结节到翼上颌切迹,后缘的伸展与后颤动线一致。下颌后缘盖过磨牙后垫约6 mm,远中舌侧边缘向远中伸展到下颌舌骨后间隙,下缘跨过下颌舌骨嵴,不应妨碍口底和舌运动。

2.使组织受压均匀

由于口腔的各部分组织各有其不同的解剖特点,缺牙时间不一致,使牙槽嵴各部位吸收不均匀而高低不平。在采取印模时,应注意压力要均匀,否则影响模型的准确性。在有骨突、骨嵴、血管、神经的部位,应缓冲压力,避免戴义齿后产生疼痛。对磨牙后垫、松软黏膜等组织活动性较大的部位,应防止压力过大而使其变形,可在个别托盘的组织面相对应部位多刮除些印模材料,或在托盘上钻孔,在取印模时,使多余的印模材料自孔流出,以缓冲压力。

3.组织面紧密接触

指印模组织面与无牙颌组织表面应当紧密接触。原因是印模组织面形成基托组织面与无牙颌组织面的密合度与义齿的固位力成正比例,即两个接触面贴合得越紧密,固位力就越大。紧密接触的义齿基托组织面和无牙颌组织面之间有唾液,形成一定的固位力。唾液与基托组织面间,唾液与无牙颌组织面之间存在异分子的附着力,唾液的同分子之间的黏着力,黏着力和附着力共同构成义齿固位的吸附力。接触面和接触面间的贴合度与吸附力成正比例,当唾液黏稠度合适时,接触面积越大,越密贴,则吸附力也越大。

4.边缘封闭

取印模时,在印模材料可塑期内进行肌肉功能整塑,由患者自行进行或在医师帮助下,唇、颊和舌做各种动作,塑造出印模的唇、颊、舌侧边缘与功能运动时的黏膜皱襞和系带吻合,以致所形成的义齿基托边缘与运动时的皱襞和系带相吻合,防止空气进入基托与无牙颌组织面之间,以达到良好的边缘封闭。

(二)印模的种类

印模种类根据取印模的次数而分,可分为一次印模法和二次印模法,二次印模法亦名为联合印模法;根据印模的精确程度而分为初印模法和终印模法;依照是否进行肌肉功能整塑而分为解剖式印模法和功能印模法;按印模操作方法分为开口印模法和闭口印模法。

(三)取印模方法

1.开口式印模法

开口式印模法是指在患者张口的情况下,医师用手稳定印模在位而取得印模的方法。

(1)一次印模法:是在患者口中一次完成工作印模的方法。先选择合适的成品托盘,若托盘边缘短,可用蜡或印模膏加长、加高边缘。如患者腭盖高,在上颌托盘中央加适量的印模膏,在口中试戴托盘后,用藻酸钠印模材料在患者口中取印模。此方法简便,但难以进行准确的边缘整塑。

(2)二次印模法:又称双重印模法、联合印模法,是在患者口中制取二次印模完成工作印模的方法。此法操作复杂,但容易掌握,所取得的印模比较准确。

取初印模:取上颌初印模,选与患者口腔情况大致相似的成品托盘,将印模膏放置在 $60\sim 70\ ℃$ 热水中软化。取适量软化的印模膏放置在托盘上,用手指轻压印模膏,使其表面上形成牙槽嵴形状的凹形;医师在患者的右后方,右手持盛有印模膏的托盘,左手示指拉开患者的左口角,将托盘旋转放入患者口中;托盘柄对准面部中线,拉开上唇,托盘对向无牙颌,向上后方加压,使托盘就位;以右手中指和示指在口盖处稳定托盘在一定位置,然后左手的拇指置于颊的外面,示指置于颊的内面,牵拉颊部肌肉向下前内方向运动数次。即可在印模边缘上,清晰地印出颊系带和上颌结节颊侧黏膜皱襞功能活动时的外形,而完成左颊侧区肌功能整塑。右颊侧区整塑方法和步骤同上,但手的方向相反。唇侧区肌功能整塑方法是医师用两手中指稳定托盘后,将拇指置于上唇外面,示指置于唇内,牵动上唇向下内方向运动数次;即可清晰地印出上唇系带印迹,冲冷水使印模膏硬固后,使印模从上颌后缘脱位,从口内旋转取出。检查初印模,组织面应清晰,印模边缘伸展和厚薄合适,唇、颊系带印迹清晰。如印模边缘过厚过长,应去除过多的印模膏,然后逐段地在酒精灯火焰上烤软,在热水中浸一下,立即再放在患者口中就位,进一步做肌功能整塑。

取下颌初印模,医师在患者的右前方,右手持托盘,左手示指拉开患者口角,将托盘旋转进入患者口中;将两手示指放在托盘两侧相当前磨牙部位,拇指固定在下颌骨下缘,轻压使印模托盘就位;在印模托盘就位过程中,嘱患者将舌微抬起,印模托盘完全就位后嘱患者舌向前伸并左右摆动;医师用右手示指稳定托盘,左手示指和拇指放置在患者左颊的内外,牵动颊部向上前内方向;用左手示指稳定托盘,右手示指和拇指放置在患者右颊的内外,牵动颊部向上前内方向,并拉动下唇向上内。应注意稳定托盘,以免印模移动而影响印模的准确性。

制作个别托盘:①将初印模的组织面均匀刮去一层,缓冲区域应多刮除些,去除组织面的倒凹,周围边缘刮去1～2 mm,经过处理后的初印膜就称之为个别托盘。个别托盘更适合个别患者的口腔情况,便于取得准确的终印模。②用室温固化塑料或光固化基托树脂材料制作个别托盘。取初印模后灌注石膏模型,用变色笔在模型上画出个别托盘的范围,在画线范围内,铺一层基托蜡,目的是便于塑料托盘与模型分离,并留出放置第二次印模衬层材料的位置。调拌适量的室温固化塑料,于粥状期时,涂塑个别托盘,厚度约2 mm,边缘应低于移行皱襞1～2 mm。待塑料硬固后,经磨光形成个别托盘。也可以用预成的光固化塑料基托铺在模型上使之贴合,修整边缘,光照固化制作个别托盘。此种方法虽然费时、费事,但所取得的印模准确。

取终印模:先试个别托盘,检查托盘边缘不应妨碍系带和周围组织活动,取出托盘。嘱患者发"啊"音,找出颤动线的位置,用口镜柄轻轻自颤动线向前方稍加压,检查后堤区组织的让性,用变色笔或甲紫标示出颤动线和后堤区范围;或在个别托盘后缘加一层蜡,使对后堤区组织加压。调拌藻酸钠印模材料或硅橡胶终印材料做二次印模材料,放置在托盘内,旋转放入口中,以轻微压力和颤动方式使印模托盘就位,做肌功能整塑。在整塑时,不应让肌肉活动度过大而超过功能性运动范围。活动度过大或印模材料流动性较大时,可使印模边缘过短。如活动度过小或印模材料过稠流动性小时,可使印模边缘过长、过厚。由于终印模与口腔软组织紧密贴合,边缘封闭好,吸附力大。如果印模取下有困难,不可强使印模脱位,否则印模将脱离托盘。最好让空气从上颌后缘进入印模和黏膜之间,破坏负压,使印模脱位。也可以让患者含漱或鼓气,从唇侧边缘滴水,使印模容易取下。

2.闭口式印模法

先在口中取上、下颌初印模,灌注石膏,形成初模型(研究模型),在模型上用室温固化塑料或蜂蜡板形成上、下颌暂基托。要求暂基托固位好、平稳、不变形。在上颌基托上形成𬌗堤,基托加𬌗堤形成𬌗托。𬌗堤平面的前部在上唇下缘露出约2 mm,并且平行于瞳孔连线,后部平行于鼻翼耳屏连线。测量面部下1/3垂直高度,垂直高度要比要求的距离约低2 mm,所低的距离是二次印模材料的厚度。确定下𬌗托的高度和形成正中𬌗位记录,先取下颌终印模,再取上颌终印模,采用氧化锌丁香油糊剂印模材取终印模。嘱患者咬在正中颌位时,借咬合力使印模材料分布均匀,而不会使压力过于集中在某一区域。让患者做吹口哨、噘嘴唇、舌前伸和左右摆动,以主动方式完成印模边缘的整塑。闭口式印模法操作步骤多,技术要求高。此法常用于全口义齿重衬。

二、颌位记录

颌位关系或称颌位泛指上下颌之间的相对位置关系。颌位关系通常包括垂直关系和水平关系两个内容。垂直关系为上下颌之间在垂直方向上的位置关系,常用鼻底至颏底的面下1/3高度表示,称为垂直距离。水平关系为上下颌之间在水平方向上的位置关系。口颌系统在进行各种功能活动时,下颌可进行灵活的、有规律的运动,与上颌处于各种不同的相对位置。在下颌的各种颌位中多数是不稳定的(比如下颌前伸和侧方运动中的颌位),只有少数颌位是稳定的。这些稳定的颌位是口颌系统健康地行使功能的基础。当天然牙列存在时,下颌有3个最基本的稳定颌位,一个是正中𬌗位,又称为牙尖交错位,是指上下颌牙尖窝交错最广泛接触的位置。正中𬌗位使上、下颌之间保持稳定的垂直高度和水平位置关系,正中𬌗位时的垂直距离又称为咬合垂直距离。第二个稳定的颌位是当下颌后退到最后，髁突位于关节凹生理后位时的位置，称为正中关系位。少部分人的正中𬌗位与正中关系位为同一位置，但多数人的正中𬌗位于正中关系位的前方 1 mm 范围之内。第三个颌位是当升降颌肌群处于最小收缩，上下唇轻轻闭合，下颌处于休息的静止状态，称为息止颌位，又称下颌姿势位。下颌处于息止颌位时，上下牙列自然分开而无接触，上下牙列之间存在一个相对稳定的间隙称为息止间隙，此间隙在上下切牙切缘之间平均高度为 2～3 mm，因此息止颌位时的垂直距离应比正中𬌗位的咬合垂直距离高 2～3 mm。

当牙列缺失后，没有了上下颌后牙的支持和牙尖锁结作用，正中𬌗位消失，上下颌之间只有颞下颌关节、肌肉和软组织连接，下颌位置不稳定，由于肌张力的作用，常导致面下 1/3 高度变短和下颌习惯性前伸，采用全口义齿修复已无法完全准确地恢复原天然牙列正中。此时水平方向唯一稳定、可重复的颌位是正中关系位，最可靠的做法就是在适宜的垂直高度上，在正中关系位建立全口义齿的正中𬌗。因此，在制作全口义齿前，需要先取得无牙颌的颌位关系记录，即确定并记录垂直距离和正中关系。

（一）确定垂直距离

确定垂直距离的方法有如下几种。

1.息止颌位法

无牙颌患者采用全口义齿修复后，应与天然牙列一样，在息止颌位时上下人工牙列之间也应该存在相同的息止间隙。通过测量无牙颌患者息止颌位时的垂直距离，然后减去 2～3 mm 的息止间隙，即可得到该患者的咬合垂直距离。息止颌位法是确定无牙颌患者垂直距离最常用的方法。

2.面部比例等分法

研究表明，人的面部存在大致的比例关系，其中垂直向比例关系有二等分法和三等分法。二等分法是指鼻底至颏底的距离（垂直距离）约等于眼外眦至口角的距离。三等分法是指额上发迹至眉间点，眉间点至鼻底，鼻底至颏底三段距离大致相等。可利用面部比例确定面下 1/3 调试。

3.面部外形观察法

垂直距离恢复正常者，正中咬合时上下唇自然闭合，口裂平直，唇红厚度正常，口角不下垂，鼻唇沟和颏唇沟深度适宜，面部比例协调。

4.拔牙前记录法

在患者尚有余留天然牙维持正常的正中咬合时记录其垂直距离，或记录面部矢状面侧貌剪影。

此外还有发音法、吞咽法，测量旧义齿，参考患者的舒适感觉等方法。临床上需要结合不同的方法，互为参考。

（二）确定正中关系

无牙颌患者的下颌常习惯性前伸，如何使下颌两侧髁突退回到生理后位是确定正中关系的关键。确定正中关系的方法有如下几种。

1.哥特式弓描记法

由于正中关系位为下颌后退的唯一最后位置，因此下颌在前伸和左右侧方运动过程中的任何其他颌位（又称非正中关系位）一定位于正中关系位的前方。哥特式弓描记法利用𬌗托将描记板和描记针分别固定于患者的上颌和下颌，当下颌做前后运动和左右侧方运动时，描记水平面内各个方向的颌位运动轨迹，获得一个"V"字形图形，因其形状像欧洲哥特式建筑的尖屋顶，因此称为"哥特式弓"。当描记板固定于上颌,描记针固定于下颌时,描记板上的哥特式弓尖端向后(图 13-1)。当描记板固定于下颌,描记针固定于上颌时,哥特式弓尖端向前。哥特式弓的尖端即代表正中关系,当描记针处于此尖端时下颌的位置即为正中关系位。哥特式弓描记法有口外描记法和口内描记法。

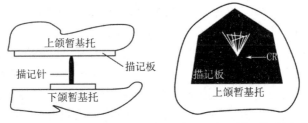

图 13-1　哥特式弓描记器(口内法)及"V"字形描记轨迹图形

2.直接咬合法

直接咬合法是利用𬌗托上的蜡堤和𬌗间记录材料,设法使患者下颌后退并直接咬合在正中关系位的方法。有很多方法可以帮助患者下颌退回至正中关系位,具体如下。

(1)卷舌后舔法:临床上常在上𬌗托后缘正中部位黏固一个小蜡球,嘱患者小开口,舌尖向后卷,舔住蜡球的同时慢慢咬合。因为舌向后方运动时,通过下颌舌骨肌等口底肌肉的牵拉可使下颌后退至正中关系位。

(2)吞咽咬合法:在做吞咽动作时下颌通常需要退回至正中关系位。因此,在确定正中关系时可让患者边做吞咽动作边咬合。

(3)后牙咬合法:当下颌退回正中关系位时,咀嚼肌可以充分发挥作用,患者感觉舒适。可嘱患者有意识地直接用后牙部位咬合,或者医师可将手指置于堤后部,让患者轻咬,体会咬合能用上力量时下颌的位置,然后医师将手指滑向堤颊侧,上下堤即可自然咬合在正中关系位。

(4)反射诱导法:在确定正中关系时应使患者处于自然、放松的状态,避免因精神紧张而导致肌肉僵硬和动作变形。采用暗示的方法,比如嘱患者"上颌前伸"或"鼻子向前",可反射性地使其下颌后退。也可结合吞咽咬合法或后牙咬合法,同时医师用右手的拇指和示指夹住患者的颏部,左手的拇指和示指分别置于下托后部颊侧,右手轻轻向后用力,逐渐引导下颌后退。

(5)肌肉疲劳法:在确定正中关系前,嘱患者反复作下颌前伸的动作,直至前伸肌肉疲劳,此时再咬合时下颌通常可自然后退。

(6)肌监测仪法:利用肌监测仪释放的直流电脉冲刺激,通过贴于皮肤上的表面电极,作用于三叉神经运动支,使咀嚼肌产生节律性收缩,可消除肌紧张和疲劳。用肌监测仪法可分别确定垂直距离和下颌后退位。首先经过一定时间较温和的电刺激后,可获得准确的息止颌位,此时可确定息止颌位垂直距离。然后可采用直接咬合法确定正中关系,或者再加大刺激强度,直接确定正中关系位。

严格来说,采用肌监测仪直接确定的颌位,或者采用吞咽咬合法、后牙咬合法和肌肉疲劳法等方法确定的颌位并不是正中关系位,而应该是升下颌肌群肌力闭合道的终点,或称肌位,通常位于正中关系位的稍前方。在天然牙列,肌力闭合道终点通常与正中𬌗位一致。因此,在肌力闭合道终点建立全口义齿的正中𬌗可能更加合理。研究表明,在正中关系位向前 1 mm 范围内均可建立全口义齿的正中𬌗,称为"可适位"。而肌力闭合道终点为建立正中𬌗的"最适位"。但是,肌位的变异性较大,稳定性和可重复性不如正中关系位,因此在临床上为无牙颌患者确定准确的肌位要比确定正中殆关系位困难。如果全口义齿在正中殆关系位建殆,为了保证正中关系位、正中殆位和肌位之间的协调,可使义齿人工牙在正中附近的一定范围内(前后向 1 mm)有稳定的咬合接触,即有"自由正中"或"长正中"。如果采用哥特式弓描记法确定水平颌位关系,也可以在哥特式弓顶点前方 0.5～1.0 mm 的位置建立义齿的正中,可能更接近其最适位。

三、排牙技术

(一)个性化排牙

个性化排牙不同于常规的整齐一致的排列方法,是指根据患者牙弓情况、天然牙大小及排列、患者的喜好等,在不影响义齿固位和稳定的前提下,将个别牙排列成轻微拥挤、重叠状,或者牙齿颜色略不同,以显现个性化特征,避免与年龄不符的过于整齐的"义齿外貌"。随着患者对美观要求增高,个性化排牙将会有更多的应用。

(二)人工牙的殆型

全口义齿的殆型可以分为解剖式和非解剖式两类。

1.解剖式殆型

解剖式型是指采用解剖式人工牙或半解剖式人工牙的型。人工牙面形态与天然牙相似,有牙尖和窝沟,在正中上下牙可形成有尖窝交错的广泛接触关系,在非正中可以实现平衡咬合。与刚萌出的天然牙相似的解剖式牙的牙尖斜度为 33°角和 30°角。也有的人工牙模拟老年人的面磨耗,牙尖斜度略低,约为 20°角,又称为半解剖式牙。牙尖斜度大的解剖式牙咀嚼效率高,但咬合时通过牙尖作用于义齿的侧向力也大,对于牙槽嵴低平或呈刃状者,不利于义齿稳定和支持组织健康。某些特殊形式的解剖式牙与天然牙略有不同,如舌向集中,后牙的上牙舌尖较大而颊尖缩小,下牙的中央窝宽阔,易于达到侧方平衡,侧向力小。舌向集中是适用于牙槽嵴重度吸收无牙颌患者的一种改良型。

舌向集中殆的优点:具有解剖牙和非解剖牙的优点,美观、咀嚼效率高,水平力小;垂直向力集中于下颌牙槽嵴顶,下颌义齿更稳定;上颌义齿只有后牙舌尖起作用,颊尖可以更偏向牙槽嵴颊侧,可避免排列反殆,增进美观;在"正中支持"周围 2～3 mm 范围内易于获得有"正中自由"的平衡咬合。

2.非解剖式殆型

非解剖式殆型是指采用非解剖式人工牙的殆型,人工牙殆面形态与天然牙不同,又包括平面殆和线性殆等。非解剖式牙的侧向力小,有利于义齿的稳定和支持组织的健康,而且正中咬合时有较大的自由度,适用于上下颌骨关系异常,或牙槽嵴条件较差者。非解剖式牙为平面咬合,因此排牙简单,可以不使用可调节殆架。但非解剖式牙的咀嚼效能和美观效果一般不如解剖式牙。平面殆为无尖牙,无尖牙殆面仅有窝沟而无牙尖,上下人工牙为平面接触,义齿平面也为平面式,无曲线。

线性殆,该设计源于 Goddard,后由 Frush 于 1966 年改进完成。其特点是上下后牙单颌为平面牙,对颌为颊尖刃状牙(图 13-2)。线性者殆,虽然上颌后牙殆面和义齿平面均为平面,但下颌后牙殆面成嵴状,上下颌后牙为平面与线的接触关系。使全口义齿的殆型从解剖牙的三维关系和平面的二维关系改为一维的线性接触关系。

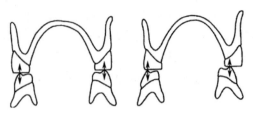

图 13-2　线性𬌗示意图

四、选磨调𬌗

全口义齿初戴及以后的随诊过程中,都要涉及选磨调𬌗的问题。在确认颌位关系正确之后,还需要检查咬合关系,确定正中𬌗、侧方𬌗和前伸𬌗时是否平衡。完善的平衡接触关系应该是正中𬌗时上下前牙不接触,上下后牙尖窝交错,上下后牙功能尖(上后牙舌尖和下后牙颊尖)均分别与对牙𬌗中央窝或边缘嵴接触;侧方𬌗时,工作侧上牙颊尖舌斜面均与下牙颊尖颊斜面接触,上牙舌尖舌斜面与下牙舌尖颊斜面接触,平衡侧上牙舌尖颊斜面与下牙颊尖舌斜面接触;前伸𬌗时,上前牙切端及其舌斜面与下前牙切端及其唇斜面接触。要认真检查有无早接触、干扰或低𬌗,然后进行选磨调𬌗。选磨是根据咬合检查的结果,调磨正中𬌗的早接触点,以及侧方𬌗和前伸𬌗时的牙尖干扰,使达到正中𬌗、侧方𬌗和前伸𬌗平衡接触关系。全口义齿即使采用面弓转移上可调节𬌗架排牙,取得了平衡,但义齿制作过程的任何步骤都可能产生误差,使得完成的义齿在口内不能达到咬合平衡。因此,咬合检查和选磨调𬌗是全口义齿修复不可缺少的步骤。

(一)调𬌗的方式

咬合检查与选磨调𬌗分为口内调𬌗与上𬌗架调𬌗两种方式。将完成的义齿戴入患者口内进行咬合检查,根据咬合印记调𬌗时,由于全口义齿为黏膜支持,口内咬合检查时义齿有一定的动度,咬合检查结果的准确性和可重复性较差,使得口内调𬌗的准确性差。因此,正确的做法是将义齿重新上𬌗架调𬌗。

重新上𬌗架调𬌗的方法有两种:一种是在义齿装胶、热处理后,打开型盒时保持模型与义齿不分离,然后根据𬌗架上保留的模型对记录将模型连同义齿重新固定在𬌗架上,并进行选磨调𬌗。用此种方法可去除因蜡型制作、装盒、装胶等处理时导致的人工牙变位、垂直距离增高等误差。但如果是在颌位关系确定和面弓转移上架等步骤中出现的误差,则无法去除;另一种方法是将完成的义齿戴入患者口内,重新取得颌位关系记录,然后再重新上𬌗架调𬌗。

(二)咬合检查

咬合检查的目的是确定正中𬌗、侧方𬌗和前伸𬌗咬合接触滑动过程中存在的早接触、𬌗干扰和低𬌗的部位。所谓早接触是指当正中𬌗多数牙尖不接触时个别牙尖的接触;𬌗干扰是指侧方和前伸接触滑动过程中多数牙尖不接触而个别牙尖的接触;低𬌗是指多数牙尖接触而个别牙尖不接触。咬合检查通常是将咬合纸置于上下牙之间,然后在咬合接触的部位会染色显示咬合印记,医师根据咬合印记判断需要调磨的部位,调磨后重新进行咬合检查。经过反复检查和调磨,最终达到平衡𬌗接触。咬合检查应用不同颜色的咬合纸,在正中𬌗、侧方𬌗和前伸𬌗分别进行。正中𬌗检查时应使上下牙在小开口范围内做快速叩齿动作,前伸检查时下牙从正中𬌗向前接触滑动至前牙切缘相对,侧方𬌗检查时下牙从正中𬌗向工作侧接触滑动至工作侧颊尖相对。

(三)调𬌗注意事项

(1)保持垂直距离,避免调𬌗降低垂直距离。

（2）保持殆面形态，避免调磨过多而将人工牙殆面的牙尖和沟窝形态磨除。调殆工具应使用小的磨头或大号球钻。

（3）调殆时应单颌调磨，每次调磨量要少，每次调磨后重新咬合，检查时调磨过的接触点应保持接触，即"原地点重现"，避免变成低殆，越调磨接触点越多，逐渐达到多点接触甚至完全接触平衡。调磨应顺沿接触点的走向。

（四）选磨调殆的步骤

1.正中殆早接触的选磨

正中殆早接触可分为支持尖早接触和非支持尖早接触。对于上牙颊尖和下牙或下牙舌尖与上牙的早接触，应按照 BULL 法则（buccal-upper，lingual-lower），调磨非支持尖，即调磨上后牙颊尖和下后牙舌尖。对于支持尖早接触，即上牙舌尖或下牙颊尖分别与对牙中央窝和近远中边缘嵴之间的早接触，应结合侧方殆平衡侧接触情况，如果正中殆有早接触的支持尖在作为平衡侧时也存在干扰，则调磨支持尖。如果作为平衡侧时无殆干扰，则调磨与支持尖相对的对殆牙的中央窝或边缘嵴。

2.侧方殆殆干扰的选磨

工作侧的殆干扰发生在上后牙颊尖舌斜面和下后牙颊尖颊斜面之间，或上后牙舌尖舌斜面与下后牙舌尖颊斜面之间。同样应按照 BULL 法则，调磨非支持尖。平衡侧的殆干扰发生在上后牙舌尖的颊斜面和下后牙颊尖的舌斜面之间。应结合正中殆，如果平衡侧殆干扰牙尖在正中存在早接触，则调磨此牙尖，否则分别少量调磨上下功能尖的干扰斜面，避免降低牙尖高度。对于侧方殆工作侧前牙的干扰，应选磨下前牙的唇斜面或上前牙的舌斜面，避免磨短上前牙。

3.前伸殆殆干扰的选磨

前伸殆后牙的干扰发生在上颌后牙远中斜面与下颌后牙近中斜面，调磨应同时遵守 BULL 法则和 DUML 法则，即分别调磨上牙颊尖远中斜面和下牙舌尖近中斜面。对于前伸殆前牙殆干扰，应选磨下前牙的唇斜面或上前牙的舌斜面，避免磨短上前牙。

五、重衬技术

全口义齿重衬是指在全口义齿基托的组织面上添加一层树脂衬层。当牙槽嵴骨吸收和软组织形态改变，导致基托组织面与承托区黏膜不密合时，通过重衬的方法，使重衬的树脂充满不密合的间隙，使基托组织面与承托区黏膜组织恢复紧密贴合，可增加义齿的固位力，有利于咀嚼压力在承托组织上的合理分布。由于无牙颌剩余牙槽嵴的持续性骨吸收，全口义齿戴用一段时间后，如果发现基托不密合，应及时重衬，以避免义齿固位不良，因翘动导致基托折裂，和因承托组织受力不均导致的疼痛及牙槽嵴过度吸收。还有一种重换基托的方法，是指保留人工牙，重新置换基托，这种方法不常用。在重衬处理前，应确定其颌位关系正确，咬合关系异常者应先做适当选磨调殆。对于存在明显压痛点和黏膜红肿、溃疡者，应先进行适当修改或停戴义齿，使黏膜组织恢复正常。

（一）直接法重衬

所谓直接法重衬是采用自凝树脂直接在患者口内进行全口义齿基托组织面重衬的方法。首先需将义齿清洗干净，组织面均匀地磨除约 1 mm，形成粗糙面。为了避免重衬的自凝塑料黏固在义齿磨光面和牙面上，可在其上涂布一薄层凡士林，起分离剂的作用。为了避免自凝树脂刺激患者黏膜，也可在承托区黏膜上涂一薄层凡士林。然后，调拌自凝树脂，并在基托组织面及边缘涂布树脂单体,待调拌好的自凝树脂处于粘丝期时,将其涂在基托组织面上。将义齿戴入患者口里就位,引导患者轻轻咬合在正中位,同时进行边缘功能性整塑。在重衬的自凝树脂初步硬化而尚有一定弹性时,将义齿从患者口内取出,同时应避免义齿扭动变形。将义齿在温水中浸泡 3～5 分钟,至自凝树脂完全硬固,然后磨除多余的树脂,并将边缘磨光。最后,将重衬完成的义齿再戴入患者口内,检查义齿的固位、边缘伸展和咬合关系,进行适当的磨改和调𬌗。

重衬前应了解患者是否为过敏体质,避免引起变态反应。重衬过程中应在自凝树脂尚有一定弹性时及时将义齿取出,而不要等树脂完全硬固后再将义齿取出,避免树脂固化时放热灼伤黏膜,或因自凝树脂进入组织倒凹区而无法将义齿取出。

(二)间接法重衬

间接法重衬是用义齿作为个别托盘,组织面加入终印模材后在口内取得闭口式印模,再将义齿及其上的印模材直接装盒、装胶,用热凝树脂替换义齿基托组织面上的印模材料,达到重衬目的。对于义齿基托边缘过短,需要接托的患者,或对自凝树脂过敏的患者,适合采用间接法重衬。

间接法重衬的操作方法是:先将义齿清洗干净,将组织面均匀磨除约 1 mm。调拌适量的终印模材置于义齿基托组织面,将义齿在口内就位后咬合在正中𬌗位,同时进行边缘功能性整塑。待印模材凝固后从口内取出义齿,去除多余的印模材,将义齿直接装盒。待型盒内石膏硬固后,直接开盒,按常规方法涂分离剂、装胶和热处理。

(三)软衬

软衬材料具有良好的弹性,无刺激性,能与义齿基托牢固结合,将其衬于基托组织面,使基托作用于承托区黏膜的咀嚼压力得以缓冲,可减小支持组织受力避免压痛。适用于牙槽嵴低平或刃状、黏膜薄、支持能力差的患者。常用软衬材料有丙烯酸树脂类和硅橡胶类两种,可采取直接重衬或间接重衬,也可在义齿制作过程中基托装胶时同时加入软衬。软衬材料的缺点是不宜抛光,易老化变硬。目前常用的软衬材料最长可维持 5 年左右的时间。对无牙颌患者进行软衬前必须对其口腔软硬组织情况进行全面评价。如果患者牙槽嵴较丰满,黏膜厚度适中,弹性好,进行一般的常规义齿修复即可取得较好的效果,有学者的研究表明口腔黏膜厚度有 1.5 mm 时没必要进行软衬,因为软衬可致基托位移加大。但如果患者年龄较大或有糖尿病、衰弱性疾病、磨牙症、口干症以及牙槽嵴低平、口腔黏膜很薄缺乏弹性者宜进行软衬处理。若患者牙槽骨倒凹明显而不能承受手术治疗时,使用软衬材料有利于义齿的就位和减轻疼痛。使用软衬材料的意义如下。

1.保护口腔软硬组织健康

Kawano 等的研究表明软衬材料相当于一个缓冲垫,可使支持组织上的压力分布更加均匀,能减轻局部组织的应力,在力的传递过程中能将冲击力减少 28.2%～96.5%,从而起到减压调节器的作用。Sato 和周小陆等采用有限元分析的方法进行研究,发现常规下颌全口义齿的应力主要集中在下前牙区的舌斜面和后牙区的颊舌斜面上,使用软衬材料后应力减小。Kawano 等发现下颌舌骨嵴区应力最大,软衬后应力分布范围无明显改变,但最大应力值明显减小。当患者年龄较大或有全身性疾病而牙槽骨吸收严重、口腔黏膜变薄或弹性下降时采用软衬材料,可利用其弹性缓冲力对黏膜及骨组织的压迫作用,减少疼痛的发生,从而提高患者的满意度;当组织倒凹较大或骨性隆突明显,其表面黏膜薄时采用软衬材料可减少局部受力,减少疼痛的发生,并利于义齿的顺利就位。

2.增进修复体的固位

软衬材料作为义齿下的衬垫,可提高义齿组织面的密合度,封闭修复体边缘,缓冲和吸收过大或不均匀力,伸入组织倒凹区,从而提高修复体的固位能力。

3.提高义齿的咀嚼功能

软衬后全口义齿的咀嚼功能有改善。Kayakawa 等对常规义齿和软衬后义齿进行了咀嚼功能的比较,结果证明软衬材料可使患者的肌肉、关节更协调,从而软衬后咀嚼效率增高,最大咬合力加大,咀嚼频率减低,咀嚼时间缩短,咀嚼肌活动趋于减低。

(四)组织调整剂重衬

如果患者原来有旧义齿需重新修复,要认真检查原义齿并了解其使用情况,若由于旧义齿的不合适对口腔黏膜造成了不利影响,出现黏膜压痛、溃疡、变形变位时,在重新修复前有必要用一种特殊软衬材料——组织调整剂进行组织调整,先恢复其口腔黏膜的健康。帮助受压不均变形的黏膜恢复到原来状态,促进黏膜溃疡的愈合,然后再重新开始新的义齿制作。

六、复制义齿技术

(一)复制义齿的介绍

复制义齿就是通过不同的材料对旧义齿进行复制,将复制出的义齿加入新义齿的制作过程中,使新义齿的全部或部分与旧义齿相似或完全相同的义齿制作技术。利用复制义齿技术制作新义齿,可以更多地参考旧义齿的人工牙排列位置及磨光面形态,缩短患者适应新义齿的时间。临床上常可见到,一些多年戴用全口义齿的患者,当更换新义齿时,因为新义齿与旧义齿有较大区别难以适应,而将新义齿弃之不用的情况。尤其老年人,接受新事物的能力差,这种情况更加突出。利用复制义齿技术制作新义齿,将能很好地解决上述问题。

早在 1953 年,已有学者认识到复制义齿的重要性,其后,不同学者设计了很多复制旧义齿的方法。全口义齿复制技术从制作方法上,可以大致分为灌注式和加压式两种。灌注式是在旧义齿远中接上两蜡道后,利用特定容器通过不同的印模材料,复制出旧义齿的阴模,亦可直接在阴模的远中开窗,取出义齿后,再灌入蜡和/或树脂材料,完成义齿的复制。加压式是在各种密封容器中,通过不同材料复制出旧义齿的阴模,取出旧义齿后,在阴模内加入蜡和/或树脂材料,通过加压的方式制作出义齿。

(二)复制义齿的分类

全口义齿复制技术从复制义齿的制成品上,可以分为全复制技术和部分复制技术。全复制技术复制出的义齿与原义齿完全相同。部分复制技术复制出的新义齿只有部分与原义齿相同。不同学者设计的部分复制技术各有不同,在新义齿加入的新元素主要集中在人工牙咬合面的调整和基托组织面的改变。随着旧义齿戴用时间增加,会出现人工牙牙面磨耗,垂直距离下降;牙槽嵴萎缩,义齿组织面与承托组织不贴合。因此,全复制技术较适用于备用义齿、过渡义齿、外科护板,或当义齿因损坏而修理时,需要复制出一副义齿临时应用等情况;而部分复制技术可保留一定的旧义齿信息,但又可以为义齿加入一些新的元素,因此,较适合用于戴用一定时间后的义齿更换。

(三)改良复制义齿技术的特点

有学者结合目前临床常用材料及方法,用改良复制义齿技术,为需要更换旧义齿的患者制作新义齿,他们的制作步骤的特点如下。

1.用藻酸盐印模材料复制旧义齿

由于使用复制义齿技术的目的主要是制作出一副义齿用于确定颌位关系,让技师可以参考旧义齿的人工牙位置进行排牙,参考磨光面形态进行义齿磨光面的制作,并且能用作暂基托取闭口式印模。因此,义齿复制的精度要求不需要很高。此外,在以往的研究中,用于义齿复制的容器较大,需要的复制介质材料的量也是比一般印模相对多的。考虑以上因素,他们选择了价格较便宜,容易获得的藻酸盐印模材料和常规义齿制作装盒时使用的金属型盒来进行,使本方法更容易推广。

藻酸盐材料凝固后置于空气或水中会影响尺寸的稳定性,一般建议在 15 分钟内灌注,但在100％的湿度下,尺寸变化较小,具有较好的尺寸稳定性。义齿复制步骤中,参照常规装盒的方法,用藻酸盐印模材料将旧义齿埋入型盒,待藻酸盐材料凝固后 5～10 分钟即可开始在人工牙部位灌注红蜡,在基托部位灌注自凝树脂材料,注入自凝树脂材料后便马上关闭型盒,型盒对于内部水分的挥发有一定阻隔作用,到自凝树脂材料完全固化大约需要 20 分钟。因此,使用藻酸盐材料和金属型盒配合,能满足对义齿复制的临床要求。同时,使用红蜡和树脂基托相配合,能充分利用红蜡的易于排牙操作和自凝树脂材料作为暂基托的强度两者配合,使复制出的义齿既有足够的强度又易于操作。

2.利用旧义齿确定颌位关系

戴有旧全口义齿的患者,颌位关系的确定可以参考旧义齿的颌位和人工牙的磨耗程度进行,但是,常规全口义齿制作步骤中,对旧义齿的参考是很有限的。通过复制义齿技术,可以复制出与旧义齿相同的义齿作为工具,直接在旧义齿的𬌗面加上烤软的红蜡、确定新的颌位关系。垂直距离的确定可以根据旧义齿人工牙的磨耗量、息止颌位等进行确定;正中关系也可以直接参考患者旧义齿的正中关系进行确定;对于偏侧咀嚼的患者,可以根据两侧人工牙的磨耗量,习惯性肌力闭合道和息止颌位等进行调整、确定;对于人工牙严重磨耗,下颌代偿性前伸的患者,可在旧义齿人工牙面加上烤软的红蜡片,诱导患者下颌后退,重新确定颌位关系。对于颌位关系确定有困难的患者,可以加用哥特式弓描记法来确定。𬌗平面、中线位置的确定也可以同步进行。同时,亦可以直接与患者交流,更准确地达到患者对义齿的要求。

3.根据旧义齿位置进行人工牙的排列与基托磨光面形成

全口义齿的人工牙位置和磨光面形态是影响义齿固位和稳定的重要因素。换而言之,全口义齿人工牙的位置如果不在中性区范围内,磨光面形态与周围肌肉组织不协调,不只影响义齿的固位与稳定,还会破坏周围肌肉的平衡状态。在患者戴用一副义齿多年后,若没有明显不适,就说明随着旧义齿戴用时间增加,周围的肌肉、神经调控已经适应义齿,根据旧义齿形态形成了口腔内的中性区。通过义齿复制方法,送到技师手上的就会是蜡牙形成的牙列,技师在排牙时,可以直接参照旧人工牙的位置,刮掉一个牙,排列一个新牙。使排列出的人工牙弓形与旧义齿非常接近。对于垂直距离升高较多的患者,要注意将升高的部分平分在上下颌上,以免平面过高或过低。而且义齿磨光面的制作,由于具有复制自旧义齿的自凝树脂暂基托,形态、角度也会自动形成,为技师节省了大量工作。由于有旧义齿的蜡型作参考,减少了人工牙位置、磨光面形态不符合医师或患者要求而重新制作的机会,人工牙的排列与基托磨光面的外形将会更适合患者。

4.采用闭口式印模

印模的制取方法可以分为解剖式印模和功能性印模。解剖式印模能获得口腔黏膜在非功能状态下的形态。功能性印模是在功能压力下取得的印模,能获得口腔黏膜在功能状态下的形态。

解剖式印模法一般是患者在开口状态下由医师操控下获得,容易受医师取印模时手指压力的力度与方向影响;功能性印模一般是在患者闭口状态下取得,能根据患者的咬合力而调整不同区域的压力,使取得的印模可以更接近患者口腔功能下的状态。通过复制义齿技术,可以在临床试牙成功后,采用闭口式印模技术,取得终印模。将终印模直接送技工室装盒,更换基托材料进行热处理。在取闭口式印模前,需要再次确定基托伸展是否合适,对过长的边缘予以调改,过短的边缘用边缘整塑材料加长。选择有高度尺寸稳定性和流动性的加成型硅橡胶材料取闭口式印模,避免了义齿印模材料从门诊送交技工室加工之间出现尺寸改变。由于加成型硅橡胶材料的操作时间较长,使患者有绝对足够的时间进行主动边缘整塑。此外,较高的流动性,避免了在闭口式印模过程中咬合垂直距离不必要的加高,减少患者戴义齿后出现不适的可能。

5.缩短医师椅旁操作时间

义齿的复制步骤可以交由技师或护师进行,对于临床医师来说,要完成的步骤就只有在复制的义齿上,确定新义齿的咬合关系、𬌗平面高度和中线位置,检查复制效果,试牙,取闭口式印模和戴义齿,可以大大减少临床椅旁操作时间。此外,由于有复制出的义齿,颌位关系的确定有更多的参考因素,出现偏差的机会更少,花费的时间也更少。由于有闭口式印模,义齿组织面与基托在功能状态下可以贴合得更好,减少了戴用新义齿出现不适的机会,由于新义齿与旧义齿非常相像,患者适应快,同时减少了复诊调改的次数,也增加了患者对医师和新义齿的信心。减轻了患者在身体上和精神上的负担。

6.复制义齿的适用范围

引入了颌位关系的重新确定、基托边缘的整塑和闭口式印模等,使义齿复制制作方法适用于旧义齿人工牙已有不同程度磨耗、基托边缘过长或过短的旧义齿、不同的牙槽嵴形态、不同吸收级别的牙槽嵴、与旧义齿基托组织面相比已经出现不同程度的吸收、甚至已出现松软牙槽嵴的情况等。但是新义齿是参考旧义齿制作,因此不适用于不能接受旧义齿,甚至对旧义齿有排斥意向的患者。此外,本方法使用了闭口式印模,而且使用了凝固时间较长的加成型硅橡胶印模材料,因此,不适用于不能保持稳定咬合状态完成闭口式印模的患者,如帕金森病、面肌痉挛等。

(杨 飞)

第二节 全口义齿的固定、稳定及支持

一、固位、稳定和支持的定义及相互关系

固位是指义齿承托区和周边组织抵抗义齿从这些组织区域脱位的能力,是指义齿抵抗垂直向脱位的能力,即抵抗重力、黏性食物和开闭口运动时使义齿脱落的作用力——脱位力而不脱位。稳定是指义齿能够抵抗以一定角度加在义齿上的力(非垂直向力),即能抵抗水平和转动作用力,避免翘动、旋转和水平移动,从而使义齿在功能性和非功能性运动中保持其与无牙颌支持组织之间的位置关系稳固不变。固位、稳定和支持是全口义齿的3个基本要素。支持是指义齿承托组织抵抗义齿向组织方向移位的能力,也就是说当受力后,承托组织(牙槽嵴和黏膜)有足够的支持力,防止义齿下沉。支持是固位和稳定的先决条件,有了良好的牙槽嵴和黏膜条件,就有

可能实现义齿的固位和稳定。固位又是稳定的前提,没有固位,稳定无从谈起。这3个要素既有区别又有联系,虽然说支持反映了患者的自身条件,但是经过医师的努力,提高义齿的固位和稳定,也能部分弥补支持的不足。对于任何条件不同的个体,只有充分利用其支持条件,将全口义齿的固位和稳定实现最大化,才是高质量的全口义齿。

二、影响全口义齿固位的有关因素

全口义齿的固位力取决于义齿基托与黏膜的密合程度与吸附面积、唾液的质量、边缘封闭等因素。

(一)颌骨的解剖形态

颌骨的解剖形态是指无牙颌颌弓的长度和宽度,牙槽嵴的高度与宽度,腭穹隆的形态,唇、颊、舌系带和周围软组织附着的位置等。这些因素均直接影响全口义齿基托的伸展,影响基托与黏膜吸附面积的大小,从而影响义齿固位力的大小。如果患者的颌弓宽大,牙槽嵴高而宽,系带附着位置距离牙槽嵴顶远,腭穹隆高拱,义齿基托面积大,固位作用好。反之,如果颌弓窄小,牙槽嵴低平或窄,系带附着位置距离牙槽嵴顶近,腭穹隆平坦,则义齿基托面积小,不易获得足够的固位力。

(二)义齿承托区黏膜的性质

义齿基托覆盖下的口腔黏膜应厚度适宜,有一定的弹性和韧性。如果黏膜过于肥厚松软,移动度较大,或黏膜过薄没有弹性,则不利于基托与黏膜的贴合,影响义齿的固位。

(三)唾液的质量

唾液的质量影响吸附力、界面作用力和义齿基托的边缘封闭。唾液应有一定的黏稠度和分泌量,才能使义齿产生足够的固位力。唾液过于稀薄会降低吸附力和界面作用力。口腔干燥症患者,或因颌面部放疗破坏了唾液腺分泌功能的患者,唾液分泌量过少,不能在基托与黏膜之间形成唾液膜,则不能产生足够的吸附力和界面作用力。而唾液分泌过多,使下颌义齿浸泡在唾液中,不能发挥界面作用力,也会影响义齿的固位。

(四)义齿基托的边缘

在不妨碍周围组织功能活动的前提下,全口义齿基托的边缘应充分伸展,并有适宜的厚度和形态。这样既可以尽量扩大基托的面积,又可以与周围软组织保持紧密接触,形成良好的边缘封闭作用。基托边缘伸展不足会减小基托的吸附面积,未伸展至移行黏膜皱襞或边缘过薄的基托边缘则不能形成良好的边缘封闭。但基托的过度伸展会妨碍周围组织的功能活动,对义齿产生脱位力,会破坏义齿的固位,并造成周围软组织的损伤。上颌义齿基托后缘无软组织包裹,为达到边缘封闭,义齿基托应伸展至软硬腭交界处的软腭上,并在基托边缘组织面形成后堤,利用此处黏膜的弹性,使基托边缘向黏膜加压,达到紧密接触。

三、影响全口义齿稳定的有关因素

义齿的固位和稳定相互影响,良好的固位有助于义齿在功能状态时的稳定,但只有良好的固位并不能保证义齿在功能状态下能够完全保持稳定。义齿在功能状态下的稳定还取决于义齿受到的水平向和侧向作用力的大小,以及义齿支持组织抵抗侧向力的能力。义齿的设计和制作应尽量避免产生侧向力,尤其是对于义齿支持组织抵抗侧向力的能力较差的患者。

(一)颌骨的解剖形态

颌骨的解剖形态不仅影响固位力的大小,而且也决定其抵抗义齿受到的侧向力的能力。颌弓宽大,牙槽嵴高而宽,腭穹隆高拱者,义齿较容易稳定。而颌弓窄小,牙槽嵴低平,腭穹隆平坦者,义齿的稳定性差。

(二)上下颌弓的位置关系

上下颌弓的位置关系异常者,包括上下颌弓前部关系不协调(如上或下颌前突,上或下颌后缩),上下颌弓后部宽度不协调,其义齿均不易达到稳定。

(三)承托区黏膜的厚度

承托区黏膜过厚松软,移动度大,也会导致义齿不稳定。承托区黏膜厚度不均匀,骨性隆突部位黏膜薄,义齿基托组织面在相应部位应做缓冲处理,否则义齿基托会以此处为支点而发生翘动。

(四)人工牙的排列位置与咬合关系

人工牙排列的位置以及基托磨光面形态应处于唇、颊肌向内的作用力与舌肌向外的作用力大体相当的部位,此时唇颊肌和舌肌作用于义齿人工牙及基托的水平向作用力可相互抵消(图 13-3),此位置称为中性区。如果人工牙的排列位置偏离中性区,过于偏向唇颊或舌侧,唇、颊、舌肌的力量不平衡,就会破坏义齿的稳定。

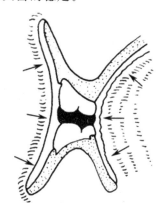

图 13-3　人工牙及磨光面与颊舌的正确关系

人工牙的排列位置还应尽量靠近牙槽嵴顶。无论是水平向还是垂直向偏离牙槽嵴顶过多,会使义齿在受到咬合力时以牙槽嵴顶为支点产生翘动。人工牙的𬌗平面应平行于牙槽嵴,且应平分上下颌间距离。人工牙高度和倾斜方向应按照一定的规律排列,使牙尖形成适宜的补偿曲线和横𬌗曲线,正中咬合时上下牙具有适宜的覆𬌗、覆盖关系和均匀广泛的接触,前伸和侧方运动时达到平衡咬合,或者采用特殊面形态的人工牙,尽量避免咬合接触对义齿产生侧向作用力和导致义齿翘动。

(五)颌位关系

天然牙列者,上下颌咬合在正中时位置关系恒定、可重复。无牙颌患者采用全口义齿修复时,首先应确定上下无牙颌的位置关系,使义齿的咬合关系建立在稳定、可重复的正确位置上。如果颌位关系确定错误,义齿戴入患者口内后就不能形成稳定的、尖窝交错的均匀接触关系和咬合平衡,而出现咬合偏斜、早接触和干扰,使义齿在行使功能时无法保持稳定。

(六)义齿基托磨光面的形态

义齿基托的磨光面形态应形成一定的凹斜面,义齿唇、颊、舌侧肌肉和软组织的作用能对义齿形成挟持力,使义齿基托贴合在牙槽嵴上保持稳定。如果磨光面为突面,则唇颊舌肌的作用会对义齿产生脱位力。

四、牙槽嵴吸收程度对修复效果的影响

牙槽嵴吸收程度分级:Atwood(1971年)根据无牙颌牙槽嵴的形态,将牙槽嵴吸收程度分为4级。

(1)一级:牙槽嵴吸收较少,有一定的高度和宽度,形态丰满者。

(2)二级:高度降低,尤其是宽度明显变窄,呈刀刃状的牙槽嵴。

(3)三级:高度明显降低,牙槽嵴大部分吸收而低平者。

(4)四级:牙槽嵴吸收达基骨,牙槽嵴后部形成凹陷者。

显然,牙槽嵴级别越高,修复效果会越好。一般年轻患者,或成为无牙颌时间不长的患者,多数为一级牙槽嵴。一级牙槽嵴可用常规修复方法修复,容易获得较好效果。而随着戴义齿时间延长,或全身健康状况差者,牙槽嵴条件将成为二级,甚至三级、四级,需要采用不同的特殊方法,使其义齿能恢复一定的功能。牙槽嵴的级别反映的是患者的支持因素,也间接影响义齿的固位和稳定。

(刘金栋)

第三节　即刻全口义齿修复

即刻全口义齿是在口内余留天然牙拔除前制作,在拔牙后即刻戴入的全口义齿。即刻全口义齿可以作为过渡性修复(暂时义齿),只在拔牙创愈合期间内短期使用,以后再重新修复;也可以在拔牙创愈合后,经过重衬处理,较长一段时间使用。

一、即刻全口义齿的优点

(1)最主要的优点是可以避免因缺牙而影响患者的面部形态美观、发音和咀嚼功能,不妨碍患者的社交活动和工作。即刻全口义齿尤其适用于演员、教师、公众人物及其他对自身形象要求较高的患者。随着社会的文明进步,要更多地考虑到患者失牙的痛苦,尽可能采用即刻义齿进行过渡修复。

(2)拔牙后立即戴入义齿,可起到压迫止血,有利于血凝块形成,保护伤口免受刺激和感染,减少拔牙后疼痛,促进拔牙创愈合等作用。

(3)利用患者余留天然牙的正中咬合关系,易于取得即刻全口义齿的正确的颌位关系。

(4)即刻义齿在拔牙后支持面部软组织,保持原有的咬合垂直距离、肌肉张力和颞下颌关节状态不变,患者易于适应义齿的使用。

(5)采用即刻义齿修复可参照患者余留牙的形态、大小和颜色选择相近似的人工牙,并可参照天然牙排列的位置和牙弓形态来排列人工牙,使义齿修复后尽可能恢复患者缺牙前的外观。

二、即刻全口义齿的缺点

(1)由于余留天然牙的存在,印模的准确性较差。此外,由于需在石膏模型上刮除余留牙,以及拔牙后牙槽嵴形态变化,使得义齿基托密合性较差。

(2)由于不能进行义齿蜡型试戴,即刻义齿戴入前患者不能准确了解修复后的外观情况。

(3)与常规全口义齿修复相比,即刻全口义齿修复技术较复杂,患者复诊次数和费用增加。

(4)由于在拔牙初期,牙槽嵴变化很大,有可能在等待伤口愈合过程中,需要多次重衬,以满足义齿行使功能的需要。

三、即刻全口义齿的禁忌证

(1)全身健康状况差,不能耐受一次拔除多个牙和长时间治疗的患者。

(2)拔牙禁忌证的患者,如患有牙槽脓肿、牙周脓肿等;口腔内存在其他感染、溃疡、肿物等病变的患者。

(3)对即刻全口义齿修复的治疗过程、费用,以及戴义齿后可能出现的不适等问题不能接受的患者。

四、即刻全口义齿修复治疗步骤

(一)检查与治疗计划

即刻义齿修复前应了解患者全身健康状况、口内牙齿缺失和余留牙状况。如余留牙松动度、牙周袋深度、牙槽骨吸收程度,有无牙槽脓肿和牙周脓肿,余留牙咬合关系,有无咬合干扰和正中偏斜,缺牙区牙槽嵴形态,黏膜状况等。应先治疗严重的感染病灶,去除牙石,调去除咬合干扰。干扰严重的倾斜、移位后牙,常导致正中偏斜,影响颌位关系确定,可考虑先行拔除,待拔牙创初步愈合(3~6周)后,再开始即刻义齿修复。原有可摘局部义齿的患者,如果义齿尚有一定的固位稳定性,可在拔牙前取印模,在旧义齿上加牙及延长基托,做成即刻全口义齿,拔牙后,立刻戴入。

(二)制取印模

由于天然牙的存在,使即刻全口义齿印模的边缘整塑和印模准确性受到一定程度的影响。即刻全口义齿的印模技术有以下3种方式。

1.成品托盘印模

采用成品有牙列托盘,在游离端缺隙处加印模膏取初印模,以此作为个别托盘,再加藻酸盐印模材取得终印模。此法简单,但印模的准确性差。

2.个别托盘印模

先用成品有牙列托盘加藻酸盐印模材取初印模,灌制石膏模型后,用自凝树脂制作覆盖余留牙和缺隙牙槽嵴的个别托盘(见可摘局部义齿个别托盘制作),经过边缘整塑后,用硅橡胶、藻酸盐等终印模材取终印模。

3.联合印模

先用成品有牙列托盘加藻酸盐印模材取初印模,灌制石膏模型后,用自凝树脂制作覆盖缺隙牙槽嵴(包括上腭)的个别托盘,或只空出余留牙的个别托盘。经过边缘整塑,在个别托盘上加终印模材取得牙槽嵴处功能性印模,保持个别托盘在牙槽嵴原位不动,再用成品有牙列托盘加印模材取得包括牙槽嵴和余留牙的完整印模。

(三)颌位关系记录

首先在工作模型上制作暂基托,并在缺牙区基托上放置适当高度的蜡堤,根据余留牙排列位置确定平面和唇侧丰满度。如果患者口内余留牙能够维持正常的咬合垂直距离和正中关系,可将蜡堤烫软后让患者咬合在正中𬌗位,以记录上下颌颌位关系。如果患者口内的余留牙不能维持正常的垂直距离和正中关系,需利用上下堤恢复正确的垂直距离,并确定正中关系位。在记录颌位关系时必须明确上下颌余留牙之间无𬌗干扰和正中偏斜,如果余留后牙𬌗存在干扰,应在取印模前先调或将有𬌗干扰的余留牙先行拔除,以确保记录正确的颌位关系。对于上前牙缺失或排列位置异常的患者,还应在𬌗堤唇面记录中线、口角线和唇高线。

(四)模型修整与排牙

即刻全口义齿修复的特殊之处是在拔牙前取印模和灌制石膏模型,因此在义齿制作前需要对工作模型进行修整,即将需要拔除的余留牙刮除,并修整牙槽嵴形态。模型修整时,首先将石膏牙在平齐两侧牙龈乳头处削除,然后修整其唇颊侧和舌腭侧斜面,形成圆钝的牙槽嵴形态。上颌牙拔除后拔牙窝唇颊侧组织塌陷相对较多,舌腭侧组织很少塌陷。下颌与此相反,拔牙窝舌侧组织塌陷较多。因此上颌牙的唇颊侧和下颌牙的舌侧应适当多刮除一些石膏。一般情况下,牙龈健康的上颌余留牙唇颊侧可刮除 $2\sim3$ mm,舌腭侧不超过 2 mm。牙槽骨吸收较多有牙周袋者,应将牙周袋袋底的位置(牙周袋深度)画在模型石膏牙的唇颊侧,牙槽嵴修整磨除至画线处。

石膏牙削除和牙槽嵴修整可一次全部完成,然后开始排列人工牙。如果需要复制余留牙(特别是余留前牙)的形态和排列位置时,可逐个牙分别进行。先选择或调改好与余留牙大小、形态相同的人工牙,在削除一个石膏牙并进行局部牙槽嵴修整后,将人工牙排列在相同的位置上。人工牙的排列应遵循全口义齿的排牙原则,达到平衡。

(五)完成义齿

根据全口义齿蜡型制作要求完成义齿基托蜡型,经过装盒、装胶、热处理、打磨、抛光等步骤,完成义齿制作。最终完成的义齿在戴入患者口内前应浸泡在消毒溶液内备用。

(六)拔牙与义齿即刻戴入

即刻义齿制作完成后,可进行外科手术拔除余留牙,并同时进行牙槽嵴修整术,去除牙槽嵴上的骨突和明显的组织倒凹。外科手术完成后,将即刻义齿从消毒液中取出,冲洗干净,以免义齿黏附的消毒液刺激伤口,然后将义齿戴入患者口内就位。如果戴入时有压痛或不能就位,可检查并磨改基托进入组织倒凹部位,使义齿能够顺利就位,然后进行初步调。

(七)术后护理

(1)患者在术后 24 小时内不宜漱口和摘下义齿,否则不利于止血和拔牙窝内血凝块的形成。由于术后组织水肿,义齿摘下后重新戴入比较困难,还会刺激伤口引起疼痛。患者在术后 24 小时内应进流质或软食,避免吃较硬、过热的食物。

(2)术后 24 小时后复诊,摘下义齿,了解和检查患者戴用义齿情况,缓冲义齿压痛区,调𬌗。

(3)术后 1 周内,或在肿胀消退前,夜间戴用即刻义齿,以免因伤口夜间肿胀,导致次日早晨义齿就位困难。但患者应在饭后摘下义齿清洗并漱口,以保证拔牙创伤口的清洁。清洗后应马上重新将义齿戴入。术后 1 周拆除缝线后,患者可开始在夜间不戴用义齿。

（八）复诊与基托重衬处理

　　患者戴即刻义齿后应定期复诊检查,如果出现疼痛或其他不适,应及时复诊处理。随着拔牙创愈合,牙槽嵴骨组织改建和吸收,即刻全口义齿戴用一段时间后,基托组织面可能与牙槽嵴黏膜不密合,影响固位和支持。即刻全口义齿一般需要在初戴后 3 个月至半年内进行基托组织面重衬处理。即刻义齿经过重衬处理后,可以较长期地使用。也可以在牙槽嵴骨组织形态基本稳定后,重新制作全口义齿。

（刘金栋）

第十四章

口 腔 种 植

第一节　种植义齿的印模与模型

　　一般而言,埋植型两段式种植体植入 3～6 个月后,再行黏膜开孔术,暴露种植体顶部,去除愈合螺帽,连接长度适合的穿龈种植基桩完成二期手术;而对于非埋植型两段式种植体则只需去除愈合螺帽,连接上部种植基桩,观察种植体周软组织状况良好时,便可以进行印模制取操作。但在取模前还应仔细清洁基桩周围的食屑等异物。

　　无论是全颌种植义齿或是局部种植义齿,获得准确的印模与模型的过程,实际上是将种植基桩的位置、形态、方向从口内准确转移到模型上的过程,因此是义齿制作的关键步骤。

一、制取印模

　　种植义齿对印模的要求,除要具备清晰的牙颌解剖形态,印模边缘要与唇、颊、舌功能运动相适应外,还必须准确记录口内基桩的位置、形态、方向等情况,通常采用二次印模法。

　　(一)局部种植义齿的印模制取

　　印模应包括全部基牙、桥体及全部余牙,并且要求边缘伸展适度,具体方法如下。

　　1.初印模

　　用普通有孔托盘盛装藻酸盐印模材料为患者制取初印模。

　　2.终印模

　　在用初印模灌制的初模型上用自凝塑胶制作全牙列的个别托盘,托盘的𬌗方与种植基牙相对应的部位开窗,以便拆卸基桩。不同的种植体系都同时有配套的取模桩、基桩转移杆及基桩代型等辅助部件,用于转移种植基桩的位置关系。取模桩除可模拟基桩外,还有倒凹较大,长度较长的特点,便于与印模材料相嵌合。

　　取模前,将专用取模桩戴入种植体上;个别托盘底部开窗处盖上一层蜡片,蜡片正好覆盖取模桩上端的固位螺丝,然后盛装硅橡胶类印模材料或采用注射法制取终印模。待印模材料凝固后,卸下固定螺丝,取出带有取模桩的终印模。

　　(二)全颌种植义齿的印模制取

　　全颌种植义齿修复时,植入的种植体数目较多,相对位置关系复杂,因此需要采取特殊的方法确保能准确再现口内种植基桩的实际情况。

1.初印模

用普通有孔托盘盛藻酸盐印模材料制取初印模,印模应完整,边缘伸展适度。

2.终印模

(1)个别托盘的制作:将取模桩连在初模型内的基桩代型上,用引导针固定确保取模桩的位置准确及稳固性。用蜡封盖住基桩代型与取模桩界面,并延至取模桩方状部分的下缘形成蜡罩;此时用自凝塑胶将所有基桩代型连成一体,树脂凝固后去除蜡罩层,并将塑胶块修整成高、宽各约 5 mm 的箱状。

将一层基托蜡铺放于取模桩及树脂块及鞍基区作为缓冲,然后用自凝塑胶制作个别托盘,托盘𬌗方为开放式,不覆盖种植体基桩。托盘应包括全部基桩及牙槽嵴,向后盖过下颌磨牙后垫或上颌结节。

(2)取终印模前的准备:去除缓冲用的蜡片,将基桩从左至右编号并标记在树脂块上以确定基桩位置。然后用带金刚砂车盘的直机,在种植基桩之间垂直向断开树脂块,使得每个取模桩固定于一个独立的树脂块中。这样的操作虽较繁杂,但可有效地防止因树脂收缩所引起的变形。此时可将取模桩从初模型上取下浸泡于消毒液中,以备取终印模。

(3)终印模的制取:在二期手术后 10 天后可开始进行,将取模桩按树脂块唇侧所标的数字依次准确安装在口内相应的种植基桩上,用引导针固定,并保证树脂块彼此之间不接触。用少量自凝塑胶将各树脂块重新连成一体。个别托盘开放的底部,用蜡片封盖以便装入印模材料。先用注射器将低稠度印模材(硅橡胶类)注入取模桩所带的树脂块下方区域,以取得种植体周缘区的精确形态;将盛有同种印模材料的个别托盘戴入并稍加压,引导针顶端可穿通蜡片层。印模材料凝固后,去除蜡片,拧松引导针,即可将取模桩连同终印模从口内取出。

二、灌制模型

(一)初模型

由初印模灌制而成的模型称为初模型,其主要用途是制作个别托盘。局部种植义齿初模型的获得可直接用普通石膏灌制。而全颌种植义齿的初模型则较复杂。将基桩代型置于初印模内相应的位置处;为了适当降低初模型的石膏强度,便于基桩代型取出,可以在普通石膏内加入 $NaCl$、K_2SO_4 等促凝剂或适当加大石膏调拌的水粉比,来灌制初模型。石膏硬固后,初模型内就固定有种植基桩代型了。

(二)工作模型

工作模型由终印模灌注而成,是直接用于种植修复体制作的模型。工作模型必须准确、清晰,能反映口内解剖形态,特别是种植基桩的方向、位置关系,并有足够的硬度和强度。

无论是局部种植义齿或全颌种植义齿,灌制模型前,先将基桩代型放入终印模内,用固位螺丝将基桩代型与取模桩相连稳固,用人造石或超硬石膏在振荡器上灌制模型,使基桩代型的底端埋入模型基部内。待模型硬固后,松解取模桩的固定螺丝,即可取出个别托盘及带有取模桩的终印模,便获得带有种植基桩代型的工作模型。

对于口内基桩位置关系较复杂的病例,特别是全口种植义齿,需要检查工作模型的精确性。方法与取终印模的准备工作类似。在工作模型内的基桩代型上连接中央螺栓,用蜡罩层封住相应区域后,以自凝塑胶将所有中央螺栓连成一体,再逐个分断开。取下固位螺丝,便可检查基桩代型上中央螺栓的适合性,即所谓被动适合性,在无螺丝固位力施加时,二者亦应准确吻合,取下时又可感到一定摩擦力的状态。接着将中央螺栓复合体放入口内种植基桩上,无固定螺丝固位时,亦可精确就位;当旋转螺栓复合体出现任何动度时,说明工作模型不够准确,必须重取终印模,直至医师充分相信工作模型及基桩代型的排列情况与口内完全一致。

综上所述,种植义齿的印模与模型在制取过程中,为保证不改变基桩的位置,可以采取的措施:①种植基桩代型的龈上部分形态应该与口内基桩完全一致,并同取模桩高度吻合;②基桩代型的龈下部分应有倒凹,以便固定于工作模型内;③固定螺丝在口内固定基桩与取模桩时采用紧固度,应与其在口外固定基桩代型与取模桩时相同,坚固过程不应该导致任何取模桩或基桩代型的偏移;④选用的硅橡胶印模材料应该有足够的强度,不会因为脱出印模,松动或紧固固定螺丝时引起取模桩位置的轻微变化;⑤个别托盘底部开窗处应稍高于取模桩顶端,避免取模时托盘压力造成取模桩的轻微移动。

(张　玉)

第二节　种植义齿的金属支架制作

种植义齿的金属支架直接与种植基桩相连,二者间的连接方式类型多样,决定着整个种植义齿的固位形式。而具体采取何种连接方式则需针对病例的个别情况来合理设计。因此本节将按义齿设计的几种主要类型,来分别介绍其金属支架制作方法的特点。

一、局部种植义齿的金属支架

(一)黏结固位设计

黏结式固位是一种基桩外固位设计,与常规固定义齿的固位方式相似,因此其金属桥架的设计制作方法也大体相同。

种植基牙上的固位体采用的是全冠。金属桥架由固位体、桥体和连接体构成。采用常规的熔模铸造法制作桥架,并在工作模型上试戴,检查支架固位及适合性情况,以及共同就位道,应预留够 1.5～2.0 mm 的瓷层空间;必要时在口内试戴支架。

当种植基桩间未能平行,采用调磨的方法仍难以取得共同就位道时,应该采用双重套筒冠设计。一般种植基桩的体积都比天然基牙要小,有足够空间构造双层冠。内层冠的制作可改变种植基桩的外形、轴向,以获得顺利的共同就位道,并符合烤瓷修复的要求;外层冠是作为固位体,与内层冠之间采用粘固式连接,因此内层冠顶端应有粘固剂溢出道,保证粘接时不对外冠造成就位阻力或阻碍;内层冠轴面亦可设计榫槽,阻止固位体(外层冠)旋转,增强固位。

为了兼顾种植体颈部周围龈组织的健康与美观,桥架的固位体唇颊侧应达龈边缘,而舌腭侧应暴露种植体颈部,以便于清洁。

(二)螺丝固定型设计

螺丝固定型种植义齿是一种较特殊的固定义齿,其显著特点是可由医师拆卸或安装,便于定期对种植体组织进行检查和维护。

该类义齿种植基桩上留有固位螺孔,相应金属支架的固位体上也设计有固位孔,当支架被动就位于种植基桩上后,用固位螺丝固定。为了不过分影响到义齿殆面的形态及功能,前牙支架上固位孔的位置应该留在舌侧,后牙固位体上固位孔的位置则应位于殆面中央义齿中心的功能尖窝处。桥架顶端同样应留够1.5～2.0 mm的瓷附着层空间。

螺丝固定型的义齿要求多个基桩相互平行,才能保证支架顺利获得共同就位道,制作的难度相当高。为了提高金属支架的被动就位精度,可以采取以下方法。

(1)使用带固位孔的蜡桩帽,使其被动就位于基桩上,完成固位体的蜡型后,用蜡将固位体、桥体的蜡型连接形成支架的蜡型,标记固位孔的位置,通过铸造的方法获得整体金属支架。

(2)可直接用桩帽作固位体,当其被动就位后,用蜡连接桥体和固位桩帽形成桥架的熔模,通过熔铸的方法使固位桩帽与桥体熔嵌为一体。

(3)分别完成固位体及桥体的铸造后,使固位体被动就位后,与桥体焊接也是支架制作的一种方法。

(三)可拆卸式与半固定式联合设计

种植基牙与天然基牙联合支持式固定义齿多采用此类设计。关于此类义齿生物力学方面的问题长期存在争议,天然牙周与种植体周组织的显著差异,以及承受冲击载荷能力上的差别,要求设计制作支架时应特别考虑到对天然牙及种植体的远期效果的影响。

较常用的设计制作方式是种植基牙(远中基牙)上采用螺丝固定型,而近中天然基牙的远中面上采用冠外附着体固位或栓体设计,在天然基牙上制作全冠或嵌体后设计有栓体,最好能使用成品精密附着体保证精度。这样分段制作义齿支架,既便于临床检查时拆除义齿上部结构,同时又在种植基牙与天然基牙之间添插了"应力中断"元件,保证二者的健康。

在不易获得种植基牙与天然基牙的共同就位道时,可以采用双重套筒冠的设计。

二、全颌种植义齿的金属支架

全颌种植义齿按其金属支架与种植基桩的连接方式可分为螺丝固定型全颌种植义齿、基桩粘固型全颌种植义齿以及全颌覆盖种植义齿。各种类型义齿的支架制作方法有其各自的特点;但在支架制作开始前,准确记录并转移颌间关系,试排人工牙确定将来金属支架适当的空间位置,对于任何类型的全颌种植义齿支架制作都是十分必需的。因此这里亦将先介绍颌间关系的转移,然后再按不同义齿类型,分别介绍其支架的制作方法。

(一)颌间关系的转移记录及试排牙

1.基托的制作

可在工作模型上选择两枚最末端(远中)基桩代型以及前牙区中央的一枚基桩代型,分别在每个基桩代型上用固位螺丝固定1个桥接圈;用蜡封盖桥接圈与基桩代型的界面及其他在桩代型的顶面,用自凝塑胶制作基托。在保证一定强度的前提下,基托应尽可能薄些,以免影响排牙。另外也可先制作自凝塑胶基托,再在上述3个基桩代型相对应的位置处钻孔,使基桩可以穿出基托,并能用固位螺丝将基托与基桩代型连成一体。基托不应覆盖唇颊侧区以便于检查。

2.口内试戴基托

从工作模型上取下塑胶基托放入口内试戴,紧固固位螺丝后,检查基托与基桩界面的适合性。

3.调整殆堤

基托在口内试戴合适后,放回工作模型上,制作蜡殆堤,蜡殆堤在固位螺丝处应留有空间,以备拆卸。𬌗堤应调整至在正确的颌间垂直距离时,双侧双尖牙区有咬合为止,而其他区域应去除部分蜡,保证有约 2 mm 的间隙。

4.颌间关系转移

按照常规全口义齿制作转移颌位关系的方法进行,对于颌间关系难于用咬蜡𬌗堤法准确记录者,可借助哥特弓或颌位仪来确定。然后借助面弓将颌位关系转移至𬌗架上,固定工作模型于可调试𬌗架上。

5.试排牙

在𬌗堤上按常规全口义齿的排牙原则试排人工牙,然后用石膏制取义齿唇(颊)侧的形态记录。用沸水冲掉蜡后,用唇侧记录放回工作模型检查其吻合程度。此时存留于人工牙舌侧的空间即是确定金属支架的空间位置。排牙时要求后牙尽量排列在种植基桩上,前牙则应尽量排列得靠近种植基桩唇侧。所排列牙列的形态应与牙弓形状、颌骨形态及种植体的排列曲度基本一致。如果估计牙列形态难与颌弓形状一致时,应按种植义齿的排牙原则来排牙。为了减少侧向力,最好使用无尖牙,并通过少排第二磨牙(减短牙列长度),达到减小咬合力、缩短支架远中悬臂长度的目的。

(二)金属支架的制作

1.基桩粘固型全颌种植义齿的金属支架

此类种植义齿的支架由全冠固位体、桥体及连接体组成。制作方法与基桩粘固型局部种植义齿支架制作及常规固定义齿支架的制作均较相似。具体如下。

(1)在工作模型上按照设计要求,用铸造蜡或自凝塑胶在基桩代型上制作金属底层冠以及连接体、桥体的支架蜡型,蜡型的唇颊侧及𬌗方应设计有供天然牙附着的固位装置,如微球或小固位环等。

(2)制作过程中随时用排牙的唇颊侧形态记录模来检查支架各处的位置关系,保证留出人工牙所需的至少 2 mm 的足够空间;间隙不够者,必须通过适当修改蜡型或调整支架位置使之符合要求。

2.螺丝固定型全口种植义齿的金属支架

此类种植义齿支架蜡型的制作方法是:在工作模型上,将金属成品桥接圈放置在所有种植基桩代型上,用固位螺丝紧固;然后使用铸造蜡或自凝塑胶将各桥接圈连接形成支架;而蜡型在最末端种植基桩代型后继续向远中牙槽嵴延伸约 15 mm,即形成支架悬臂的蜡型,悬臂的适宜长度应结合患者具体的颌弓形态及相关因素确定。

与螺丝固定型的局部种植义齿类似,此种全颌种植义齿对支架被动适合精度的要求较高,制作难度较大,因此在支架蜡型制作时还应注意以下几个问题。

(1)蜡型的总体设计应简单化,便于制作。如不采用桥接圈,而直接用铸造蜡制作整个支架蜡型的方法是允许的,但这种方法制作支架难度较大,对铸造条件及精度要求很高。

(2)蜡型应保证金属支架有足够的强度,特别鉴于是支架与末端种植基桩连接处应力集中明显,应在此薄弱环节适当加厚,防止金属支架长时间受力后疲劳折断。

(3)蜡型制作的整个过程中应随时用排牙后制取的唇颊形态记录模来检查蜡型空间位置是否正确,是否为人工牙及塑料基托留有足够空间,可及时对蜡型做必要的调改。

(4)所选用的支架铸造合金应满足口腔生物力学要求,并可与作为铸型的桥接圈金属熔铸为一体。

(5)蜡型的铸造应采取有效的抗铸造变形措施,保证铸造后的精密度,以使支架铸件能在基桩上顺利就位,避免个别种植基牙上出现应力集中。

完成后的支架蜡型按常规方法包埋、铸造,打磨抛光后的支架分别在模型上及口内试戴,检查就位情况及适合性,这对于前述的基桩粘固型全颌种植义齿金属支架也同样很重要。出现"不适合"现象时,应分析原因,由"早接触点"引起者,可垫咬合纸反复检查、调磨基桩与支架间的早接触点,直至支架能够顺利就位;若是由于铸造过程引起支架变形所致,则需将支架切割分段,待每段支架均能"被动就位"时,用自凝塑胶暂时连接固定各段支架;从口内取出后放回工作模型,用耐火材料固定包埋其他部分,将支架断口处焊接成为一整体。另外对于螺丝固定型种植义齿还应检查螺钉拧紧后的情况,拧紧的顺序比较特别,不能依次逐个进行,因为这样会在最后一个拧紧的螺丝与基桩部位形成应力集中,以六枚种植体植入的情况为例,合理的紧固顺序为:右2,左2,左3,右1,左1及右3。

金属支架的舌腭侧无塑胶基托覆盖处,要具备合适的突度,并高度抛光,防止造成牙龈创伤、食物嵌塞和菌斑附着等牙周隐患。支架龈方离开黏膜 2 mm,也应高度抛光。

3.全颌覆盖种植义齿的金属支架

此类种植义齿的上部结构是直接覆盖于种植基桩、附着体及基托下牙槽嵴黏膜组织上的,是利用种植体和基托下组织共同支持的。患者可以自行取下戴上部义齿。而上部义齿支架与基桩间的固位连接方式有杆卡附着式、双层冠附着式、球类附着式(纽扣式)、磁性附着式等多种类型,并且每种固位方式都有其特定适应范围及特色,尤以杆卡附着式应用最普遍,其制作方法介绍于下。

(1)杆卡附着式:连接杆的制作可以在工作模型上,使金属顶盖被动就位,然后用铸造蜡制作连接杆蜡型与金属顶盖相连,杆蜡型的形态、长度及位置均应结合牙槽嵴的形态、种植基牙的位置等来决定。遵循杆与牙槽嵴空间关系的设计原则,将杆蜡型放置与下颌铰链轴平行(水平关系),并尽量位于牙槽嵴顶上方(矢状关系),且保证杆与牙槽嵴顶间距离应至少有 2 mm(垂直关系),以保证连接杆的清洁和能够顺利排列人工牙。

而成熟的种植系统往往有配套的不同型号的成品杆卡附着体可供选用,根据患者口内种植基桩的位置及彼此间相对距离关系,选择合适长度、类型的成品杆,需要时亦可根据具体情况将成品杆截短至理想的长度,然后在工作模上借助杆定位器,确定好杆与基桩及牙槽嵴间的空间位置关系后,将之与金属顶盖焊接在一起,另外也有用特制螺丝来紧固的。采用成品杆不仅是简化了技工制作过程,更重要的是一般口腔技工室的铸造水平远达不到精密机加工成品的质量,因此成品杆的使用受到推崇。

将杆附着体粘接固定于口内种植基桩上后,金属杆上方用软蜡填塞空隙、消除倒凹,用二次印模法制取带杆附着体的全颌印模,最后灌制成能准确反映口内杆形态、位置等情况的人造石工作模型,以在其上继续制作杆附着体阴性部件以及上部义齿。

杆附着体的阴性固位体制作有两种方法。

间接法:选用预成品杆附着体的阴性固位体,如曲槽型套筒、杆卡型片等,这样根据义齿支持形式的设计来选择刚性或弹性连接的与杆配套的固位体。

直接法:在工作模型上直接用蜡制作阴性固位体的蜡型,制作时应注意阴性固位体与杆阳性部分的均匀接触,并在蜡型的基托面设计一定的固位型,以利与基托组织面材料的结合。蜡型制作完成后按常规包埋、铸造、打磨程序完成阴性固位体制作。

(2)其他附着形式。①双层冠附着体:其结构有两种,一种是在种植基桩上制作双层金属帽状冠,内层冠粘固在基桩上,外层冠固定于义齿基托组织面内;另一种是将种植基桩直接设计成锥形帽冠状,从而与附着于义齿基托相应处组织面内套筒冠形成双层冠结构。制作方法同常规金属底层冠制作,但必须注意的原则是:要求内层冠与基桩具有良好适合性,冠边缘离开龈缘1.0~1.5 mm,以利自洁;阳性部分的顶端应保留少许间隙,以便允许义齿有轻度可动度,缓冲咬𬌗力,避免种植基牙受载时的应力集中。②球类附着体:主要有 Bonefit 球锚系统及 Branemark钮扣连接体系统最为常用,并有多种型号的配套成品附着体可供选择。③磁性附着体:目前常用的有 Jackson 和 Shiner 磁体系统,制作时将一枚软磁合金制成的衔铁嵌入种植基桩内或粘固于基桩的顶端,而在相应的义齿基托组织面内埋入永磁体。

(张 玉)

第三节 种植义齿的完成

一、局部种植义齿的完成

局部种植义齿修复时,由于牙齿缺失数目相对较少,可利用的骨质和骨量较多,种植基桩的支持能力强,因而多采用美观耐用的金瓷修复体完成上部义齿。

义齿金属支架经过口内试戴适合后,放回到工作模型上。根据咬合记录调整瓷层空间,在𬌗架上按照常规方法塑瓷、烧结、试戴修整、上釉,完成烤瓷修复体。

局部种植义齿的咬合设计上,后牙咬合类型应为功能𬌗,并应无𬌗干扰和咬合高点,适当降低牙尖斜度;前牙则应尽量使𬌗力沿种植基牙的长轴传导,并特别注意咬合的接触区,可适当减小覆𬌗。

上瓷的过程除注意瓷层均匀度、牙外形、色泽与口内余留牙相协调外,为了美观及发音功能,前牙桥体应设计为改良盖嵴式;而为便于清洁,后牙桥体应减小与牙槽嵴的接触面积,仅让义齿颊侧龈端与牙槽嵴黏膜接触,并扩大舌侧邻间隙。另外对于粘固型种植义齿而言,人工牙𬌗面形态的堆塑较为简便,但若对于螺丝固位型种植义齿,由于其𬌗面需留有固位螺丝插入孔,塑瓷过程中一定要注意预留固位孔,前牙一般是留在舌侧金属上,影响相对较小,而后牙固位孔往往恰在𬌗面中央,所以上瓷时还应防止瓷粉落入孔内。

二、全颌种植义齿的完成

(一)全颌固定种植义齿的完成

螺丝固位设计或基桩粘固式设计的全颌种植义齿的完成制作程序较为类似。

当种植义齿的支架经口内试戴合适后,将金属支架放回到工作模型上,在可调试𬌗架上,利用支架制作前试排牙所获得的唇颊侧形态记录模作为指导,将树脂人工牙逐一复位,并用蜡将人工牙及金属支架连接成一个整体,由工作模型上取下此蜡义齿在患者口内试戴,全面检查义齿试戴后的垂直距离、颌位关系、牙位、美观性及发音等情况,必要时作一定调改纠正。经患者确认后,进一步修整蜡型,在人工牙与金属支架间形成美观光滑的连接;

按常规方法经过装盒、去蜡、充胶、热处理、开盒、打磨等工艺程序完成义齿。

1.加工过程中应特别注意

(1)保护支架及中央螺杆的精密机加工表面。

(2)对于螺丝固位设计,义齿树脂中必须预留有固位螺孔。

义齿制作完成后,由于制作过程中材料因素的影响,即使是经过蜡义齿的试戴,还是有可能出现咬合偏差,因此义齿完成后戴入患者口内前,有必要先将义齿上𬌗架,进行咬合检查及调磨,此即所谓的"初次重上𬌗架",既区别于义齿制作前的"上𬌗架",也不同于下面要介绍的"二次重上𬌗架",即义齿在患者口内试戴用一段时间后,由于适应期患者咬合类型的改变或义齿树脂基托内应力缓释后,引起后牙位置改变、后牙区基托下方黏膜变化,造成义齿位置改变,导致咬合不良,故需将义齿重上𬌗架调𬌗。

2.最终完成的义齿应满足以下要求

(1)要求上部结构完全被动就位于种植基桩上,固位体与基桩间完全密合而无间隙,即有良好的适合性及被动适合性。

(2)要求义齿在正中𬌗位时,𬌗面应有均匀的面接触,在非正中𬌗位有适当的咬合接触,且无𬌗干扰。

(3)种植义齿应有适当的息止颌间隙,正确的垂直距离及良好的发音功能,有令患者满意的美观效果。

(二)全颌覆盖种植义齿的完成

此类全颌种植义齿在制作程序上较特殊,是在金属支架(连接杆或其他附着体)制作完成后,取二次印模,灌制人造石工作模型,并按常规方法记录、转移颌位关系,将模型固定于可调𬌗架上开始上部义齿的制作。

1.连接方法

根据杆附着体阴性固位体与义齿塑胶基托的连接方式不同,上部义齿的完成顺序略有不同。采用间接法连接时,曲槽套筒(杆阴性固位体)与基托的连接是由技工完成。具体方法是将曲槽套筒被动就位于连接杆上(工作模型上),在其上用蜡或自凝塑胶制作暂时基托,并添加𬌗堤,按常规方法进行颌位记录,按全颌种植义齿的排牙原则进行人工牙排列,试戴后完成上部义齿的制作。由于基托内带有固位体,在试戴时蜡义齿能准确、稳固就位,进行正中关系或侧方𬌗运动检查,以及各种全面的咬𬌗检查时,都不会出现义齿移位的间隙,从而体现出其显著的优越性。另外也可采用直接连接法,此时曲槽套筒与基托的连接可由医师来完成。具体方法如下。

(1)先按全口义齿常规制作工艺完成全口义齿,试戴后缓冲基托边缘的过长部分,调整正中及非正中𬌗关系。

(2)在基托组织面印有基桩及连接杆痕迹的部位,充分磨出足够容纳阴性附着体的空间;或是在义齿制作过程中,在相应部位填塞石膏,以留出基托内容纳阴性固位体的空间位置。

(3)将附着体阴性部分就位在口内阳性连接杆上,调拌适量自凝塑胶置于备好的基托组织面凹陷中,立即将义齿放入口腔内就位,待自凝塑胶固化后,取下义齿,附着体阴性部分便已固定在义齿组织面与阳性连接杆相对应的部分,然后可对不足之处进行调整补足。

2.间隙保留

全颌种植覆盖义齿,无论采用何种形式的附着体,在制作时均应注意基托组织面的附着体阴性部分与种植基桩上的附着体阳性部分之间,均应留有 1 mm 左右的间隙(刚性连接形式除外),

以保证义齿行使咀嚼功能时,种植基牙与黏膜能共同分担咬合力,并且允许义齿有垂直向平移或水平向转动(位移量最大约为 1 mm)。而根据义齿承托区黏膜的厚度和致密度,此间隙的大小亦可略有差别。根据覆盖义齿与种植基桩的不同连接形式,保留间隙的方法如下。

(1)弹性连接杆卡式附着体:义齿制作过程中,用一根辅助固位的铜丝置于杆与曲槽套筒之间,义齿完成后去除铜丝,二者之间即可自然留有约 1 mm 间隙。

(2)球类或纽扣式附着体:同样可在义齿制作过程中,通过在附着体阴性、阳性部件之间放置辅助固位的缓冲装置,以留出 1 mm 的间隙。

(3)双层冠附着体:在固定外冠之前,于内层冠顶端置 1 mm 厚的衬垫物,当外层冠固定于义齿基托中之后,去除衬垫物,内、外层冠之间有 1 mm 的间隙。

(4)磁性附着体:固定附着体磁性之前,磁性附着体与衔铁间放置 1～2 层锡箔纸,固位体固定后,去除锡箔纸,磁铁附着体与衔铁之间则留有 1 mm 的间隙。

(5)对于无需双层顶盖者,直接在工作模的基桩代型上填约 1 mm 厚的硬质材料(如石膏、粘固剂、人造石等),待义齿完成后,基托组织面与基桩之间留有相应大小的间隙;或者在种植基桩相对应的基托组织面衬垫弹性塑胶、硅橡胶等弹性材料,也可使二者之间有一定的缓冲度。

此外义齿的咬𬌗力应尽可能沿种植体长轴方向传导。故排列的人工牙长轴应与种植基桩长轴方向一致,与𬌗力线方向一致。为使𬌗力能沿长轴方向传递,还可以设计一些辅助装置,如在基桩顶盖𬌗面设计一个向根尖方向的凹面,在基托组织面相应部位制作一个突出的金属半球形,其曲度稍大于凹面曲度。在义齿戴入后,基托上的半球很容易与基桩上的凹面中心嵌合,引导𬌗力沿正确的方向传递。

由于全颌种植义齿的固位及支持力均较传统全颌义齿者好,因此种植义齿基托的覆盖面积可比传统义齿者有所减小,即在上颌,可无腭顶覆盖基托,义齿前部基托边缘也无需伸展到黏膜转折处;在下颌,为了对抗水平向脱位力,基托后端仍应伸展到磨牙后垫区,颊侧伸及颊肌凹陷处,舌侧至下颌舌骨嵴以下。若基桩及连接杆相应部位的基托较薄,可设计金属板或金属网;以增加基托强度,防止基托折断。

三、义龈的制作

对于全颌或局部固定种植义齿,为了便于口腔清洁,上部结构的基底与牙槽嵴黏膜间至少应有 2～3 mm 的间距,而上颌种植基桩的龈上部分至少会有 1 mm,因此,这部分患者对于美观性问题往往不够满意。

采用可摘式义龈在一定程度上可以解决此问题,以改善笑线较高患者的面容美观;对凹形上唇提供支撑,重塑上唇轮廓;另外也可促进语音功能,以及防止食物嵌塞。

制作义龈的具体方法如下。

(1)用蜡封盖住固定义齿腭侧,以防止印模材料的流入,用个别托盘取模,记录义齿唇、颊面以及前庭黏膜的解剖形态。

(2)拧松固定螺丝,将印模同义齿一起取出口外,用蜡封塞义齿腭侧,并小心地用剪刀或解剖刀去净种植体之间的印模材料。

(3)用人造石或超硬石膏灌制工作模型,在其上画出义齿的边缘形态,义龈的厚度则视患者唇丰满度来确定。

(4)在工作模上制作义龈,所用材料多为树脂类材料,如 Gingiva-moll 等,使用年限为 1 年左右。如戴用超过一年后,由于材料容易被色素附着,美观性将大大降低。而人造石模型如未受损,往往可以连续使用2～3次,所以可一次利用工作模,多做几个义齿备用,也是解决义龈使用寿命太短的方法之一。

（张 玉）

第四节 口腔种植的适应证和禁忌证

一、适应证

口腔种植学的发展已为各类牙齿及牙列缺失患者的修复提供了可能,且具有舒适美观及咀嚼效率高的优势。牙种植修复不仅彻底更新了传统口腔修复学的内容与概念,解决了传统修复学领域里长期难以解决的难题,如游离端缺失的修复、重度牙槽突萎缩无牙颌的牙列修复,而且成功地用于肿瘤手术上下颌骨切除后的功能性颌骨重建,用于面部器官缺失后的赝复体修复……牙种植修复几乎可以满足所有类型的牙列缺损、缺失。但当患有以下疾病,未接受适当治疗前不宜做口腔种植,如糖尿病、高血压、心脏病、骨质疏松症、传染病、癌症接受头颈部放疗及凝血功能障碍等。口腔种植并无年龄的上限,相反对于缺牙较多的老年人是一大福音。

二、禁忌证

(一)全身禁忌证

(1)高龄及全身营养过差。

(2)代谢性疾病,如软骨病、变形性骨炎等。

(3)血液病,如白血病及其他出血性疾病。

(4)结缔组织疾病,如病理性免疫功能缺陷及胶原组织的炎性变、硬皮病、干燥综合征、类风湿性关节炎等。

(5)种植义齿可能成为感染病灶者,如有细菌性心内膜炎病史者、心脏等器官移植者不宜种植。

(6)急性炎症感染期患者,如流感、气管炎、胃肠炎、泌尿系统感染,在感染未彻底控制期间不宜种植。

(7)妇女怀孕期及服用某些药物期间,如服用抗凝血制剂等。

(8)智力障碍患者。

(9)神经及精神疾病患者。

(10)严重心理障碍患者,精神、情绪极不稳定者。

(11)过度嗜烟、酒者及吸毒者。

(二)局部禁忌证

(1)牙槽骨存在病理性改变,如局部的残根、异物、肉芽肿、囊肿及炎症反应,应在消除上述病理性改变后再行种植。

(2)经过放疗的颌骨:由于此类颌骨内的骨细胞及血管经过放疗后都已损伤,易导致种植失败。

（3）口腔黏膜病变：如白斑、红斑、扁平苔藓及各类口炎。

（4）口干综合征：因年龄、自身免疫性疾病或长期服用药物所引起的口干、唾液流量减少等，不利于种植义齿的自洁，易导致种植体周围炎的发生。

（5）口腔卫生太差者。

（6）咬合关系异常：上下颌骨位置关系异常者，在行种植外科手术时或手术前，应先行通过正颌外科手术矫正异常的咬合关系及颌骨位置关系。

（张　玉）

第五节　口腔种植的常用骨增量技术

充足的骨量是种植义齿获得成功的重要保证，骨缺损的存在限制了种植义齿的临床应用，采用恰当的骨增量技术是获得理想种植修复条件并扩大种植义齿适应证的有效方式。

一、引导骨再生技术

引导骨再生技术（GBR）是根据不同细胞迁移速度各异的特点，利用屏障膜阻挡迁移速度较快的结缔组织和上皮细胞，允许有潜在生长能力、迁移速度较慢的成骨细胞优先进入骨缺损区，实现新骨再生。屏障膜和骨移植材料（图 14-1）的使用是 GBR 的两个关键影响因素，对于维持骨再生的稳定空间发挥着重要作用。

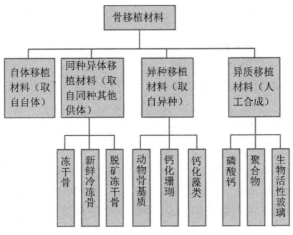

图 14-1　常用骨移植材料类型

（一）适应证

GBR 应用广泛，在全身条件许可前提下，局部适应证主要包括以下几种。

（1）术前增加种植区骨量。

（2）即刻种植时的骨缺损。

（3）种植手术中出现的骨裂开或骨壁穿孔。

（4）种植体周围炎造成的骨吸收。

（5）配合其他骨增量手术。

(二)局部风险因素

（1）未控制的牙周病。

（2）术区急、慢性感染。

（3）未控制的口腔局部病变。

(三)临床操作步骤

1.瓣的设计

植骨材料在黏膜下的无干扰愈合和软组织创口的无张力关闭是GBR获得成功的关键所在。骨缺损区局部增量后,牙槽嵴体积增加,通常需在唇/颊侧做骨膜松弛切口以利于创面关闭。

切口和瓣的设计应遵循口腔外科已有原则,其中包括创造一个宽基底的瓣以保证良好血供。含有两个垂直松弛切口的梯形瓣和只有一个松弛切口的角形瓣是常用的设计形式(图14-2,图14-3)。

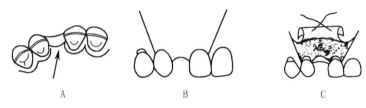

A　　　　　　　B　　　　　　　C

图 14-2　梯形切口设计示意

A.偏腭侧水平切口;B.垂直松弛切口;C.梯形瓣

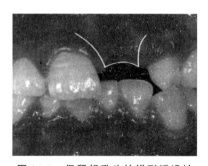

图 14-3　保留龈乳头的梯形瓣设计

2.切口设计

包括缺牙区牙槽嵴顶水平切口和垂直向松弛切口。

（1）牙槽嵴顶切口设计。①上颌:牙槽嵴顶略偏腭侧切口;②下颌:牙槽嵴顶正中切口。

（2）垂直松弛切口设计。①下颌:牙槽嵴顶切口延伸至邻牙龈沟内,转向前庭区做垂直松弛切口;②上颌:上颌前牙区是美学敏感区,是否需要增加垂直松弛切口以及切口是否需要包括龈乳头尚存争论。

由于轮廓扩增后软组织创口的无张力关闭至关重要,因此,增加垂直松弛切口常不可避免,此时,可将其设计在尖牙的远中,以免瘢痕线显露或术后通过激光手术予以去除。

保留龈乳头的切口设计,可减少邻面牙槽嵴的吸收,但是瓣太小,垂直线样瘢痕处于美学关键部位。累及龈乳头的瓣基底宽,视野清晰,血供好,但可能引起较多的邻面牙槽嵴吸收。

因此,在遵守GBR原则的基础上,切口设计可以是个性化的。

3.植入植骨材料

理想的植骨材料应具备骨传导作用、骨诱导作用和骨生成作用。但迄今尚无任何一种材料能同时满足两种以上的特性,因此有学者建议将不同的材料混合应用,自体骨屑直接覆盖于暴露的种植体表面,然后在其外侧覆盖低替代率的植骨材料(图 14-4)。种植体植入并同期 GBR 时,覆盖于种植体表面的植骨材料厚度应不小于 2 mm。

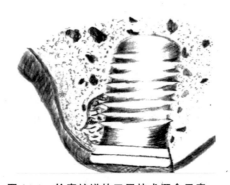

图 14-4 轮廓扩增的三层技术概念示意

二层骨移植材料(种植体表面为自体骨屑,外层为人工植骨材料)

4.屏障膜的放置与固定

屏障膜的覆盖范围应超过缺损边缘至少 3 mm,其中胶原膜放置时应平整无皱褶(图 14-5)。

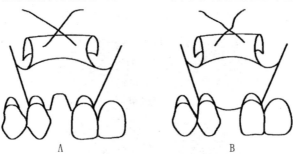

图 14-5 GBR 示意

A.植骨材料覆盖缺损区;B.覆盖屏障膜(双层膜技术)

胶原膜的固定方法:一是将膜边缘嵌入黏骨膜下方,直抵骨壁,靠黏骨膜瓣的挤压固位;二是在膜的中央穿一小孔,用种植体覆盖螺丝固定;三是用膜钉固定于邻近骨壁上。缝合时应避免膜发生移动。

5.创口关闭

(1)创缘无张力对合。通常用 15 号刀片在唇/颊侧瓣内进行减张缝合。

(2)避免太多缝线,缝线之间的最佳距离是 2~3 mm。

(3)牙槽嵴顶切口多用 5-0 缝线间断单线缝合;松弛切口多用 6-0 缝线间断单线缝合(图 14-6)。连续多颗牙的缺牙间隙等预计会显著肿胀的区域,应用 4-0 缝线。

(四)同期 GBR 手术的决策标准

针对不同骨缺损类型,制订恰当的治疗方案。当满足以下条件时,GBR 可与种植体植入同期进行。

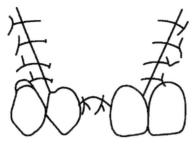

图 14-6　间断缝合示意

(1)符合功能和美学需求的种植体的三维植入位置。

(2)种植体有一定的初期稳定性。

(3)种植体周骨缺损形态为成骨效果好的有利型骨缺损。

骨缺损的分类有多种,Vanden Bogaerde 将种植体周骨缺损分为闭合性和开放性骨缺损,是临床判断骨缺损严重程度的一种简易方法,缺损区的剩余骨壁数越多,骨愈合能力越强(图 14-7)。

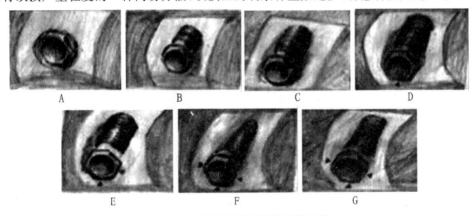

图 14-7　种植体周骨缺损分类示意

A.闭合性缺损;B.开放性骨缺损,种植体在骨面上方;C.开放性骨缺损,种植体在骨面下方;D.开放性骨缺损,种植体与一壁骨接触;E.开放性骨缺损,种植体与二壁骨接触;F.开放性骨缺损,种植体与三壁骨接触,位于牙槽嵴内;G.开放性骨缺损,种植体与三壁骨接触,位于牙槽嵴外

(五)并发症及处理

GBR 的并发症主要发生在使用不可吸收膜时,其分类如下。

1.膜的暴露和感染

(1)Ⅰ类:不足 3 mm 的膜暴露,无脓性渗出。

处理:使用 0.2％氯己定液局部抗炎,暴露的膜可暂不做处理,但需每周随访,3～4 周后,将膜取出。

(2)Ⅱ类:大于 3 mm 的膜暴露,无脓性渗出。

处理:必须立即将膜取出,关闭软组织创面,并局部应用阿莫西林或头孢类抗生素。

(3)Ⅲ类:膜暴露伴脓性渗出。

处理:立即取出膜,局部清创去除感染组织,全身应用抗生素。

(4)Ⅳ类:脓肿形成,但膜未暴露。

处理:立即切开,并将膜取出,彻底清创去除感染组织,局部抗生素冲洗并配合全身用药。

2.与骨膜松弛切口相关的损伤

如眶下神经或颏孔损伤、舌下血肿等。这些损伤一旦发生,后果严重。应熟悉相关解剖结构,细心操作以充分规避。

二、上颌窦底提升术

(一)概述

上颌窦底提升术是针对上颌窦腔气化增大导致的骨高度不足所采取的骨增量技术,通过将上颌窦黏膜从窦底骨壁剥离并抬升后,创造新骨再生空间以获得所需骨量。

健康的上颌窦黏膜较薄,0.3~0.8 mm,易与上颌窦内壁剥离。当长期吸烟或患有慢性上颌窦炎时,窦黏膜性状发生改变,变薄或增厚、质地变脆、与下方骨壁粘连,增加了黏膜穿孔风险。约31.7%的上颌窦内存在骨性分隔(又称 Underwood'ssepta),增加了手术操作难度和黏膜撕裂风险。

上颌窦的动脉血供来自上颌动脉(MA)发出的若干分支,其中上牙槽后动脉(PSAA)和眶下动脉(IOA)是血供的主要来源(图 14-8)。当牙槽嵴严重吸收时,血管分支距离牙槽嵴顶的距离变小(表 14-1),术中注意避免对其造成损伤。

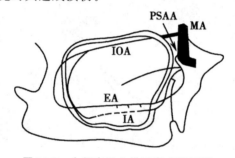

图 14-8　上颌窦区血供示意 (侧面观)

MA.上颌动脉;PSAA.上牙槽后动脉;IOA.眶下动脉;EA.骨外血管吻合支;IA.骨内血管吻合支

表 14-1　血管距牙槽嵴顶距离与剩余牙槽骨高度之间的关系

	A+B	C	D	E
牙槽嵴至血管距离(mm)				
平均值	21.5	16	11.08	9.6
数值范围	17~27	15~18	8~15	7~12
剩余牙槽骨高度(mm)				
平均值	12.56	8.4	8	2.1
数值范围	9~20	5~10	3~7	1~4

注:A~E 代表 LEKHOLM 和 ZARB 牙槽嵴分类。A.大部分牙槽嵴尚存;B.发生中等程度的牙槽嵴吸收;C.发生明显的牙槽嵴吸收,仅基底骨尚存;D.基底骨已开始吸收;E.基底骨已发生重度吸收。

临床中常采用的术式为侧壁开窗上颌窦底提升术和经牙槽嵴顶上颌窦底提升术。

(二)适应证

1.局部适应证

垂直骨高度不足(通常指小于 10 mm)或颌间距离过小。

2.局部风险因素

(1)上颌窦内感染(积脓症)。

(2)慢性上颌窦炎。

(3)牙源性感染。

(4)炎症或其他病理性损伤。

(5)严重的过敏性鼻炎。

(三)侧壁开窗上颌窦底提升术临床操作步骤

操作步骤如下(图 14-9)。

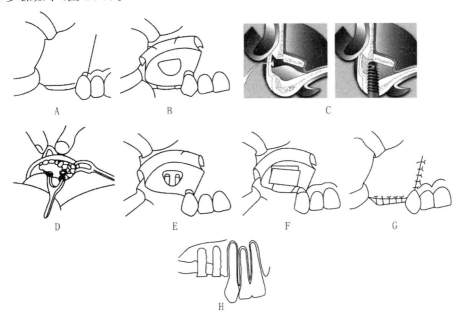

图 14-9 侧壁开窗上颌窦底提升术临床步骤示意

A.角形切口;B.侧壁开窗;C.铰链状骨瓣,提升黏膜;D.鼻通气试验;E.填入植骨
材料,同期植入种植体;F.胶原膜覆盖骨窗;G.间断缝合;H.术后放射线影像表现

1.切口和瓣设计

切口设计时需考虑:翻瓣后能充分暴露术区,视野清晰;方便颊侧骨壁开窗操作;减小对局部
血供的影响。

常用切口:牙槽嵴顶偏腭侧做水平切口,距骨窗边缘至少一颗牙处做垂直松弛切口,可设计
为角形(图 14-9A)或梯形瓣。当垂直松弛切口位于尖牙区时,要注意不能超过前庭沟,以免损伤
眶下神经分支。

2.骨窗设计

(1)骨窗形态和范围:骨窗形态可分为边缘圆滑的矩形或椭圆形(图 14-9B)。以往开窗范围
均较大,通常设计:下缘在窦底上方 2～5 mm,近中缘距上颌窦前壁约 3 mm,上缘距下缘 8～
10 mm,长度约 15 mm。优点在于可使术者清楚观察到窦腔内情况,易于剥离黏膜和放置植骨
材料;缺点是手术创伤大、术后反应重。在熟练操作的基础上应尽量减小开窗范围,减少损伤,缩
短骨窗愈合时间。

(2)开窗骨块的处理:开窗骨块可有两种处理方式。一种是形成一个上部铰链状的骨瓣

(图 14-9C),将其翻入窦腔作为新的上颌窦底。优点在于同期植入植体时,翻入窦腔的皮质骨块可成为通向上颌窦腔的屏障,防止骨屑或植骨材料进入窦腔;缺点是翻入骨瓣时,锐利的骨边缘可能会损伤窦黏膜。另一种是将开窗骨块完全取下,黏膜提升后复位或粉碎后与植骨材料混合,置入提升空间内。优点是安全、易操作。

3.窦底黏膜的提升

将窦黏膜从窦壁小心剥离并松解后,向上、向内推起,术中可通过鼻通气实验检查黏膜的完整性(图 14-9D)。当黏膜与窦壁完全分离后,可看到其随呼吸节律而上下运动。窦内置入植骨材料,并根据剩余牙槽骨的条件决定是否同期植入种植体(图 14-9E)。

4.关闭骨窗

可将开窗的游离骨块复位后覆盖屏障膜或直接行 GBR 以关闭骨窗(图 14-9F)。

5.创面关闭

单线间断缝合(图 14-9G)。

(四)经牙槽嵴顶上颌窦底提升术临床操作步骤

该术式的手术路径是从牙槽嵴顶进入,使上颌窦底产生微小骨折或缺损后,向上推起窦黏膜,使之与窦底骨壁分离后,置入植骨材料,或直接植入种植体。

1.切口设计

通常无须翻瓣,常用切口为牙槽嵴顶正中或偏腭侧水平切口。

2.窦底黏膜的提升

(1)Summers 骨凿冲顶技术:采用 Summers 骨凿,敲击上颌窦底骨壁致其骨折,利用骨折骨块将窦底黏膜顶起,直至达到提升高度(图 14-10)。

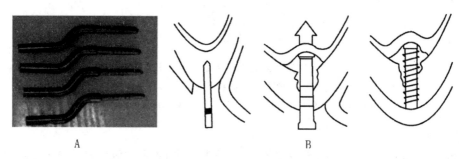

图 14-10　Summers 骨凿及上颌窦底冲顶示意

A.Summers 骨凿;B.上颌窦底冲顶示意图

缺点:冲顶过程中产生的振荡会给患者带来不适,操作不当易导致窦黏膜穿孔。

(2)超声骨刀技术:根据超声骨刀可有效切割硬组织,但不损伤软组织的特性,利用其钻透骨壁时产生的振荡及水流的冲击力,使窦黏膜与窦底骨壁分离(图 14-11)。

优点:减轻患者术中不适感;手术安全性和可靠性高;初学者易于掌握。

(五)并发症及处理

常见并发症分为术中并发症和术后并发症。

1.术中并发症

(1)出血:可采用加压止血或等待自然凝血。

(2)黏膜穿孔:直径小于 3 mm 时,无须处理,小心剥离穿孔周围的黏膜使其折叠即可关闭穿孔;直径在 5～10 mm 时,须将穿孔周围的黏膜剥离起来以防止裂口继续扩大,然后用屏障膜覆盖穿孔处以免植骨材料进入窦腔;直径大于 10 mm 时,穿孔则难以修复,通常需要终止手术。

(3)污染:注意术中无菌操作,去除口腔内病灶。

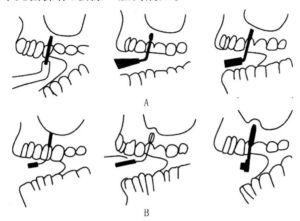

图 14-11　超声骨刀经牙槽嵴顶上颌窦底提升术示意

A.种植窝制备,超声骨刀逐步钻透上颌窦底壁止于其下方约 2 mm;B.提升窦底黏膜,同期植入种植体

2.术后即刻并发症

主要表现为出血。口腔出血最有效的处理方法是压迫止血,鼻腔出血施以冷凝加压。

3.术后远期并发症

术后远期并发症包括:①窦内未成骨;②种植失败;③上颌窦炎;④口腔-上颌窦瘘。此时,需取出种植体,清除病灶后择期修复。

三、上置式植骨术

上置式植骨术(onlay 植骨术)是将从自体获取的游离骨块固定于骨缺损区,使之与原有牙槽骨愈合以增加骨宽度或高度的骨增量方法,其骨改建和新骨形成是一个包含骨生成、骨诱导及骨传导的复杂过程。移植骨块的来源和受植区不同,骨块吸收率也不相同,由于骨吸收常无法避免,因此适当过量植骨是必要的。

(一)适应证

1.局部适应证

对于严重的颌骨吸收和大面积骨缺损,onlay 植骨是首选方案。通常当剩余骨高度小于 5 mm,水平骨宽度小于 4 mm 时,可考虑 onlay 植骨。

2.局部风险因素

(1)尚未控制的牙周病患者或口腔卫生极差者。

(2)颌骨病理性改变,如术区颌骨囊肿、异物或感染性病灶。

(3)病理性黏膜病变,如白斑、红斑、扁平苔藓等。

(二)临床操作步骤

1.切口和瓣设计

切口设计既要保证受植床的完全显露,又要防止植骨后软组织裂开。常用切口与 GBR 相似,垂直松弛切口需远离植骨区 5 mm 以上。

2.受植床的制备

修整受植床骨表面,并在骨皮质上钻孔,增加可游离出的成骨细胞数,加速骨愈合。

3.游离骨块的获取

供骨区的选择取决于骨缺损的外形和范围。缺损范围小,可选口内供骨区,如颏部、下颌升支、下颌骨外斜线等(图 14-12)。缺损范围大,则需选择口外供区,如髂骨、腓骨等。

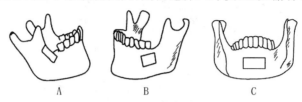

图 14-12　常用的口内供骨区示意
A.下颌升支;B.下颌骨外斜线;C.颏部

4.移植骨块的贴合和固定

修整游离骨块,使之与受植骨床适合并贴合。用钛钉或直接用种植体将骨块固定于受植区。在受植区与移植骨块的间隙内填塞植骨材料,表面覆盖屏障膜。

5.软组织的处理

onlay 植骨成功与否,软组织的处理至关重要。常用方法如下。

(1)充分松弛黏骨膜瓣后减张缝合。

(2)利用转瓣技术或结缔组织移植。

(3)应用异体组织补片。

(三)并发症及处理

并发症分别来自供骨区和受植区。

1.供骨区并发症

主要是对邻近组织产生的影响,如术后疼痛、局部血肿、敏感度变化、感染、取骨区局部骨折等。口内供骨区中,颏部取骨的并发症发生率最高。

处理:供区并发症应以预防为主,术前给予布洛芬等止痛剂有助于缓解术后疼痛和肿胀。

2.受植区并发症及处理

(1)移植骨块污染:浸泡在碘伏中或重新取骨。

(2)伤口裂开:磨除骨块暴露部分,去除死骨,局部及全身使用抗生素抗感染,并重新关闭创面。

(3)骨块吸收:改用较短、较细的种植体或重新植骨。

四、牵张成骨术

牵张成骨(DO)是通过对骨切开后仍保留骨膜和软组织附着及血供的骨段,施加特定的牵张力,促使牵张间隙内新骨形成,以增加垂直或水平骨量的方法。其生物学基础为 Ilizarov 提出的张力-拉力法则,即对生物活体组织逐渐施加牵张力时产生的刺激可促使一些组织结构再生与生长,不仅可以发生在骨组织,皮肤、筋膜、肌肉、血管、周围神经等也均相应得以延长。骨折断端的距离,移动骨块的坚固固定及良好的血供是保证其成骨效果的重要因素。

(一)适应证

(1)垂直骨缺损在 10 mm 及以上者。

(2)牙槽嵴节段性缺损,尤其位于美学区时。

(3)狭窄牙槽嵴需行水平牙槽嵴牵张。

(4)骨性粘连牙或种植体的垂直向位置改变,无法通过正畸解决时。

(二)临床操作要点

1.切口设计

切口位置要考虑避免影响软组织扩张并保护血供。颊侧黏骨膜要充分剥离,避免损伤舌侧骨膜。常用切口为前庭切口。

2.骨切开及牵张器的安放

在预计牵引的部位行骨切开术或骨皮质切开术,并安放牵张器。前者有利于暴露术野和关闭创口;后者有利于保证移动骨块牙槽嵴顶的血供。

3.间歇期

从骨切开术后到开始施加牵张力的 5～7 天内为间歇期,目的是使切骨间隙内形成初期的骨痂组织。

4.牵张期

从牵张开始到结束,需持续 1～2 周。影响新骨形成的主要因素是牵张的速度和频率。目前临床上最常用的牵张速度为 0.8～1.0 mm/d,分 1～2 次进行。

5.固定期

上颌 4～6 个月,下颌 3～4 个月,目的是防止新生骨组织发生塌陷,保障牵张效果。种植时机常选择在牵张结束后 8～12 周(图 14-13)。

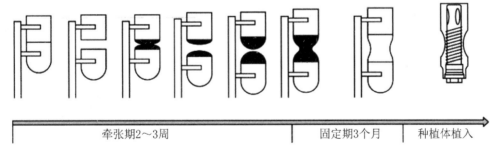

图 14-13　牵张成骨过程示意

(三)并发症及处理

1.术中并发症

牵张器安放困难;骨切开时损伤舌侧软组织;移动骨段或基骨骨折、牵张器干扰咬合等。此类并发症应以预防为主,完善的术前设计至关重要。

2.牵张过程中的并发症

常见过程中并发症:①牵张方向不正确,主要表现为向舌侧偏移;②移动骨段吸收;③创口裂开或黏膜穿孔;④牵张器折裂等。

处理:加强抗感染措施并放慢牵张速度。

3.牵张后并发症

常见牵张后并发症:①术区感染;②成骨效果欠佳。

处理:术后使用抗生素抗感染;保持良好的口腔卫生;成骨不佳时,可通过其他骨增量方法弥补纠正。

牵张成骨术的并发症相对较多,但如果做到术前设计周密,术中谨慎操作,术后护理得当,通常可有效规避并发症的产生。

(张 玉)

第六节 口腔种植的步骤

口腔种植成功的重要因素是口腔外科医师正确地施行口腔种植手术,为口腔修复医师与技工后期的义齿修复创造好的条件。口腔外科医师的重要职责:①选择好种植手术的适应证;②选用适合于不同患者、不同缺失部位的高质量的种植体;③保证种植体植入的位置与方向正确,为后期合理的修复提供保障;④对各类骨量不足难以进行常规种植的患者,通过各类植骨技术、上颌窦底提升技术、下牙槽神经游离技术、生物膜技术等创造良好的种植条件;⑤确保种植体植入后的初期稳定性,为良好骨结合创造条件。口腔外科医师必须清醒地认识到,种植外科只是口腔种植修复治疗中的一个重要环节,而不是其全部工作。

一、种植体的选择

目前国际上应用于临床的种植体系统达数百种之多。为患者选择一个设计合理,加工精度符合要求,有较长期临床应用良好记录,适合于患者牙齿缺失部位的高质量种植体是成功种植的基本保证。

早期应用于临床的种植体可因其放置部位、所用材料、形状、表面形态的不同,分成不同类型。进入20世纪90年代以来,随着一系列基础研究和大量样本临床应用研究成果的出现,上述争论渐趋一致。目前国际上已公认以纯钛金属制成的骨内种植体是能够产生良好骨结合的种植体,其形状可为圆柱形、锥形,可带螺纹,也可不带螺纹。目前国际上主流的种植体表面为非喷涂粗糙表面,因为这样的表面处理为种植体与骨组织之间最大面积的骨结合创造了条件,不仅提高了近期种植成功率,而且可延长种植体的使用寿命(图14-14,图14-15)。

二、种植外科手术的基本程序

种植外科需在严格的无菌条件下进行,操作需轻柔、准确与精细,手术应避免损伤鼻底、上颌窦黏膜及下牙槽神经管等重要结构,而且必须保证种植体安放的位置与方向正确。

为此,手术前要在排除X线放大率的前提下对颌骨的高度、宽度进行精确的测量。目前国际上已有专为种植修复设计的头颅CT软件,可精确测量上下颌骨每一部位的颌骨高度与宽度,可以用于复杂牙列缺损、缺失的诊断测量。临床上大多采用全口牙位曲面体层X线片来测量,但需排除X线片的放大率。具体做法是在每一需做种植的缺失牙部位用蜡片黏固一直径大小确定的钢球(使用5 mm直径钢球)然后拍片,再测量X线片上钢球的垂直向、水平向高度与宽度以及该部位颌骨 X 线片上的高度与宽度,使用计算公式,计算颌骨该部位的实际高度与宽度,其计算公式如下。

$$颌骨实际高度(宽度) = \frac{X 线片上颌骨测量高度(宽度)}{X 线片上钢球测量高度(宽度)} \times 钢球实际直径$$

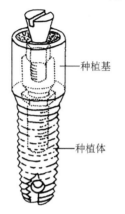

图 14-14　有螺纹柱状种植体

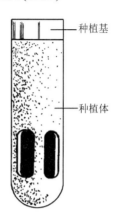

图 14-15　无螺纹柱状种植体

　　这一测量对在靠近鼻底、上颌窦以及可能累及下牙槽神经管的部位十分重要。精确测量一方面可精确选用适当长度的种植体,合理利用颌骨高度,同时可为避免这些重要结构损伤提供精确数据。

　　在多个牙缺失的情况下,特别是上前牙缺失需行种植修复的情况下,为保证种植体植入的位置与方向准确,应事先由修复医师设计制作种植引导模板。手术时,外科医师严格按照模板确定的位置与方向植入种植体。此类模板可分为用透明塑料压制的简单模板,用原可摘式义齿改制的模板,或用专用金属套筒制作的精确模板。

　　种植外科采用两期手术完成。Ⅰ期手术为植入种植体后,用黏骨膜瓣完全覆盖种植创面,并使种植体在无负重条件下于颌骨内顺利产生骨结合(上颌一般需 5～6 个月,下颌需 3～4 个月),然后行Ⅱ期手术,暴露种植体顶端,并安装愈合基台(图 14-16)。

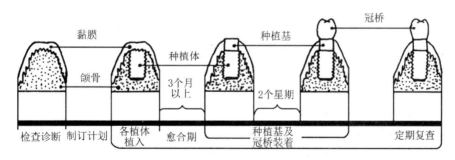

图 14-16　二次手术种植系统的治疗过程示意

　　种植手术的基本操作程序因不同种植体系统而不同,大体上可因冷却系统设计的不同分为内冷却系统和外冷却系统,冷却的目的是为了保证种植外科手术操作中的钻孔、扩洞、预备螺纹、旋入种植钉等过程中局部温度不超过 42 ℃,从而保证骨细胞的活性不受损伤,有利于骨结合。内冷却系统即喷水装置与各种种植床预备钻头中心部位相通,操作过程中冷却水流可从钻头中心喷出,冷却效果好,可提高钻速,节省时间。目前的种植系统多采用内冷却系统。现将常规种植外科的基本程序介绍如下。

(一)第一次手术(种植体植入术)

1.手术步骤与方法

手术步骤与方法见图14-17。

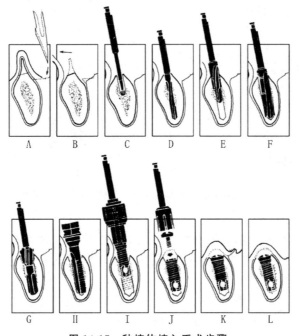

图14-17 种植体植入手术步骤

A.切口;B.翻瓣;C~G.预备种植窝(用系列钻逐步扩大种植窝并扩大上口);
H.制备螺纹;I.植入种植体;J.旋入覆盖螺帽;K.缝合;L.黏膜创愈合后状况

(1)切口:局麻下,于两侧尖牙区剩余牙槽嵴高度一半处唇侧做一横切口,切开黏骨膜。

(2)翻瓣:用骨膜剥离子紧贴骨面小心翻起黏骨膜瓣,注意避免损伤黏骨膜造成穿孔,充分暴露牙槽嵴顶,外侧达颏孔(或上颌窦前部),用咬骨钳修整骨面,去除锐利的骨嵴,注意不要过多暴露牙槽骨,以免因过分剥离黏骨膜而破坏血运,同时要保护颏神经血管束。

(3)预备种植窝:按预先设计(一般下颌双侧颏孔之间、上颌双侧上颌窦前壁之间的牙槽突可种植4~6个种植体),根据牙槽骨的骨量选择适宜的种植体及相应的系列钻头。使用种植用的高速钻(最大转速3 000 r/min)以及用大量生理盐水冲洗,先用圆钻定位钻孔,再用导航钻、裂钻逐步扩孔,而后预备洞口处肩台。

(4)预备螺纹:改用慢速钻(15~20 r/min),同样用大量生理盐水冲洗,用丝锥预备螺纹。

(5)植入种植体:将种植体缓缓植入并小心加力旋紧,避免用力过度造成骨折或破坏螺纹。用金属剥离子叩击种植体,发出清脆声响,表示种植体与其周围骨床紧密相连。确认种植体就位良好后,拧入顶部的覆盖螺帽,彻底冲洗术区,间断缝合黏骨膜,缝合时务使骨膜层包括在内,在无张力情况下,将种植体顶部完全覆盖。

2.术中注意事项

(1)种植体之间要尽量保持相互平行,尽量避免向唇、舌侧偏斜,可用方向指示器置入已备好的种植窝内,作为定向标志杆。

(2)减少组织损伤至关重要,根据有关研究,骨组织在47 ℃时仅1分钟即可造成坏死,因此,术中要用大量生理盐水冲洗降温。在预备种植窝时,应使用专用系列钻,不要过度用力下压钻头,以减少骨组织的热损伤。术中要注意保护颏神经血管束,勿穿入上颌窦、鼻底。分离黏骨膜时要适度,以免破坏血运。

(3)预备好螺纹后,种植窝底的血块不要去除,待植入种植体后再用生理盐水冲洗手术区域,以免生理盐水被压入骨髓腔内。

3.术后处理

术后嘱患者咬纱布卷至少1小时,使用抗生素10天,给予漱口水含漱,保持口腔卫生,2周内暂不戴义齿,术后7天拆除缝线,定期复查。两周后重新戴入义齿,相应种植骨床部位应做适当磨改缓冲,以免使种植体过早负重。

(二)第二次手术(种植基台连接术)

手术步骤与方法见图14-18。

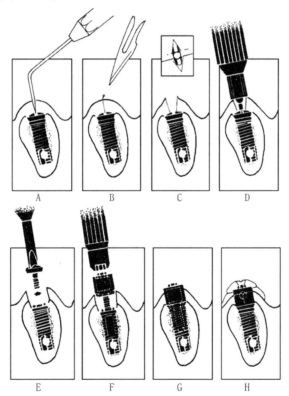

图14-18　种植基台连接术手术步骤

A.用探针探得覆盖螺帽的位置;B、C.切开黏膜暴露覆盖螺帽;D.环形切除覆盖螺帽表面的龈组织;E.旋下覆盖螺帽;F.旋入种植基;G.种植基与种植体连为一体;H.缝合创口、使用愈合帽

(1)根据第一次手术记录、X线片及触诊,用探针探得覆盖螺丝帽的部位。

(2)局麻下,在螺帽上方近远中向切开牙龈,切口应尽可能位于螺帽中心。切口要小,长度不要超过螺帽区。

(3)用旋转切孔刀多次旋转,环形切除螺帽表面的软硬组织。

(4)用螺丝刀小心旋拧,卸下覆盖螺帽,在覆盖螺丝与种植体之间常有薄层结缔组织长入,应予以彻底清除,以免影响种植基台固位。

(5)依黏骨膜的厚度,选择适宜长度的种植基台,在固位钳的配合下,拧入种植基台,种植基台顶部应高出其周围牙龈 1~2 mm,以利于保持口腔卫生。旋紧种植基台,以金属剥离子叩击种植基台,听到清脆的声响,表示种植体与其周围骨床已紧密结合为一体。

(6)严密缝合种植基台之间的切口。

三、种植外科的植骨技术

实际上,在种植临床中大约 50%的患者需采用多种植骨技术,进行骨增量术同期或二期行种植手术。

在许多上颌后牙区牙齿缺失的患者,因上颌窦的存在加之牙槽骨的吸收,使牙槽嵴顶距上颌窦底的距离小于 10 mm,加之上颌后区骨质较疏松,更为种植带来不利,远期的成功率一直较低。近年来,上颌窦底提升技术的成功应用解决了这一临床难题,使这一部位种植修复的成功率大大提高。

(一)植骨类型

种植骨可分为三种不同类型,即外置法植骨、夹心面包式植骨和碎骨块植骨。外置法植骨用于较大骨缺损部位;碎骨块植骨则用于范围较小的骨缺损区,或种植过程中种植体穿出等情况;而夹心面包式植骨常与骨劈开技术同时应用。根据大量临床研究,对种植骨床的基本要求是:牙槽嵴顶的宽度要大于 5 mm,种植体唇腭(舌)侧至少要保留 1.5 mm 的骨壁厚度,才能保证种植体长期的成功率。当牙槽嵴顶的宽度小于 5 mm,大于 3 mm 时,可采用骨劈开技术在牙槽嵴顶中央将其裂开(保证唇侧骨板不完全断裂),然后于中央裂隙处植入种植体,并在种植体周围间隙内植入碎骨块。无论是碎骨块移植,还是夹心面包式植骨,移植骨表面都应覆盖固定防止结缔组织长入移植骨块之间的生物屏障膜。生物屏障膜可分为可吸收性生物膜及不可吸收性生物膜,其作用是阻止快速生成的纤维结缔组织长入移植骨块而对成骨质量产生不良影响,因为骨细胞的生成速度远较纤维结缔组织细胞慢,生物膜的覆盖可为缓慢生成的骨细胞的生长提供良好条件。

(二)骨移植成功的基本条件

移植骨块的稳定与植骨床密切贴合是移植骨块愈合的基本条件,因此,外置法植骨,必须使用螺钉坚固内固定以保证其稳定并与植骨床密切贴合。

软组织黏骨膜瓣的充分覆盖并在无张力条件下缝合是保证骨移植成功的另一重要条件,因此,在植骨病例中,合理设计黏骨膜切口、缝合时松解软组织瓣等都是必要的。

(三)供骨源的选择

大的骨缺损常需切取自体髂骨以供移植。例如,严重吸收萎缩的牙槽嵴的重建等。

大多数情况下,自体下颌骨常常是种植骨移植最为方便的供骨区,即使是双侧上颌窦底提升、多个牙缺失的局部块状植骨、下颌骨都可提供足量的供骨,且膜内成骨的下颌骨易成活,不易吸收,骨密度高等都利于种植修复。因此,种植骨移植最好的供骨区是下颌骨。

下颌骨供骨区通常为颏部及升支外斜线部位。颏部因预备方便,视野好,更为大多数学者所首选。切取颏部骨块可使用微型骨锯、骨钻或直径 1 cm 左右的空心钻。一般仅切取骨皮质及部分骨松质。但应注意:①保留正中联合部的完整性不被破坏,否则将影响患者的颏部外形;②保证取骨部位位于下前牙根下方 5 mm 之下,不损伤颏神经血管;③遗留骨缺损部位于植入 HA 或其他人工骨,以避免术后愈合过程中粗大的局部瘢痕给患者带来不适的感觉。

(四)上颌窦底提升植骨技术

在上颌后部牙槽嵴顶与上颌窦底距离小于 10 mm 的情况下,需行上颌窦底提升植骨技术。也就是使用一系列特殊手术器械,遵照上颌窦底提升植骨技术手术操作程序,首先用圆钻在上颌窦外侧骨壁开窗,暴露其深面的黏骨膜,然后将上颌窦底的黏骨膜连同开窗面上的骨壁完整地向上颌窦顶方向掀起,以开窗面上的骨壁作为新的上颌窦底,新的上颌窦底与原窦底之间的间隙内植骨,从而增加上颌后区牙槽骨高度。

上颌窦底植骨材料最好选用自体骨。如果混合人工骨移植,人工骨的比例也不宜过大(一般不超过 50%),以免影响成骨质量。

在上颌后部骨高度大于 5 mm,小于 10 mm 的情况下,可同期行种植体植入,在其高度不足 5 mm 时,可先期行上颌窦底提升,Ⅱ期行种植手术。

上颌窦底提升植骨手术成功的保证是不损伤上颌窦黏膜。上颌窦黏膜任何小的破损都将导致这一手术的失败,因此,操作需精确仔细,术者应具有较多经验及良好外科操作技巧。如果出现上颌窦黏膜破损或撕裂,应采用生物胶粘堵或停止植骨。植骨后的创面最好覆盖生物屏障膜,以保证成骨质量。

植骨的高度取决于在完成种植后,种植体的根端有 2 mm 以上的骨组织,切不可使种植体紧贴于上颌窦底,以免种植体负重后向上颌窦内移位。

四、种植外科技术的新进展

(一)骨劈开及骨挤压

针对种植骨床局部骨量不足或骨密度较低影响种植体初期稳定性的情况,学者们开发研制了骨劈开及骨挤压技术,以及相配套的专用工具。骨劈开技术主要应用于上颌前牙区,骨挤压技术主要应用于上颌后牙区。它们共同的优点是保留了种植骨床的骨组织不丢失,又改善了种植骨床的骨质量,减少了植骨量,保证种植体良好的初期稳定性。

(二)即刻种植技术

种植修复周期较长,即刻种植大大缩短了疗程。即刻种植也就是在拔除无法保留的牙齿的同时即行种植外科手术,于拔牙窝内植入种植体。在患牙有慢性炎症或无法保证其拔牙窝处于无菌状况的情况下,也可先拔除患牙,然后翻瓣,封闭牙槽窝,1~2 个月后待牙槽窝骨壁尚未吸收,而牙槽窝已成为无菌环境时,再植入种植体。这一技术被称之为延期即刻种植。

成功的即刻种植,一方面要求拔牙操作务必不破坏牙槽骨壁,还需选择形状类似于自然牙根的锥体状种植体;此外,在种植体与牙槽窝之间的间隙内植骨,表面覆盖生物屏障膜。

即刻种植的优点:①缩短疗程;②减少了植骨;③种植体的位置方向更接近于自然牙列;④牙龈形态自然、逼真、美学效果更佳。

(三)正颌外科与种植修复

利用正颌外科技术可为那些错𬌗、颌骨位置关系不良者提供种植修复的必要条件,而且在正颌外科手术的同时,可以同期进行种植体植入手术。

（四）功能性颌骨重建修复

因外伤、肿瘤切除等诸多原因造成的颌骨缺损与缺失,已往的重建与修复无法恢复患者良好的咀嚼功能。种植修复为这类患者提供了功能性重建的可能。也就是说,不仅恢复其颌骨的连续性,改善其容貌,而且从恢复咀嚼功能的意义上完成其重建,从而极大地提高了这类患者的生活质量。

（五）种植体固位的颌面器官赝复体修复

颌面部器官,如眼、耳、鼻、唇、颊缺损缺失,传统的修复方法,一是整形外科手术,二是依靠眼镜架携带的赝复体修复。前者疗程长,最终效果并不理想,后者则容易脱落,常难以被患者接受。

近年来,使用种植体固位的赝复体修复为这类临床难题的解决提供了新的途径,它具有疗程短、手术简单、固位效果好、形态色泽逼真等优点,越来越多地受到患者的欢迎。

（六）牙槽骨垂直牵引技术

骨牵引成骨技术最早被用于骨科的矫治长管骨长度不足的畸形。1996 年,M.Chen Hidding 等报告用于牙槽骨垂直骨量不足的牵引成骨。尽管该项技术是一项正在发展中的技术,其牵引器的设计,临床应用技术都在不断地改进,但初步的临床效果显示,牙槽骨垂直牵引技术对于矫治重度牙槽骨缺损,对增加颌骨重建后牙槽突的垂直高度,提供了一种新的有效的手段,且具有以下优点:①在短期内形成自体新生骨;②避免取骨手术;③软组织包括神经亦随骨组织延长而延长;④减小植骨手术的创伤;⑤新生骨的高度可达 20 mm 以上;⑥并发症发生率低。

目前,牙槽骨垂直骨牵引术的不足:①牵引器成本较高;②牵引器需二次手术取出。

（七）即刻负重技术

Brånemark 教授经典的当代种植学理论包括骨结合理论、微创的种植外科技术、根形种植体(相对叶片状种植体而言)及一个不受干扰的愈合期(4~6 个月)。由于现代医学模式的发展,为满足患者的需求,缩短患者的缺牙时间,长期以来,众多学者都在探讨能否在植入种植体之后立即进行修复这一热点课题。然而,效果均不理想,导致高失败率。直至 20 世纪 90 年代末期,即刻修复技术趋于成熟,其基本时间定义为:在种植手术后一个月内完成上部结构修复的均可称为即刻修复。即刻修复技术的原则亦臻于成熟:①非吸烟患者;②微量植骨或不植骨患者;③螺纹粗糙面种植体;④改良的外科技术;⑤极好的初期稳定性;⑥专用于即刻修复的上部结构;⑦功能性骀接触。

现就即刻修复的几个关键技术介绍如下。

改良的外科技术,即级差技术。它不同于传统的逐级备洞技术,而是备洞较植入的种植体小一个级别,然后利用特殊设计的螺纹种植体的自攻性,将种植体植入受植床,以取得良好的初期稳定性。这就要求选择即刻修复的种植体从设计上要有良好的自攻性能。否则,植入时就会产热过大,造成骨结合失败。目前,欧洲已有多个适用于即刻修复的种植系统,如 Camlog 系统、Frialit-2 系统。

其次,即刻修复需要专用的上部基台,其既要有一定的强度,又要有可调磨性,欧洲 Camlog 和Frialit-2系统均有专用基台提供。

（张　玉）

第七节　口腔种植的并发症及其处理

一、种植体松动

种植体松动现象的本质为种植体与其周围骨床之间未形成骨性结合,取而代之的是纤维组织包裹种植体。纤维组织无力承受负荷,且易招致感染,最终将使种植体松动。

(一)产生原因

(1)未严格遵循种植外科原则进行种植手术,手术创伤过大导致种植体和种植窝不吻合,或在愈合阶段黏骨膜穿孔,造成骨愈合不良。

(2)因修复体设计制作问题,局部负荷过重,造成种植体周围的骨质发生细微骨折和吸收。

(3)由于持续性种植体周围炎、种植体超负荷等原因,导致种植部位发生进行性骨吸收。

(二)处理

因为已松动的种植体无法行使支持功能,故应予去除。去除之后,若剩余的其他种植体足以支持义齿,可不必再次种植。否则,可于一年后,新骨已经形成时,在原种植部位重新种植。重新种植的具体处理步骤为:①去除已松动的种植体,彻底刮除其周围的纤维结缔组织;②在无张力的情况下,用黏骨膜瓣完全覆盖种植区;③检查并调整修复体,使其力学分布达到均匀合理;④若种植区骨量不足,可考虑进行植骨。

在种植区骨量充足的条件下,可采用大直径种植体即刻原地植入。

二、牙龈并发症

(一)穿孔

在愈合阶段,覆盖种植体的黏骨膜发生穿孔。其原因为修复体压迫产生压疮性溃疡或缝线残留刺激肉芽组织增生。

处理:手术切除穿孔部位的牙龈,用滑行瓣修复,重新缝合,消除创面;还应注意去除造成穿孔的原因,如调整不良修复体、缓冲基托对黏膜的压迫、去除残留的缝线等。

(二)种植体周围炎

由于口腔卫生不良、菌斑刺激所致,牙龈组织尚无明显增生。

处理:在医师指导下强化口腔卫生,给予氯己定液漱口。

(三)增生性种植体周围炎

据认为是由于种植体周围缺少附着牙龈组织,牙龈袖口封闭不良,患者口腔卫生差,产生龈组织增生性炎症。

处理:选择较长的种植基台予以更换,切除多余的牙龈,注意保持口腔卫生,必要时行前庭沟成形术。

(四)瘘管形成

黏膜上的瘘口与种植基台或种植体周围的肉芽组织相通,这种情况多发生在龈组织覆盖种植基台与桥接合部的病例中。

处理：拆除桥及可疑的种植基台，梭形切除瘘管，刮除肉芽组织，仔细清洗消毒桥及种植基台，检查种植基台的密封圈，必要时予以更换，然后重新拧紧螺丝；注意保持口腔卫生。

三、机械并发症

(一)种植体折断

均为横断。若折断发生于种植体下1/3处，应弃用该种植体，关闭软组织，但种植体不必取出；若折断发生在种植体最上端，则可用中空钻取出剩余种植体，重新植入较大直径的种植体，或先植骨，二期种植。

(二)其他机械附件的折断

如桥体折断、锁定桥体和/或种植基台的螺丝折断等。系因种植体附件内部金相结构缺陷，负荷分布不均所致。应依照具体情况，设法取下折断物并予以修整更换，检查并去除造成负荷分布不均匀的原因。

四、其他副损伤

因种植手术前准备不完善或种植手术操作不当造成副损伤，如下牙槽神经的损伤，或种植体穿入上颌窦、鼻底等。

（张　玉）

第八节　种植义齿的修复

一、种植手术后的过渡义齿

目前，二段式种植技术已占据主流地位。实践表明，在种植体被植入骨内的初期，避免承受负荷对提高远期成功率有重要意义。这样，在两次种植手术之间有一段长达3～6个月的愈合期，在愈合期中完全停用义齿将影响患者口腔功能及外观，有必要为他们提供过渡义齿。其作用为：保护手术创面、使种植体避免承受过度外力、恢复外观及发音功能。此外，患者对过渡义齿的主观感觉、自洁清洗效果及菌斑附着等情况，可作为永久性种植义齿上部结构设计的参考。

过渡义齿多为可摘修复体，因其短期使用和需做多次调改的特点，一般采用胶连法制作。患者以往曾戴用的可摘义齿，经检查仍可正常使用者可改做过渡义齿。过渡义齿的设计制作与常规义齿无异，但卡环、支托的连接体等金属构件应避开将来预计植入种植体的部位，以免磨修调改时发生困难。在手术前即应将过渡义齿试戴调整合适，这样可避免手术后创口未完全愈合情况下戴义齿时的反复调修。

首次种植体植入术后，2周内不应戴用任何修复体，以使黏膜创口顺利痊愈。2周后可将患者原有的常规义齿修改成暂时覆盖义齿。具体方法：将义齿唇颊侧基托边缘适当磨短，以适应术后变浅的龈颊沟，并在种植体相应部位做较多磨除，以弹性软衬材料重衬，最后再在种植体相应处基托上适量磨除弹性软衬材料。在全部愈合期中，这样的缓冲重衬需反复进行2～3次，以适应术后牙槽嵴的改建变化(图14-19)。

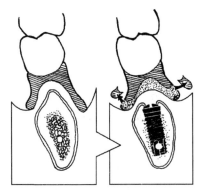

图 14-19　利用原有常规义齿重衬弹性塑胶改制暂时覆盖义齿

在种植基台连接手术后,过渡义齿经过大量磨改(有时需将部分基托磨穿或磨除)后,往往仍可使用,直至永久性种植义齿戴入。

二、单个缺牙的种植义齿修复

(一)种植义齿的𬌗面形态

由于种植体的支持能力和感觉能力都比真牙差,在种植义齿建立𬌗关系时,应根据种植体的直径、长度,患者的骨质情况、对颌牙的情况确定种植修复体的𬌗面形态。

需考虑:①𬌗面为多点接触;②不需要减径;③形成正常的沟窝形态。

(二)种植义齿的龈缘组织面

种植体颈部与龈组织间的附着是一个薄弱环节,龈组织的种植体周围炎会进一步导致种植体周围骨组织破坏吸收,因此,种植义齿龈缘组织面的处理是否得当,是修复成败的关键之一。在设计龈缘组织面时,需要考虑如下问题:①自洁和便于清扫;②恢复美观和发音功能;③感觉舒适。

(三)种植义齿牙冠与种植体长轴不一致的处理

由于颌骨条件及手术原因,种植体的长轴(植入方向)可能与有待恢复的牙冠长轴不一致。采用二次手术方式的种植系统在解决这个问题上表现出优越性,通过装配一个倾斜一定角度的种植基台,即可方便地实施冠修复(图 14-20)。

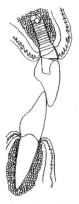

图 14-20　利用倾斜的基台调整种植体与牙冠长轴的不一致

上述对单个缺牙做种植义齿修复时所遵循的原则和方法,也适用于以种植义齿修复多个牙缺失及全牙列缺失的情况。

三、种植固定桥修复

骨内种植可以扩大固定修复的适应证范围。而当固定桥涉及种植体基牙时,除传统的固定修复原则外,还应有以下一些特殊的考虑。

(一)种植固定桥基牙的负荷分配时要考虑以下问题

国际上大量研究表明,过度负荷是导致种植体周围边缘骨吸收的主要因素之一,因此,使种植基牙合理负担殆力才能保证种植修复的长期效果。

(1)以牙周膜面积决定基牙数量的原则在种植固定桥情况下仍然适用。种植体骨内部分的表面积可根据其外形尺寸计算,一般认为种植体约相当于前磨牙的支持能力。但考虑到种植体与骨组织间界面结构弱于真牙的牙周膜组织,因此,在决定基牙数量时,应留更多余地。

(2)真牙具有生理动度,如与种植体共同支持固定桥,易导致与之相连的种植体发生松动。应通过冠桥间的栓道附着体连接达到应力中断效果。

(3)以单个种植体为基牙的单端固定桥应视为禁忌证。

(二)种植体长轴不平行问题

常规种植种 3 个以上种植体可以通过采用平行切削仪研磨基台使其获得共同就位道,如仍不能获得共同就位道,则解决方法如下:①带角度的基台可补偿种植体长轴差异,形成共同就位道;②如角度基台不能纠正则需制作个别基台进行纠正。

(三)基牙冠长度不足问题

当患者的临床牙冠偏短时,除造成固位力不足外,还迫使有关的种植基台做相应修改,又使桥体龈间隙不足而难以在龈面形成充分的清扫空间。对此可根据具体情况,采取以下解决方法。

(1)手术修整松软肥厚的龈组织。

(2)手术修整薄锐的牙槽嵴顶骨组织。

(3)对过长的对殆牙,首选采用正畸的方法,即局部植入种植支抗钉,将过长的牙齿纠正错颌畸形;如患者拒绝正畸治疗可调殆后修复。

(4)结合颅颌结构的整体情况,以全牙列重建,升高垂直距离。

(四)种植固定桥的龈面问题

除在前面"单个缺牙的种植义齿修复"中叙述的原则外,还应做以下考虑。

(1)桥体龈面是无法达到完全自洁的,因此,清扫的便利性应予以首先考虑。桥体龈面应避免接触黏膜,以防止黏膜的炎症。

(2)桥体龈面外形可分为 3 种类型(图 14-21)。①凹形龈面:四周均呈凹面,以提供充分的龈外展隙。②锥形龈面:四周向根方直线伸展成一圆锥状。③凸形龈面:四周均呈圆凸面,类似一般固定桥桥体的龈面。

从患者主观感觉看,凸形龈面最为舒适,但比较研究表明,采用这种龈面形态的病例局部软组织炎症较多见,种植体周围龈沟液渗出量也较多。

如果患者戴有固定的过渡义齿,其食物残渣沉积、菌斑附着及龈缘状况可作为永久义齿桥体形态设计的参考依据。

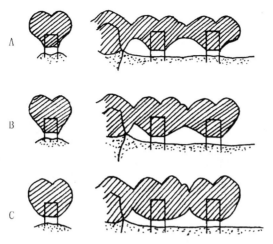

图 14-21　种植固定桥桥体龈面形态
A.凹形龈面;B.锥形龈面;C.凸形龈面

四、种植可摘局部义齿修复

当真牙基牙和种植体的数量不足时,必须由基托承担一部分力量,即成为种植可摘局部义齿,是覆盖义齿的一种特殊类型。在这种情况下,仍需着重考虑种植体的合理负荷,以及种植体颈部周围龈组织健康的维护。其有关原则和具体措施参看本章关于"单个缺牙的种植义齿修复"和"种植固定桥修复"部分。

五、种植总义齿修复

以种植义齿修复牙列缺失,可采取全口固定支架总义齿和覆盖式总义齿两种方式。

(一)全口固定支架式总义齿

此种总义齿通过金属支架以螺钉紧固在数个种植基台上,患者不能自行摘戴。由于能提供良好的固位力和稳定性,同时又大大减小了基托面积,使患者的咀嚼效率和舒适感都有明显改善,因而很受欢迎。下面以 Brānemark 种植系统为例,介绍固定支架式总义齿设计制作中的一些关键环节。

1.种植体的数量

通常需要 4～6 个达到良好骨结合的种植体,来支持上颌或下颌的总义齿。受颌骨解剖条件与手术操作的条件限制,这些种植体往往是均匀地分布在上下颌骨前半部,即上颌窦和颏孔的近中(图 14-22)。

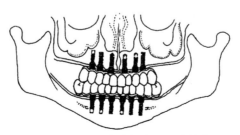

图 14-22　以固定支架式总义齿修复

2.牙列缺失时种植体的分布情况

种植基台转移印模时,将钢制的种植基台代型转移到工作模型上,是保证支架与种植基台吻合精度的关键环节(图14-23)。

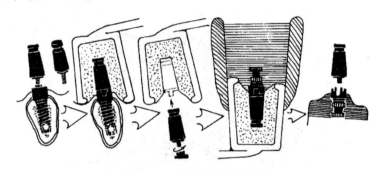

图14-23　种植基台转移步骤

(1)试将转移导杆旋入种植基台代型,确认其吻合后,取下配对备用。

(2)将转移导杆旋入患者口中的种植基台上端。

(3)制取印模。

(4)从口腔中取出印模后,将转移导杆从种植基台上旋下,然后将种植基台代型旋紧到导杆上取而代之。

(5)将转移导杆按原位塞回到印模中。

(6)灌注石膏模型。

(7)将转移导杆从种植基台代型上旋下。这样,在石膏工作模型上埋入一系列种植基台代型,其形状和位置都是从患者口腔中转移而来的。金属制作的基台代型不易碰损,可保证种植义齿制作的精度。

3.支架设计制作

由于种植体布局偏在颌弓前半部,支架的远中部分形成悬臂梁结构,悬臂向远中延伸约达第一磨牙近中半之处为止。铸成的支架磨光后在患者口中试戴,要求达到"消极吻合"状态,即在不加外力时,支架就能均匀吻合于各个种植基台上。检查支架与种植基台的吻合情况,除依靠手的触感外,还需用肉眼(戴放大眼镜)及用硅橡胶印模材料观察是否有间隙存在。考虑到支架铸造时易发生变形影响吻合精度,常采用分段铸造,在口内试戴后黏固,再取下进行包埋、焊接的制造工艺。当支架在试戴时发现吻合度不理想,也可切割开再重新拼对、焊接。

支架的龈面与牙槽嵴黏膜应保持1～2 mm距离并形成圆凸面,高度抛光,以利自洁和清扫。

4.平衡

固定支架的总义齿虽然无须顾虑固位问题,一般仍认为应形成平衡𬌗,以利𬌗力的均匀分布。

5.戴牙

固定支架总义齿戴牙的最后一步是由医师用螺钉将义齿紧固到种植基台上。螺钉的旋入也有一定的顺序,以6个种植体的情况为例。如将它们从左至右编号为1、2、3、4、5、6,则旋入的顺序应为2、5、3、4、1、6,这是为了尽量减少螺钉旋入后在种植体上形成的应力。这与前述试支架时达到"消极吻合"的用意一样,也是为了保护种植体周围的支持组织免受创伤。

螺钉旋紧后,可试戴义齿若干天以检查、消除各种问题。复查时需将螺钉进一步旋紧,在孔洞内置一小棉球以保护螺钉,再用自凝或光敏树脂填补基托以及牙列上螺钉所穿过的孔。

(二)覆盖式总义齿

虽然固定支架式总义齿能充分发挥种植义齿的优越性,取得较满意的疗效,仍有一部分无牙颌患者更适于以覆盖义齿方式修复,其适应证如下。

(1)颌骨解剖条件很差,不能容纳足够数量的骨内种植体。

(2)患者因年龄和全身健康条件所限,不能承受固定支架式总义齿所需的较长时间的外科手术和多次复诊。

(3)患者掌握口腔卫生保健专用工具和方法的能力较差。

(4)患者在经济上不能担负固定支架式总义齿较昂贵的费用。

(5)患者对传统总义齿舒适感尚满意,仅希望改善其固位力和稳定性。

在上述情况下,可在颌骨双侧相当于尖牙隆突处至少各植入一个种植体,并以此为基础结合带各种附着体(球形,杆卡式和磁性附着体等)的上部结构做覆盖义齿修复,所需手术时间、复诊次数和费用都较少。

(张 玉)

第九节 种植义齿的预后

一、种植成功的评价标准

尽管种植义齿有着悠久的发展历史,然而它真正被人们所认识、接受,并在临床上较大量地开展起来,却是近几十年,特别是近 20 年的事情。目前国际上公认的种植修复的成功标准为 1986 年 Albrektsson 和 Zarb 提出的标准,有以下几点。

(1)临床检查:单个的种植体无动度。

(2)放射学检查 X 线片上种植体周围无透影区。

(3)种植体承受负荷 1 年后:在垂直方向上的骨吸收小于 0.2 毫米/年。

(4)种植后:无持续性和/或不可逆的症状及体征,如疼痛、感染、神经疾病、麻木或下颌管的损伤等。

(5)按上述标准,5 年的成功率要达到 85%,10 年成功率要达到 80%。

二、种植成功的几个要素

种植义齿长期功能的维持,有赖于种植体坚实可靠的支持。这就要求种植体不仅能被人体组织所接受,而且要与其周围的软硬组织结合为一个整体。为保证种植成功,要注意如下几个方面的问题。

(一)种植材料的选择及种植体的表面形态

种植材料应具有良好的生物相容性及生物力学适应性,材料本身应无毒、无刺激性、非抗原、不致癌,在体内稳定,不发生物理、化学变化,而且有良好的物理性能。种植体要有合理的几何形状,其表面要有合理的微观结构,以利于与其周围组织产生生物性结合。

(二)选择好适应证和制订好术前修复计划

通过种植前对患者局部及全身情况的细致检查,对患者做出综合评定,选择适宜的病例进行种植。

手术前应根据具体情况制订未来的修复方案。种植体的数量、植入部位,植入方向、角度等,均取决于修复体支持方式、人工牙排列位置等修复方案的内容。为方便手术操作,多将修复方案体现为立体直观的手术模板,使外科医师在术中能方便地观察到未来种植义齿的占位,从而将种植体植入在正确的位置上。

(三)精细的外科手术操作

种植手术直接关系到种植的成败,术者应经过严格训练,把手术所造成的创伤减小到最低程度。研究表明,骨组织对热损伤敏感性很高,造成骨坏死的临界温度为 42 ℃;种植体与种植窝之间形成纤维组织,从而使种植体不能处于长期稳定的功能状态。手术操作的失误,是种植早期失败最常见的原因。

(四)要给予足够的愈合时间

研究表明,任何使种植体不稳定的因素,均会影响种植体与其周围组织的直接结合。因此,在愈合期内(上颌 5~6 个月,下颌 3~4 个月),应避免种植体承受负荷。

(五)高质量的修复体设计制作

修复体的设计与制作都应注意与种植体达到"消极吻合"的要求,并作到使其所承受的𬌗力均匀分布。

(六)保持口腔卫生

为避免炎症和感染的发生,要在医师的指导下,强化口腔卫生,特别是注意保持种植基台周围的清洁。

(七)多学科密切协作

口腔外科、修复科、牙周科、放射科等多学科医师的密切合作,是保证种植成功的重要因素。此外,还应注意定期随访检查,发现问题及早处理。

(张 玉)

第十五章

口腔颌面部损伤

第一节　上颌骨骨折

颜面部以口角、眼角连线分为三等份,其中面中 1/3 为口角连线以上,眼角连线以下的颜面部。而面中份骨折所指的部位,范围略有扩展,常包括眼角水平面稍上方的眶内壁、筛骨和眶外壁等整个眶部。

面中份骨骼的解剖结构和形态复杂。骨块多扁平不规则,骨块间相互交错、嵌接,且与口腔、鼻腔、眼眶、上颌窦、筛窦等多个窦腔相邻接。面中份骨折多为直接暴力所致,常累及多个骨块和多个解剖部位。骨折线多不规则,且多伴有邻近窦腔骨壁破坏,给骨块的复位和固定造成了很大的困难,骨折后常常有不同程度的错位愈合,是颌面部骨折治疗中的一大难点。

传统的治疗方法多采用较为保守的方法,进行颅颌牵引复位和颌间牵引复位、固定。比较注重咬合关系的恢复,忽视了面骨的解剖形态的复位,未能恢复面中份骨骼结构的完整性和较精确的位置,常常给患者遗留一些形态和功能方面的后遗症,如面部不对称畸形、复视等,常需进行二期手术,给患者造成了很大的痛苦。

近年来,随着对颌面部解剖结构和功能的重新认识,骨折移位造成的面部畸形问题受到了更多的重视。随着骨折治疗中新的手术术式、新材料的开发应用,特别是冠状切口的应用,可以较好地显露眶周、筛窦、颧弓、颧骨骨折块,再辅以上颌前庭沟切口,基本上能暴露面中份的所有结构,为面中份多发性骨折的复位、固定,提供了良好的手术视野,为直视下进行骨折块的精细拼对,创造了良好的条件,使解剖复位成为可能。金属微型夹板坚固内固定技术的应用,使复位后骨块的稳定性明显优于非坚固内固定,很少发生骨折块的再移位,保证了面部各骨块在正确的解剖位置上的愈合,大大减少了伤后的颌面部畸形和复视等后遗症。

随着内固定材料的研制开发和内固定装置的制作工艺水平的提高,以及内固定系统的不断改进和完善,坚强内固定在颌面部骨折治疗中应用越来越广泛,使传统的骨折治疗方法发生了根本的转变。切开复位,微型夹板坚强内固定,使面骨的框架得以精确的重建,在恢复面部外表上较传统的方法有着无可比拟的优越性。

一、面中部骨骼的解剖生理特点

面中部骨骼由上颌骨、颧骨、鼻骨、筛骨、泪骨、蝶骨、腭骨、腭骨、犁骨等诸骨构成。形态及边界均不规则,相互嵌合,大量的骨缝成为抵抗外力的薄弱环节,为面中份骨折的好发部位。

面中部的骨性支架主要由上颌骨、颧骨和鼻骨组成。上颌骨居中,左右各一,是构成面中1/3骨架的核心;颧骨、颧弓是面部较为突出的部位,在形成和维持面部外形轮廓上起着重要作用;鼻骨塌陷也会引起容貌的明显改变。上颌骨眶突与颧骨眶突以眶下管为界,大约各占眶底的1/2,颧骨眶突除构成眶底外1/2,还构成眶外侧壁下1/2。如果上颌骨和颧骨骨折后移位,可能造成眶内眼球的移位而出现不同程度的复视。

面中份骨骼在结构上相当薄弱。在上颌骨内还含有上颌窦,骨块大都菲薄,最薄部位可透光,约1 mm,见于上颌窦壁和眶底以及眶内外侧壁,是面中份骨骼的薄弱部位和骨折好发部位。

面中份骨骼在结构上的稳定性主要依赖骨皮质的局部增厚,构成拱形支柱式结构,或称之为"支撑柱"(supporting pillars and buttresses),包括垂直向和水平向支柱。垂直向支撑柱由鼻额柱、颧颌柱(起自眶外缘,向下止于颧上颌隆凸、颧牙槽嵴)、翼颌柱构成,在面中部的前内部、侧部和后内部,将面中部与颅底相连,以维持纵向结构的稳定。水平向支柱则由眶上缘、眶下缘、颧弓组成。这些呈弓形的支柱结构可以抵抗一定的外力而避免骨折。这些支柱以及面中份诸多的窦腔和骨缝在面中份遭受轻度暴力时,可使外力得以分散消失,对外力有一定的缓冲作用,对面部以及相邻的颅脑等重要结构起到了保护作用。但当遭遇较大暴力时,各骨缝和窦腔成为薄弱区,常造成面中份多发性骨折。支撑柱骨折后,上颌骨、颧骨失去了支撑,可能出现垂直向和前后向的移位。导致面部轮廓改变、面形对称性改变、面中份增宽等。面中份骨折的治疗关键,是对这些支柱结构的恢复和重建,尽可能进行准确的解剖复位。由于大部分面中份骨骼菲薄,面中份骨折复位后微型夹板的内固定必须固定在这些支柱部位,方能有足够的固位力,保证和维持骨块的稳定性。

二、面中份骨折的特点

(一)常见多发性骨折

面中部骨骼众多,各骨块之间相互交错,嵌接点多,如位于面中份中心位置的上颌骨,有一体四突,其中额突、颧突、腭突,分别与额骨、颧骨、鼻骨、梨骨、筛骨、泪骨、蝶骨和腭骨相连。颧骨也有四个突起,其上颌突、眶突、额突、颞突分别与上颌骨、蝶骨大翼、额骨和颞骨颧突相接。当面中部受到较大暴力时,暴力沿这些突起传递到邻近骨骼,引起相连诸骨同时骨折。

(二)常伴颅脑损伤

面中部骨骼与颅骨及颅脑紧邻,外力易传导到相邻的颅底,引起颅底骨折,脑膜破裂,出现脑脊液鼻漏和脑脊液耳漏,甚至更严重的脑组织损伤。严重的颅脑损伤可引起伤者意识障碍,呼吸中枢和心血管中枢损伤后可出现呼吸、循环功能障碍,生命体征不平稳。不能耐受伤后治疗中必须的麻醉和手术操作,是面中部骨折后迟迟不能复位和固定的最主要原因。

近年来,随着颅脑外科的迅速发展,颌面外科医师对颅脑伤知识的进一步了解,麻醉技术和监护手段的不断更新,伴发颅内损伤的面中部骨折伤员,伤后早期行骨折复位固定的禁忌逐渐开放。有的学者认为:如果颅内压维持在3.3 kPa(25 mmHg)以内,颅脑伤员仍能耐受较长时间的麻醉并不增加并发症。合并较严重颅脑伤的患者,面中份骨折的治疗常可以和开颅探查同时进行,这样既可以赢得治疗时机又可避免患者再次手术的痛苦和风险。

(三)对骨折线及骨块移位程度的评判较困难

由于面中份骨骼结构复杂,形态不规则,腔窦多,且有颅底、颈椎等重叠,X线片各结构重叠多,使传统的 X 线摄片对面中部骨折的诊断,特别是在骨折线走行方向、骨折片的移位情况的诊断上,受到了很大的限制。要明确诊断还必须结合临床检查和具备相当的临床经验。近年来,三维 CT 的出现,为骨折诊断提供了有效的手段。三维 CT 是将所摄平面,经计算机处理,可将任意部位形成三维立体图像。避免了各骨骼结构之间的重叠,也能清晰显示各结构、骨折片之间的空间位置关系。三维 CT 不但对骨折类型的判定,而且对骨三维结构的改变,以及骨缺损部位和量的评估均极有帮助。在有三维 CT 的医院,面中份骨折的诊断应首选三维 CT。清晰的立体图像不但能使诊断准确性大大提高,而且,它对制订手术方案及疗效评价均极有帮助,是传统的颌面部骨折诊断的一个飞跃。

(四)血运丰富,骨折愈合较快

面中份诸骨血供丰富,组织愈合快。一般情况下 3 周左右即形成纤维愈合。如不及早复位,很快会发生错位愈合,容易延误最佳治疗时机。因此,对于面中份骨折,在全身状况许可的情况下,应尽早地予以精确的复位和固定。对全身状况不稳定,伴有颅脑损伤或其他严重合并伤的患者,应尽可能抓紧时间,创造条件,使全身状况早日改善,尽可能在伤后 1~2 周使伤员过渡到稳定期,能耐受麻醉和手术操作,在纤维愈合前进行骨折的复位和固定。

三、上颌骨骨折的类型

法国学者 Le Fort 根据上颌骨骨骼结构与邻近骨的联合,及其对生物力学的反应,认为上颌骨存在的几条薄弱线,是上颌骨遭受外力后容易骨折的部位。根据这几条常见的骨折线,将骨折线分为Ⅰ、Ⅱ、Ⅲ型骨折,是目前上颌骨骨折最常采用的分类法。

(一)Le Fort Ⅰ型骨折

Le Fort Ⅰ型骨折又称上颌骨低位骨折或水平骨折。骨折沿上颌骨下薄弱线,在梨状孔平面,水平向后,沿上颌牙槽突与上颌窦交界处,在牙根的上方,延伸至上颌翼突,造成牙槽突、腭骨、上颌结节以下的整块骨折。骨折块仅借助口腔、鼻腔及上颌窦的粘骨膜与周围骨相连,摇动上颌牙,整个牙弓及骨折块随之移动。

(二)Le Fort Ⅱ型骨折

Le Fort Ⅱ型骨折又称上颌骨中位骨折或椎形骨折。骨折沿上颌骨中薄弱线,从鼻额缝横过鼻梁、泪管、眶底至颧颌缝,沿颧颌缝斜向下外,达颧牙槽嵴,再沿上颌骨侧壁折向后,到达翼腭窝。

(三)Le Fort Ⅲ型骨折

Le Fort Ⅲ型骨折又称上颌骨高位骨折。骨折沿上薄弱线,从鼻额缝,水平向后,沿眶内侧壁、额骨与筛骨之间的骨缝,眶外壁的颧额缝,向内后沿眶下裂达翼腭窝顶部、翼突根部。造成面中 1/3 与颅底完全分离(又称颅面分离)。分离的骨块包括内上方的鼻骨,外上方的颧骨与上颌骨连成一整体,仅靠软组织悬吊与颅底相连,面中份骨骼有很大的活动度。

上述骨折线和骨折类型是上颌骨遭受外力后较常见的几种典型骨折。它们可以是单侧上颌骨骨折,也可能是双侧同时骨折,两侧的骨折线可能不完全对称,在走行上略有差别,甚至可能是两侧分别为不同类型的骨折,或同时伴有几种类型的骨折。

总之,上颌骨的骨折类型比较复杂,不同大小、方向的暴力,作用于不同的部位,都会出现不同类型的骨折。事实上,除了上述的三种典型骨折外,上颌骨骨折常与相邻骨骼同时受累,形成面中份甚至面下 1/3 在内的多发性复合骨折,粉碎性骨折也很常见。有人建议对这种常见的复合性骨折进行分类和命名。在 Le Fort 分型的基础上,根据伴随的其他骨折进行亚型的命名。即使如此,仍然不能概括所有的骨折类型。应根据实际的伤情,具体分析。

四、临床表现特点

上颌骨骨折除了有一般损伤的特点外,还可能因骨折段移位出现咬合紊乱、面中份塌陷、面中份变长。周围骨骼和软组织损伤,出现口、鼻腔出血,脑脊液漏、眶周淤血、复视、嗅觉障碍、眶下神经麻木等。

(一)骨折段移位、面中份凹陷畸形和长面畸形

上颌骨上附丽的肌肉少,骨折后骨段的移位受附丽肌牵拉的作用较弱,主要受创伤时暴力的大小、方向以及骨折线走向重力的影响。

由于上颌骨骨折时遭受的暴力多来自面前方和侧向,向后、向内击打所致,上颌骨骨折沿作用力的方向向后、内移位,造成面中份凹陷畸形;同时,骨折段在自身重力的作用下下垂,使面中1/3变长,造成长面畸形;附着于上颌骨后方,翼内、外板的翼内肌、翼外肌的牵拉也使上颌骨折段向下、向后移位,加重了面部畸形和咬合紊乱。如上颌骨仅为裂纹骨折,则不发生移位。由于上颌骨附丽肌肉大多力量薄弱,在骨折早期容易手法复位,应抓紧时机,进行复位和固定。

(二)咬合关系错乱

上颌牙随上颌骨折段的向下、向后移位,而导致患侧后牙早接触,前牙开𬌗。如果上颌骨受前方外力打击而向后移位,则会出现前牙反𬌗。

(三)眶周淤血

上颌骨 Le Fort Ⅱ、Ⅲ型骨折常伴眶壁骨折。眶部组织疏松,血供丰富,外伤后组织内易出血,淤积于眶周区域而呈靛青色或紫红色,好似眼镜框,故形象称此体征为"眼镜征",是上颌骨中、高位骨折后较早出现的、也较常见的体征,并可伴随一系列症状,如:眼睑及结膜下出血,眼球突起或内陷、复视等。眶周眼镜征提示眶壁可能有骨折,在进行诊断和治疗时应引起注意,切勿漏诊,耽误治疗时机。

(四)脑脊液鼻漏、耳漏

上颌骨严重骨折时,常波及相邻的颅底,引起颅底骨折和硬脑膜破裂,脑脊液外漏。当颅前凹骨折,骨折线经过筛窦、额窦,可伴硬脑膜撕裂,出现脑脊液鼻漏。表现为鼻腔内持续有清淡的血水流出;当颅中凹骨折合并耳岩部损伤时,脑脊液常经外耳道流出。如检查中发现外耳道湿润,应警惕脑脊液耳漏。

(五)眶下神经麻木

见于 Le Fort Ⅱ型骨折。骨折线经过眶下管,骨折片压迫经过眶内管的神经干,也见于上颌窦前壁骨折,骨折片压迫眶下神经,出现眶下区皮肤感觉消失。骨折片复位后,感觉多能自行恢复。

五、上颌骨骨折的诊断

上颌骨骨折后的检查与诊断方法与其他颌面部骨折有许多相同之处。首先,应问明受伤史,特别是暴力作用部位和方向。其次,应作详细的临床检查:口腔内的咬合关系,骨折段动度、移位情况以及眼、鼻、耳的相关情况,作出初步诊断。再结合 X 线片、CT 片进行骨折线走行、骨折段移位的判断,一般可以明确诊断。但因面中份骨骼众多,上颌骨骨折时多伴其他骨骼损伤,故对

多发性复合性骨折,漏诊某一部位的骨折,也较常见。应加以注意。

六、上颌骨骨折的治疗

上颌骨骨折的治疗,与其他颌面部骨折的治疗原则基本相同。应行早期的复位固定,越早越好。但上颌骨骨折大都伴有不同程度的颅脑损伤,伤情较重。在伤后早期,生命体征尚未稳定时,要有全局观念,局部处理应服从全局的稳定。在优先保证生命体征稳定的前提下,在伤员能耐受麻醉和手术时,尽早处理上颌骨骨折。

(一)维持生命体征的平稳

对任何一处的局部创伤的早期处理,均要有全局观念。首先检查和处理全身重要器官的损伤,保障伤员的生命安全。

单纯的颌面部损伤,不会引起伤员的死亡。但只注重颌面部损伤的处理,忽略了全身性合并伤的抢救,特别是颅脑、胸、腹部、脊柱、大血管等器官的损伤,继发呼吸、循环衰竭而死亡的教训时有发生,应引以为戒。上颌骨严重骨折,大多伴发颅脑损伤,对颅脑损伤伤情的判断和及时处理,应作为上颌骨骨折治疗的常规和重要内容之一。

意识障碍是颅脑损伤程度最重要的指标。一般的颌面部损伤中,大多数昏迷时间短暂,仅为轻型颅脑损伤;昏迷超过1小时者,多为中、重型颅脑损伤。

单纯性上颌骨折引起呼吸困难者较少见,程度也轻;但如果是双侧上颌骨 Le Fort Ⅲ型骨折造成颅面分离,上颌骨向下后移位,软腭随之下移,压迫舌根会厌,则可能出现较明显的上呼吸道梗阻;如有上、下颌骨联合骨折,则呼吸道梗阻更易出现,应在整个抢救过程中警惕窒息的发生,随时保持呼吸道通畅。

单纯的颌面部骨折,引起创伤性休克少见。但如果失血较多,有效血容量不足,可引起失血性休克。脑干受伤,心血管中枢功能不稳定也可能出现血循环衰竭。

在上述几项指标均处于稳定状态后,方可进行局部处理。

(二)复位和固定

复位和固定,是上颌骨骨折治疗中的重要内容和疗效好坏的关键。

1.复位的时机

在全身状况良好,生命体征基本稳定,伤员能耐受麻醉和手术的前提下,越早越好。伴软组织开裂的开放性骨折,可在清创缝合术中同时行骨折块的复位和内固定,可减少手术创伤。

2.复位标准

形态和功能并重。既要恢复上颌牙与下颌牙之间的正常咬合关系,又要尽量做到解剖复位。在垂直向、前后向和水平向三维空间上恢复面中1/3的正常构架,恢复和重建面部外形。

3.复位方法

可分为手法复位、牵引复位和切开复位三大类。传统的方法是牵引复位,而切开复位以其准确的复位、良好的固定,应用越来越广。方法的选用依骨折的具体情况而定。优选的方法应达到简单,有效,稳定,安全,创伤最小。每种方法都各有其优缺点和适应证。

(1)手法复位:用手的力量,使骨折段恢复到正常位置。由于上颌骨附丽的肌肉力量薄弱,单纯的上颌骨骨折多数用手即可复位。尤其在骨折初期,骨折尚未发生纤维愈合时。手法复位方法简便、快捷,对软、硬组织损伤小,在局麻下甚至不用麻醉即可完成。缺点是手法复位力量有限,骨折时间较久,已有纤维连接者,常不易手法复位。对多发性骨折、粉碎性骨折,则不易使多数骨块同时复位,对此手法复位效果差。

(2)牵引复位:多用于手法不能完全复位者,或复位时机延误,骨折已呈部分纤维愈合,不能手法复位者。面中份骨骼血供丰富,骨愈合快,在两周左右已纤维愈合,可利用橡皮筋强大而持续的牵引力,使骨折段复位。根据牵引时的支撑位置可分以下几类。

颅颌牵引:先在头部制作石膏帽,并将牵引支撑杆固定在石膏帽上,金属支撑杆在面部前方的位置依牵引方向而定。在骨折的上颌牙上行单颌牙弓夹板固定,用弹性橡皮筋将上牙弓夹板与支撑杆连接,将移向内、后的上颌骨复位。

颌间牵引:在上、下颌牙列上固定带挂钩的牙弓夹板,将橡皮圈分别套在上、下颌弓杠的挂钩上。橡皮圈的方向依复位方向而定,使上颌骨复位到正常的咬合位置上。该法适用于部分或单侧上颌骨骨折。移位后的上下牙呈反𬌗者,由于上颌牙与下牙之间有一定的超𬌗关系,颌间牵引需与颅颌牵引配合,方能使上颌牙复位到正常超𬌗位置;颅颌牵引使上颌骨大致复位后,精确的复位调整也需要配合颌间牵引,使上颌牙精确复位到正常的咬合关系位,二者常配合使用。

(三)非开放复位后的固定

手法复位和牵引复位后,均需进行骨折段固定。常用的固定方法为上颌牙单颌固定或上、下颌之间的颌间固定。

1.单颌牙弓夹板固定

仅适用无明显移位或手法易复位的单侧上颌骨或牙槽突骨折。在复位后,将骨折块上的牙与上颌其他部位牙用牙弓夹板连接成一整体,以限制骨块活动。

2.颌间固定

在上、下颌牙弓上分别放置牙弓夹板,在上颌骨折处断开夹板,利用下颌骨作支持点,对位牵拉,达到上颌骨的复位固定。

以上两种固定均需借助上、下颌骨上的牙作固位体,必须有较整齐而且牢固的牙列方能获得稳定的固位。如果患者为儿童,且处于乳牙期或乳恒牙交替期,乳牙牙冠短而圆,不易放置牙弓弓杠,换牙期的乳牙松动,不能获得稳定的固位;老年人牙列部分缺失者,余留牙数目少,弓杠放置不牢,牵拉力由少数牙承担,容易导致余牙牙周受损而松动;上颌外伤多系直接暴力,常伴牙齿损伤,牙折断、松动,甚至脱落,部分牙列缺失也较多见。牙周病患者多数牙松动,也不能承受颌间牵引。牙弓夹板固定,需要牙齿具有较好的条件。

颌间牵引固定还有一个最大的缺点就是伤者不能张口,不能进半流质或普食;不能进行正常的语言交流。在长达4周以上的固定期间,社会交际和日常生活均将受到很大的影响。

另外牙弓夹板固定后,口腔清洁困难,食物容易堆积在弓杠周围的间隙内,大多数患者常出现不同程度的牙龈炎症。

3.颅颌固定

利用头颅部固定上颌骨。先在头部制作石膏帽,并在制作石膏帽时预置牵引、固位用的金属支架。在上颌骨复位后,再用直径0.5 mm左右的不锈钢丝连接支架与上颌牙弓夹板进行固定。钢丝的方向要能对抗上颌骨折段移位的倾向。有时,钢丝需穿过面颊部进行固定。

石膏帽的制作:用一弹性线套套于头部面上1/3处,并在额部及枕部骨隆突处加垫薄棉垫,将石膏绷带(成品或临时制作,在普通纱布绷带上均匀撒布薄层石膏后,松松卷起即可)置于水中。浸透后即水平缠绕头部。下缘平眉弓、耳根部及枕骨粗隆稍下方(如果在枕部骨突下方太多,则倒凹大,石膏帽凝固后很难从头部取下),上缘露出头顶。绷带缠绕5层左右,预置金属支架。支架的位置可根据牵引方向而定。支架基部应制作固位形,如矩形等,并有一定的曲度,使之与头部外形一致。继续缠绕石膏绷带,并在支架基部局部加厚加固,以防牵引时支架松动。在石膏凝固之前,将弹性线套的上、下部分翻转至石膏帽上,再缠绕一层石膏绷带,以固定线套,迅速修整上、下缘,使之圆润平滑。过低的下缘应适当调整,以免压迫眼球及耳郭。缠绕绷带时,注意不要过松或过紧,石膏帽的直径在凝固过程中,有一定程度收缩。太紧常致难以忍受的头痛,太松则固位差。将石膏绷带以自然状态展开、缠绕即可。石膏帽制作完毕后让其留在头部,凝固成形后方可取下,否则容易变形。24 小时后再加力牵引,固定。

4.金属丝组织内悬吊固定

用 0.5 mm 直径的不锈钢丝将活动的上颌骨折段固定在上方的骨骼上。骨骼部位必须有足够的强度,通常选择面中份骨质增厚的支撑柱,作为钻孔、拴结的部位。如梨状孔边缘、眶下缘、眶外缘、额骨、颧突等部位。需在接近梨状孔的口腔前庭沟尖牙凹处或睑缘下皮肤皱褶处或眶外缘皮肤作一 1.5~2.0 cm 的小切口,暴露骨面并钻孔。不锈钢丝穿入骨孔后,再穿过面颊深部组织,最后与上颌牙弓夹板拴结,使下方的骨折段固定在上方骨骼上。该法仅适用于单一骨折线的上颌骨骨折,且能通过手法复位完全复位者。该固定方式固位力和稳定性有限。

5.克氏针骨内固定

适用于上颌骨骨折后无明显移位或易于复位者。将克氏针经皮肤钻入正常骨骼和已复位的骨折段,使二者通过克氏骨针串联成一个整体。有时,为防止骨折段的旋转或移位,可插入两根钢针。钢针插入经过的部位,必须有厚实的骨质,以保证固定的稳固性。钻入骨针时,要很熟悉骨骼的结构和解剖位置,以保证插入位置的准确性。特别是面中份骨骼大都薄而不规则,准确插入有相当的难度。对此,克氏针法现已少用。

(四)开放复位、内固定

手法复位和牵引复位比较适用于上颌骨单纯性骨折。对一分为二的上颌骨下份骨折段,可以用手或弓杠夹板复位。但上颌骨骨折,有相当多的是多骨折线的多发性骨折,或粉碎性骨折。累及面中 1/3 的多个骨骼,如颧骨、颧弓、眶周及鼻骨、筛骨,这些受累骨骼远离口腔,错位后不能通过移动上颌牙齿来移动错位的骨折段。必须切开软组织,暴露骨骼,使骨折段直接显露,并在直视下对骨折片一块一块地拼对,并立即进行微夹板固定,使之达到精确的解剖学复位,重塑面部原有外形,使面中 1/3 的骨折做到形态和功能的完全恢复。开放复位、微型夹板内固定技术的广泛应用,使面中份多发性骨折和粉碎性骨折的治疗效果,得到了长足的进步,使面中份多发性复合骨折的治疗取得了突破性进展。切开复位、微型夹板内固定治疗,是面中份复合骨折和粉碎性骨折的首选治疗方案。

手术进路:冠状切口加眼睑下切口或上颌前庭沟切口,骨膜下隧道贯通法。如果是面中1/3 上份的骨折复位固定,如眶内、外缘、颧弓骨折,可单纯采用冠状切口;如果是面中份中、下份的骨折,如上颌骨 Le FortⅡ、Ⅲ型骨折合并颧骨鼻骨骨折。可辅以眼睑下切口或口内前庭沟切口,将各切口分离达骨膜下,再由骨膜下将各切口贯通,从而获得广泛的暴露。如果是面中份开放性创口,可直接经创口进路,如果暴露不足,可辅助睑下切口或口内上颌前庭沟切口,而单纯的口内上颌前庭沟切口,即可完成上颌骨 Le FortⅠ型骨折,半侧牙槽突骨折,上颌正中分离骨折和部分 Le FortⅡ型骨折的复位和固定。总之,手术进路的确定应以暴露好、创伤小、操作方便、术后瘢痕隐蔽、不影响美观为原则。

固定部位:微型夹板应根据骨折的范围及外形选择与之相适应的夹板。螺钉常选用 5~

9 mm长度的短钉,应固定在面骨增厚的部位,而且要进行多点固定,以达到三维固定,方能获得良好的稳定性。微型夹板常置于面部支撑柱部位,如眶内、外、下缘,颧牙槽嵴、颧弓以及鼻底前嵴下,梨状孔两侧。

（于 倩）

第二节　牙及牙槽骨损伤

牙及牙槽骨损伤较常见,可以单独发生,也可以和颌面其他损伤同时发生。前牙及上颌牙槽骨,因位置较突出,容易受到损伤。

一、牙挫伤

(一)临床表现与诊断

牙挫伤主要是直接或间接的外力作用使牙周膜和牙髓受损伤。由于伤后可发生创伤性牙周膜炎,特别是接近根尖孔处,血管常发生破裂、出血,致使患牙有明显叩痛和不同程度的松动。自觉牙伸长,对咬合压力和冷热刺激都很敏感等。如同时有牙龈撕裂伤,则可有出血及局部肿胀。损害轻者,尤其是青少年患者,损伤多可自行恢复,若损伤较重,甚至根尖孔处主要血管撕裂,则引起牙髓坏死,在临床上表现为牙冠逐渐变色,牙髓活力由迟钝渐渐变为无活力反应。偶然也可以出现牙髓炎症状。此种坏死的牙髓有时除牙冠变色外,可以终生不出现症状,也无危害。但也可以发生继发性感染,并引起根尖周围组织的急性或慢性炎症。

(二)治疗

牙挫伤的治疗比较简单,轻者可不做特殊处理。损伤较重者应使患牙得到休息,在1～2周内避免承受压力,可调磨对𬌗牙,使其与患牙不接触,也不要用患牙咀嚼食物。如果牙松动较明显,可作简单结扎固定。创伤牙齿定期观察,每月复查1次。半年后若无自觉症状,牙冠不变色,牙髓活力正常,可不必处理;如牙冠变色,牙髓活力不正常时,应考虑做根管治疗。

二、牙脱位

较重的暴力撞击可使牙齿发生部分脱位和完全脱位。

(一)临床表现与诊断

牙在牙槽窝内的位置有明显改变或甚至脱出。牙部分脱位,一般有松动、移位和疼痛,而且常常妨碍咬合;向深部嵌入者,则牙冠暴露部分变短,位置低于咬合平面。完全脱位者牙已脱离牙槽窝,或仅有软组织粘连。牙脱位时,局部牙龈可有撕裂伤与红肿,并可伴有牙槽突骨折。

(二)治疗

牙脱位的治疗,以尽量保存牙为原则。如部分脱位,不论是移位、半脱位或嵌入深部,都应使牙恢复到正常位置,然后固定2～3周;如牙已完全脱落,而时间不长,可将脱位的牙进行处理后再植。脱位固定的牙要定期复查,当牙冠变色或牙髓活力迟钝时,应做根管治疗。

牙脱位固定的常用方法有以下几种。

1.牙弓夹板固定法

先将脱位的牙复位,再将牙弓夹板弯成与局部牙弓一致的弧度,与每个牙相紧贴。夹板的长短,根据要固定的范围而定。原则上牙弓结扎的正常的固位牙数应大于脱位牙的两倍,注意应先结扎健康牙,后结扎脱位牙。所有结扎丝的头,在扭紧后剪短,并推压在牙间隙处,以免刺激口腔黏膜。

2.金属丝结扎法

用一根长结扎丝围绕损伤牙及其两侧 2～3 个健康牙的唇(颊)舌侧,作一总的环绕结扎;再用短的结扎丝在每个牙间作补充垂直向结扎,使长结扎丝圈收紧,对单个牙的固定用"8"字结扎法。

三、牙折

牙折常由于外力直接撞击而产生;也可因间接的上、下牙相撞所造成。平时由于跌伤致使上前牙、特别是上中切牙的折断为最多见。

(一)临床表现与诊断

按解剖部位,牙折可分为冠折、根折和冠根联合折 3 类。冠折又可分为穿通牙髓与未穿通牙髓两种。冠根联合折也有斜折和纵折两类。冠折如穿通牙髓,则刺激症状明显;未穿通牙髓者,可有轻微的感觉过敏,或全无感觉异常。根折的主要特点是牙松动和触、压痛,折断线愈接近牙颈部,则松动度愈大;如折断线接近根尖区,也可无明显的松动。冠根联合折断,可见部分牙冠有折裂、活动,但与根部相连,在冠部可察见裂隙,并有明显咬合痛或触压痛。测牙髓活力、摄牙X 线片等有助于对牙折的诊断。

(二)治疗

根据牙折的不同类型,采用不同的治疗方法。切缘折断少许只暴露牙本质者,可将锐利边缘磨去,然后脱敏治疗。切缘折断较多,但未露牙髓时,也可用上法保护断面。观察数月后如无症状,即可用套冠或光固化树脂修复缺损部分。牙冠折断已露牙髓,或在牙颈部折断但未到牙龈下时,应行根管治疗,然后用桩冠修复缺损部分。根折可用牙弓夹板或金属丝结扎固定,或用根管钉插入固定。冠根联合纵折,如有条件可行根管治疗后用套冠恢复其功能,否则可拔除。

四、乳牙损伤

乳牙损伤的处理有一定的特殊性,因保存正常的乳牙列,对今后恒牙萌出、颌面部发育及成长都很重要。因此,应当尽量设法保留受损伤的乳牙。

(一)临床表现与诊断

乳牙损伤的部位,多见于乳前牙,特别是上颌乳前牙。其损伤类型亦可分冠折、根折、嵌入、半脱位及脱位等,但以嵌入及半脱位为最多见。

(二)治疗

冠折、根折的处理与恒牙大体相同。儿童乳前牙因损伤而半脱位,若无感染,又距恒牙萌出尚有一定时间,可在局麻下用手法复位,然后用金属丝结扎固定。如有感染,则常需拔除。对向唇侧或腭侧半脱位或脱位的乳前牙,可应用牙弓夹板固定,并应调𬌗,使其暂时脱离咬合关系。

乳前牙因损伤牙冠嵌入牙槽内 1/3～2/3 者,可应用抗炎药物,预防感染,等待其再萌出;如牙冠完全嵌入,又无感染,复位后固定 6～8 周;如牙周组织破坏,并有感染者,则应拔除。损伤后经保存疗法处理的乳牙,应严密观察 3～6 个月,如发现牙髓坏死,应施行根管治疗,但一般只限于前牙;对嵌入的乳牙,应观察对恒牙的萌出有无影响。凡乳牙损伤需要拔除者,4 岁以上儿童,为了防止邻牙向近中移动致恒牙萌出错位,应该做牙列间隙保持器,以保证未来的恒牙列排列整齐,获得正常的咬合关系。

五、牙槽突骨折

牙槽突骨折常因外力直接作用于局部的牙槽突而引起。多见于上前牙,可以单独发生,也可以伴有上、下颌骨或其他部位骨折和软组织损伤。

(一)临床表现与诊断

牙槽突骨折常伴有唇组织和牙龈的肿胀及撕裂伤。骨折片有明显的移动度,摇动单个牙,可见邻近数牙随之活动。出现这一症状,即可证实该部位牙槽突已折断。骨折片移位,取决于外力作用的方向,多半是向后向内移位,从而引起咬合错乱。较少发生嵌入性骨折。牙槽突骨折多伴有牙损伤,如牙折或脱位。在检查时,要注意牙槽突骨折线平面的部位,以便能够及时地诊断出是否存在牙根和上颌窦壁的骨折。为此,可拍摄颌骨正位或侧位 X 线片以助诊断。

(二)治疗

牙槽突骨折的治疗,首先应将移位的牙槽骨恢复到正常的解剖位置,然后根据不同情况,选择适当的固定方法。一般牙槽突骨折,在复位后常选用金属丝牙弓夹板结扎、固定 2～3 周,如不能立即复位者,也可做牵引复位固定。

(张秋荣)

第十六章

口腔黏膜疾病

第一节　口腔念珠菌病

口腔念珠菌病是真菌——念珠菌感染引起的口腔黏膜疾病,多发于哺乳期婴幼儿及体弱儿童,亦称雪口病或鹅口疮。

一、病因

病原菌为白假丝酵母菌,常存在于正常人口腔、肠道、阴道、皮肤等处,一般情况下不致病。当口腔感染、机体抵抗力低下或全身长期大量应用广谱抗生素及免疫抑制剂导致菌群失调时,该菌就会大量繁殖而致病。婴儿常在分娩过程中被阴道念珠菌感染或通过被念珠菌污染的哺乳器及母亲乳头感染。

二、临床分型

由于念珠菌病患病诱因、临床症状、体征及病程长短不同,表现多种多样,无论全身或口腔念珠菌病均易与其他疾病混淆。为了有利于诊断和治疗,应进行分型、分类。

(一)口腔念珠菌病分型

目前通用的分型是按 Lehner(1966)提出的分型法。我们根据临床情况将 Lehner 分型与易感因素结合进行分型,发现更有利于疾病的诊治和预防。

1.原发性口腔念珠菌病

原发性口腔念珠菌病是指发病无任何全身疾病和口腔黏膜病的影响,仅与局部因素,如义齿、吸烟及短期用抗生素有关。此型治疗效果好,不易复发。

2.继发性口腔念珠菌病

继发性口腔念珠菌病是指在有全身性疾病及其他口腔黏膜病的基础上发生的念珠菌感染。此型治疗较困难,易复发。

原发及继发性念珠菌病均再分 4 型。①急性假膜型念珠菌病(鹅口疮、雪口病);②急性萎缩(红斑)型念珠菌病;③慢性萎缩(红斑)型念珠菌病;④慢性增殖型念珠菌病:念珠菌性白斑、念珠菌性肉芽肿。

(二)全身念珠菌病分类

1.急性黏膜皮肤念珠菌病

此类是由于全身大量应用抗生素、激素、久病后全身抵抗力降低,或因局部创伤,皮肤潮湿使局部抵抗力降低等引起的局部或全身的黏膜和皮肤的念珠菌病。口腔念珠菌病中的急性假膜型和急性萎缩型均属此类。这类仅为表层感染,一般并不发展为播散性的内脏器官感染。

2.急性全身性念珠菌病

此类是由于全身严重的疾病,如白血病、恶性肿瘤等,使全身极度衰竭,抵抗力低下而引起的致命性内脏器官的感染。一般表层的感染并不严重。在口腔科临床上很少见。

3.慢性黏膜皮肤念珠菌病

此类病因复杂,除常见引起念珠菌病的易感因素外,还可能有遗传因素。可以是家族性,有些患者一家几代数人有病。通常在婴幼儿期发病,偶见于成人期发病。其临床表现多样化,可以有组织萎缩或组织增生。在黏膜、皮肤、指(趾)甲等部位有慢性或反复发作性念珠菌感染。有些患者还可发生内分泌障碍,常见甲状腺、甲状旁腺、肾上腺皮质等功能低下,则称为念珠菌内分泌病综合征。口腔的慢性萎缩型和慢性增殖型念珠菌病属于此类。

三、临床表现

(一)急性假膜型念珠菌病

急性假膜型念珠菌病又称鹅口疮或雪口病多见于婴儿,可因母亲阴道有念珠菌感染,出生时被传染。成人较少见,但久病体弱者也可发生。病程为急性或亚急性。病损可发生于口腔黏膜的任何部位。表现为口腔黏膜上出现乳白色绒状膜,为白假丝酵母菌的菌丝及坏死脱落的上皮汇集而成。轻时,病变周围的黏膜无明显变化,重则四周黏膜充血发红。这些绒状膜紧贴在黏膜上不易剥离,如强行剥离则发生渗血,且不久又有新的绒膜形成。自觉症状为口干、烧灼不适、轻微疼痛。小儿哭闹不安。艾滋病患者常见有口腔黏膜急性假膜型念珠菌感染,有些可呈慢性假膜型。

(二)急性萎缩型念珠菌病

此型又称抗生素性口炎,近年来又称为慢性红斑型,多见于大量应用抗生素或激素的患者。临床表现为黏膜上出现外形弥散的红斑。以舌黏膜多见,严重时舌背黏膜呈鲜红色并有舌乳头萎缩。但两颊、上腭及口角亦可发生红斑。唇部有时可见,但不如上述部位多发。由于上皮萎缩变薄故使黏膜表现发红。往往白假丝酵母菌菌丝已穿透到上皮层内,多在上皮浅层,故涂片时不易发现菌丝,但有时同急性假膜型同时发生,如取绒膜做涂片则可见大量菌丝。自觉症状主要为口干,亦可有烧灼感及疼痛。少数人有发木不适等。艾滋病患者常见有口腔黏膜急性红斑型念珠菌感染。

(三)慢性萎缩型念珠菌病

此型又称为义齿性口炎、慢性红斑型念珠菌病,因其多发生于戴义齿的患者。临床表现为义齿的承托区黏膜广泛发红,形成鲜红色界限弥散的红斑。基托组织面和承托区黏膜不密合时,可在红斑表面有颗粒形成。患者大多数为老年女性,晚上没有摘下义齿的习惯,但无明显的全身性疾病或免疫缺陷。有些患者合并铁质缺乏或贫血。绝大多数伴有口角炎。义齿性口炎按其原因及表现又可分为3型。①Ⅰ型义齿性口炎:是由于局部创伤或对牙托材料过敏引起的病变,与白假丝酵母菌感染关系不大。其表现为黏膜有点状充血或有出血点,或为局限性的小范围红斑。

②Ⅱ型义齿性口炎：表现为广泛的红斑，整个基托相应黏膜区均发红，形成的红斑表面光滑。患者有口干、烧灼痛症状，与白假丝酵母菌感染有关。③Ⅲ型义齿性口炎：为基托面与黏膜组织不贴合时在红斑基础上有颗粒形成。患者有口干及烧灼痛症状，此型亦与白假丝酵母菌感染有关。

有些患者有完整的牙列，未戴义齿，亦可发生慢性萎缩性白假丝酵母菌感染。在舌、腭、颊等处黏膜上同时有萎缩性红斑，亦可伴有口角炎及唇炎，有的学者称此类病例为慢性多灶性念珠菌病。患者的自觉症状有口干、烧灼感及刺激性痛。病程可数月至数年，病变反复发作，时好时坏。艾滋病患者常见有口腔黏膜慢性红斑型念珠菌感染。

（四）慢性增殖型念珠菌病

慢性增殖型念珠菌病由于临床表现不同，又可分为两种亚型。

1.念珠菌性白斑

临床表现为黏膜上有白色斑块，为白斑样增生及角化病变，黏膜上亦见有红色斑块。严重者白斑表面有颗粒增生，黏膜失去弹性，与其他原因引起的白斑不易区别。病变常见部位为颊黏膜，口角内侧的三角区最多见，腭部、舌背等亦可发生，约半数患者伴有口角炎。自觉症状为口干、烧灼感及轻微疼痛。

2.念珠菌性肉芽肿

临床表现为口腔黏膜上发生结节状或肉芽肿样增生，以舌背、上腭多见。有时颊黏膜亦可见到，颜色较红，在各型中比较少见。常与红斑同时存在，有时亦可同时伴发念珠菌性白斑。

以上所述各型口腔念珠菌病的临床表现，主要特点为形成白色绒膜及红斑，其次为白斑及结节状增生。糜烂较少见，仅在口角，极少数在唇红部偶有糜烂。口角及唇红部仍以红斑病损为主，多在红斑的基础上出现皲裂及糜烂。发病部位主要在舌背、上腭及口角，约占80%，颊部占10%，唇及龈发病较少，在10%以下。

四、诊断

（1）根据各型口腔念珠菌病的临床特点。

（2）在病损处或义齿的组织面做直接涂片，滴加10%氢氧化钾或用PAS染色法或革兰染色法染色，在镜下查看菌丝和孢子，如为阳性可以诊断为感染。义齿性口炎者在义齿的组织面取标本做涂片比在黏膜上取标本阳性率更高。

（3）收集患者非刺激性混合唾液1～2 mL，接种于Sabouraud培养基，分离培养可得阳性结果。此法比棉拭子法阳性率能提高10%。对口干患者，可选用含漱浓缩培养法。必要时可用API生化鉴定试剂盒鉴定念珠菌菌种，以及动物接种等鉴定其致病性，并进行抗真菌药物敏感试验，为临床选择药物治疗提供依据。

（4）检测患者血清和唾液抗念珠菌荧光抗体滴度。如血清抗念珠菌荧光抗体滴度>1∶16，唾液抗念珠菌荧光抗体滴度>1∶1，可以作为念珠菌感染的辅助诊断依据。

（5）检查血清铁含量部分患者可有血清铁降低，可作为辅助诊断的一个指标。

（6）对于慢性增殖型念珠菌病应作活检，用高碘酸-希夫(PAS)染色找白假丝酵母菌菌丝，并观察上皮有无异常增生。

（7）仔细询问用药史，是否曾大量应用抗生素、激素等，有无潜在疾病，了解可能引起念珠菌感染的诱因，为诊断提供线索。

五、治疗

念珠菌病的治疗原则是改善口腔环境,使口腔 pH 偏碱性。用抗真菌药物治疗并纠正身体的异常状态,免疫功能低下者应提高免疫功能,特别是细胞免疫功能。缺铁者给予补铁治疗。各型念珠菌病有相应的治疗特点。

(一)急性念珠菌病的治疗

(1)对于婴儿的鹅口疮应注意卫生,奶瓶应严密消毒,哺母乳者喂奶前应洗净奶头。

(2)用弱碱性含漱剂,如 3%～5% 碳酸氢钠水溶液,清洗口腔,亦可用 2% 硼砂溶液或 0.05% 氯己定液清洗口腔病损,可以抑制真菌生长。

(3)病损处可涂 1% 甲紫溶液或敷养阴生肌散、冰硼散等。

(4)病情严重者应给予抗真菌药物。临床常用制霉菌素,成人用量为每次 50 万 U,每天 3 次。1 岁以下儿童每次 7.5 万 U,1 至 3 岁每次 10 万 U,3 岁以上每次 25 万 U,每天 3 次。对急性感染者疗程不必太长,一般用 7～10 天即可有效。此药肠道不易吸收,可以将药物在口腔内含化后吞服,以增加药物对局部病损的作用。婴幼儿不宜含化,可将制霉菌素配成混悬液,每毫升含 10 万 U 于局部涂擦。制霉菌素一般在体内不易产生耐药性,但口服有肠道反应,如恶心、呕吐、食欲缺乏、腹泻等。也可选用氟康唑口服,每次 100 mg,连续服用 7～14 天,首次剂量加倍。

(5)成人的急性念珠菌病多有诱发的全身因素,治疗时应注意,酌情暂时停用抗生素及激素等药物。

(二)慢性萎缩型念珠菌病的治疗

(1)首先除去发病的诱发因素。如有全身性疾病,或代谢、内分泌紊乱者给予相应治疗。口腔不洁者改善口腔卫生状况。吸烟者最好戒烟。

(2)对义齿的灭菌很重要。可用 5% 碳酸氢钠水溶液或每毫升 10 万 U 新鲜配制的制霉菌素混悬液浸泡义齿。如果义齿组织面上的念珠菌不易杀灭,病情得不到控制,并经常复发时应重衬义齿或重新做义齿。晚上睡觉时应摘下义齿并浸泡在 5% 碳酸氢钠水溶液中。

(3)抗真菌治疗用制霉菌素含化后吞服。如有口角炎及唇炎,可用 3% 克霉唑软膏、咪康唑软膏或制霉菌素混悬液局部涂抹。

(4)病损表面有颗粒增生时,将病损切除,除去增生的病变组织,并观察组织学变化。

(5)铁缺乏者应补充铁。根据情况口服硫酸亚铁,剂量为每次 0.3～0.6 g,每天 3 次,直至纠正铁质缺乏。

(三)慢性增殖型念珠菌病的治疗

(1)首先除去发病诱因,如有全身异常情况,予以纠正。吸烟者严格戒烟。

(2)抗真菌药物治疗,同前述。

(3)对念珠菌性白斑应作活检以确定有无异常增生。最好手术切除病损,并定期复查。严密观察病情的变化以防癌变。

(四)慢性黏膜皮肤念珠菌病的治疗

(1)此型念珠菌病治疗较困难,易复发。治疗时首先要处理潜在性疾病,特别是铁质缺乏的纠正。如果缺铁得到补偿,有些病例免疫功能低下可得以恢复。如为免疫功能低下或缺陷,可使用转移因子,每次 1 mg 于腋窝或腹股沟淋巴回流较丰富的部位皮下注射。每周 1～2 次,1 个疗程一般 10 次,根据情况用药1～3 个疗程。

(2)抗真菌治疗。因本型较顽固,不易治愈,常反复发作,故使用抗真菌药物一定要治疗彻底,同时也应注意全身用抗真菌药物的肝肾毒性。根据情况可选择应用下列药物1～2 种。①制霉菌素:用法同其他型。可连续使用数月,一般不易产生耐药性。②克霉唑:用量为每千克体重每天 30～60 mg,成人一般每天 1～3 g,可服用1～2 个月。③两性霉素 B:口服每次 200 mg,每天 1 次,5 天为 1 个疗程。口腔念珠菌感染可用2～3 个疗程。④氟康唑:根据病情严重程度,首日剂量可用 100～200 mg 口服,以后每天 50～100 mg,连续用药 7～21 天能收到较好疗效。

以上各型念珠菌病用药均应至症状和病损消失,病原菌检查转阴为止,并应在停药 1 周后复查临床表现及病原菌涂片培养。

(齐元兵)

第二节 复发性口腔溃疡

复发性口腔溃疡(recurrent oral ulceration,ROU)又称复发性阿弗他溃疡(recurrent aphthous ulcer,RAU)、复发性口疮,专指一类原因不明、反复发作但又有自限性的、孤立的、圆形或椭圆形溃疡。阿弗它一词本是希腊文"烧灼痛"的译音。但现在已普遍把它译为"小溃疡"或"口疮"。

一、病因

多数学者认为 RAU 的发生是多种因素综合作用的结果。免疫、遗传和环境可能是 RAU 发病的"三联因素",即遗传背最与适当的环境因素(包括精神神经体质、心理行为状态以及生活、工作和社会环境等)可引发异常的免疫反应而出现 RAU 特征性病损。也有人提出"二联因素"论,即外源性因素(病毒和细菌)和内源性诱导因素(激素变化、精神心理因素、营养缺乏系统性疾病及免疫功能紊乱)相互作用而致病。以下因素一般被认为是该病的诱因:口部创伤;精神压力;内分泌失调,例如激素分泌不平衡;身体免疫系统失调;肠胃功能失调;B 族维生素、叶酸、铁质、微量元素缺乏以及病毒感染等。

二、病理

组织病理变化为非特异性炎症。早期表现为上皮水肿,继之上皮破坏脱落形成溃疡。表面有纤维素性渗出物。固有层及黏膜下层有炎症细胞浸润,大多为淋巴细胞,还有浆细胞及中性多形核白细胞。胶原纤维分解断裂。毛细血管扩张充血。小血管管壁增生,管腔可闭塞坏死。其中疱疹样口疮急性炎症表现较明显。重型口疮溃疡病变深达黏膜下层,黏膜腺泡可被炎症破坏,有许多淋巴细胞浸润。腺导管上皮增生变性,且周围有小范围坏死。

三、临床表现

临床表现为反复发作的圆形或椭圆形溃疡,具"黄、红、凹、痛"特征,即损害表面覆有黄色或灰白色假膜;周边有约 1 mm 的充血红晕带;中央凹陷,基底柔软;灼痛明显。发作周期约数天或数月,具有不治而愈的自限性。目前分为轻型溃疡、重型溃疡和疱疹样溃疡。

(一)轻型(小型)口疮

该型最多见,好发于唇、颊、舌、口底等非角化黏膜区,牙龈及硬腭少见。病损开始为小充血点,局部有烧灼感,持续1~3天后形成小溃疡,此时疼痛加重。溃疡逐渐扩大,一般为直径2~4 mm的小圆形或椭圆形,在唇颊沟处则为条状。溃疡数目每次1~5个,边缘光整,基底不硬,中心凹陷,周围有红晕。一般持续7~14天,不治自愈,愈合后不留瘢痕。患者复发的间隔期因人而异,一般在开始时较长,以后缩短,甚至连绵不断,无间歇期。溃疡数目可增多或减少,严重影响患者的身心健康。

(二)重型(大型)口疮

该型又称腺周口疮、复发坏死性黏膜腺周围炎或腺周口疮,较少见,发病情况与前者相似,好发于口腔的后部、颊、咽旁、硬软腭交界处、舌腭弓、悬雍垂。溃疡一般为单发,直径10~30 mm,深及黏膜下层或肌层,周围红肿,边缘隆起,基底偏硬,溃疡持续时间较长,可达3~6个月,药物治疗效果欠佳,愈合后留有瘢痕或有组织缺损。溃疡数目1~2个大溃疡,周围或有数个小溃疡,患者全身情况好。

(三)疱疹样口疮

疱疹样口疮又叫口炎型口疮、疱疹样口炎。溃疡小,直径仅1~2 mm,但数目多,有数十个或更多,散在分布于黏膜的任何部位,以舌腹,口底多见。

四、诊断

溃疡发作具有周期性复发史,且病程有自限性。表现为散在分布孤立的圆形或椭圆形小浅溃疡。轻型口疮溃疡数目不多,一般为1个或数个,灼痛明显。疱疹样口疮溃疡数目多,可达十几个至几十个,散在分布,不成簇,疼痛明显。腺周口疮表现为深而大的溃疡,愈合时间长,部分患者预后可有瘢痕形成。无身体其他部位的病损。

五、鉴别诊断

疱疹样口疮应与单纯性疱疹病毒感染的疱疹性口炎相鉴别。疱疹性口炎原发病损为明显的疱疹,疱破溃后形成溃疡。腺周口疮应与癌性溃疡、结核性溃疡、压疮性溃疡等相鉴别。

六、治疗

目前没有有效根治方法,主要是局部对症治疗,以消炎、止痛、促进愈合为目的。对病情较重者,可考虑全身治疗尤其是针对性的病因治疗以减少复发并促进愈合。

(一)局部治疗

主要是消炎、止痛并促进愈合,常使用消炎药膜如用金霉素药膜、氯己定药膜等贴于患处;也可使用中药散剂如锡类散、冰硼散、养阴生肌散等,散于溃疡面上,每天数次;还可使用漱口液如氯己定液、复方硼砂含漱液、复方氯己定漱口液、西帕依固龈液等,每次含漱1~2分钟,每天多次。

临床上还可使用止痛剂,0.5%达克罗宁、0.1%普鲁卡因、2%利多卡因、利多卡因凝胶等在进食前使用,以减轻疼痛;腐蚀剂如三氯醋酸、硝酸银、氯化锌等烧灼溃疡表面,使其变为创伤性溃疡,加速愈合;口含片如西地碘含片、草珊瑚含片等,每天3~5次,每次1片。

物理疗法也常用于局部治疗,如在口内使用紫外线灯、激光等照射,可以止痛并促进溃疡愈合。还可使用皮质激素局部封闭,用 2.5% 醋酸泼尼松龙混悬液 0.5~1.0 mL,加入普鲁卡因 0.5~1.0 mL;以浸润方式注射于溃疡下方,主要用于重型口疮。

(二)全身治疗

病情较重者可考虑全身治疗。

1.肾上腺皮质激素

泼尼松,每次 5~15 mg,每天 4 次;地塞米松,每次 0.75~1.5 mg,每天 2~4 次。

2.免疫增强剂

转移因子(TF),1 次 1 支,每周 1~2 次;左旋咪唑每天 150~250 mg,分 3 次服,连服 2 天,停药 5 天,4~8 周为 1 个疗程,注意监测白细胞计数;胸腺素每次 1~10 mg,每天或隔天 1 次;胎盘脂多糖每次 0.5~1.0 mg,每天 1 次,20 天为 1 个疗程。

临床上,还使用免疫抑制剂,但均有毒副作用,长期应用时应特别注意。严重的口疮患者为控制症状,首选皮质激素,对疗效不理想或不耐受的少数病例,可考虑合用免疫抑制剂,常用的有小剂量环磷酰胺或硫唑嘌呤、昆明山海棠等。

(齐元兵)

第三节　唇　部　疾　病

皮肤及黏膜共同构成唇,从解剖上看唇红缘是从皮肤到黏膜的过度,有人称其为半黏膜,因此,虽然黏膜皮肤病均可发生于唇,但临床表现有其自身的特点。唇在面部及患者心理中占特殊重要的位置,唇暴露在外,易受外界物理化学刺激而发病。检查时应注意其形态、颜色,有无水肿、皲裂、脱屑、糜烂、色素、质地、结节、压痕和运动情况。

一、慢性唇炎

慢性唇炎为唇病中常见的慢性非特异性炎症性疾病。

(一)病因

有时原因不明,多与各种慢性长期持续刺激有关,如气候干燥、风吹、寒冷以及机械、化学、温度、药物等因素,或嗜好烟酒、舔唇、咬唇等不良习惯。有人观察由舔唇、咬唇等不良习惯引起的"人工性唇炎",可能与患者心理障碍有关,病情反复发作,在唇部形成干燥、皲裂、渗出、结痂等慢性损害。

(二)临床表现

病情特点为反复发作、时轻时重、寒冷干燥季节易发,唇部干燥、灼热或疼痛。唇肿、充血,唇红部脱屑、皲裂,表面渗出结痂。有的糜烂、脓肿或血性痂皮,疼痛明显。这些症状贯穿整个病程。部分患者唇周皮肤亦可受累。慢性反复发作时,肿胀渗出、炎症浸润,可引起持久的淋巴回流障碍,致使唇部长期肿胀,局部淋巴组织可因反复慢性感染而增生。下唇为好发部位,有时局部干胀发痒,患者常伸舌舔唇,试图用唾液湿润干唇。发痒时用手揉搓唇,用牙咬唇,唇部出现脱屑时用手撕扯屑皮,使唇破溃裂口、出血渗出,继发感染后唇部充血肿胀明显,甚至影响唇部的活动。

（三）病理

黏膜上皮部分有剥脱缺损及角化不全,上皮内层细胞水肿。固有层有炎症细胞浸润,以淋巴细胞、浆细胞等为主,血管充血。

（四）诊断

本病根据反复发作、时轻时重、寒冷干燥季节易发,唇部干燥脱屑、灼热或胀痒疼痛等特点不难作出诊断。严重者可有水肿渗出结痂。

（五）治疗

首先应除去一切刺激因素,改变舔唇、咬唇等不良习惯。避免风吹、寒冷等刺激,忌食辛辣食物。对有心理障碍者应进行心理治疗。干燥、脱屑、皲裂损害,可涂以抗炎软膏或激素类软膏,亦可用维生素 A、维生素 B_6 及鱼肝油类软膏,以改善上皮代谢,减少鳞屑干裂症状。有急性渗出肿胀、糜烂结痂等损害时,可用 0.1％ 依沙吖啶溶液湿敷,也可用金霉素液或金霉素甘油涂擦。在炎症较重时,可酌情给予抗生素以控制感染,或局部注射泼尼松龙混悬液等,以消除炎症、促进愈合。

二、腺性唇炎

腺性唇炎比较少见。特征是下唇肿胀,偶为上唇或上下唇同时发病。

（一）病因

病因尚不明了,一般认为有先天遗传及后天性两种可能。后天性可与龈炎、牙周炎、梅毒等口腔病灶或局部因素长期慢性刺激有关,如牙膏、吸烟、辛辣刺激及某些局部药物等。

（二）临床表现

1.单纯型

单纯型以唇黏液腺增生为主,临床最常见。唇部肿胀增厚,自觉有紧胀感,唇红缘及唇内黏膜可见散在的针头大小紫色斑点,中心有凹陷的黏液腺导管口,边缘清晰,用手触之,黏膜下有多个粟粒大小硬韧结节,为肿大的唇腺,挤压或轻轻向外牵拉患唇,可见露珠样黏液由导管口流出。由于黏液不断分泌,在唇部常形成胶性薄膜,睡眠时,唇部运动减少,唾液分泌降低,常使上下唇互相粘连。表面可有干燥脱屑,糜烂结痂。

2.化脓型

化脓型是由单纯型继发感染而成,又称脓肿性腺性唇炎。感染表浅时局部形成浅溃疡、表面结痂、痂下有脓液、疼痛明显。感染较深时,可有脓肿和窦道形成。挤压唇部,有脓性分泌物从导管口排出。病程持久时可形成巨唇。

（三）病理

黏液腺体明显增生,腺管肥厚变大,黏膜深层有异位黏液腺,在黏液腺体及小叶内导管的周围有淋巴样细胞、组织细胞、浆细胞浸润。唾液腺导管扩张,并含有嗜伊红物质。部分有纤维化。在脓肿性腺性唇炎,除上皮结缔组织有较多的炎症细胞浸润,部分有小脓肿形成。

（四）诊断

本病依据临床表现,唇部肿胀、增厚,黏液腺体增大,有黏稠或脓性液体从腺导管口溢出,黏膜表面常有痂膜附着可以诊断。

（五）治疗

目前无满意的治疗方法,首先应去除诱因,治疗口腔病灶,保持口腔卫生。10％ 碘化钾每次

10 mL 口服,每天 2 次。化脓感染时,用抗生素消除感染控制炎症。局部可注射激素或涂氟轻松软膏、金霉素甘油等。因本病多为慢性非特异性炎症,一般抗感染治疗多不理想。另外去除诱发因素及不良刺激也很必要。

对唇肿明显外翻,疑有癌变可能时,应及时切除作活检,唇肿明显外翻时,可考虑手术成形,亦可考虑放疗。

三、肉芽肿性唇炎

肉芽肿性唇炎特征是单发于上唇或下唇,而以上唇多见,上下唇也可同时受累。慢性反复性肿胀肥厚,最后形成巨唇或硬结。有认为此病与结节病有关但未能证实。男性较多见,但性别无明显差异。20～40 岁发病较多,但也可见于儿童或老年人,一般多在青春期后发病。

(一)病因

病因不明确,有人认为与根尖炎、冠周炎、扁桃体炎有关,可能是对病灶、脂膜炎特发性迟发型变态反应,或对组织变性特别是皮下脂肪变性的一种异物反应。与局部血管运动性障碍及局部淋巴管系统闭塞性炎症有关。有人认为是结核或结节病,因为病理表现相似,但动物接种、细菌培养、结核菌素试验均未能证实。有人认为是硅肉芽肿,推测是由于使用含二氧化硅的牙膏或创伤时沾染含硅的污物,有人用偏光检查肉芽肿性唇炎的组织,发现其中有水晶样微粒,但若要确定是矽引起该病还缺少证据。亦有人认为是克罗恩病的局部表现。有人观察病损局部主要是T 辅助淋巴细胞浸润和 IgM 沉积,推测局部有细胞免疫反应增加伴体液免疫参与,为免疫调节治疗提供依据。有人在患者血清中发现抗伯氏疏螺旋体抗体,BB 抗体(Borrelia Burgdorferi),认为与螺旋体感染有关。

(二)临床表现

多在青春期后发生,先从一侧开始,唇肿发展较快,但病程缓慢持久。呈弥散性肿胀,肥厚而有弹性。早期触之柔软无压痛,亦无可凹性水肿,不出现糜烂溃疡。自觉厚胀感,可有轻微发痒。早期皮肤呈淡红色,日久呈暗红色,唇红部可有纵行裂沟,左右对称呈瓦楞状。可有渗出结痂,扪诊可触及颗粒样结节。病情时轻时重,早期多能恢复正常,多次反复发作则难恢复。若持续肿胀,可从一侧扩展至另一侧,发展成不同程度的巨唇。如同时伴有舌裂及面神经麻痹,应考虑为梅-罗综合征。如除口唇肿胀外,在前额、颏部、颊部、硬腭、眼睑或舌黏膜发生肿胀,称为复发性水肿性结节性肉芽肿症。

(三)病理

本病为非特异性炎症,上皮下肉芽肿,上皮细胞形成的结节及朗格汉斯细胞,间质水肿及血管炎,血管周围上皮细胞、淋巴细胞、浆细胞形成结节样聚集。

(四)诊断

根据临床症状,上唇多见,外翘突起增厚,初起色红,炎症明显,并伴有沟裂,反复肿胀,不能完全恢复正常,色呈暗红,无可凹性水肿,不难诊断。

(五)治疗

无特效疗法,去除可能的诱因,如口腔内及口腔周围各种慢性炎症病灶,治疗龋齿、牙周炎,拔除残根,给予适当的抗生素治疗,如甲硝唑、青霉素、四环素。可酌情应用 X 线浅层照射,皮质类固醇激素口服或局部注射,亦有采用氯喹治疗的报道,亦可采取唇整形术。

四、梅-罗综合征

梅-罗综合征(Melkersson-Rosenthal syndrome)又称唇肿-面瘫-舌裂三联征,肉芽肿性唇炎综合征等。本征最早因由瑞士医师 Melkersson(1928)与德国医师 Rosenthal(1930)所报告而命名。有些学者认为肉芽肿性唇炎是梅-罗综合征不全型,也有认为梅-罗综合征可能是结节病的变异型。这三者具有共同的发病因素及性质,组织病理学表现相似。

梅-罗综合征病因不明,青春期以后发病较多,男性略多于女性。唇肿、面瘫、舌裂病损多不同时出现,可相隔较长时间。唇部呈弥漫性肿胀,单侧或双侧,呈棕红色,触之有弹性,无凹陷,也无触压痛。可有沟裂但无溃烂结痂,唇周皮肤正常。颊、腭、牙龈也可发生肿胀。舌表面有深沟裂纹,使舌呈皱褶状。面神经麻痹多在青春期前后突然发生,属外周性麻痹,与周围性面神经炎所致麻痹难以区别。麻痹可为部分或全部,也可为双侧,开始可为间歇性,以后则呈永久性。面瘫与唇肿可不在同侧。还可出现嗅神经、听神经、舌咽神经和舌下神经麻痹的症状,以及嗅觉异常、头痛头晕等。

组织病理表现上皮增厚,结缔组织明显水肿,胶原纤维紊乱断裂,血管周围有淋巴细胞浸润,在肌层可见孤立性肉芽肿。

三大症状俱全诊断为完全型,有两项症状诊断为不完全型,但唇肿为多数具备的症状。

可口服皮质激素,或泼尼松龙混悬液加普鲁卡因局部注射。也有应用 X 线照射或物理治疗取得疗效者。

五、光化性唇炎

光化性唇炎是因过多接受日光照射而引起的唇黏膜损害,又称日光性唇炎。

(一)病因

本病为对紫外线过敏所致。正常人经受一定强度日光照射吸收紫外线后,皮肤暴露部位可以变黑产生晒斑,颈、颧、鼻及下唇都可发生。少数人对紫外线具有特殊敏感性而发生本病。夏季多发,下唇多见。

卟啉对紫外线具有高度敏感性,植物中含的叶绿素为卟啉衍生物,故食用一些蔬菜、生药等,可影响卟啉代谢,增强对日光敏感性而致病。肝脏疾病也可引起卟啉代谢障碍,使对日光敏感性增加。

有人认为,日光照射的最初时,细胞中的 DNA、RNA 与蛋白质合成及有丝分裂均被抑制,24 小时后逐渐恢复。细胞功能加速进行,有丝分裂明显增加,长期反复的照射可不断促进 DNA 合成和分裂,造成棘层肥厚以致癌变。

(二)临床表现

以下唇红部黏膜损害多见。按其发作程度分为急性和慢性两种类型。

1.急性型

突然发作,整个唇红部水肿充血明显,灼热刺痛。有散在或成簇的小水疱,疱破溃形成表浅糜烂面,渗出结痂,并易于破裂出血,使加剧疼痛。损害重而深者,预后留有瘢痕。轻而表浅者,预后可留有色素沉着。

2.慢性型

反复持久日光照射,唇部反复持续损害,症状逐渐加重。表现为干燥脱屑,充血肿胀,皲裂,血管扩张。唇红部不断出现灰白色秕糠状鳞屑,较少瘙痒和结痂。时间久之,口周皮肤可脱色,或有灰白色角化条纹和肿胀。

(三)病理

急性者表现为细胞内及上皮细胞间水肿和水疱形成,慢性者表现有不全角化、棘层增厚、基底细胞空泡变性,突出表现是胶原纤维嗜碱性变。在地衣红染色下,呈弹性纤维状结构。有人发现偶有异型核和异常有丝分裂区域存在,这部分最终导致浸润鳞癌。

(四)诊断

依据临床表现,结合病史可以诊断。除唇部肿胀水疱、糜烂结痂损害外,结合皮损及日光照射史可明确诊断。慢性则表现为黏膜增厚脱落,口周粗糙等特点。

(五)治疗

有人认为,由于光化性唇炎可能转变成鳞癌,因此,要尽快制订治疗方案。

物理性遮光:避免日光直接照射,采取避光遮阳措施,如戴帽遮光和戴口罩等。

化学性遮光:涂避光软膏,如5%奎宁软膏、50%二氧化钛软膏或20%水杨酸霜等。立即停止食用诱发本病的蔬菜和药物。

渗出水肿明显者应用1%依沙吖啶溶液湿敷,去除痂膜,涂以激素类软膏及抗生素软膏。口服氯喹,氯喹能吸收280~350 nm紫外线,稳定溶酶体膜,与体内外卟啉结合迅速排出体外,减轻光敏作用。避免长期直接的紫外线照射。其次是涂液状、胶状、防水、防光物品对唇部起到保护作用。含有对氨基苯甲酸及其脂类物作用较好。5%奎宁软膏、50%二氧化钛软膏、20%水杨酸霜。

立即停用可能使卟啉代谢障碍的食物、药物,服用氯喹。

渗出结痂时用0.1%依沙吖啶溶液湿敷去痂,涂激素软膏或抗生素软膏。

光化性唇炎的治疗重点之一是防止鳞癌的发生。氟尿嘧啶通过抑制胸腺嘧啶合成酶,在DNA合成方面起到抗代谢作用,用于有白色角化处。亦可用冷冻、CO_2激光治疗。

六、口角炎

口角炎是上下唇联合处口角区发生的各种炎症的总称。可单侧或双侧对称性发生,病损多由口角黏膜皮肤连接处向外扩散发生。如无明显充血水肿炎症,称为口角症。

(一)病因

口角炎发病因素较为复杂,如营养不良、维生素缺乏、感染,尤其是白假丝酵母菌感染、创伤、变态反应,主要是接触药物、化学物质,以及牙齿磨耗或缺牙过多,而造成颌间垂直距离过短、口角流涎等,均可成为发病因素。其致病因素不同,临床表现和治疗也有差别。

(二)临床表现

上下唇联合处潮红充血、干燥脱屑、皲裂糜烂、渗出结痂,张口裂开,可有出血,可伴继发感染,引起灼热疼痛。一般1~3周愈合,损害重者可留有灰色瘢痕。

1.营养不良或维生素缺乏性口角炎

两侧口角皮肤黏膜区呈对称性非特异性炎症。有湿白糜烂、平行横纹皲裂,糜烂面覆以灰黄色或黄褐色粘痂。多无明显自发性疼痛。核黄素缺乏者还同时伴有唇炎、舌炎等症状。

2.颌间垂直距离过短性口角炎

由于牙齿重度磨耗、牙齿大部分缺失或义齿修复不良等,造成颌间垂直距离过短,两侧口角凹陷下垂,常有唾液溢出,刺激局部组织发生炎症。局部浸软和潮红、干燥脱屑、充血渗出,可有横纹或向外下裂口和糜烂,伴有灼痛,在进食时更为明显。

3.细菌、真菌感染性口角炎

这种感染性口角炎主要为链球菌、葡萄球菌和白假丝酵母菌感染,在两侧口角区出现红色炎症,上皮发白状如被浸软化,局部皮肤黏膜变厚,伴有细小横行或放射状裂纹,覆以薄的结痂,疼痛不重,可长期不愈。

4.反应性口角炎

反应性口角炎可由变态性或毒性反应导致。局部炎症明显,充血水肿、糜烂渗出均较为突出,发病迅速,疼痛明显。

(三)诊断

依据临床病损特点,结合口腔和全身情况,以及病史过程,有无接触变态原、有无造成营养不良的客观条件或全身有营养不良的表现、是否曾长期服用抗生素或免疫抑制剂、是否有多牙缺失。亦可进行细菌、真菌涂片镜检或培养,或采用除外法试探性治疗以明确诊断。

(四)治疗

主要针对发病原因进行治疗。去除局部刺激因素和对症处理。如给予多种维生素,尤其是维生素 B_2;修改修复体,矫正过短垂直距离,恢复正常颌间高度。

口角局部用 0.1% 依沙吖啶溶液湿敷,小檗碱软膏外涂。亦可外用抗生素软膏。在渗出皲裂结痂时,可于湿敷后涂以甲紫。

七、血管神经性水肿

血管神经性水肿亦称巨型荨麻疹或 Quincke 水肿,是变态反应的一种,属第 1 型变态反应局部反应型。特点是突然发作、局限性水肿,消退也较迅速。

(一)病因

引起发作的因素,如食物、肠道寄生虫、药物、寒冷刺激、感染、外伤、情绪波动等,都是致病诱发因素。某些抗原或半抗原物质第 1 次进入机体后作用于浆细胞,产生 IgE(反应素),这些抗体附着于黏膜下方微血管壁附近肥大细胞表面。当相同抗原第二次进入机体时,则立即与附着在肥大细胞表面的 IgE 相结合并发生反应,引起肥大细胞脱颗粒,释放出组胺、慢反应物质、激肽等,使血管扩张通透性增加,引起水肿等相应症状。

(二)临床表现

多发于面部疏松组织,唇部好发,尤以上唇多见,表现为肥厚翘突,可波及鼻翼和颧部,反复发作则可形成巨唇。可发生于下唇,或上下唇同时受累。可发生于眼睑、耳垂、阴囊、舌、咽等组织疏松部位,手足也可发生。舌部肿胀如巨舌,影响饮食说话及吞咽活动。局部表现广泛弹性水肿,光亮如蜡,扪之有韧性,无凹陷性水肿。边界不清,皮肤颜色正常或微红,有灼热微痒或无不适。全身多无明显症状,偶有头晕乏力。肿胀常突然发生,亦可缓慢发作,持续数小时或半天以上,逐渐消退。一般消退较快,不留痕迹,但也可持续较长时间。慢性者往往在同一部位反复发作,持续更长时间,并难以恢复正常状态。

(三)病理

血管及淋巴管扩张,充血渗出,形成局限性水肿,伴有炎性细胞浸润,病理改变可波及皮下组织。

（四）诊断

发病突然,好发于面部疏松组织,水肿而有弹性,色泽正常或微红,无压痛。根据病史及临床症状不难诊断。

（五）治疗

寻找变态原,避免接触,但有相当数量的患者难以找到变态原。可用肾上腺素、激素、抗组胺等药物治疗。

咽喉发生水肿而窒息者,则需进行气管插管或气管切开手术,以保证呼吸道通畅。

（齐元兵）

第四节　舌 部 疾 病

舌是构成口腔的重要器官之一,也是口腔黏膜病最易发生的部位,它有着随意活动的肌群。舌的血管神经丰富,故能十分灵敏地反映机体的很多变化,并有感觉、触觉、温度觉及特殊的味觉。

舌诊是中医望诊的一个组成部分,人体有病时,可以反映于舌,出现各种病理舌象。临床常结合辨舌来诊断和治疗各种疾病。

一、地图舌

地图舌是一种非感染性炎症性疾病,损害具有不定性和游走性,乳头在舌不同部位出现萎缩和恢复,故又称游走性舌炎。

（一）病因

尚不清楚,部分患者有遗传倾向,有认为与遗传因素有关。因儿童患病较多,由于患儿神经系统尚不健全稳定;或发作与情绪波动有关,因此,有人认为本病的发生与精神、神经因素有关。另外也有人认为发病与体质因素、寄生虫、月经周期、面部炎症刺激等有一定联系。

（二）临床表现

病变主要发生于舌背部,也可发生于舌尖和舌侧缘。病损特征为丝状乳头萎缩,留下圆或椭圆形红色光滑凹陷剥脱区,周围有丝状乳头增厚黄白色的边缘,相互衔接呈弧形边缘,丝状乳头角化并伸长。正常与病变区形成轮廓鲜明的地图形状,故称地图舌。损害形状大小不一,可单独或多个存在,可相互融合遍及整个舌背。一般多无明显的自觉症状,多为偶然发现,少数患者可有轻度烧灼及痒感。损害可突然出现,可持续多日或几周而无改变,也可一昼夜即发生变化,不断改变其位置和形状,因而常呈现恢复消失和新生萎缩的交替状态,所以又称游走性舌炎。本病有自限性,有间隔缓解期,舌黏膜表面能完全恢复正常。临床50%以上病例合并裂纹舌。

（三）病理

非特异性炎症,萎缩区上皮变性,乳头消失,基底细胞层无改变,结缔组织有淋巴细胞、浆细胞及组织细胞浸润,损害边缘呈过度角化及角化不全,有上皮细胞碎屑及坏死物质。

（四）诊断

依据病损特征,轮廓形态及位置不断改变,不难作出诊断。有时与舌扁平苔藓不好区分,可借助病理检查确诊。

（五）治疗

无特效治疗方法，一般不需治疗，向患者进行解释和定期观察即可。主要是消除不良刺激因素，去除口腔病灶，注意饮食及消化功能，保持口腔卫生。可用弱碱性溶液含漱，如2%碳酸氢钠液、2%硼酸钠液含漱。有炎症感染疼痛者，可用金霉素溶液含漱，局部涂金霉素甘油或其他抗生素软膏。还可给予B族维生素药物如烟酰胺等。合并念珠菌感染，口含制霉菌素或其混悬液外涂。必要时口服氟康唑。

二、沟纹舌

沟纹舌又称阴囊舌、裂纹舌或皱褶舌。

（一）病因

目前尚无一致肯定的意见。过去多认为是先天性舌发育异常所致。舌上纵肌发育异常，舌黏膜随舌肌发育的裂隙出现沟纹。不少患者有家族发育倾向，所以认为与遗传因素有关。但通过对患者细胞遗传学分析，未发现患者染色体数目、结构方面有特异性改变和染色体畸变率异常增高现象。也有人认为可能是遗传因素和环境因素共同作用所致。现也不排除后天因素，如地理环境、饮食营养等因素影响。因本病可见地区性发作，常为后天发现，也有人认为病毒感染、迟发性变态反应、自主神经功能紊乱等，可能为其致病因素。

（二）临床表现

特征为舌背表面出现不同形态的裂隙，裂纹大小、数目、形态及深度不一。有时需舌伸出向下卷曲或用牙轻咬才能看得清晰。舌背中央呈前后向深纵行脉纹裂隙，两旁分叉若干但较浅，对称排列，支脉裂隙伸向两旁舌缘，有如叶脉状。脑纹舌沟纹则迂回舌背如大脑沟回。舌裂隙内上皮完整，乳头大部存在，多无明显不适，如上皮受到损伤破坏，经微生物感染，则发生炎症，可有敏感症状。沟纹舌舌体较肥大，可形成巨舌。本病病程发展缓慢，发病可随年龄增长而增加，在性别上无明显差异。

（三）病理

沟纹可深达黏膜下层或肌层，沟纹表面上皮增生角化，上皮钉突增长，形状不规则。炎症时可见淋巴细胞、浆细胞及毛细血管扩张和组织水肿。扫描电镜检查可见丝状乳头、菌状乳头明显改变，乳头呈半球状或矮柱状，形成机制可能是由于上皮细胞内折成裂隙，裂隙逐渐加深增宽和延长。

（四）治疗

应向患者解释，消除恐癌疑虑。平时应保持口腔卫生，以避免裂沟内存在食物残屑和细菌并滋生感染。有继发感染可涂以甲紫或抗生素软膏，也可外用养阴生肌散。有报道采取广泛切除裂沟病灶恢复外形，在舌背前2/3，从边缘向中央呈W形切口。

三、正中菱形舌

正中菱形舌炎为一种先天性发育异常。

（一）病因

正中菱形舌是舌部发育不全的遗迹，为胚胎奇结节留存。正常时舌在发育中邻近的侧突生长超过奇结节，使之陷入舌体内不露出，而两侧突在中线连接起来。假如两侧突联合不全时，则奇结节在舌盲孔前露出舌面,而形成正中菱形舌炎样改变。也有认为系良性炎症反应的结果。

(二)临床表现

1.光滑型

临床以光滑型为多,在舌背人字沟前方,形成界限清楚色泽深红的椭圆形病损,其前后径大于左右径,约 2 cm×1.5 cm 大小,质软、表面光滑。病损区乳头缺失、无硬结,不影响舌的功能,多无自觉症状。成年男性较多见。

2.结节型

表现在菱形病损表面,出现大小不等,由粟粒到绿豆大小的暗红色或浅灰白色突起结节或乳头,一般为数个紧密排列,触之稍有坚韧感,基底无硬结,无功能障碍和明显症状。对结节型正中菱形舌炎应予追踪,如基底出现硬结或其他症状,应及时做活检。有人认为结节型有癌前损害倾向。

沟纹舌、地图舌、正中菱形舌患者,常诉有舌痛症状,应注意与频繁吐舌伸舌、对镜反复自检观察,造成舌肌筋膜劳损而引起舌钝痛灼痛区别。如精神紧张、疑虑加重,则症状更趋明显。

(三)病理

光滑型病损表面乳头消失,上皮萎缩,细胞形态无改变,固有层有少量炎症细胞浸润。结节型上皮有不同程度增生和不全角化,棘层增殖,上皮钉突伸长。有的上皮有异常增生,或伴有白假丝酵母菌感染。

(四)治疗

无症状者一般不需治疗。局部应保持清洁。若合并感染,局部可涂抗生素软膏或硼酸软膏、养阴生肌散等。如合并白假丝酵母菌感染,可涂克霉唑软膏,口含制霉菌素。如病损基底变硬,应做活检明确诊断。也可试用电凝烧灼或液氮冷冻。对患者应予以解释病情,并嘱避免伸舌吐舌及自检,避免精神过度紧张。有人认为对结节型要追踪观察,因此型有发生癌变的可能。

四、毛舌

毛舌是舌背人字沟前方丝状乳头密集区域,丝状乳头过度伸长形成丝毛状改变,呈黑色或黑褐色称黑毛舌,如为白色称为白毛舌。

(一)病因

一般认为与口腔局部环境改变有关,如口腔卫生不良、过度吸烟、长期应用抗生素或某些含漱剂等,影响角蛋白酶的功能而延缓丝状乳头角化上皮细胞的脱落,上皮增生成毛状。唾液 pH 降低偏酸也有利于真菌生长繁殖。最常见的是黑根霉菌,由黑根霉菌孢子产生黑色素,将丝状乳头染成黑色,使舌背呈黑色绒毛状。吸烟过多或食用含有色素的食物,可加重色素沉着。有人认为与化学因素刺激有关,如长期使用发氧剂可诱发本病。如牙膏、含漱剂等内含过氧化氢、过硼酸钠、高锰酸钾等药物,因刺激舌而发生微小损伤,使口内硫化氢与血液结合,产生硫化物形成沉积着色。

此外某些全身疾病,如发热、慢性炎症、放线菌病、贫血、糖尿病、放射治疗等,都会导致黑毛舌的发生。

(二)临床表现

在舌背中部和后部,可见丝状乳头伸长呈丛毛状,颜色呈黑或黑褐色,越接近中心颜色越深。用探针可拨开伸长的乳头,有如麦浪倒伏,如乳头过度增生伸长,可刺激软腭或腭垂,引起恶心不适。病损由后向前逐渐向中央发展,汇合于中线,多呈三角形,可波及全舌大部,靠近边缘则丛毛物减少。毛长由数毫米到 1 cm 以上,表面可有食物残渣停留而显污秽。多无自觉症状,也可伴有口臭、口干和口苦等。如只有黑色积滞而无长的丛毛,则称黑舌。少数患者毛舌呈黄绿白等色丛毛,但以黑色毛舌最多。

(三)病理

舌丝状乳头角质细胞明显伸长,乳头之间有细菌和真菌团块及剥脱角质和其他残渣,上皮钉突显著伸长,固有层有淋巴细胞和浆细胞浸润,为非特异性炎症。

(四)诊断

根据临床表现,舌背丝状乳头呈毛状伸长,不难诊断。

(五)治疗

应找出诱发因素,采取相应措施,避免与之接触。停止吸烟与进食可疑食物或药物,加强口腔卫生,毛舌可逐渐恢复正常。亦可用 5% 水杨酸酒精溶液涂布局部以溶解角质。还可用 1% 鬼臼树脂(足叶树脂)丙酮酒精溶液涂擦后冲洗。或涂 4% 尿素溶液后漱口刷牙。如为真菌感染,可用制霉菌素含化或混悬液外涂。

五、舌乳头炎

舌背有 4 种乳头,即丝状、菌状、轮廓、叶状乳头。当乳头受到刺激可发生炎症,并产生不同程度的疼痛和不适。

(一)病因

引起舌乳头产生炎症的以全身因素较为多见,如营养不良、维生素缺乏、内分泌失调、月经周期影响、贫血、血液疾病及真菌感染、滥用抗生素等。局部因素如锐利牙尖边缘、不良修复体、不良习惯及其他外界刺激因素。

(二)临床表现

舌乳头炎为一组疾病,发病部位和致病因素各有不同,因之其临床表现也有差别。

1.光滑舌

光滑舌为慢性舌乳头萎缩性炎症,多系全身疾病的口腔表现。可见于贫血(缺铁性贫血、恶性贫血)、B 族维生素缺乏、营养吸收障碍、绝经期、妊娠期,以及真菌感染、大量使用抗生素等。丝状乳头萎缩、上皮变薄,舌背呈火红色、有浅沟裂隙。菌状乳头可无萎缩,并可显得突出,晚期菌状乳头也可萎缩而成光滑舌。可伴有口干、麻木、灼痛、遇刺激食物可激惹疼痛。

2.菌状乳头炎

菌状乳头分布于舌前及舌尖部,因有痛觉感受器,故对疼痛较敏感。发炎时表现为红肿光亮、上皮薄而呈深红充血状,与贫血、维生素缺乏有关。局部刺激因素如牙石、不良修复体、锐利牙缘,以及辛辣食物、烟酒、牙膏等刺激均可引起本病。

3.叶状乳头炎

叶状乳头位于舌两侧缘后部,在舌根部较明显,呈上下垂直排列的皱褶,因接近咽部、富于淋巴样组织,因此,咽部炎症可波及此处。局部刺激亦可激惹和加重炎症。发炎时叶状乳头明显充血肿大,伴有轻度疼痛。如炎症长期不退、局部破溃长期不愈,则应取活检,明确诊断。

4.轮廓乳头较少发炎肿大,多无明显不适

因有味觉功能,在其受损发炎时,可有味觉障碍。部分患者常因偶然发现而误认为肿物而来就诊,应予检查除外后给予解释以消除顾虑。

(三)治疗

主要针对其发病原因进行对症治疗,给予维生素。炎症明显时,给予抗生素。要去除各种局部刺激因素,保持口腔清洁。

六、舌痛症

舌灼痛引起的原因很多,有全身因素和局部因素,表现症状和轻重程度不一。

(一)病因

舌痛原因是多方面的,可由系统病引起,如贫血、糖尿病、肝病、硬皮病、营养不良、维生素缺乏、慢性酒精中毒、肿瘤等。局部性因素如牙齿锐利边缘、不良修复体、长期伸吐舌自检、微生物感染及牙膏、药物等刺激因素。另外为神经、精神因素,如三叉神经舌支及舌咽神经痛引起的舌痛。还有主诉舌痛,而无客观检查指标的,如Costen综合征舌痛、更年期妇女常见的舌灼痛等。

(二)临床表现

全身系统性疾病引起的舌痛,除有全身症状外,局部可见某些表征,如舌干质红少津、舌乳头萎缩,上皮变薄、充血发红,或上皮浅层剥脱等。局部因素引起的,多见于舌某些部位表现充血水肿、糜烂溃疡等炎症。神经性因素引起的则可有阵发性短暂的剧烈疼痛,说话、进食等动作可激发疼痛,病史较长,可用局部麻醉法确定诊断。由颞下颌关节功能紊乱和咀嚼功能障碍引起的舌痛,从临床检查、X线片、肌电图等可确诊。精神因素舌痛,以更年期妇女多见,但舌部多无任何异常可见。有灼痛、钝痛或刺痛,短暂或持续性。发作时间、部位可固定也可不固定,多不影响进食和睡眠。舌部无触痛和味觉异常,舌体运动自如,局部无刺激因素。全身可有兴奋性增高或情绪抑郁、失眠忧虑及恐癌心理。严重者可有奇特感觉异常、游走性舌痛,常固执认为有严重躯体疾病,影响正常生活。

(三)治疗

主要针对不同病因,进行相应处理。去除局部刺激因素,停用可能致敏药物、牙膏、含漱剂及刺激性食物。精神因素性舌痛,应进行心理治疗,消除悲观恐癌心理,适当应用调整神经功能和镇静药物,如谷维素,维生素 B_1、维生素 B_6 等,以及维生素 B_{12}、烟酰胺、罗通定等。亦可用 $0.5\% \sim 1.0\%$ 普鲁卡因或加维生素 B_{12} 局部或舌神经封闭。

(齐元兵)

第五节 细菌感染性疾病

一、球菌性口炎

球菌性口炎是急性感染性口炎的一种,主要是以各种球菌感染为主。由于细菌种类不同,引起的病损特征也有差别。临床表现虽常以某种细菌感染为主,但常为混合性感染。本病损害以假膜为特征,所以又称为膜性口炎或假膜性口炎。多见于婴幼儿,偶见于成人。

(一)病因

在正常人口腔内存在一定数量的各种细菌,为人群共有常驻菌,一般情况下并不致病。但当内外环境改变,身体防御能力下降时,如感冒发热、传染病、急性创伤、感染,以及滥用激素、化疗和放疗后等,口内细菌增殖活跃、毒力增强、菌群失调,即可发病。以金黄色葡萄球菌、溶血性链球菌或肺炎链球菌致病为多。

(二)临床表现

发病急骤,多伴有头痛、发热、白细胞增高、咽痛和全身不适等症状。口腔黏膜和牙龈充血发红、水肿糜烂,或表浅溃疡,散在或聚集融合成片。由于疼痛影响进食,唾液增多,有较厚纤维素性渗出物,形成灰白或黄色假膜。多伴有轻度口臭和尖锐疼痛。局部淋巴结肿大压痛。经过数天体温恢复正常,口腔病损需持续 1 周左右愈合。

1.葡萄球菌性口炎

葡萄球菌性口炎为金黄色葡萄球菌引起的口炎,多见于儿童,以牙龈为主要发病区。牙龈充血肿胀,有暗灰白色薄的假膜,由纤维素性渗出物组成,易被拭去,牙龈乳头及龈缘无破溃糜烂。在舌缘、颊咬合线处可有充血水肿,多有尖锐灼痛。涂片可见大量葡萄球菌,进行细菌培养可明确诊断。

2.链球菌性口炎

链球菌性口炎儿童发病率较高,常伴有上呼吸道感染、发热、咽痛、头痛、全身不适。呈弥散性急性龈口炎,受累组织呈鲜红色。唇、颊、软腭、口底、牙槽黏膜可见大小不等的表浅上皮剥脱和糜烂,有略微高起的假膜,剥去假膜则留有出血糜烂面,不久重新被假膜覆盖。有轻度口臭和疼痛。涂片可见大量革兰阳性链球菌,培养可见大量链球菌,即可明确诊断。

3.肺炎球菌性口炎

肺炎球菌性口炎好发于硬腭、口底、舌下及颊黏膜。在充血水肿黏膜上出现银灰色假膜,呈散在斑块状。涂片可见大量肺炎链球菌。有时并发肺炎,但也可在口内单独发生。本病不常见,好发于冬末春初,老人及儿童易罹患,体弱成人也可发生。

(三)病理

口腔黏膜充血水肿,上皮坏死糜烂,上覆大量纤维素性渗出物和坏死组织,以及细菌、白细胞等组成的假膜,固有层有大量白细胞浸润。

(四)治疗

主要是消炎控制感染,可给予抗生素或磺胺类药,如青霉素、乙酰螺旋霉素、交沙霉素、头孢拉定、头孢氨苄、增效联磺片等。也可根据细菌药物敏感试验选用抗生素,则效果更好。止痛也是对症处理的重要措施,局部用 1%丁卡因溶液外涂,或用 1%～2%普鲁卡因(奴弗卡因)溶液饭前或痛时含漱。局部病损可外用抗生素软膏和药膜,亦可外用中药散剂以消肿止痛促进溃疡愈合。口腔局部含漱或病损局部湿敷也是不可缺少的,保持口腔卫生,消炎止痛。

二、坏死性溃疡性龈口炎

坏死性溃疡性龈口炎本病同义词病名很多,如奋森口炎、战壕口炎、假膜溃疡性口炎、Plant-Vincent 口炎、梭螺菌龈口炎、腐败性口炎等。中华人民共和国成立前本病常有流行,中华人民共和国成立后随着人民生活条件改善,营养水平提高,卫生状况好转,已很少见,但由于 20 世纪80 年代后艾滋病的全球流行,坏死性溃疡性龈口炎已成为艾滋病的重要口腔表现之一。

(一)病因

本病病原体为梭状杆菌和螺旋体,在病变部位涂片,可见大量这些细菌。在口内两菌共生,单独一般不易感染致病。但在局部或全身抵抗力下降时,则可使这两种细菌大量繁殖而发病。在口腔卫生不良,营养状况不佳时则发病迅速,病损严重。本病常是复杂混合感染,可合并其他细菌,如链球菌、丝状菌、黑色素类杆菌等。

(二)临床表现

本病为急性感染性炎症,发病急骤,症状显著,多见于儿童及青壮年。好发于前牙牙龈,主要特征为牙龈缘及龈乳头形成穿掘性坏死溃疡,可波及多个牙齿,溃疡边缘不整,互相融合成大片溃疡面,并向周围及深层侵犯。

除牙龈病损外,可波及唇、颊、舌、腭、咽、口底等处黏膜,局部形成不规则形状的坏死性深溃疡,上覆灰黄或灰黑色假膜,周围黏膜有明显的充血水肿,触之易出血。

本病因有剧烈疼痛而影响进食、说话,常伴有流涎、发热、头痛、全身乏力,颏下或下颌下淋巴结肿大压痛等症状。

(三)组织病理

非特异性炎症改变,上皮破坏有大量纤维素性渗出,坏死上皮细胞、多形核白细胞及多种细菌和纤维蛋白形成假膜。固有层有大量炎症细胞浸润。基层水肿变性,结缔组织毛细血管扩张。

(四)诊断

突然发病,牙龈坏死溃疡,牙间乳头消失,有特殊腐败臭味,自动出血,唾液黏稠混有血液,有剧烈疼痛或持续钝痛。唇、颊、舌、腭、咽、口底等处黏膜,可有不规则形状坏死性溃疡。涂片有大量梭状杆菌和螺旋体。白细胞数增加,淋巴结肿大。

(五)治疗

为急性感染性炎症,全身状况不佳,口腔黏膜、牙龈损害广泛而深在,所以应及早进行治疗,给予抗感染治疗和支持疗法,以控制感染,消除炎症,防止病损蔓延和促进组织恢复。

全身抗感染可给予广谱抗生素,如青霉素、氨苄西林、头孢拉定、乙酰螺旋霉素、红霉素及交沙霉素等。也可使用抗无芽孢厌氧菌活性较强药物,如甲硝唑(灭滴灵)等。

全身应给予高维生素、高蛋白饮食,加强营养。必要时给予输液,补充液体和电解质。

局部治疗、局部处理对缓解症状、消除感染、减少疼痛、防止病变蔓延和促进组织愈合有重要作用。针对病因应用氧化剂反复冲洗、含漱、湿敷,如 1%～3% 过氧化氢溶液、1/2 000～1/5 000 过锰酸钾溶液。

另外除去一切刺激因素和对使用器具清洁消毒,也是很重要的。

(六)预后

预后一般良好。如全身状况极度衰弱、营养不良、口腔卫生不佳,合并产气荚膜杆菌与化脓性细菌、腐败细菌等,病变可迅速坏死崩解,甚至造成组织破溃穿孔,穿腮露颊成坏疽性口炎,口角及颊部发生感染较为多见。由于组织分解毒性产物和细菌毒素,被机体吸收可发生全身中毒症状。

(七)预防

经常保持口腔卫生,除去一切刺激因素,注意合理营养,增强抗病能力。

三、口腔结核

结核病是常见的慢性传染病之一。在人体抵抗力降低时因感染结核菌而发病。结核病为全身性疾病,各个器官均可发病,而以肺结核最为多见。口腔结核虽有原发病例,但结核初疮极少见,大多继发于肺结核或肠结核等。在口腔黏膜多表现为结核性溃疡、结核性肉芽肿。少数口周皮肤的结核性寻常狼疮可向口腔黏膜发展。

(一)病因

病原菌为结核杆菌,是一种革兰阴性杆菌。往往在身体免疫功能低下、抵抗力降低时易被感染而发病。口腔病损多因痰中或消化道的结核菌而引起。

(二)临床表现

1.结核初疮

临床上少见。可发于牙龈、拔牙窝、咽、舌、移行皱襞、颊、唇等处。多见于缺乏免疫及体质较差的儿童,口腔黏膜可能是结核杆菌首先侵入的部位。一般经 2～3 周的潜伏期后,在入侵处出现一小结节,并可发生顽固性溃疡,周围有硬结。患者无明显疼痛感。

2.结核性溃疡

结核性溃疡多为继发性感染。溃疡可发生于口腔黏膜任何部位,为慢性持久性溃疡。病变由浅而深逐渐发展,成为口腔黏膜的深溃疡。一般面积均较大,直径可达 1 cm 以上。特征是溃疡底和壁有许多粟粒状小结节,溃疡边缘不齐并微隆起呈倒凹状,表面多有污秽的假膜覆盖。溃疡基底及四周无明显硬结。早期即可感到疼痛。溃疡外形不规则,有时成线状深溃疡病程较长,常在数月以上。

3.结核性寻常狼疮

寻常狼疮是皮肤的原发性结核,由口周皮肤可向口腔黏膜发展,表现为黏膜上有发红的小结节,且结节不断扩大,融合,破溃后形成狼疮的原始溃疡。如感染未得到及时控制,则溃疡面逐渐扩大成为结核性溃疡。病程十分缓慢,一般疼痛不很明显。

因口腔黏膜结核多为继发感染,所以患者常有口腔以外的结核病灶,主要是肺结核或肠结核等,或有结核接触史。

(三)病理

病变组织中可见结核结节,为一种增殖性病变。结节的中心有干酪样坏死,其外环绕着多层上皮样细胞和朗格汉斯细胞(多核巨细胞)。最外层有密集的淋巴细胞浸润,并伴有成纤维细胞增生。老化的结核结节中细胞成分减少而逐渐形成瘢痕。结节中心的干酪样物质不能被吸收而发生钙化。

(四)诊断

(1)根据临床表现及全身的结核病灶。

(2)病变组织涂片用抗酸染色法能找到结核杆菌,但有时因取材关系未找到结核菌,亦不能轻易否认结核感染,可进一步作结核菌培养。

(3)最后可作活检,病理表现为结核的特殊病变,即形成结核结节。

(五)治疗

1.全身抗结核治疗

全身抗结核治疗,现多采用化疗方案,即几种抗结核药同时应用,可提高疗效,缩短疗程。如同时应用异烟肼和利福平,根据病情严重程度还可同时加用链霉素,或再加用吡嗪酰胺等 4 种药同时应用。亦可选用链霉素、异烟肼及对氨基水杨酸钠等同时应用。用药至少 6 个月以上。

2.局部抗结核治疗

口腔局部除注意控制继发感染及对症治疗外,还可于病损处用抗结核药物。用链霉素0.5 g,隔天1 次,于病损处局部注射。

（葛柳莹）

第六节　病毒感染性疾病

一、单纯疱疹

单纯疱疹是由单纯疱疹病毒引起的皮肤和黏膜疾病。单纯疱疹病毒(herpes simplex virus, HSV)的天然宿主是人,侵入人体可引起全身性损害及多种皮肤黏膜疾病。口腔、皮肤、眼、会阴、中枢神经等都是该病毒易于侵犯的部位。儿童成人均可罹患,有自限性,但也可复发。

（一）病因

单纯疱疹病毒原发感染后一般转为潜伏感染,神经节中的神经细胞是病毒潜伏的场所,正常情况下不发病,在宿主免疫力下降时,潜伏的病毒被激活,病毒增殖,沿神经纤维下行至神经末梢支配的上皮细胞内继续增殖,并造成损害,引起局部的疱疹。

（二）病理

上皮内疱,是上皮退行性变引起,即气球样变性和网状变性。气球变性为上皮细胞显著肿大呈圆形,胞浆嗜酸性染色均匀,胞核为 1 个或多个,或无胞核,细胞间桥可消失,细胞彼此分离形成水疱,气球变性的上皮细胞多在水疱底部。网状液化为上皮细胞内水肿,细胞壁膨胀破裂,相互融合成多房水疱,细胞核内有嗜伊红病毒小体(包涵体),上皮下方结缔组织伴有水肿和炎症细胞浸润。

（三）临床表现

临床上可表现为两种类型,急性疱疹性龈口炎和唇疱疹。

急性疱疹性龈口炎多发生于婴幼儿,有较重的全身前驱症状,如发热、头痛、流涎、拒食等,口腔黏膜、口周皮肤出现小疱,一般成簇,疱易破溃,融合成不规则糜烂面,全口或局部灼痛明显,牙龈红肿,易出血,愈合期 7～14 天。

唇疱疹主要侵犯唇部,儿童、成人均可发生,口唇及口周皮肤出现成簇小水疱,局部有刺痛、烧灼、麻痹感,疱破后形成糜烂面,上结痂壳,全身症状轻,7～14 天愈合。

（四）诊断

根据临床病史及症状表现,婴幼儿多发,急性黏膜疱疹口炎特征,全身伴有发热咽痛,淋巴结肿大压痛,病程有自限性和自行愈合特点,不难作出诊断。发病期可取疱疹液或唾液作病毒接种证实诊断,或取疱疹基底涂片,可见气球变性细胞、多核巨细胞及核内包涵体,但特异性不高。血液抗单纯疱疹病毒抗体效价明显升高,如成人血液中有这种抗体,说明有过原发感染。病毒分离培养对诊断有重要意义,但需在实验室进行。

(五)预防

因患者唾液、粪便中有病毒存在,所以对患儿应予休息隔离,避免与其他儿童接触,对体内潜伏的单纯疱疹病毒尚缺少预防其复发的方法。

(六)治疗

目前还缺少抗病毒的特效疗法。主要是对症治疗以缩短疗程,减轻痛苦,促进愈合。

1.支持疗法

应充分休息,给予高能量、易消化、富于营养的流食或软食。口服大量多种维生素。损害重、疼痛显著影响进食者,酌情静脉滴注葡萄糖溶液及维生素。

2.对症治疗

体温升高、炎症明显,痛重者,给予解热、镇痛、消炎药物,以控制病情,缓解症状,消除感染,促进恢复。

3.局部治疗

可用1%～2%普鲁卡因溶液含漱,或0.5%～1.0%达克罗宁溶液、1%丁卡因局部涂敷,均可达到减轻疼痛的作用。0.1%依沙吖啶或0.025%～0.05%硫酸锌溶液局部湿敷,有助于消除继发感染。也可用0.5%金霉素液漱口。用1%金霉素甘油局部涂敷,亦可用新霉素或杆菌肽或硼酸软膏外用。唇疱疹可用氦氖激光照射,10 mW,光斑3 mm照5分钟,可止痒镇痛,促进疱疹液体吸收结痂,缩短疗程。局部还可外用0.1%疱疹净(碘苷)。

二、带状疱疹

带状疱疹是病毒感染性疾病。特点是剧烈疼痛,沿神经走向发生水疱、溃疡,呈单侧性分布。疱疹单独或成簇地排列并呈带状,故而得名。本病痊预后很少复发,很少发生于婴幼儿及青少年,中年以上较为多见,性别无明显差别。

(一)病因

本病由带状疱疹病毒引起,病原体为水疱带状疱疹病毒(herpes zoster virus,HZV)属 DNA病毒,可引起水痘或带状疱疹。一般认为第1次接触带状疱疹病毒可发生全身原发性感染——水痘。病毒可通过唾液飞沫或皮肤接触而进入人体,病毒可经皮肤黏膜进入血管,侵犯神经末梢,以后潜伏于脊髓神经的后结节或脑神经髓外节、三叉神经节,病毒被激活则引起带状疱疹。激活因素如上呼吸道感染、传染病、外伤、药物、恶性肿瘤、免疫缺陷病等。有人认为儿童感染本病毒,则可发生水痘,也可不发生症状成为隐性感染。

(二)临床表现

本病多发于春秋季节,发生前可有发热、倦怠、全身不适、食欲缺乏等前驱症状。患侧皮肤有烧灼感,神经性疼痛,疼痛程度不一,亦可无前驱症状,直接出现疱疹。疱疹与疼痛沿着神经分布发生,开始发病时皮肤可见不规则红斑,继而出现密集成簇的疱疹,呈粟粒大小透明小水疱,疱壁紧张,周围有红晕。几天之内陆续出现水疱,继而疱疹变为混浊,逐渐吸收干涸结痂。小水疱亦有破裂成糜烂面,最后结痂脱落。

口腔颌面部带状疱疹与三叉神经被侵有关,损害可见于额、眼、面颊、唇口、颏部,口内如腭、舌、颊、龈等部位,可侵犯1支或2支以上,但多为单侧不超过中线。

胸、腰、腹、背部及四肢也可发生,多局限于一侧,少数可超过中线。全身可有发热不适等症状。重者可并发肺炎、脑炎等,甚至导致死亡。病毒侵犯眼部,可发生结膜炎、角膜炎。病毒侵犯运动神经、睫状神经节,随部位不同,而有面瘫、外耳道疼痛、耳聋、唾液腺分泌障碍等症状。

本病随着年龄增长,症状也多加重,病程亦随之延长。有的患者痊愈后神经症状可迁延数月或更长时间。

(三)诊断

根据临床病史和症状表现,疱疹成簇沿神经呈带状排列,单侧发生,疼痛剧烈等特点,易于作出诊断。

(四)治疗

减少疼痛、缩短疗程、促进愈合为其治疗目的。抗病毒治疗可选用阿昔洛韦,宜早期使用。也可用干扰素每天 $100\sim300$ 万 U 肌内注射。免疫增强治疗可选用转移因子、胸腺肽素治疗。皮质激素虽可抑制炎症,减少神经疼痛后遗症发生率,但因可抑制免疫功能,有使带状疱疹扩散的可能,因此,应慎用。

针对疼痛可用苯妥英钠,每天 $300\ mg$,或卡马西平每天 $600\sim800\ mg$,分 3 次服用。每天或隔天肌内注射维生素 $B_1\ 100\ mg$,维生素 $B_{12}\ 500\ \mu g$,隔天肌内注射 1 次。局部激光照射,有止痛和缩短疗程作用。

针对病毒,也可肌内注射板蓝根注射液、口服吗啉胍等。

病损局部可涂 1% 甲紫,炉甘石溶液可帮助水疱吸收、干燥、脱痂。有继发感染者可使用抗生素,并注意休息支持疗法。

三、手足口病

手足口病是由小核酸类病毒中的柯萨奇 A16 病毒引起的流行性皮肤黏膜病。为侵犯手、足、口部的疱疹性疾病,主要发于儿童。自 1957 年在新西兰流行以来,各国也先后多有报道,我国报道也在增多。

(一)病因

本病主要是柯萨奇 A16 病毒感染,亦可由柯萨奇 A5、A10、B5、B2 等所致。有报道与肠道病毒 E71 有关。本病传染性很强,飞沫经空气由呼吸道直接传播,亦可由消化道间接传播。

(二)临床表现

本病多发于儿童,男女无明显差异,发病多无季节性。春季发病稍多。婴幼儿易患此病。潜伏期 $2\sim5$ 天。全身症状轻微,可有低热、头痛、咳嗽、流涕、食欲缺乏等症状。口腔、颊、龈、硬腭、舌部、唇和咽部黏膜出现疼痛性小水疱,周围绕以红晕。水疱可相互融合,疱很快破裂,形成灰白色糜烂或表浅溃疡。因疼痛影响进食、吮乳,并有流涎。皮损和口腔损害同时或稍后出现,呈散在或密集分布于手、足,包括手背、手掌、足底及指、趾,以外侧、伸侧多见。皮损为红斑、丘疹、水疱,丘疹呈黄白色椭圆形,水疱米粒至豌豆大,孤立而不融合,疱壁厚而紧张,周围有红晕。有时可在足背、肘、膝、臂、下肢出现斑丘疹。本病一般在 2 周内痊愈。有时可伴腹痛、腹泻等症状。

(三)诊断

本病发生具有特征部位及病损形态,根据发病季节、流行性及患儿易发等特点,即可确定诊断。必要时可进行病毒分离检查。

(四)治疗

一般可用抗病毒药物,如可选用板蓝根等中药抗病毒治疗。严重者可酌情用阿昔洛韦、左旋咪唑、聚肌胞等药物。

局部主要防止继发感染,局部湿敷和外涂抗炎软膏。保持口腔卫生。对患者进行隔离,以免发生流行。

(葛柳莹)

第七节　口腔理化性损害

口腔黏膜的理化性损害是指由于机械性、化学性及物理性刺激等明确的原因而引起的口腔黏膜病损。

一、创伤性血疱及溃疡

(一)病因

由于机械性刺激因素对口腔黏膜的损伤可形成创伤性血疱或创伤性溃疡,按刺激时间不同又可分为持久性及非持久性刺激因素。持久性机械刺激如口腔内龋齿破坏后的残冠、残根、尖锐的牙尖、经磨耗后的牙齿锐缘、不良修复体的卡环、义齿的牙托等均是长期存留在口腔内可以引起创伤性损害的因素。非持久性机械刺激如脆、硬食物的刺激,咀嚼不慎时的咬伤、刷牙时用力不当、口腔科医师使用器械操作不当等均可对黏膜造成损伤,而成为非持久性的刺激因素。

(二)临床表现

由于机械性刺激因素的力量大小和受刺激的时间长短不同,机体对刺激的反应亦不完全相同,故形成各有特点的病损。

1.压疮性溃疡

由持久性机械刺激引起的一种口腔黏膜深溃疡。多见于成年人,尤其是老年人。病损多发生在刺激物的邻近或与刺激物接触的部位。早期受刺激处黏膜发红,有轻度的肿胀和疼痛,如及时除去刺激,黏膜可恢复正常,否则形成溃疡,溃疡外形与刺激物形状一致。因为黏膜长期受刺激,故溃疡可波及黏膜下层形成深溃疡。溃疡边缘轻微隆起,中央凹陷。如有继发感染则溃疡表面有淡黄或灰白色假膜。局部淋巴结可触及。

儿童乳牙的慢性根尖炎,当牙槽骨已遭受破坏,再加以恒牙萌出时的压力,有时可使乳牙根尖部由牙槽骨的破坏部位穿破牙龈表面黏膜而暴露在口腔内,形成对黏膜的刺激,引起压疮性溃疡。牙根尖部往往直插入溃疡当中,此种情况以上唇及颊黏膜多见。

因为形成压疮性溃疡的刺激是缓和而长期的,故溃疡表面多为炎性肉芽组织而缺少神经纤维,所以疼痛不很明显,但有继发感染时疼痛可加重。

2.Riga病或称 RigaFede 溃疡

RigaFede 溃疡是专指婴儿舌系带由于创伤而产生的增殖性溃疡。多见于舌系带短的婴儿。因为舌系带较短,初萌出的下切牙切缘又较锐,所以当吸吮、咳嗽或伸舌时,舌系带易受下切牙切缘刺激。因长时间的摩擦就可形成溃疡。开始时在舌系带处充血、发红、肿胀,久之,上皮破溃即形成溃疡。由于持续不断的摩擦,溃疡面渐扩大,长久得不到治疗即可转变为增殖性、炎症性、肉芽肿性溃疡。触之较坚韧,因此,影响舌的运动,患儿啼哭不安。

3.增殖性病损

增殖性病损多见于老年人。由于义齿的牙托边缘不合适引起的长期而缓和的慢性刺激使组织产生增殖性炎症病变。常见于腭部及龈颊移行部。黏膜呈坚韧的肉芽肿性增生,有时伴有小面积溃疡。有时仅有炎症性增生而无溃疡面。患者一般无明显的疼痛症状。

4.Bednar 口疮

Bednar 口疮专指婴儿硬腭后部由于创伤引起的擦伤。如婴儿吮吸拇指或吮较硬的人工奶头,或大人给婴儿清洗口腔时力量太大,可造成对上腭的擦伤,形成浅溃疡。病损多为双侧对称分布。婴儿常哭闹不安。

5.自伤性溃疡

自伤性溃疡好发于青少年,性情好动,常用铅笔尖捅刺黏膜,右利手者,溃疡好发于左颊脂垫尖或磨牙后垫处;左利手者,反之。咬唇颊者,溃疡好发于下唇、双颊或口角处。溃疡深在,基底略硬或有肉芽组织,疼痛不明显。

6.黏膜血疱

黏膜血疱常因咀嚼时不慎咬伤或脆硬食物的重力摩擦而引起。咬伤者多见于颊及口角和舌黏膜,形成的血疱较小。而食物摩擦引起者多见于软腭或咽部黏膜,形成的血疱较大,且易破裂。血疱破裂后可形成溃疡,比较疼痛。小血疱不易破。如将疱中血液吸出且无继发感染,1～2 天即可愈合。

（三）病理

创伤性溃疡的组织病理变化为非特异性溃疡。可见上皮破坏,溃疡区凹陷。结缔组织中有多形核白细胞、淋巴细胞及浆细胞浸润。增殖性病损可见慢性炎症肉芽组织增生。

（四）诊断

（1）在病损附近或对颌可发现机械性刺激因素。如为溃疡,则溃疡外形往往同刺激物的形态一致。且在上、下颌静止或运动状态时,溃疡与刺激物的摩擦部位有相对应关系。

（2）如未发现刺激物,可仔细询问患者,往往有受创伤的病史,而无溃疡反复发作史。

（3）除去刺激因素,局部用药后,溃疡在 1～2 周内即可愈合。如果仍不愈合,溃疡又较深大,或基底有硬结等要考虑做活检,以便进一步明确诊断,除外特殊性病损。

（五）鉴别诊断

需与一些不易愈合的特异性深溃疡相鉴别。

1.复发性坏死性黏膜腺周围炎

（1）口腔内无机械刺激因素,亦无创伤史,但有较长期的口腔溃疡反复发作史。

（2）溃疡深大,但常为多发性,多时为 1 个或 2 个深大溃疡,同时可伴有数个小溃疡。

（3）疼痛明显,溃疡持续数周以上不易愈合。往往在口腔内能见到愈合后遗留的瘢痕。

2.癌性溃疡鳞状细胞癌

癌性溃疡鳞状细胞癌是口腔常见的恶性病变,其以溃疡形式表现的又最多,所以应注意其特征,做到早诊断早治疗。其特点如下。

（1）口腔内虽然有深溃疡但无刺激因素,无创伤史,亦无口腔溃疡反复发作史。

（2）溃疡深大,呈弹坑样,溃疡底有细颗粒状突起,似菜花样,或有人形容像天鹅绒样。溃疡边缘翻卷高起,并发硬。周围组织迅速被浸润,基底有较广泛的硬结。溃疡持久不愈。如无继发感染,疼痛不明显。

(3)病变进展迅速,病程无自限性,没有组织修复现象。

(4)病变初起时淋巴结无明显改变,但很快病变相应部位淋巴结肿大,触之较硬,早期能推动,晚期则和周围组织粘连不能推动。

(5)用甲苯胺蓝染色法做筛选试验为阳性的部位取活检,易见癌的组织病理变化。

(六)治疗

1.除去刺激因素

如拔除残冠、残根,调磨尖锐牙尖、牙缘,修改不合适的义齿等。轻度的创伤只要除去刺激因素,甚至不需药物治疗,几天内即可愈合。

2.局部治疗

局部治疗以预防继发感染,促进溃疡愈合为原则。用0.1%依沙吖啶溶液含漱。局部用养阴生肌散或收敛性药物如1%甲紫溶液,或抗菌消炎的药膏均可。

3.继发感染

如局部淋巴结肿大、疼痛等,要根据情况给予抗生素。

4.对 Riga 病亦按压疮性溃疡治疗

首先消除刺激改变吮奶方式,暂时用勺喂奶,以免吸吮时牙齿切缘刺激舌系带。对增生性溃疡有人主张局部用5%～10%硝酸银溶液烧灼,如溃疡表面有坏死时可考虑使用,以除去表面的坏死组织。用药时应隔离好唾液。用药次数不宜太多,1～2次即可。溃疡愈合患儿稍大时可结合手术治疗,矫正舌系带过短。

二、化学性灼伤

(一)病因

某些化学物质,如强酸、强碱等,误入口腔,或口腔治疗用药不慎,将酚、硝酸银、三氧化二砷等药物接触了正常口腔黏膜,可使黏膜发生灼伤。

(二)临床表现

化学物质引起损伤的特点是使组织坏死,在病损表面形成一层易碎的白色坏死的薄膜。如拭去此坏死层即露出出血的红色糜烂面。病损不深,但非常疼痛。

(三)治疗

首先要用大量清水冲洗病损处,尽量稀释和洗净致伤的化学物质。因病损往往为大面积的浅溃疡或糜烂,故非常疼痛,局部可使用表面麻醉药,如0.5%达克罗宁液或1%～2%利多卡因液等含漱止痛。病损处涂抗菌消炎的药物或收敛性药物。如无继发感染,1周左右可痊愈。

三、热损伤

(一)病因

口腔黏膜的热损伤并不多见。偶因饮料、茶水或食物过烫时引起黏膜的烫伤。

(二)临床表现

轻度烫伤仅见黏膜发红,有轻微疼痛或麻木感,并不形成糜烂或溃疡。但热损伤严重时可形成疱疹。疱破溃后变为糜烂或浅溃疡,疼痛明显。

(三)治疗

病损仅发红未糜烂时,一般局部不需用药,数小时内症状可渐缓解。如有疱疹或已糜烂则局部应用抗菌消炎药物。最初 1～2 天疼痛较重时,局部可用 0.5% 达克罗宁液或 1%～2% 利多卡因液含漱止痛。如无继发感染一般在 1 周左右可痊愈。

四、放射线损伤

放射性口炎又称放射性黏膜炎,是因放射线电离辐射引起的口腔黏膜损伤,多为头颈部恶性肿瘤用放射线治疗的患者。根据 X 线照射剂量、患者年龄和健康状况等不同,可发生程度不同的口腔黏膜损伤。一般可分为急性损害和慢性损害。

(一)病因

各种电离辐射(X 线、α、β、γ 射线及电子、核子和质子)作用于人体,细胞核的 DNA 吸收辐射能,导致可逆或不可逆 DNA 合成和细胞分化方面的变化,破坏了细胞正常代谢,引起细胞基因突变,导致细胞组织和器官发生一系列反应和损伤。放射线在杀死癌细胞的同时,也不同程度地损伤了正常组织。放射性口腔炎是头颈部放疗最常见的并发症。

(二)临床表现

放射性口腔损害的程度和过程取决于电离辐射的性质、照射剂量及其面积和总疗程、个体差异等。放射线照射后短时间内的黏膜变化称为"急性损害",照射后 2 年以上出现的症状及变化称为"慢性损害"。

一般在照射后第 2 周,当剂量达到 10 Gy 左右时可出现黏膜反应。急性放射性口炎主要表现为口腔黏膜充血、水肿糜烂、白膜形成、溃疡、疼痛、进食困难,甚至影响到放射治疗的正常进行及治疗效果。口腔黏膜急性放射性损伤依据照射剂量不同可分为 4 级。① Ⅰ 级:黏膜充血水肿,轻度疼痛;② Ⅱ 级:口腔黏膜充血水肿,点状溃疡及散在白膜,中度疼痛;③ Ⅲ 级:口腔黏膜充血水肿,片状溃疡及融合白膜,疼痛严重并影响进食;④ Ⅳ 级:口腔黏膜大面积溃疡,剧痛,不能进食。

慢性放射性口炎以唾液腺破坏,口腔干燥为主要症状。口干症状能长时期存在,并伴有烧灼痛。白假丝酵母菌感染是常见的并发症。

(三)病理

急性放射线损害可见组织水肿、毛细血管扩张、黏膜上皮细胞坏死、纤维素渗出等。慢性放射线损害可见上皮连续性破坏、炎细胞浸润、毛细血管扩张、黏膜下小唾液腺萎缩等。

(四)诊断

头颈部肿瘤接受放射治疗的患者接触射线后短期内或较长时间后出现口腔黏膜损伤。

(五)预防

1.保持口腔卫生

应嘱患者使用氟制牙膏,保持口腔卫生,养成餐后刷牙漱口的习惯,使用波浪形软毛牙刷,有效清洁牙齿和牙间隙,保持口腔清洁。

2.多喝水

患者开始放疗的当天起,每天要饮水大于 2 500 mL,也可用金银花、麦冬泡水喝,以保持口腔湿润。应多嚼口香糖,多作咀嚼运动,可减轻张口困难。

3.放疗前的口腔检查

放疗前先去口腔科做详细检查,如有口腔溃疡、脓肿、龋齿、牙周炎等,治疗后再行放疗。如有不合适的义齿,应先矫正,尽量避免对口腔黏膜的不良刺激。

4.放疗期间饮食

放疗期间,加强营养,给予高蛋白、高维生素、高热量的饮食,勿食过冷、过热、过硬及油炸食物,忌辛辣刺激性的食物。遵医嘱用淡盐水或多贝尔溶液漱口预防口腔感染。淡盐水的配制方法是:在 500 mL 温开水中加盐 3～4 g(约小半匙)即可;如发生真菌感染,选用 2%～4%碳酸氢钠溶液漱口,并含化制霉菌素。

5.中药漱口液

中药漱口液有清热解毒之功效,作用缓和且口感好,不但可以预防口腔感染,而且对上呼吸道感染也有一定的预防作用。

(六)治疗

以对症治疗为主。

1.急性放射性损害的治疗

可根据口腔内 pH 选择正确的漱口液,给予超声雾化吸入,每天 2 次,可减轻黏膜水肿、稀释分泌物、促进溃疡愈合、减少疼痛。溃疡处可用锡类散或口腔溃疡膜等贴敷。疼痛剧烈可用局麻药 1%利多卡因饭前含漱,可起到镇痛、消炎、消肿的作用。

2.慢性放射性损害的治疗

有真菌感染者,可用制霉菌素或氟康唑片。但长期使用抗真菌药应注意肝肾功能。口干症状明显者可用人工唾液或促进唾液分泌的药物,如胆碱受体激动剂或采用中药活血生津冲剂等。

3.全身支持治疗

加强营养,给予高蛋白、高维生素、高热量的饮食。不能进食者给予营养支持,必要时可给鼻饲饮食。

(葛柳莹)

第 十 七 章

口 腔 正 畸

第一节 现代方丝弓矫治技术

现代方丝弓技术矫治强调个体化的设计和施力,托槽黏结也可做灵活调整,但在矫治的步骤上存在着一些共同的可操作顺序。在所有的正畸矫治病例中,一般而言,可分为拔牙与不拔牙矫治两类,其矫治基本内容是相似的,只是拔牙矫治的病例中增加有关闭拔牙间隙的步骤,现仅以Ⅱ类1分类(伴前牙拥挤),拔除4颗第一前磨牙,需做间隙关闭处置的典型矫治为例,概述方丝弓矫治技术的基本治疗步骤和方法。一般可分为预备治疗;主动治疗(牙移动);被动治疗(保持)3个分期。为便于理解,以下将其分为5个阶段分述。①第一阶段预备治疗。②第二阶段排齐和整平牙列。③第三阶段调整中线、关闭拔牙间隙和矫治磨牙关系。④第四阶段咬合关系的精细调整。⑤第五阶段保持。

一、第一阶段:预备治疗

预备治疗的目的不仅是为正式开始方丝弓固定矫治器治疗作好准备。同时,也是充分利用个体生长时机,借用自身的生长力、咬合力、肌力等进行颌骨、牙弓及牙错位畸形的早期调整,确定颌位(正常的 CR 位),以及减轻后期牙代偿治疗的难度。此阶段可包括:①早期骨性畸形的矫形引导。②去除牙的错位干扰(阻断治疗)及理想颌位(髁头位)的观察。③上、下牙弓形态的协调(扩弓治疗)。④拔牙诊断。⑤支抗预备。

(一)早期功能矫形治疗

对确诊为轻、中度骨性发育畸形且尚有生长潜力的青少年患者,应根据患者的骨性畸形机制,早期设计适合的口外矫形力装置和口内功能及活动矫治器以引导上、下颌骨的协调生长、去除咬合干扰及协调上、下牙弓的发育、调整肌功能的平衡。由于男、女孩生长发育的骨成熟龄一般差异为 2 年左右。通常,男孩采用口外矫形力的较理想年龄是 12～14 岁(还应结合身高、手骨片、性征等资料),而女孩患者为10～12 岁。应特别强调的是:矫形治疗的时机不可失而复得。对患者而言,每过一天也许就要减少一天有益的生长反应可能性。因此,必须将此作为治疗设计时的第一考虑。

(二)咬合板的运用

对某些有功能殆障碍的正畸患者,在固定矫治前可先应用咬合板 3～6 个月,其优点是:①有利于正常的殆发育和建殆。如个别前牙反殆、扭转等,采用咬合板上的附簧做预矫治(阻断治疗)后,将为下一步托槽的粘贴及排齐整平牙列等治疗带来事半功倍之效。②简化固定弓丝的弯制:对尖牙唇向低位错位患者,利用平面咬合板上所附的曲簧,预先将错位尖牙一定程度地推导入牙弓,可大大降低固定治疗中弓丝弯制调节的难度和减少因整体弓丝力所致的如邻牙旋转、冠倾、往返移动等负面牙移动效应。③正常颌位的确定:平面咬合板戴入后,去除错位牙对正常下颌运动的功能干扰,随髁头在关节窝正中殆位的恢复,可正确判断正常的颌位,不仅对功能畸形的诊断,而且对治疗的预后稳定十分有益。

(三)扩弓治疗

很多Ⅱ类口呼吸患者、Ⅱ类下颌后缩患者及Ⅲ类上颌发育不良患者表现出上牙弓狭窄、上、下牙弓宽度不调,常需扩大狭窄的上牙弓,以适应矫治后牙弓前后及咬合关系的调整。常用的扩弓方法有慢速扩大和快速扩大(rapid maxillary expansion,RME)两类,前者可采用带分裂簧的活动扩弓矫治器,每周加力 1 次;后者多采用带螺旋器的固定扩弓矫治器,每天早晚各加力 1/4 周(扩大 0.4 mm)。从组织改变上看,前者的扩弓是以牙轴的倾斜为主,后者则为腭中缝的扩大。应根据不同患者的牙弓狭窄表现,选择不同的治疗手段,对于轻、中度的牙弓狭窄,扩弓辅弓及四圈簧等常在以后的治疗期中选用。通常腭中缝的快速扩大应在 15 岁前进行。一般都在拔牙前进行,以提供尽可能多的支抗。

扩大牙弓之后一般需保持 3 个月,快速扩弓后所需保持的时间更长。尽管如此,扩弓之后总会有一定程度的复发,所以适度的过矫治是必要的。应当明白,由于侧方的界限,企图通过扩展牙弓来获得间隙是非常有限的。

(四)拔牙评估

是否拔牙和应拔除的牙数及牙位问题,在治疗前诊断设计中通过面型分析、模型计测、X 线头影测量分析等不难确定(边缘病例除外)。如Ⅱ类患者,如果患者前牙过度唇倾、拥挤部位主要表现于前牙区者,一般考虑拔除上下 4 个第一前磨牙,这有利于面型和牙列畸形的改善,且功能影响较小并可缩短疗程;如果系下颌不足时,也可考虑拔上颌两个第一前磨牙和下颌的两个第二前磨牙,这更有利于磨牙关系的调整;如果系面下不足、下颌后缩,则可先前导下颌达正常关系后,再确定是否拔牙;如果为下颌体/牙槽基骨发育不足,前导改善有限,也可考虑代偿性只拔除上颌两颗前磨牙等。通常,拔牙后 1 周即可开始固定正畸治疗。此外,对一些仅需最小支抗的前牙拥挤患者,可在拔除第一前磨牙后,暂不上弓丝,随尖牙的向远中"自动漂移"调整,将缩短固定矫治时间。

(五)支抗预备

方丝弓固定矫治器的支抗设计十分重要,这是因为宽翼托槽与方形弓丝间的摩擦力大以及它的牙移动主要方式是整体移动而不是仅需弱力的倾斜移动形式。例如,Ⅱ类错殆患者拔牙后,如果支抗控制不好,上颌后牙前移,前牙内收失控,必然造成上牙前突畸形不能矫治而治疗失败。因此,对一个有经验的医师而言,支抗设计是最为重要的问题。前已述。临床上控制支抗的方法可通过弓丝的弯曲、弓丝粗细的选择、牙间的差动力牵引设计以及腭弓、腭杆、腭托、唇挡、舌弓、口外面弓、J 钩等来实现。近年来骨支抗技术越来越广泛地运用于临床,特别是微种植钉支抗的运用,为我们开拓了新的简易有效的口内支抗方法。但在不同年龄期使用中,应充分考虑其牙槽骨质及发育的特点,选择好适应证,才能起到有益的效果。

二、第二阶段：排齐和整平牙列

对于大多数牙颌畸形患者而言，就诊的主要目的是希望排齐牙齿。而几乎所有的错𬌗患者，都有多少不同的牙错位、牙列拥挤，以及存在着不同程度的覆𬌗覆盖过度或不足。覆𬌗过大者常系下牙弓的司匹曲线弯曲过大，或上牙弓的补偿曲线不足或反补偿曲线所致。此外，上、下牙弓狭窄、牙量和骨量不调等也是造成牙错位、深覆𬌗、深覆盖、开𬌗的原因。因此，在预备治疗结束后，应首先将牙齿排列整齐并将牙弓𬌗曲线排平。所谓排齐是指改正牙齿的拥挤错位，将牙还位于该牙弓上应有的正常生理位置，其中包括控制切牙牙轴的近远中、唇舌向位置及后牙牙轴的近远中、颊舌向位置，即牙弓长度和宽度的调整及改善牙弓的形态。而整平指将不正常的或病理性代偿的上、下牙弓𬌗曲线变平，即通过前牙的压入或后牙的伸长，或两者共同的作用以改善异常𬌗曲线，解除锁结，打开咬合，使之利于下阶段治疗中牙齿及颌骨的重新定位及颌间咬合关系的调整。

由于在不同的个体间，牙及牙弓的形态有着明显的差异，因而在考虑这期的治疗目标时，还应考虑到个体牙与牙弓形态及大小的变异特征。只有保持及调整好该患者个体正常时的牙位及牙弓形态，才可以获得更稳定的结果。因此，应根据每一个体的具体情况来考虑其牙弓的治疗目标（包括拔牙、不拔牙或拔哪颗牙等），以达到牙的排齐及𬌗曲线的整平。

（一）排齐牙列

前已述及，多托槽固定矫治器中排齐牙齿的机械力源主要是钢丝的弹力。将设计好的个体标准弧形弓丝拴扎在与各牙冠粘连成一体的固定托槽上，借助于弧形弓丝的回弹力及附加一些牵引力，可以达到使错位牙移动入牙弓的目的。通常，大多数错位牙的牙根都比牙冠更接近其正常的位置。这是因为在替牙过程中，牙的错位大多是受到后天病因的影响而使牙冠偏离了正常萌出道的结果。因此，当需要排齐牙齿时，多数情况其根尖位置完全可能是正常的并不需要牙根移动，这就为第一阶段治疗中，通过牙冠的倾斜移动（唇舌或近远中移动）以达到牙齿排齐提供了理论根据。

1.装置的选择

以牙倾斜移动的理论为出发点，在这一阶段治疗中，对矫治装置（弓丝及托槽）的选择应当注意以下几方面的问题。

（1）弓丝的力量：用于第一阶段排齐牙齿治疗的弓丝应选用细而富于弹性的柔性弓丝，采用轻的、持续的力，产生有效的牙倾斜移动。应避免使用强力的弓丝。为利于牙齿沿弓丝滑动调整，对严重错位及扭转牙的牵引矫治，应做松结扎。对偏离牙弓较远错位的牙，第 1 次结扎不可将弓丝强迫拴入槽沟中。为防止牙受力过大，可采用分次加力逐渐就位的方法。推荐选用被动式自锁托槽、高弹性镍钛细圆丝及弹性结扎线结扎施力。

（2）弓丝的粗细：选择弓丝时，应使弓丝横径小于托槽沟的宽度，以便于弓丝能在托槽中自由地近远中滑动和适当的自由倾斜。在弓丝与托槽沟间至少需要 0.05 mm 的间隙，而 0.10 mm 间隙最为合适。例如，在方丝弓技术中，当使用 0.018″槽沟的托槽时，选用的弓丝粗径应为 0.016″，而用 0.014″最佳。如果用 0.022″规格的托槽时，弓丝应选择 0.018″直径者最为理想。

（3）弓丝的形态：最好使用圆丝，而不用长方形弓丝。此阶段特别应避免使用与托槽沟径密合一致的方形弓丝。因为此期的主要目的是移动牙冠的位置以达到排齐，而不是控根。市售的一些高弹性方丝弓，如 0.17″×0.25″镍钛方丝，虽然在使用说明中述及能在排齐牙齿时使用，但此阶段使用欠妥,因为如果控制不好,它将产生不必要的和不合意的牙根移动及前牙的过度唇倾,导致后牙支抗丧失。但初期排齐牙齿并不是绝对不用方丝,对于不拔牙及前牙整齐的病例,为了更早地获得对切牙倾斜度的控制,也可选用较细的弹性好的方形多股麻花丝或正方形镍钛丝(0.016″×0.016″)作为初始弓丝,以控制冠倾。

(4)托槽的选择:固定矫治器的托槽是将弓丝的矫治力传递到被矫治牙上的主要传力装置,它的不同大小、形态及宽度影响着托槽间的距离。在生物力学及矫治器节中已述及,当增加两承力点之间的距离(跨度)时,其钢丝的强度迅速减小,而弹性增加。因此,对宽的托槽而言,因相对减小了相邻两牙上托槽的间距(承力点间距离),这样将导致弓丝强度加大,而弹性减小,牙齿将承受不利的强力。此外,随着托槽宽度增加将增加弓丝与托槽间的接触面积,从而增加了滑动中的摩擦力而不利于牙移动。由此,仅从牙倾斜移动效果上看,横径小而槽沟宽的托槽最有利于牙的移动,并有利于弓丝发挥柔和的弹力。一般而言,单翼托槽横径窄,因而可提供较大的弓丝活动范围及点接触关系,有利于牙的倾斜移动。而双翼或三翼托槽横径较宽,需要通过弓丝性能的改良、弓丝粗细的选择,以及通过托槽间弓丝的曲增加弓丝在托槽间的长度等途径,以获得轻的持续矫治力。虽然常用双翼方丝弓托槽较宽,摩擦力增大,但其优点是对牙扭转的改正以及控制牙的整体移动十分有效。

目前,用于初期排齐牙齿的弓丝种类较多,如粗细不同的不锈钢丝、多股细丝、钛-镍合金丝、β-钛丝(TMA)、钴铬合金丝、复合弓丝及光纤丝等。而常用的托槽类型主要以0.022″规格及0.018″规格槽沟为主。

2.常用排齐牙齿的方法

(1)用高弹性弧形弓丝排齐:现代方丝弓技术对牙列的排齐,主要通过唇侧弧形弓丝的回弹力实现。排齐过程中牙的移动主要是唇舌向,近远中的倾斜移动和改扭转,要求所产生的矫治力应柔和而持久。所以:①多首选弹性力大而刚度小的细圆丝弓,主要有成品钛镍合金丝弓、光纤玻璃丝弓和辫状细丝弓等,以提供柔和持久的作用力。②弧弓形态应与患者个体牙弓形态及颜面形态相近似,以利于逐渐达成稳定的个体𬌗。③矫治加力:应由弱至强,逐渐增加。

临床中,当用弧形弓丝排齐拥挤牙列时,弹性弓丝的应力为向外扩张作用,由于旋转中心在根方,易导致前牙冠唇/颊向倾斜。对一些病例,会造成后期治疗调整的往返运动,对牙周不利,并加重第二阶段后牙支抗的负担。为防止排齐过程切牙过度唇倾失控及往返移动,为有利于拥挤切牙的调整,在采用细圆丝排齐牙列时,可考虑做"尖牙向后结扎",及设计末端后锁弯。即:①在尖牙托槽与磨牙颊面管间做8字结扎牵引;②将弓丝末端在颊面管远中处作末端回弯(镍钛丝末端需经退火处理后才能回弯),在引导尖牙远中移动的同时,控制前牙的唇向移动。这样后牙在排齐过程中虽然可能会有少量的前移,但减轻了第二阶段的支抗负担(图17-1)。

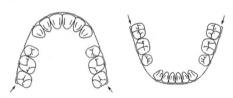

图17-1 末端后锁弯

(2)用不锈钢丝弧弓排齐:如果采用刚度较硬的不锈钢丝作为此期治疗的弓丝,为获得牙间柔和的力值,可通过选用较细的弓丝及在弓丝上形成多曲来增大其弹性(图17-2)。常用的弓丝曲有垂直开大曲、水平曲、T形曲等。垂直曲适于水平及近远中方向的力调整。而水平曲及T形曲更兼有垂直向调整(适用于将高位牙/低位牙排入牙弓)的功能,但弯制更难。不锈钢丝的优点是价廉、易弯制成形,由于刚度更好,可用做拔牙后牙弓长度的维持、咬合打开、颌间牵引、局部开展间隙等,而且对弓形的保持、牙弓上局部牙的调整移动及支抗后牙的控制较好。所以,有的医师一开始就偏向于选用不锈钢丝弯制垂直开大曲排齐牙列。但不足之处为弓丝弯制较为费时,患者异物感较重,常刺激黏膜。

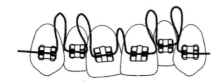

图 17-2 用带垂直开大曲的不锈钢弓丝排齐前牙

对错位严重的牙,弓丝不必1次入槽,可先用弹力线或拴扎丝定向牵引,然后逐步拴入托槽沟中。

同样,在使用不锈钢丝弧弓排齐时,为防止切牙过度唇倾失控及往返移动,在弧弓末端常设计颊面管前的Ω阻挡曲,并通过在Ω曲与颊面管间用细丝紧结扎,控制前牙的唇向移动并维持弓形及牙弓长度。

(3)尖牙牵张减压:多数前牙拥挤都表现出尖牙近中倾斜或低位,可通过先牵引尖牙向远中,即"牵张减压"的方法来排齐前牙。可设计整体牙弓、后牙片段弓或上、下颌对应牙弓作支抗,向远中牵引尖牙,或在尖牙间置螺旋簧施力。一旦尖牙向远中移动,前牙大多会自动松解排齐。

向远中牵引尖牙,并不都要在整体镍钛丝、不锈钢等全弓丝上使用"尖牙向后结扎"的方法,对一些切牙拥挤严重、牙松动、牙重叠甚至不能黏结托槽的病例,完全可考虑采用后牙片段弓+横腭弓作为支抗,先牵尖牙向远中"减压",待前牙拥挤及牙弓形态自动调整改善后,再上全弓继续下一步治疗。对一些支抗要求不高的病例,甚至也可在拔牙后暂不粘托槽,让前牙(多用于下切牙)在唇、舌肌等的作用下促其一定程度的自动"漂移",待其调整(一般3~6个月)到一定程度后再行进一步矫治。

远中移动尖牙的方法,临床中最常用的有以下五种,原则上一定要选用较硬的主弓丝并注意加强后牙支抗的维持。

1)开大螺旋弹簧:用牙间开大螺旋弹簧推尖牙向远中。螺旋簧常设计为整体放置于两尖牙之间,或分段放置于中切牙与尖牙之间。如果采用后者,则应将中切牙作连续结扎,以防止中切牙外翻。弹簧长度以尖牙到位后切牙能排齐为度。将弹簧压缩后放置于需开拓的间隙之间固定,利用弹簧复原的力量持续推尖牙向远中移动。由于此方法力量柔和,有一定限度,并对后牙的作用力小,常可选作最大支抗的设计中应用。

2)颌内牵引:拔除第一前磨牙后,以后牙为支抗,采用橡皮圈、关闭螺簧、开大螺簧或关闭曲辅弓等进行颌内牵引也是一种常用于移动尖牙向远中的方法。为了控制后牙前移,此时常需在后牙增加支抗设计,如将带环作在第二磨牙上及采用横腭杆、唇挡等。同时应在主弓丝的磨牙颊面管前设计Ω曲及后倾弯,以维持牙弓长度及防止磨牙前移。为利于尖牙远中移动,尖牙应做松结扎,尖牙的牵引钩,可用较粗的结扎丝作成小钩直接结扎于尖牙上,也可在尖牙前穿入活动式小钩。通常牵引力的大小应<100 g。颌内牵引的方法在需中等支抗的病例中应用较为理想。

3)片段弓:临床中对一些允许后牙部分前移的病例,也可用局部片段弓移动尖牙向远中。片段弓多用方丝弯制。常用的片段弓设计有 Burstone 的片段弓加预成鞭形弹簧或 T 形曲牵引、Gjessing 的钻石曲设计、关闭曲辅弓以及片段方丝弓关闭曲等。使用 Burstone 局部弓时,由于附加的鞭形弹簧已考虑了预应力的释放,故不必多次加力。而后两种片段弓设计,常需每次牵引片段弓向远中移动,以使关闭簧力能持续作用于尖牙上。为此,可采用在颊面管远中抽拉加力末端后锁弯的方法,或拴扎加力的方法,即在颊面管前方,距颊面管一定距离(以使能后移)设计牵引曲或焊拉钩,通过每次收紧牵引钩与颊面管间的拴扎丝,赋予关闭曲簧应力,或牵引其末端弯曲的方法,促使其尖牙远中移动。

4)弓丝曲加牵引:对尖牙轻度唇向低位的病例,主弓丝放入尖牙托槽将十分困难,可在尖牙近中设计水平垂直曲,缓解弓丝对尖牙的过大压力,同时辅以远中橡皮牵引或关闭曲牵引,逐渐让尖牙向远中就位。而对尖牙低𬌗错位较严重的病例,则不必立即在尖牙上放置弓丝,而应在弓丝尖牙区形成𬌗向的阶梯曲避开尖牙(但弓丝不应接触下牙咬合)。此时,主弓丝用于固位,先用橡皮牵引方法移尖牙向远中及向𬌗方,待尖牙移至适当位置后,再换镍钛弓丝直接拴入尖牙托槽中,继续做牵引移动,最后达到尖牙到位的目的。

5)J 钩:用口外支抗将 J 钩直接挂于尖牙托槽近中弓丝上,或挂在尖牙前滑动牵引钩上,使用较轻的口外力,做水平牵引,也可达到远中移动尖牙的效果。此方法多用于需最大支抗设计的病例。

3.扭转牙的矫治

对于扭转牙齿,方丝弓技术强调在治疗早期开拓间隙进行预备治疗及后期做适度的过矫治,因为:①扭转的存在使弓丝不能完全入槽,不能实现对牙位的精确控制。②扭转的存在使得间隙难以准确关闭,影响建立良好的磨牙关系。③早期矫治扭转和适度地过矫治有利于稳定。

间隙充足是扭转牙排齐入牙弓的先决条件。通常,前牙的改扭转需要间隙,而后牙扭转改正后可获得间隙,只有当牙弓上开拓出足够间隙后,错位及扭转牙才能顺利矫治入牙弓正常位置,因此,局部开展出足够的间隙,应是错位及扭转牙改正的先决条件。

矫治牙齿的扭转可以用以下方法。

(1)利用托槽翼结扎施力:方丝托槽多设计为双翼,横径较宽,因而最有利于扭转的改正。也可选用带侧翼的托槽(Lewis、Alexander 托槽等)。轻微的扭转可以直接结扎弓丝入槽,较严重的可以用加旋转垫辅助矫治。

(2)利用弓丝曲力:在弓丝上弯制曲,如水平方向的刺刀样曲、垂直曲,然后用弹力线(橡胶圈)结扎施力。

(3)利用辅助弹簧:可选用一些辅助弹簧,如改旋转簧、T 形簧、镍钛高弹辅丝等插入托槽孔改正扭转牙。此时主弓丝应为硬丝,以维持弓形。

(4)利用交互牵引:在扭转牙舌侧粘舌钮、拉钩、附环及附夹等,通过相对的牵引形成力偶来转正牙齿。严重扭转的牙应制作个别带环固位,应注意此牵引必须在较粗的硬不锈钢主弓丝(0.016″以上)上进行,一般应在扭转牙的近远中邻牙部位弯制阻挡曲,以防止牙弓的变形和维持所需间隙。牵引时力量应轻柔适度,以牙不松动为佳。如果有松动,应检查有无咬合创伤并及时进行调磨、升高咬合等处置。对扭转牙的矫治,有经验的医师多提倡"过矫治",并应在后期"延长保持期时间"以防复发。

(二)整平殆曲线

前牙深覆殆、深覆盖及过陡的纵殆曲线是Ⅱ类错殆的常规表现。整平牙弓殆曲线的目的是：①去除治疗中的咬合障碍。②改善及矫治垂直向的错殆畸形。③为方丝顺利入槽，调整颌间咬合关系创造条件。殆曲线异常的矫治常需要贯穿整个治疗过程，是方丝弓矫治技术中难度较大的问题。以下仅以Ⅱ类深覆殆患者牙弓异常殆曲线的改正，讨论整平问题。

牙弓整平的原则：①不同的畸形机制、不同的生长型及发育阶段应采取不同的方法。②在压低前牙时要使用持续的轻力，应在骨松质界限内，应防止前牙冠过度唇倾，避免根尖更靠近舌侧骨板而使压入受阻。③严重深覆殆的整平应贯穿矫治过程的始终。④一般而言，整平应在牙齿排齐后进行，以利于弓丝入槽施力。

整平的方法：需要根据其机制及患者生长发育的阶段而定。对于前段牙-牙槽过长，下颌平面角较大而生长发育已基本停止的深覆殆患者，整平应以压低前牙为主；而对于后段牙-牙槽过低造成或下颌平面角较小的深覆殆病例，则要用升高后牙的方法。甚至有时采用下切牙微唇倾代偿的方法。因此，在深覆殆病例的"整平"治疗中，正确判断深覆殆机制及口唇形貌改善的需要，才能选择不同的治疗方法，即采用将切牙压入，还是让后牙伸长，或者两者同时进行的方法以达到矫治目标。

1.通过后牙伸长(切牙相对压入)整平牙弓曲线的方法

(1)摇椅弓：对大多数患者来讲，要使后牙伸长，最常用的方法是在上颌弓丝上形成一个过度弯曲的补偿曲线，而将下颌弓丝形成反向的Spee曲线。由于牙的垂直移动需要一定的力，因而所用的弓丝应有一定的硬度，才能达到后牙伸长改正殆曲线的目的。而弓丝的硬度又与弓丝的直径有关，并涉及托槽类型。

对edgewise技术而言，如果用0.018″规格托槽，最初应选0.014″镍钛丝或0.014″带曲不锈钢丝，首先进行牙齿的排齐，此时为了同时进行牙弓殆曲线的平整，可将上述弓丝的上殆弓丝形成过大的补偿曲线，下颌弓丝弯曲成反向的Spee曲形(又称摇椅形弓)，拴入牙弓。第二步再换用0.016″硬不锈钢丝，做成同样的弧形拴入牙弓。通常，当硬不锈钢丝拴入后才能满意地完成牙弓殆曲线的平整。

如果选用0.022″规格的edgewise托槽，可首选0.0175″双股细丝或0.016″镍钛合金丝先进行牙齿的初步排齐，继而再用0.016″的硬不锈钢丝作成反向或过度的弯曲，拴入托槽沟内改善牙弓曲线，最后再用0.018″的硬不锈钢丝完成牙弓殆曲线的基本排平。临床上，0.018″的弓丝基本上都能达到殆曲线最后基本平整的目标。很少再需要0.020″的弓丝。

(2)颌间牵引：对一些非拔牙治疗的患者，有时可选择较粗硬的弓丝(但因粗的弓丝常难以放入0.018″规格的槽沟内，因此最好选用0.022″规格的托槽)。此外，可在切牙区加一个殆平面板，后牙区采用颌间垂直牵引或Ⅲ类(使下磨牙增长)、Ⅱ类(使上磨牙增长)颌间牵引的方法。也可考虑采用口外弓低位牵引的方法，以达到升高上颌后牙的目的。但应特别注意，临床升高后牙的方法，在长面型或下颌平面角大的病例中应慎用，以避免造成面型更长的不良后果。

2.通过压入切牙平整牙弓曲线的方法

(1)连续长臂弓：用连续长臂弓绕开侧方牙(包括前磨牙及尖牙)直接压低切牙，此方法对恒牙列早期中，仍有生长潜力，特别是青春发育高峰期前患者的切牙压入最有效。弓丝作用的机械原理是磨牙竖直，磨牙远中倾斜，同时，将切牙压入。最常用的有2×4技术及Ricketts设计的桥形多用途唇弓。在edgewise技术中，由Ricketts设计的桥形多用途唇弓是一种长臂弓，多采用细的正方形丝,作成桥形弯曲,绕开侧方牙列,在磨牙与侧切牙间,通过颊面管前弓丝的后倾弯,直接作用于切牙使咬合打开。同时,在方丝的切牙区做轻微的冠舌向转矩,使切牙根向唇侧转矩移动,则可防止切牙在压入时的唇向倾斜。此外,该弓丝还可设计通过向远中收紧弓丝的末端牵引切牙向舌侧等,具有多种作用。国内常将其称为"多用弓"。

应当注意:长臂弓对切牙的压入力量,一定要保持轻的持续力。为此,弓丝直径的选择,不应粗于0.016"。Ricketts推荐使用的弓丝系一种较柔软的0.016"×0.016"钴铬合金正方形丝。该丝极易弯曲成形,成形后稍经加热处理即变硬。这种丝可以防止磨牙受到过大的力量,同时也可在切牙部作转矩弯曲。此外,加力时可不必拆下弓丝,直接用长鼻钳或日月钳在弓丝上加力即可。

长臂弓在使用中也存在两大缺点:①后部支抗力只作用于第一磨牙,此时磨牙伸出力约为切牙压入力的4倍,常可导致磨牙伸长及远中倾斜,这对短面型病例(肌张力强)及对尚有生长潜力的年轻个体并无大的问题,但对生长已停滞,下颌平面角大的平均面型或长面型患者,磨牙伸长后随之而来的下颌下后旋转,对矫治后面型的美学效果是很不利的。此外,磨牙一旦后倾也将减小切牙的压入力量。因此,为抵抗弓丝对磨牙的反作用力,临床上常应采用一些加强磨牙支抗的辅助方法,例如,在上磨牙上附加口外弓做高位牵引,将第二前磨牙和第一、第二磨牙分段用局部方丝连续结扎在一起,增加第一磨牙支抗的稳定性,以及在上颌腭部设计腭杠、腭托等。②长臂弓设计均对切牙产生唇向倾斜力量(即使采用桥形多用弓在切牙段设计了转矩,也难完全避免),特别是对于一些需拔牙矫治上切牙前突的病例,这种唇向力不仅对向后关闭拔牙间隙不利,而且切牙的唇倾移动改变了弓丝的力点,将对磨牙产生更大的不利支抗力,造成磨牙前移,导致拔牙间隙丧失、矫治失败,为了有效地控制前牙唇倾,目前临床上还常采用下述辅弓设计的方法,以减小导致切牙唇倾的分力。

(2)辅弓法:局部弓加辅弓法,为了控制切牙的力点及稳定后部支抗,Cetlin设计了一种双弓丝,即在切牙段用0.018"×0.025"的不锈钢方丝作成阶梯形避开侧切牙,仅固定于中切牙上,并在局部丝两端约在侧切牙远中位置形成小圈。此为前牙区的片段弓。同时用另一根0.018"的整体不锈钢圆丝形成过度弯曲的弧形放入颊面管内,使弓丝前份达龈黏膜转折部,然后将该丝压下,与片段弓的小圈拴扎,由于片段弓的小圈位于上颌中切牙阻力中心后方,将会产生一定的负转矩,故在压入切牙的同时,对矫治唇向倾斜的中切牙有一定的转矩效果。

此外,Burstone设计了一种局部弓加辅弓的方法,以达到有效的切牙压入移动并避免切牙的唇向倾斜,此方法需要在第一磨牙颊面管龈方增加一个辅助方颊面管,首先根据需要在已排齐的后牙(包括第二前磨牙、第一磨牙及第二磨牙)托槽沟内放入一段与槽沟尺寸相同的方丝,将后段牙齿连成一稳定的整体并连续结扎紧。同时,用0.9 mm直径不锈钢丝弯制成腭弓或舌弓,连接左、右后段牙弓,进一步稳定了后牙弓,以抵抗不合适的设计及其不良移动。

为了压入切牙,Burstone建议使用设计有圈簧的0.018"×0.025"不锈钢方丝或0.019"×0.025"β-钛丝(TMA)制作辅弓。辅弓的后端放入第一磨牙上的辅助方颊面管内,并调节辅弓角度,使其能对切牙产生轻力(约每颗牙0.15 N),然后将辅弓前段牵至切牙托槽龈侧位置(不进入托槽沟),与切牙间的局部弓丝直接结扎拴连。采用此种局部弓的设计,后牙区局部弓及舌弓获得的磨牙区支持力,即磨牙的伸出及后倾力与切牙的压入力量可基本平衡,并且对切牙将产生一个舌向力矩,以对抗其唇倾。

整体弧弓加辅弓法:在实践中另一种常用的方法:在前述加大弓丝弧曲的全弓丝拴入打开咬合的基础上仿Burstone的设计,也增加一根用0.018"硬不锈钢丝弯制的辅弓,将辅弓后段插入磨牙颊面管龈方的辅弓管中,形成适度的后倾弯(以前臂达龈黏膜转折沟为度),压下辅弓前段,在切牙间及尖牙远中部与主弓丝拴扎(注意,不是拴扎入托槽中而是拴扎于托槽翼龈侧),这样既可加大主弓丝前部的压入力量,达到打开咬合的目的,又可一定程度防止切牙唇倾。使用此型辅弓时,由于辅弓后段力量主要作用于第一磨牙,故应同样常规考虑加强磨牙支抗设计以保持磨牙的稳定。

活动式辅弓:该法系在主弓丝打开咬合的基础上所设计的一种可摘式辅弓装置。辅弓可由患者自己戴用,在进食或清洁时卸下。其制作方法为:选用直径为 1.0 mm、长约 30 cm 的不锈钢丝,首先按患者上颌牙弓形态弯制成相应弧形弓,然后在其两侧第一磨牙远中位置(约距中点 5 cm)向下各形成颈间垂直方向的弹簧圈,将弹簧圈游离端反折向前,再沿下颌牙弓弯成相应下弧形弓。为了使辅弓能固位并施力于切牙部,在辅弓的上弓丝段相当于双侧中切牙与侧切牙间位置,用铜丝(直径 0.8~0.9 mm)各焊一小钩,钩端先指向牙面再向上弯曲,以便插入就位于上颌主弓丝上。在辅弓下部游离末端约在两侧下中切牙与侧切牙间部位,各向牙面方向弯曲形成挂钩。通过调节双侧弹簧圈的臂角,可控制力的大小。使用时,将辅弓上弓丝段的小铜钩插入上颌中切牙与侧切牙间主弓丝上,然后再将辅弓双侧下段的挂钩压挂于下颌侧切牙近中的主弓丝上,即可起到同时压低上颌及下颌切牙的作用。该辅弓取摘方便,容易清洗,缺点是不易控制平衡且对颊黏膜有一定刺激。

(3)水平曲或阶梯曲压低切牙:对一些上颌反补偿曲线或下颌 Spee 曲线过大的病例,为达到持续轻力压低切牙的目的,可在双侧尖牙近中(伴拥挤时)或远中(需同时压低尖牙时)设计水平曲,常用弓丝为0.014″或 0.016″直径的硬不锈钢丝。在进行水平曲弯制时,应注意使水平曲方向朝向远中,才能发挥有效的压入效果。此外,也可设计切牙区的阶梯形弯曲或靴形弯曲压低切牙,但阶梯不宜过大,以 1~2 mm 为度。此法也适用于个别后牙垂直向位置的调整及后期咬合打开的过度矫治。

(4)口外弓(J 钩):利用口外牵引力辅助压低切牙,可以既不影响后牙支抗,又能将切牙压入。其方法是使用 J 钩装置。J 钩可以用直径为 1.2 mm 的不锈钢圆丝自行弯制,也有市售成品。其用途较多,如牵引尖牙、前牙、牙弓、颌骨向远中等。在用于压低切牙时,将其末端钩挂于切牙段弓丝上(一般放在尖牙近中钩前或侧切牙近中),利用头帽高位牵引(上切牙压入)或颈带低位牵引(下切牙压入),可以产生切牙压入的效果。在使用 J 钩中应注意的是力的方向和大小,以避免不必要的牙移动和创伤。

3.牙弓形态的调整

不同患者的牙弓有可能是尖形、方形、狭窄、不对称等,由于长期代偿性适应,特别是成年人,上、下牙弓形态可在错位的形态上形成磨耗及咬合平衡。因此,为了达到下一阶段牙弓矢状关系的调整,必须为重新建立正常的、协调的牙弓形态作好准备。但临床操作上,牙弓形态的调整治疗一般不需专门进行,除前述严重上颌狭窄病例在第一阶段治疗中使用扩弓装置外,通常只需在排齐牙齿及排平牙弓拾曲线的治疗中进行,每次均严格注意上下弓丝形态个体标准化及上、下牙弓协调就行,借助弓丝的弹性回复力,可逐步达到上、下牙弓形态调整。

4.排齐、整平过程中的几个临床问题

(1)复诊处置:固定装置戴入后,一般应观察 1 周,复诊时注意检查有无弓丝滑动及末端刺伤,结扎丝或弓丝对黏膜割伤、溃疡、过敏等,并及时对因处置或采用保护蜡、胶导管等;应注意了解有无牙疼痛、牙松动、牙倾斜伸长等,及时给予托槽位置、弓丝力量的调整;应注意口腔卫生,检查刷牙方法、牙龈健康;应督促患者遵医嘱复诊,一般每月 1 次;对托槽难就位患者,必要可辅以咬合垫,或先避开咬合异位黏结,而通过弓丝形成阶梯调整,或延后黏结。

(2)埋伏阻生牙:排齐整平治疗中最常见到的埋伏阻生牙是尖牙和中切牙。对于阻生的牙齿,首先由 X 线片或 CT 确定位置和萌长方向。能牵引助萌者,应首先开拓出足够的间隙后,才进行翻瓣暴露。一般应在排齐整平后才进行,并应十分注意加强主弓丝的固位力及设计阻挡曲维持间隙,尽量减小牵引中邻牙的受力变位。通常,对唇侧埋伏阻生前牙采用翻瓣隧道式牵引比直接切开暴露牙冠的牵引对附着龈的保持更有利。若埋伏阻生牙有局部粘连,牵引效果不佳,则必须在局部轻轻松解后才能牵引到位。

(3)上中切牙间隙:中切牙间隙多由多生牙或唇系带粗壮、附丽过高引起。多生牙一般应尽早拔除。基于上唇系带可随牙槽生长而向上提升退移,过早进行上唇系带修整,术后其瘢痕反而阻碍上中切牙闭合,故唇系带异常者,应先在牙弓排齐整平关闭中缝后,或矫治开始时,行唇系带切除术并切断中缝处的纤维,立即矫治,以免复发。

(4)后牙正锁𬌗:单个磨牙锁𬌗,一般应在排齐整平前尽早矫治,并且应注意去除阻碍锁𬌗牙回位的阻力。常用方法为拔去阻碍的邻牙(如阻生第三磨牙),以及先使锁𬌗牙脱离锁结。然后,在上、下颌锁𬌗牙间进行交互牵引(根据情况可同时辅以Ⅱ、Ⅲ类牵引)。为此,成人患者常需同时用𬌗垫或平面导板抬高咬合,使锁𬌗牙在矫治过程中脱离接触(也可在磨牙𬌗面加塑增高)。青少年患者一般可不用𬌗垫或平导;多数后牙锁𬌗,可在扩/缩牙弓的同时,采用单个逐一移动锁𬌗牙,或辅以"骨皮质切开术"的方法解决。此外,锁𬌗牙矫治过程中,常应用弓丝或种植钉压低接触牙,使脱离接触,也可适当调磨未磨耗的功能尖,但应注意最后的调𬌗,一般应在牙列基本矫治后时再考虑,以免牙尖过多的调磨而有损功能。

综上可见,排齐牙齿,改善牙弓形态,使咬合曲线平直是本阶段的治疗目的。牙排齐整平后,每个牙冠都基本上位于牙弓内的正确位置,托槽沟基本平行,咬合平面基本平整无颌间移动干扰,此时,即可将 4 个上切牙及 4 个下切牙,分别用结扎丝 8 字连续法扎紧,进入下一矫治阶段。但不同的病例,牙颌畸形的程度有很大差异,对一些患者仅需单一的最初弓丝就能达到排齐和排平,甚至达到满意的治疗目的而结束治疗。而对另一些病例,仅排齐牙齿就需要数月时间,而排平牙弓𬌗曲线还需要更长的时间。但作为治疗的原则,重要的是一定要达到牙齿基本排齐及𬌗曲线基本整平后,才能转入下一阶段治疗。

三、第三阶段:调整中线、关闭拔牙间隙和矫治磨牙关系

当治疗第三阶段开始时,牙齿已经排列整齐,牙弓上过大或反向的𬌗曲线也得到基本矫治。此时治疗的目的,是矫治磨牙的咬合关系及前牙的中线关系,并在调整前、后牙关系的同时,关闭牙弓上的间隙(剩余间隙或拔牙间隙),并使软组织侧貌得到改善。这一阶段的关键是通过正确的支抗设计,控制牙齿前、后、左、右的牙移动的比例及牙移动后的最佳位置。

(1)就支抗控制而分,临床上可采用一步法或两步法。①一步法:前牙(含切牙及尖牙)排齐后,整体后移,一步到位关闭剩余间隙。②二步法:先移动尖牙向远中到位后,再整体后移切牙,二步到位关闭剩余间隙。

(2)就移动技术而分,可根据患者的条件,采用滑动法或关闭曲法。①滑动法:利用弓丝在托槽间的滑动(减轻摩擦力),用橡胶圈弹性力牵引关闭间隙。②关闭曲法:利用弓丝与托槽紧结扎(增大摩擦力),用弓丝垂直关闭曲的回弹力,关闭间隙。

(一)中线的矫治

中线的矫治是正畸治疗中较普遍的问题。因为这将涉及颜面的美学效果,并影响牙列咬合关系的稳定。中线关系的矫治时机应抓紧在治疗一开始即进行,在排齐牙列时,就应充分考虑中线的矫治。因为此时将中线矫治比较容易,特别是对称拔牙的病例,由于前牙列两侧均有间隙,可以利用这些间隙进行调整,如果拖延至拔牙间隙已经关闭,再矫治中线就十分困难了。

造成中线偏移的原因可以是牙性的,如替牙障碍、失牙、牙弓差异、咀嚼习惯,以及第一期排齐牙齿过程中用力不均衡等,也可以是骨性的,由于发育障碍、外伤等所致。对于骨性中线不正的病例,采用正畸方法治疗是有限的,常常需要配合外科正畸进行矫治。

在方丝弓矫治技术中,中线的改正多采用滑动法技术,除可以采用交叉橡皮圈牵引方法外,也可采用以下方法。

1.颌内非对称力法

对上颌中线的矫治,是正畸中特别重要的问题,这是因为上颌中线比下颌对美容的影响更明显。此时,可在增加上颌后牙支抗的基础上,在牙弓左右侧施以不同的力量,一侧用向前的推力(如用打开曲或开大螺簧等),另一侧用向后的拉力(关闭曲、关闭螺簧、橡皮牵引等),控制前牙的左右滑动,以调整中线关系。

2.颌间非平衡力牵引法

用不平衡的Ⅱ类或Ⅲ类力牵引,以调整中线关系,通常是在双侧牵引的同时,在单侧施以更大的力,这比仅在一侧进行牵引而另一侧不牵引的效果更好。但如果系一侧后牙已完全矫治,而另一侧还有间隙未矫治的病例,则完全可以采用单侧的橡皮牵引方法,但正常侧一般应有颌间垂直牵引固位。

3.单颌固定牵引法

对上颌中线正常,下颌中线不正的患者,可以在上颌用较粗的方丝弓紧结扎固定牙弓,下颌则选用较细的圆丝弓(以利于牙滑动),然后采用适当的颌间斜行牵引,通过下前牙的单侧滑动,改正下中线。

4.颌弓形态调整法

很多下颌中线不正的病例系因为牙弓形态不对称,单侧狭窄或侧方牙的倾斜所致。此时,应根据颌弓的形态,及时调整相应部位的弓丝,如系狭窄,则将该区弓丝微扩张,利用弓丝的弹力逐渐恢复其牙弓的正常形态,从而达到上、下牙弓协调、对称。对一些较严重的病例如单侧锁𬌗,必要时还应以上、下颌间交互支抗做唇舌向交叉牵引,以改正之。当颌弓形态协调后,通常中线也随之矫治。临床上,中线的矫治,常常不是一次即成。在临床中重要的是应随时注意中线的情况,在第二阶段排齐前牙的同时,及时调整中线关系,为第三期的治疗可以减少许多麻烦。

(二)关闭拔牙间隙

关闭拔牙间隙,实际上从治疗的第一阶段排齐牙齿时就开始进行。第二、第三阶段切牙中线的矫治过程,事实上也是关闭间隙的牙移动过程。因此,要获得最终合意的间隙关闭结果,从治疗一开始就应在切牙及中线关系的改正中,控制拔牙间隙两侧牙的相对移动量,要做到此点关键是支抗的设计。

Stoner根据拔牙后允许后牙前移的量,将支抗分为3类,即最小支抗、中度支抗及最大支抗。在方丝弓矫治技术中,临床常用的支抗方法及弓丝设计如下。

1.最小支抗的间隙关闭方法

最小支抗要求在间隙的关闭中允许后牙前移量超过间隙的 1/2,即磨牙的前移量可超过前牙的后退量。由于临床中,更多的情况是控制后牙的前移,因而要实现允许前牙较多前移的最小支抗比较容易。一般仅在弓丝拔牙隙段上做一些简单的"Λ"形弯曲等设计,以控制磨牙做整体移动即可。但是要控制切牙的最小量后退,如临床上切牙冠舌倾的病例却比较复杂。

在方丝弓矫治技术中,控制前牙最小量后移的方法一般有以下 5 种。

(1)尽可能将更多的侧方牙归并入牙弓前段支抗中连成一个整体,以增大前牙区的支抗牙单位量。为此,常根据情况尽可能拔除牙弓后份的牙,如第二前磨牙、第一磨牙,使拔牙间隙后移,从而为增大牙弓前段支抗单位创造有利的条件。

(2)选择与槽沟尺寸相当的方丝,并在方丝弓的切牙段形成冠唇向转矩,使其保持切牙冠的唇倾斜位,同时将后段方丝用砂纸磨圆、细,这样,在牵引切牙竖直的过程中,增加了前牙的稳定性,并且减小了后牙弓丝与槽沟间的摩擦力,从而为后牙更大相对前移创造了条件。

(3)逐一移动法,即以前方牙列为整体支抗,每次单一移动一颗后牙向前。例如,拔除第一前磨牙后,将 6 颗前牙连接在一起,先单独移动第二前磨牙,继而将到位的前磨牙与前牙连接在一起,以 8 颗牙为支抗单位,再单独移动第一磨牙等。

(4)制动辅弓:在前牙区设计辅弓拴扎固定,加强前牙转矩力,以控制前牙冠舌倾或后移。

(5)使用口外力,如采用面框,并设计前牵引钩,牵引移动后牙向前,从而能获得尽可能不影响前牙位置的后牙向前移动。此法多用于一些先天性失牙或非正畸拔牙的病例,但此种方法,需戴用面框,而且应尽可能全天戴用,同时对牵引力的要求也较严格,因而在学龄少年中常难接受,故比较少用。

2.中度支抗的间隙关闭方法

多数正畸患者都可归入中度支抗的类型,即在拔牙间隙的关闭中,前牙后退与后牙前移的比率为1∶1或 3∶2,也就是仅允许磨牙前移占去 1/3～1/2 的间隙量。在方丝弓矫治技术中,要控制中度支抗的前牙移动及关闭拔牙间隙,主要通过由方丝弓弯制的关闭曲及调整后牙的支抗单位来实现。

(1)关闭曲法:关闭曲的设计是多种多样的,曲的力量又与弓丝的粗细、曲高、曲间距以及托槽间距等因素密切相关。但临床上,关闭曲的设计,主要应考虑到以下 3 个要求:①曲形简单易制,对患者刺激小。②能自动控制力的限度,即当患者不能按期复诊时,此力在间隙关闭到一定限度即停止,保持每月约 1 mm 的牙移动,以防止难以挽回的非理想移动。③不仅能使牙冠移动,也能产生牙根移动(控根移动)。

根据上述条件,临床上常选用以下 3 种垂直形关闭曲,用以实现 edgewise 技术中度支抗关闭拔牙间隙。关闭曲可用圆丝弯制,但更多用方丝弯制,以便控制转矩及加大被移动牙段与弓丝间的摩擦力。

匙形曲:常用 0.016″×0.022″或 0.019″×0.025″的不锈钢方丝弯制,前者用于 0.018″规格的托槽,后者用于 0.022″规格的托槽。该曲具有合适的硬度,利于转矩,曲高 7 mm(下颌为 6 mm),由于曲顶为椭圆形匙孔状,其实际曲长可达 10～12 mm。曲脚密贴,力量柔和,并有利于调节及力的自控。

泪点曲:同样应选用与托槽沟宽相应的不锈钢方丝弯制,曲高 7 mm(下颌为 6 mm),曲顶至曲底呈一泪点形,底部密接。此曲弯制较匙形曲容易,但力量不如匙形曲柔和。应充分注意

①当采用弓丝末端向后牵拉回弯的方法调控关闭曲,或用弓丝牵引钩向后端结扎的方法调控关闭曲时,在上述两类垂直曲的曲底部,通常应形成每边 $15°\sim20°$ 的"∧"形弯曲,以产生控根的整体移动力。②在设计曲时,曲应放置于预计间隙关闭后的牙冠间中心位置,而不是现在间隙的中心位置,例如,在拔除第一前磨牙的情况下,曲应放于尖牙远中边缘部位置(距尖牙中轴 5 mm 左右)。③每次加力的方法为:夹持磨牙颊面管远中的弓丝末端向远中牵引,如果后段方丝与托槽间摩擦力太大,可用细砂纸微将后段方丝磨圆细,以利于牵引。④每次使曲打开后,应将各牙拴扎紧固定,使其摩擦力加大不滑动,以利于曲力回复时带动牙列关闭移动。通常,利用以上关闭曲的力量,每次打开曲 1 mm,可以顺利完成中度支抗关闭间隙牙移动。

T 形曲:曲高 $6\sim7$ mm,水平臂长约 11 mm,垂直臂间应密接,施力时打开。常用于尖牙近/远中及磨牙前移间隙的关闭,也可用片段弓技术中间隙的关闭。T 形曲由于附加了水平曲,不仅可以近远中关闭间隙,而且可以进行牙移动中垂直方向的控制(压入、伸出)等。

临床上常用的关闭曲,还有各种设计较多,如 Bull 曲、垂直关闭曲、三角状关闭曲等,也多运用于不同的病例中。

(2)除设计出良好的关闭曲并严格控制加力大小外,为了实现中度支抗的间隙关闭,临床中常需要采用改变前后牙支抗单位的技术方法,以控制后牙的过量前移。此时拔牙间隙的关闭常分两步进行。

第一步:牵引尖牙向远中:采用 0.016″的不锈钢硬圆丝,并在弓丝的磨牙颊面管近中处设计阻挡曲阻止磨牙前移,同时用橡皮筋、螺旋弹簧、J 钩等牵引尖牙向远中滑动到位。

第二步:用关闭曲及牵引关闭间隙:当尖牙后移到位后,继而将后移的尖牙与后面的牙连成一个支抗单位,再换用适当的方丝,如前述在侧切牙远中设计匙形曲或泪点曲,利用关闭曲的力量(必要时加颌间牵引)内收 4 颗切牙,关闭间隙。

分两步进行间隙关闭,通常可以达到 3:2 的前后牙移动量,尽管治疗时间延长,但方法简单,效果稳定。在国内目前多使用 0.022″规格的方丝弓托槽,所以,先用 0.016″圆丝设计移动尖牙到位,然后再换0.019″×0.025″方丝关闭切牙远中间隙是目前临床中最常应用的方法。

一步法:在中度支抗的间隙关闭中,当拔除第一前磨牙并排齐前牙后,临床上也可不用先移动尖牙,而采用直接完成拔牙间隙的关闭,但此时必须加强后牙支抗。例如,Burstone 的局部弓技术,方法为首先分别将前牙及左、右后牙分段拴结,合并成单一部分,并用腭杠将左、右后牙稳定地相连在一起以加强后牙支抗,然后在前牙段与后牙段之间用 0.018″β-钛丝(TMA)弯制的 T 形收缩弹簧关闭拔牙间隙。弹簧的一个臂垂直地插入尖牙托槽管中,另一臂与 0.017″×0.025″的 TMA 弓丝焊接一起,并将此段弓丝放入磨牙辅助管中固定。通过牵引磨牙辅助管后方的弓丝末段张开收缩簧,可以起到收回前牙段并关闭拔牙间隙的效果。此法的缺点是自动控制力较差,由于前后段无固定连接,如果患者一旦发生单侧弹簧破坏,复诊又不准时,将造成难以挽回的结果,因此,在运用此技术时,必须缩短观察周期以避免发生意外。

3.最大支抗的间隙关闭方法

最大支抗的间隙关闭,意味着前牙后退与后牙前移间的比率为 $(2\sim4):1$,即后牙前移量最大不能超过拔牙间隙的 1/3。这对一些前牙特别拥挤以及严重超𬌗的患者特别重要,否则难以达到满意的治疗效果。

最大支抗设计的临床方法,在 edgewise 技术中有很多发展,常用的方法有以下 4 种。

(1)在磨牙区增加舌弓、腭杠等装置:可以将前牙后缩与后牙前移的比率改变为 2:1。舌弓一般用 0.9～1.0 mm 的不锈钢圆丝弯制，一般将其焊接在磨牙带环的舌侧，或采用活动式插入舌管固定。Burstone 将舌弓改良为由后方水平插入的设计，以便于插取及调整。由于下舌弓系从磨牙管的远中而不是近中插入，并且应使下舌弓位于下切牙的舌隆突位置，避免影响切牙的后退。Ricketts 改良了 Nance 腭托，将其由后向前弯曲后焊入磨牙带环舌侧近中部，以控制磨牙的旋转。通常，上颌支抗装置的弓丝应质硬、稳定。除非必要时，一般不主张在腭弓上制作扩大曲。舌弓、腭弓及腭托应根据患者的支抗要求在治疗的第一、第二阶段中使用，但拔牙间隙关闭后，在第三阶段治疗时应及时去除，以免影响其最终咬合位置的调整。

（2）尖牙、切牙分步后移：此法通常应在采用舌弓、舌杠、腭托的基础上，采用两步法，先将尖牙后移到位，然后将前后牙段各分别拴连成单一部分，再用关闭曲关闭间隙。此时可产生 3∶1 的缩回比率。前已述及尖牙后移的方法很多，如橡皮圈或橡皮链牵引、弹性线结扎、螺旋弹簧、J 钩牵引等向远中推移，一般临床中尖牙远中移动的理想力为 70～110 g，即可获得较好的尖牙移动。

Ricketts 在其生物渐进矫治技术中，用 0.016″×0.016″方丝，设计了一种尖牙无摩擦后移的弹簧片段弓，也是一种移动尖牙的好方法。此法一般结合桥形多用途唇弓压低并后移切牙的同时将尖牙后移，可控制磨牙前移量在 1/4 以内。但此种技术需在磨牙上附辅助管，缺点是力的自动控制差，因此必须严密注意患者的定期检查调整。

此外，采用 J 钩先单独作用于尖牙，移动尖牙向远中，由于不涉及口内其他牙的牵引，故能得到最大支抗的尖牙移动效果，因此口外力支抗是比较好的一种方法。但力量不能太大，以免造成牙周膜组织坏死、粘连，反而使牙不移动。

（3）口外力加强后牙支抗：设计上颌口外唇弓、J 钩等以加强后牙支抗或直接移动前牙向远中。此法可将前牙后移与后牙前移比率增加为 3∶1 或 4∶1。

对上颌后段使用口外力支抗是临床中最有效的一种明显而直接的加强支抗设计，也可以对下颌磨牙采用口外力，但对下颌一般更实际的加强支抗方法是对上颌磨牙用口外力，下颌弓丝作预备支抗弯曲（第二系列弯曲），同时用Ⅲ类橡皮圈牵引达到加强下颌支抗的目的。

用口外唇弓加颌间橡皮圈牵引的方法始于 Tweed。他在双颌前突的治疗中，最初用口外弓及完整的上颌牙弓为支抗，先用Ⅲ类牵引后退下前牙。而上前磨牙的拔除仅是在下切牙已经完全后移完成之后。最后以Ⅱ类牵引及上磨牙向后倾的预备支抗来关闭上牙间隙。但如前所述，颌间牵引的指征仅为后牙有生长潜力的病例，否则将造成不必要的下颌后旋，这一点必须注意。

口外支抗的方向决定着其对磨牙的施力方向，因此，在设计中必须严格按照生物力学及矫治器有关章节中已述的原则进行。口外支抗的最大缺点是患者有不适感，并在很大程度上取决于患者的合作，因此尽管方法有效，其应用范围是有限的。

（4）骨支抗：采用骨板或种植钉作为抗基的支抗方法，可获得最大的支抗效果，甚至有人称之为"绝对支抗"。特别是微种植钉支抗方法，由于方法简单，效果稳定，可克服口外支抗不适感，依从性小，现已广泛应用于临床中。

（三）矫治磨牙关系

临床上矫治磨牙关系的主要方法有 3 种：①早期利用矫形力（口外支抗）促进或抑制颌骨的差异性生长。②利用拔牙间隙进行前后牙的移动以调整咬合。③Ⅱ类或Ⅲ类牵引，使牙及牙槽相对移动，从而达到磨牙的Ⅰ类关系。

1.利用口外矫形力促进颌骨的特异性生长

口外矫形力可影响早期颌骨的生长。青春发育期患者,由于尚有部分生长潜力,如能及时采用口外矫形力,多可收到较好的治疗效果。但使用此法时,对于男性与女性青春发育期时间的明显差异必须做到心中有数。通常,男性少年的青春期靠后,骨骼成熟期更慢,男女一般相差 2 岁左右,即 13 岁的女孩平均约与 15 岁的男孩发育阶段相同。因此,对女孩而言,15 岁时要从生长引导来改变颌骨及磨牙关系,已难实现。一般来说,临床中,使用口外力的理想年龄是 12～14 岁的男孩(当然还应结合身高、手骨片、性征等资料),而女性患者的矫形应在此之前抓紧时机进行。

此外,还应充分了解上颌及下颌骨的发育过程有一定差异:在生长发育过程中,上颌骨的生长是持续的渐进过程,而下颌生长在青春期前有一段缓慢期,至青春高峰期再迅速增长并持续至成年。因此,在青春期促进下颌生长以改善Ⅰ类磨牙关系的潜力较大,临床上利用上、下颌骨的这种生长时间差,用口外矫形力抑制上颌或促进下颌生长,以调整磨牙关系,是可行的。

应当说明,时机不会失而复得。本节将颌骨矫形引导的内容放入第二阶段进行讨论,主要是基于矫治磨牙关系是第二阶段治疗的主要目的,以便于分步叙述。临床中对一些需通过促进颌骨生长来矫治磨牙关系的患者,特别是女性患者,从治疗一开始就应当首先考虑应用口外力,而没有理由等到完成牙齿排齐及牙弓基本排平之后。因为,对患者而言,每过一天就要减少一天有益于生长反应的可能性。

对骨性错𬌗早期应用口外力的主要目的是促进或限制颌骨生长,通过调整颌骨前后关系来改善其磨牙关系。但控制口外力的强度也能直接作用于牙齿调整磨牙关系,特别是用较小的口外力施加于第一磨牙时,例如,对一些伴有上磨牙前倾或前移的病例,此时适当的口外矫形力(每侧 200～400 g)可以直接竖直及后移上磨牙,改正磨牙关系。而对一些需前牵引上颌及抑制下颌生长,从而改善磨牙关系的患者,由于上颌弓代偿性狭窄,应同时注意上颌弓与下颌弓宽度的调整,常需适当扩大上颌弓(去代偿),以适应牵引上颌弓后部与下颌间咬合关系的对应协调。口外牵引的各种方法、力学设计以及使用要点。

2.利用拔牙间隙及差动力牙移动调整磨牙关系

前已述及,正畸拔牙有两种原因:①为排齐拥挤的前牙提供必需间隙,同时避免造成过大的切牙前突。②当口外整形力已不能调整颌骨的Ⅱ类或Ⅲ类关系时,可为矫治切牙前突及尖牙和磨牙的咬合关系提供出间隙位置。临床中一般选择拔牙的部位为第一前磨牙、第二前磨牙、第二磨牙及第一磨牙等。本节为讨论利用拔牙间隙的磨牙调整方法,以恒牙列早期常见Ⅱ类1分类患者的拔牙部位为例简述之。

(1)选择性拔除上、下颌前磨牙,用颌间差动力牵引改正磨牙关系:在 edgewise 技术中,通过选择性拔除不同部位的前磨牙,通过改变上、下牙弓前后段支抗单位的方法,再进行颌间牵引也可达到磨牙关系的差动力调整效果,从而简化其治疗设计及缩短疗程。临床中常用于矫治Ⅱ类错𬌗的拔牙措施是选择拔除上颌第一前磨牙,而下颌拔除第二前磨牙。此时,下磨牙近中已无阻力,支抗减小,故在Ⅱ类牵引下将容易向前调整移动达到Ⅰ类磨牙关系。同理,单纯Ⅲ类错𬌗的矫治,如果拔除上颌第二前磨牙及下颌第一前磨牙,在Ⅲ类颌间牵引下,由于上磨牙段支抗减小,磨牙前移容易,故有利于Ⅲ类磨牙关系的迅速调整。

选择性拔牙后,采用 Z 形牵引方法可用于改正磨牙关系,在进行颌内牵引的同时,增加颌间牵引,有利于牙列的相对移动及磨牙关系的调整。由于 edgewise 托槽摩擦力大,向远中移动相对困难,一般在进行Ⅱ类牵引时,为避免上后牙前移,通常应增加上后牙的支抗(口外弓或腭杠等)。

(2)拔除上颌第二恒磨牙,推上后牙远中移动改正磨牙关系:推上颌磨牙向远中以矫治Ⅱ类错𬌗伴拥挤的非拔牙治疗方法,在活动矫治器的应用中已不陌生。尽管通过向后移动上颌磨牙获得间隙并矫治了Ⅱ类磨牙关系。但头影测量研究显示,这是有条件的。现已清楚,上磨牙的远中定位只是对那些尚有大量垂直生长及上颌牙生长潜力的患者才能实现。否则,即使患者十分合作并能长期坚持使用面弓口外牵引,要达到使上磨牙后移 2 mm 也是非常困难的,除非拔除上第二恒磨牙。并且拔除上第二磨牙后,还必须很好地戴用口外唇弓才能向后移动上颌磨牙,矫治磨牙关系。

对Ⅱ类畸形患者,当 7 拔除后,要达到磨牙关系的调整,关键有两点:①使用中等强度的口外牵引力(每侧 200～400 g)。②进行长期持续时间的牵引(12～14 小时/天)。只有这样才能移动磨上牙向远中,但向远中移动速度较慢,必要时建议采用口内摆式矫治器。

应注意,拔除 7 后,一般不主张用颌间Ⅱ类牵引来远中定位上第一磨牙。因为,这种牵引所造成的下牙弓近中倾斜移动比上第一磨牙远中移动大得多,甚至可造成磨牙的Ⅲ类关系。如果一定要用Ⅱ类牵引,则必须退后至下第二磨牙上做牵引钩,同时将下牙弓用与托槽尺寸相近的较粗方丝扎紧固定并做支抗弯曲或口外支抗,阻止下颌牙弓向前倾斜,而在上颌则选用较细(比槽沟窄 0.004 英寸为好)的弓丝以利于被牵引牙在弓丝上向后滑动。并且应逐一牵引第一磨牙,继而前磨牙向远中。牵引力不应超过 100 g,以使差动力最适合保持下牙弓不动,而仅上牙逐一后移,最终达到全牙弓关系的矫治。

对缺少第三磨牙牙胚的患者,一般不主张拔除第二磨牙,因为这将减少后牙的咀嚼单位,严重影响其预后功能。

(3)拔除第一恒磨牙:拔除第一恒磨牙的病例,大多系第一恒磨牙因早期患龋病或釉质发育不良,而不得不拔除者。在恒牙列早期,如果拔除了第一磨牙,由于后牙支抗单位仅有第二磨牙,因此,在利用此拔牙间隙时,应充分注意矫治力的大小及支抗的设计,以防止第二磨牙前移而丧失间隙。必要时,可采取推迟拔除单颌第一恒磨牙(上颌或下颌)的方法,如下颌前牙拥挤病例先拔下颌第一磨牙,上颌暂不拔牙,以完整的上颌为支抗;上颌前牙拥挤病例先拔上颌第一磨牙,以整体下颌为支抗,以利于前牙向后调整移动。此时,正确地设计支抗,合理地控制磨牙前移量是治疗成败的关键。反之,对临床中需切牙最小后移的病例拔除第一恒磨牙显然是合理而有效的一种途径,但此时应注意第二磨牙的状态及第三磨牙是否存在,以避免造成后牙咀嚼功能减弱。

3.颌间橡皮圈牵引

不同的牵引钩设计及不同的牵引方式将对牙列及牙列中前后牙的移动产生不同的效果,治疗中应给予充分注意。

对非拔牙及无牙列间隙的早期错𬌗病例,直接用颌间橡皮圈牵引,通过牙弓的相对移动改正磨牙关系也是常用方法之一。使用Ⅱ类牵引时,下颌弓将向近中移动,而仅有少量的上颌弓远中移动,以此达到磨牙关系的矫治。青春高峰期少年,由于下颌骨的生长潜力仍大,故Ⅱ类牵引能起到明显效果。

Edgewise 技术中,为了减小垂直分力使颌间牵引力更趋于水平向,一般可考虑先用适合的方丝弓固定上、下颌,同时将带环做至第二恒磨牙上,且在侧切牙远中翼(不是通常在尖牙近中)及第二恒磨牙近中设牵引钩。这将比在尖牙近中和下颌第一磨牙近中设牵引钩更为理想。因为其牵引的水平分力更大,而垂直分力更小,故更有益于磨牙前后关系的调整,同时也在一定程度上防止磨牙的伸长。同理,Ⅲ类颌间橡皮圈牵引时,可导致上磨牙伸长以及因上磨牙的过度伸长而导致下颌向后下旋转。防止的方法除与Ⅱ类牵引相似,设计增大水平分力外,还可设计上磨牙的口外力高位牵引等。总之,颌间牵引对磨牙造成的垂直拉长问题及由此导致的下颌骨向后下旋转,临床上必须十分注意。因而采用长期颌间牵引矫治磨牙关系的方法必须十分谨慎和小心。

四、第四阶段:咬合关系的精细调整

第三阶段治疗结束后,牙齿(指牙冠)已经排齐,拔牙间隙关闭。上、下颌磨牙间也达到Ⅰ类咬合关系。但这些远未真正达到治疗目标中牙齿的生理咬合位置,更未达到牙列平衡和美学上的矫治要求。此时可能存在的问题:①拔牙隙两侧牙齿由于倾斜移动,尽管牙冠已合拢,但牙根仍在原位改变不大,因而牙轴是倾斜的。②由于前牙舌向内收过度,切牙冠多呈不正常的舌倾。③上、下牙列垂直关系,由于牙冠的倾斜及颌间橡皮牵引力的使用可出现过度深覆𬌗及前牙或后牙区呈开𬌗关系。④中线可能仍未完全矫治。⑤由于牙冠大小变异造成的咬合问题,尚需妥善解决。因此,第四期治疗的宗旨,就是通过进一步的精细调整,最后矫治上述可能出现的问题,完善上、下牙列的咬合关系,尽可能使其达到理想、美观的治疗目标。

(一)牙弓及牙列关系的理想化

1.竖直牙根转正牙根

使牙根轴达生理平行,是维持矫治后牙齿的正常生理功能和咬合稳定的重要保证。方丝弓矫治技术在前期的牙冠移动中,常常也同时进行了控根移动,牙根的倾斜度一般不大,也比较容易竖直。通常,在此阶段采用的竖直牙根方法有如下3种。

(1)利用方丝弓的第二系列弯曲,即在弓丝上设计与牙冠倾斜方向对抗的近远中力矩弯曲(如"∧"形弯曲、刺刀样弯曲)来逐步矫治根的倾斜;此法常用于一些轻度根倾的病例。并且,应选用弹性较好的 $0.017''\times0.025''\beta$-钛丝(TMA)或直接用镍钛合金丝为好。

(2)对于侧方牙齿的牙根竖直,如尖牙、第二前磨牙牙根的竖直可采用在弓丝上弯制附加曲的方法,常用有 T 形曲及箱形曲等可以辅助其牙根的转正,同时可关闭最后的少量间隙。此外,在主弓丝上附置弹性辅弓丝,将辅弓丝从颊面管一直延至尖牙部拴扎于全部侧方牙的托槽上,也可逐步达到竖直牙根的效果。

(3)利用 edgewise 托槽的翼间垂直槽距设计各种正轴弹簧竖直牙根。此时主弓丝一般不能用太粗的钢丝(以免弹簧插入困难),而太细的弓丝又常易致弓丝变形影响牙弓形态,因此,对深槽沟的 edgewise 托槽使用正轴簧最为理想。

2.切牙冠根的转矩移动

在第二阶段关闭间隙的过程中,常易造成切牙冠过度内倾,对中国人来说,由于人种的特征,正常切牙前突度较大,这种内倾带来的后果尚不明显,但对于牙前突度小的白种人来说,矫治过度内倾的切牙,是常规的重要治疗步骤。

方丝弓矫治技术用于切牙根转矩的方法,主要通过在弓丝切牙段作转矩扭曲,然后插入槽沟内达到切牙根的舌向移动。一般来说,对 $0.018''$ 规格的 edgewise 托槽,采用 $0.017''\times0.025''$ 的弓丝有较好的转矩效果;对 $0.22''$ 规格的 edgewise 托槽,最好使用具有良好弹性的 $0.021''\times0.025''$ β-钛方丝弓来完成切牙的转矩移动,至于弓丝对各牙的转矩角度,可参照正常𬌗中国人的参考标准。

在 edgewise 托槽上也可使用与 Begg 技术相似的转矩辅弓进行切牙根的转矩移动,国外有成品转矩辅弓出售,使用时主弓丝多采用圆丝而不是方丝。但也有将辅弓焊接于方形主弓丝上的第三阶段成品转矩弓出售。

值得提及的一种转矩辅弓是 Burstone 设计用于Ⅱ类2分类错𬌗患者的一种转矩弓,对上切牙需较长距离转矩移动,而侧切牙相对少量移动时使用最为有效。使用时,将辅弓末端伸入磨牙颊面辅助管中,弓前份置于中切牙锁槽沟内扎紧,即可达到中切牙转矩的目的。

3.垂直关系的矫治

在第三阶段治疗结束后,前后牙的垂直关系一般不会有太大的问题,但有时也可出现前牙或后牙开𬌗或前牙深覆𬌗等,因此需要在第四阶段进行调整改正。

(1)前牙深覆𬌗的改正:在矫治前牙深覆𬌗前,首先应当分析出现此问题的原因。除了第一阶段排平牙弓𬌗曲线不彻底以及治疗过程中牙弓𬌗曲线发生变化外,此时,最重要的应注意观察上唇与上切牙的关系并对比治疗前的变化。因为在此阶段,前牙深覆𬌗常因上颌切牙在长期Ⅱ类牵引下微拉长所致,对此,最好的解决办法是使用多曲方丝,但不加前牙牵引,或使用一个压入上切牙的辅弓。如果此时上牙弓用的是方丝弓,为达到切牙压入的效果,还可将主弓丝从尖牙远端剪断形成局部弓丝然后将切牙段弓丝与辅弓结扎,以达到最大压入切牙的目的。但如果用圆丝,则不能将弓丝从侧切牙远中剪断做片段性压入,因圆丝滑动,弹力改变可导致牙弓变形。

在此期使用辅弓时,还应特别注意保持牙弓的侧方形态,为此,可根据患者的需要设计腭杠或舌弓,以防止上磨牙向远中过度倾斜。对需要将切牙压入较多的患者,设计腭杠十分必要。但对切牙少量压入的病例,可不必考虑再用腭杠。

对𬌗曲线尚未彻底改正的深覆𬌗,且仍有生长潜力的患者,此期改深覆𬌗的最好办法是重换一圆形弓丝(0.016″或0.018″)做成加大的补偿曲线(上颌)或反 Spee 曲线(下颌),放入牙弓内再次排平。此外,也可设计辅弓与切牙间的结扎加力以达到满意的压入效果。

(2)前牙开𬌗的改正:同深覆𬌗的处理方法一样,首先应当辨明形成开𬌗的原因,对症施治,才能正确调整颌间关系和改正前牙反𬌗。最常见的开𬌗原因多系下弓丝太平直或反曲线导致下切牙过度压入所致,此时最好的办法是调整下颌弓丝,赋予其正常𬌗曲度,让下切牙适当伸长(注意不是拉长上颌切牙),以恢复固有的下颌曲线,从而改正开𬌗。此间采用的下弓丝最好换用较细的圆丝。

如果前牙开𬌗系托槽黏结位置不当(太靠近𬌗方)所致,则可以重新调整托槽位置,或在弓丝上相应部位形成垂直阶梯状补偿弯曲来矫治。此外,临床上多在下颌弓丝上改放一细圆丝(0.016″或0.018″),并形成微小的𬌗曲线和必需的垂直阶梯弯曲,而上弓丝一般用保留的整体方丝弓固定上颌牙列。然后,在上、下切牙间应用颌间轻力牵引上下切牙区,以关闭开𬌗隙。

如果开𬌗系后牙过多伸出所致,则矫治的方法比较困难,必要时应采用头帽及口外弓做高位牵引,而且如果系过多生长所致者,此牵引应继续到生长基本完成为止,并且应有较长的保持。

(3)后牙区开𬌗的改正:后牙区的开𬌗,常可因恒牙早期前磨牙牙冠萌出不足,造成托槽黏结时位置太近𬌗方,或因治疗中托槽脱落或重粘位置不正,导致后牙牙冠倾斜、错位及矫治不充分、𬌗曲线未排平等因素所致。如果后牙区无咬合接触是由于托槽位置的差异,应重新调整托槽位置或在相应的弓丝位置做阶梯曲调整;如果为牙齿倾斜、扭转所致,则应改正牙轴,进一步竖直牙齿;如果系𬌗曲线及上、下牙弓关系不理想,则应再次用弓丝排平𬌗曲线,最好用镍钛方丝并用后牙颌间垂直牵引的方法改正。后牙区颌间牵引的方法可因不同的目的进行不同的颌间牵引设计如箱形、三角线、平行四边形牵引等,必要时在后期可剪断上颌方丝(当上颌补偿曲线不足时,将方丝从上尖牙远中处剪断)或剪断下颌方丝(下颌 Spee 曲线过度时,从下尖牙远中剪断方丝),然后再进行垂直颌间牵引,注意通常仅剪断单颌方丝即可,不需同时将上、下方丝都从侧方剪断;如果后牙开𬌗系磨牙后倾(因治疗中弓丝过度后倾弯)或前倾(因牵引所致磨牙牙冠前倾),则可在磨牙区用橡皮圈垂直牵引改正。

4.继续改正中线及调整牙齿大小的差异

有关中线矫治的各种方法,已在第三阶段治疗中做了详细介绍。矫治中线可一直持续至第四阶段,由于中线关系能局部反映出牙弓间的平衡协调和后牙关系的对应性,同时也与面部的美观、协调密切相关,因此,在第四阶段治疗中应继续做相应的矫治。第四阶段存在的中线不正有以下几种类型。

(1)牙性:由牙齿位置引起的上颌牙弓或下颌牙弓中线的偏斜所引起。临床上应鉴别中线的不正是由于上颌牙弓还是下牙弓的偏斜所致,上颌牙弓的中线对美观影响较大,矫治时以上颌牙弓的中线为基准,一般不应该让上颌牙弓去对偏斜的下牙弓中线。对下牙弓中线偏斜者,上牙弓用粗的方丝控制其位置,下牙弓用 0.018″(0.46 mm)或 0.020″(0.51 mm)的不锈钢圆丝,在两侧分别进行Ⅱ类和Ⅲ类牵引,必要时再在前牙区做斜行牵引。对上牙弓中线偏斜者,则在下颌用粗方丝,上颌用 0.018″(0.46 mm)或 0.020″(0.51 mm)的圆丝,进行相应的牵引。中线不正常需要一定程度的过矫治。

(2)功能性:个别牙齿的倾斜干扰或上、下牙弓横向位置的轻度不调,可以引起下颌位置的偏斜。对个别牙干扰者通过调整个别牙的位置或调𬌗,此后下颌的位置及中线可自动得以调整;单侧上颌牙弓狭窄者可调整弓丝形态,必要时使用颌间交互牵引;若上、下牙弓中线在主动改变下颌位时虽能对齐,但在下颌姿势位(息止颌位)时下颌偏向一侧,可最后通过单翼式活动保持器调整。

(3)骨性:对轻度的下颌骨性偏斜可通过调整牙齿的位置及牙轴倾斜来补偿。重度的骨性偏斜则只能通过外科(如颏成形)手术矫治。

(4)在影响中线关系以及上、下牙弓的正常对应关系的因素中,值得重视的问题是上、下牙大小的差异和不调,特别是在治疗完成阶段,为达到最好正常𬌗的治疗目标精细地处理这种不调十分重要。为此,对上、下牙弓 Bolton 指数不调的个体,在治疗一开始就可采用邻面去釉即片切较大牙齿的邻面釉质部来逐步达到上、下牙量一致,此过程可延续至治疗的保持阶段。在最终治疗结束时,片切减径的方法,不仅能协调上、下颌牙量,同时由于片切加大了邻间接触面,也增大了牙弓后期疗效的保持和巩固。但应注意,考虑到牙邻面釉质厚度一般为 0.75~1.25 mm,故每侧去釉厚度一般应不超过0.25 mm为度。

对临床中较常见的上颌侧切牙变异(圆锥牙、过小牙)所致牙量不调的病例,在第四阶段治疗中通常应保留出侧切牙的正常大小间隙位置,用螺旋弹簧开大,或弓丝上形成阻挡曲保持间隙。一直到保持期后,再采用塑料或烤瓷冠面修复其外形,以达到满意稳定的咬合及美学效果,同样对个别牙冠缺损(外伤或龋坏)致中线不正病例的治疗,按保留其原牙位置间隙及后期修复的办法,同样能取得很好的效果。

此外,对上、下牙量轻度不调者,根据病例情况一般还可采用牙代偿的办法处理。如利用转矩力,使上切牙微前倾来掩饰过大的上切牙,或用上切牙微内倾来掩饰过小的下切牙,以及加大或减小尖牙的倾斜角等,通过轻微增大覆𬌗或覆盖,完全可以掩饰上、下牙量的不调关系。

(二)牙弓的最后调整——美学弓

当完成上述治疗后,为达到牙弓的理想和美学目的,还应进行上、下牙弓最后的精细调整和定位。标准 edgewise 技术,在治疗的最后阶段,对牙及牙弓的最后精细调整设计有常规化的理想弓、美学弓完成步骤,即利用方丝弓托槽,在方丝弓上按个体牙弓的大小、牙轴倾斜度、转矩度完成理想弓的第一、第二和第三系列弯曲(直丝技术可不作弯曲),同时,协调上、下弓丝。并在弓丝上形成上下和谐的 Spee 弯曲。然后将弓丝拴紧入各牙托槽,一般即可达到理想弓的目标。

然而,即使将每个患者的牙都精确按标准定位,也难以完全达到上、下牙弓的咬合关系。由于弓丝与托槽相适越精确,需要的弯曲也越多,而用直丝托槽尽管预成角度、转矩及厚度,但对个体而言也难免无差异,因而简单的标准弯曲或直丝托槽必然造成其牙位不完全位于咬合位上。所以,在实践中,大多数情况还需要用颌间橡皮牵引进行辅助调整才能最终达到治疗所要求的牙位。

此外,edgewise 技术中大多使用了Ⅱ类或Ⅲ类牵引,并且为防止复发常以过度矫治为治疗目标(常规方法是超矫治 1~2 mm),这种过度矫治是否适当,最后常需经受咬合考验。为此,在进行 edgewise 标准完成弓的精细调整之后,即在最后结束治疗进入保持期前可采用以下两个步骤进行自我调整考察:①在正畸矫治器撤除前 4~8 周应终止颌间橡皮牵引,允许其弹回以观察变化。②在治疗最后阶段,观察牙齿在没有粗弓丝存在时是否也能进入牢固的咬合关系。

后者多换入较细的直径为 0.016″或 0.018″的不锈钢硬圆丝以提供牙移动的自由度,同时弓丝上也必须形成必要的生理第一及第二系列弯曲。自我调整过程中一般多不必采用颌间橡皮牵引。但临床实践中如果需要,也可以适当使用一些牵引并进行适当的调𬌗,常能促进自我调整的牙尽快进入最终的咬合。

如果上述两种最后检验结果满意,第四阶段的主动治疗即告结束。此时牙齿在生理位置上已完全排齐,上、下牙弓形态协调,覆𬌗、覆盖正常,中线无偏斜,尖牙及磨牙均为Ⅰ类咬合关系,咬合稳定。

五、第五阶段:保持

当第四阶段治疗结束后,即可拆除牙上的带环及托槽。对患者来说,或许认为矫治已经完成。但作为正畸治疗全过程,则意味着另一个重要阶段"被动治疗阶段"才刚刚开始,因为被矫治的牙和牙列常处于极不稳定的状态,仍有回复到矫治前的趋势。由于下述原因的存在,常导致正畸治疗结果的不稳定和复发:①牙周膜及牙槽改建未恢复平衡;②咬合平衡尚未建立,牙齿处于不稳定的位置;③肌动力平衡尚未建立;④口腔不良习惯的继续存在;⑤不利生长型的继续存在。因此,必须再持续相当一段时间,控制牙位和咬合矫治状态,逐步地(而不是突然地)撤去正畸力装置或设计新的维持装置、调整咬合、促进组织改建、防止畸形复发。这就是保持阶段的治疗目标。

矫治后是否复发或需要长期(甚至终生)保持,也取决于矫治的设计、时间过程、技术措施,取决于患者的畸形程度、生理条件、发育年龄以及遗传影响等。由于大多数的正畸治疗属"代偿性"治疗,在新的牙𬌗颌面平衡代偿尚未完全达成稳定前,复发的可能性永远存在。但可以在方丝弓矫治器矫治中,采取以下措施防止复发:①诊断设计时,应充分考虑牙颌面的生长发育,扩弓治疗要严格选择适应证,且不超过一定的限度,确定矫治目标时要注意牙代偿的限度,应建立其与骨面的正确关系。②正畸矫治中,要注意建立下切牙与基骨的直立关系以及合适的上下切牙角,应注意使拔牙隙两侧牙齿的牙根相互平行,对错位牙齿、异常覆𬌗覆盖及颌间关系做适度的过矫治。③矫治完成后,通常需要根据具体情况采用不同的方法进行维持。

(一)与生长有关咬合改变的保持问题

相对而言,青春期患者局部牙周和牙龈因素所导致的牙移位复发是较短时间能解决的问题。而颌骨的生长差异在此期疗效的保持中由于时间更长显得更为重要。前已述及,青春期仍存在一定的生长潜力,这种生长力所导致颌骨的改变完全可能影响已经矫治完成的效果。临床上这种由于生长力所造成的变化多体现在颌骨生长的前后方向及垂直方向上(横向方向比较少)。因此对尚有生长潜力患者的Ⅱ类、Ⅲ类深覆𬌗、开𬌗等错𬌗畸形矫治后的保持问题应予特别仔细和留心。

1.Ⅱ类错𬌗矫治后的保持

青春期患者过度矫治是控制Ⅱ类畸形牙位复发的重要方法,在矫治第五阶段中就应充分给予注意。因为即使采用良好的保持器,在治疗后牙位调整引起1~2 mm的前后向变化是完全可能的,特别是施用Ⅱ类牵引的患者,一旦停止牵引,此种回复性牙移动常很快发生。而过度矫治,将为这种回复提供一定的补偿。

控制Ⅱ类畸形矫治后颌骨生长所致复发的方法一般有两种:第一种是采用较长期的晚间口外牵引(面弓等),以抑制上颌向前生长。第二种是使用功能性矫治器,如 activator、bionator 型功能性矫治器,以保持牙齿原位置及原咬合关系。对有严重骨骼问题的患者,保持时间应长于14 个月,最好能持续到生长已基本停滞为止。

2.Ⅲ类错𬌗矫治后的保持

对恒牙初期患者,由于下颌相对于上颌仍有较大的生长潜力,随着下颌的生长,Ⅲ类畸形复发的可能性较大。同Ⅱ类畸形一样,保持器选择口外力装置(如颏兜)及功能性矫治器均可。但如使用口外力时,必须正确判断下颌生长的方向。临床上盲目的颏兜牵引常造成下颌后下旋转的后果,对此须十分小心。一般来说,中度Ⅲ类问题,用功能性矫治器或定位器完全能保持治疗后的咬合关系。如果正畸治疗后,复发系由下颌过量生长所致,则应成人后选择外科正畸的方法,此时保持常是无效的。

3.深覆𬌗矫治后的保持

大多数错𬌗畸形的矫治都包括深覆𬌗矫治的内容。对深覆𬌗矫治后的保持方法,一般多采用可摘式小𬌗平面板保持器,此时保持器上的基底板同时也起到咬合平面板的作用,可限制下切牙的伸长。垂直生长多继续到青少年后期,因此深覆𬌗矫治后的保持,多需持续数年的时间,但后期不必全天戴用,仅晚上戴入即可。

4.前牙开𬌗矫治后的保持

应注意开𬌗患者矫治完成后,不宜采用压膜式塑胶膜保持器,建议采用 Hawley 式保持器并应注意使高位唇弓置于切牙近龈方,即最大周径线近龈侧,从而阻止其退缩复发。此外,也可在切牙部唇面暂时粘固附牵引钩的局部弓丝,并维持颌间轻力牵引,以保持其已达成的覆𬌗接触关系。开𬌗矫治后复发的原因除可能系磨牙继续生长、已矫治切牙的回缩,以及下颌向下后旋转生长外,一些不良吞咽及舌习惯也可能是复发的原因。临床上,磨牙过长常是开𬌗复发的重要原因,因而,控制开𬌗患者上磨牙过萌是保持的重要途径。常采用的方法是高位牵引,用口外力控制磨牙生长或者采用后牙高𬌗垫的可摘式保持器。如采用后牙区高𬌗垫的 activator 或 bionator 等功能性矫治器装置,以过度牵张的肌力对抗后牙萌长。应注意此种后牙萌长及过度垂直生长常持续至青春后期,故此期间,患者充分合作,长期坚持戴用保持器是保持成败的关键。

(二)保持期牙周组织的改建

一般来说,当恒牙列初期的错𬌗畸形通过正畸力移动牙齿到位后,在新位置咬合力作用下,牙周韧带的重建还需要 3~4 个月的时间。而牙龈中的胶原纤维和弹性纤维的改建过程比牙周韧带慢。胶原纤维的改建需 4~6 个月。弹性嵴上纤维的改建更慢,在去除矫治器后,还需 1 年以上的时间。鉴于正畸治疗复发的重要原因之一是弹性纤维特别是嵴上纤维的回弹,有学者推荐用外科辅助的方法克服牙周纤维的回弹,这样能节省不必要的过度矫治操作及保持的时间。

牙周外科手术的辅助治疗方法,一般应在牙矫治到位,并使其在新位置保持 3 个月后才能进行,常用的方法有以下两种。

第一种方法是由 Ed wards 改进的嵴上纤维环切术(CSF)。即在局麻下用细刀尖插入牙龈沟直达牙槽骨嵴,沿唇及舌龈缘环切断牙周纤维。术后不需要包扎牙周,患者仅有轻微的不适感。

第二种方法是在每一牙龈乳头中心做一垂直切口,避开龈缘,在龈缘下 1~2 mm 处伸入颊、舌骨嵴处切断牙周纤维。

上述手术通常在矫治器最后拆除前几周进行。如果选择在撤除时进行,则应立即戴入保持器。显然第一种手术在撤去矫治器时进行比较容易,可避免矫治器弓丝的干扰。而后一种方法不受矫治器的干扰,故可提前进行手术。但由于创伤在龈内部,手术不宜推延到撤除时才做,以免戴入保持器时产生伤口压痛。据报道此两种方法所起的保持效果都是相同的。

(三)下切牙拥挤矫治后的保持

骨的继续生长不仅影响咬合,还可改变牙位,特别是下切牙拥挤患者在排齐下切牙后的复发问题,在临床中比较突出。

1.下颌向前下旋转生长

将使唇肌压力作用于切牙,导致切牙舌向倾斜。目前认为这种下颌继续生长是正常或Ⅲ类患者形成下切牙拥挤的主要原因之一。因此,青春期患者下切牙区的保持多应持续至生长停滞,直到成年为止。

2.第三磨牙的萌长

有关第三磨牙萌长是否造成前牙拥挤复发的问题,尚有不同争论。但由于第三磨牙的萌出,通常将持续至青少年后期才能确立。一般而言。对恒牙列早期患者,延长保持时间直到第三磨牙萌出(牙列完全稳定)的观点,对保持疗效较好。

3.下切牙磨耗不足

H.Peck 和 S.Peck 发现,整齐排列的正常人下切牙,其牙宽度(MD)与牙厚度(FL)之比率约等于 1(MD:FL≥1)。通常,不超过 0.92,侧切牙不超过 0.95 时,才能保持稳定。如果此比率增大,则拥挤易复发,故提出对大多数患者应减小其下切牙近远中宽度以增大其稳定性。这与 Begg 有关澳大利亚土著人的牙齿因为生理磨耗大而减少了畸形发生的理论基本一致。而在临床中,使切牙邻面由点接触变成面接触时,也确能起到有效的稳定作用。因此,在保持期采用片磨下切牙间邻面的方法,不仅能为重新排齐拥挤切牙开拓间隙,同时也增大了邻间接触面,缩小了 MD/FL 比率。从而起到下切牙保持稳定的目的。

邻面去釉的方法,建议采用金刚砂条片锯进行片切。主要片切触点处,且釉质的片磨不能太多,一般每面不能超过 0.5 mm,并应同时采用 Hawley 式活动保持器的唇弓重新调整和排齐下切牙。此外,设计一个在模型上预先将牙片切排齐的尖牙至尖牙间局部活动保持器,对复发切牙拥挤病例的重新矫治和保持也可起到较好的效果。

(四)保持器的设计和选用

常用的保持器一般有可摘式保持器、固定保持器及功能性保持器三大种类。

1.Hawley式活动保持器

最常用的一种可摘式保持器。由于设计简单、可靠,故使用最广。但此保持器的缺点是患者常取摘,易丢失折断;此外,由于其唇弓刚好通过尖牙远中的拔牙隙,如果设计制作时固位贴合不良,常易造成尖牙远中间隙复发。

2.Begg式活动保持器

适于矫治后牙间尚有少量余隙尚未完全关闭者。可通过连续长臂上的双曲加力,达到牙冠紧密接触的目标。但该矫治器不适于矫治后切牙轴较唇倾的病例,因为长臂易向龈方滑动而影响固位。

3.夹板式活动保持器

适用于牙周病矫治后的患者及口唇形态缩的患者。牙周患者的保持器应在进食时戴用,而进食后取下清洗后再戴入,以保护牙列健康及稳定。

4.舌侧弓丝式固定保持器

目前,为很多人提倡使用,特别是下前牙区。一般采用0.0175″多股辫状丝在前牙舌(腭)侧,第一前磨牙之间,沿舌隆突嵴形成一连续弓丝,再用黏结剂将其与前牙舌面分别粘固在一起固定。该保持装置不影响美观,对口腔功能妨碍小,不必取摘是最大优点,其缺点是一定程度影响口腔卫生。

采用舌丝或固定保持器时,舌侧丝的口内黏结多在拆除固定矫治器唇弓丝前进行,为便于固位丝的口内粘固,可先将已在模型上弯制适合好的舌侧固位丝放入口内就位,立即用结扎丝穿过牙间隙,暂时与唇弓丝拴扎定位,然后进行常规隔湿、吹干、粘固。粘固剂不能全部糊满弓丝,应点状黏结,留出牙间缝隙处,以保持生理牙动度。待舌固定丝粘固后,再撤去唇侧全部固定装置及结扎丝。

随着材料的进步和更新,目前更推广采用一种高强度玻璃纤维复合树脂(fiber reinforced composite,FRC)代替舌侧金属丝作为舌侧固定保持器材料。该材料和方法较金属丝粘固法更为快捷、方便,但其疗效尚待评价。

5.功能性保持器

功能性保持器也是一种活动矫治器装置,将功能矫治器作为保持装置完全不同于在青春高峰期时促进骨生长的目的,相反是为了一定程度限制骨的继续生长以及调整和保持牙位置的矫治后状态。因此,应根据矫治后的咬合关系进行改良设计。常用的功能性保持器有斜面导板、𬌗平面板、肌激动器等。其作用是限制前牙或磨牙生长、在一定范围内调整咬合差异;此外,在功能矫治器上,适当调整上切牙的舌侧边缘嵴,常能起到进一步调整覆𬌗、覆盖关系的效果。

6.正位器

该矫治器的制作一般是在撤去固定装置前4~6周进行,先制作牙模型,并留取蜡记录,在技工室修整去除模型上的带环、托槽及间隙等,重新排列调整石膏牙的位置关系达理想位。然后,在理想位制作全塑胶定位器。戴入口腔后,由于正位器的塑料是一种软树脂,故能逐渐改正最后一些小范围的牙不齐达理想位置。正位器戴入后,最初每天白天应做4~6小时轻咬压训练,并全天戴用,以利于牙的最后精确调整。正位器对控制恒牙列初期仍有少量生长潜力患者的矫治后保持也有效果。正位器的缺点是体积太大、比较不适,同时对咬合道的要求十分严格,因此制作上必须十分精确。该装置国外也有各型成品出售。

7.压膜式保持器

压膜式保持器是目前已广泛应用的一种膜套型保持器。该保持装置类似定位器,制作简单,直接取模压制而成,因为透明,不影响美观,较受患者欢迎。但干扰咬合运动、易脆损是其缺点,为此,目前有各种改进。

(五)保持器的戴入和调整

通常,用固定矫治器进行各类错𬌗畸形矫治后,几乎所有的患者都需要保持。保持器的戴入和固定装置的拆除一般同时进行,若磨牙上黏结带环为减小带环去除后牙间余隙的影响,可在1～2周前,先撤去带环(特别是压膜式保持器)。在固定装置拆除后,应立即做清洁牙面,充分去除牙面及颈缘残留的黏结物和牙石、垢积物等,并立即戴入保持器,教给患者清洗方法。一般戴入保持器1周后,应做复诊检查调整。

保持器在最初12个月内必须全天戴用,吃饭时可以摘下(除永久夹板固位的患者外)。以后保持器可部分(晚间)戴用,连续时间应至少12个月,以允许牙龈组织完成重建过程。非生长型患者此时即可停止保持。但对仍有生长潜力的患者,应延长保持器的部分戴用时间到生长完成为止。对有特殊需要的患者则应增加部分戴用时间,并辅以片切(邻面去釉)、口外力和功能性矫治器的使用等。对超限矫治后,牙弓及牙列仍处于不稳定位置的病例,如过度扩弓排齐牙列等患者,复发是难免的,除非进行长期保持。因此,在治疗计划前就应充分注意,并制订出必要的预后措施,才能获得稳定的治疗结果。

(刘　敏)

第二节　骨性垂直不调的矫治与垂直控制

一、骨性垂直向错𬌗

最常见的垂直向错𬌗为前牙深覆𬌗和前牙开𬌗,由替牙障碍、不良习惯等局部因素引起的垂直向错𬌗已在前面有关章节叙述,这里仅介绍恒牙期骨性垂直向不协调的有关问题。

(一)下颌前旋转与骨性深覆𬌗

面部的垂直向生长取决于髁突的生长发育、上颌骨缝的生长和方向及牙齿的萌出量。髁突的生长型表现为向前向上,且生长量大于上颌骨缝生长及牙齿垂直向萌出量的个体,常表现为下颌升支长度较大、下颌角小、下颌平面平坦等下颌前旋转的迹象,对于下颌前旋转的生长型,如果上下前牙存在稳定的咬颌关系,则前牙可以维持正常覆盖、覆𬌗关系,否则会形成骨性深覆𬌗。

下颌前旋转型骨性深覆𬌗常表现为方下颌、面下1/3短,被称为低角病例。

(二)下颌后旋转与骨性开𬌗

与下颌前旋转相反,后旋转型下颌的髁状突生长方向为向后向上,使下颌平面角增大,而表现为高角病例。高角病例的患者,如果前牙的萌出量能赶上下颌平面角张开量,则可能维持前牙浅覆𬌗或对刃关系,表现出牙齿对颌骨发育异常的代偿。此类患者头影侧位片检查,显示下切牙垂直向过分萌长;另一类患者牙齿没有明显的代偿或代偿不足,则表现为明显的前牙开𬌗畸形。高角型开𬌗病例的面部表现为下颌升支短、下颌角大、下颌平面陡、面下 1/3 高度增大。

二、低角深覆𬌗的矫治

(一)正畸治疗

正畸改善低角深覆𬌗的唯一方法是升高后牙,虽然这一方法本身不足以矫治低角病例,但对轻度低角病例似有改善作用,值得一提的是,如果以矫治低角为主要目标,在条件允许的情况下,应尽量采用非拔牙矫治。

(二)矫形治疗

生长期患者常可以通过改变上下颌骨的矢状关系来促进垂直向错𬌗的矫治,如低位口外弓、功能性矫治器常用于促进面下高度的发育。对于Ⅲ类低角病例,采用上颌扩弓和前方牵引可使上颌骨下移。现在的研究表明,此时上颌后部 PNS 的下移量 2 倍于上颌前部 ANS 的下移量,使下颌骨向后旋转而减小深覆𬌗,增加下面高度。

(三)正颌外科治疗

近 20 年来,颌面外科医师发展了很多手术方法治疗低角病例,下面仅做简单的介绍。

1.Ⅱ类低角病例

一般采用下颌骨矢状劈开术,前移并后旋转下颌体,手术造成的后牙开𬌗问题留待术后正畸解决。对此类患者不宜采用术前正畸方法压低下前牙,否则会限制下面高的增加量。

对于严重Ⅱ类低角病例,可能需增加上颌 LeFort Ⅰ型手术,下移上颌骨,以最大限度地增加下面高。

2.Ⅲ类低角病例

此类病例通常可采用 LeFort Ⅰ型手术,向下向前移动上颌骨,上颌骨下移可导致下颌骨向下向后旋转,使颏点接近正常位置,常可避免下颌骨手术。上颌骨移动量取决于面型分析、上切牙暴露量等。

3.Ⅰ类低角病例

此类病例宜可采用 LeFort Ⅰ型手术,鉴于上颌骨下移后,下颌骨可发生后旋转,因此上颌骨可能需要少许远中移动。

三、高角病例的临床控制

(一)正畸治疗

正畸对高角病例的治疗作用有限,虽然正畸医师希望压低后牙来减轻高角畸形,但大多数临床手段仅限于控制后牙的萌长。临床上对于高角病例一般倾向于拔牙矫治,尤其是拔除后牙;选择弓丝时,宜选用轻力细丝,并尽量避免Ⅱ类牵引;上颌建议采用横腭杆,使横腭杆远离腭黏膜 5~10 mm,这类横腭杆可将舌上抬的力量传至上磨牙,以控制其伸长。如果需要口外弓,宜采用高位牵引。

目前较常用的以压低后牙为矫治目标的固定矫治器设计为 MEAW 技术。MEAW 对骨性开𬌗的治疗作用有较好的疗效。

（二）矫形治疗

替牙期的整形治疗方法见早期矫治的有关章节,这里仅介绍恒牙初期可采用的方法。

1.拔除四个前磨牙配合垂直颏兜

垂直牵引力 0.726 kg,每天戴 12 小时。其作用机制有以下 4 种可能性:①后牙近中移动。②上颌骨缝的生长易受压力而被抑制。③髁状突颈的形态可能会有轻度的改变。④后牙的萌出受阻。

2.下后牙𬌗垫结合垂直颏兜

在下后牙做 1～2 mm 厚的𬌗垫,配合垂直颏兜。Woodside 的研究表明,下后牙𬌗垫加垂直颏兜,可以压低后牙减小下颌平面角,并关闭前牙开𬌗。

（三）正颌外科治疗

正畸与整形方法矫正高角病例的能力有限,有报道认为采用非手术疗法,下面高最多可减少 5 mm,超出这个限度则需做外科手术。治疗高角病例的常见手术方法有以下几种。

1.上颌骨上移术

高角型开𬌗的病例,通常下颌升支较短。如果单纯采用下颌矢状劈开,前旋转下颌骨的办法,会加长下颌升支高度,但在下颌角区的肌肉作用下,极易产生复发。因此,对高角病例通常不使用下颌骨矢状劈开术,而采用上颌骨整体上移术,随着上颌骨的上移,下颌骨会发生前旋转而减小下面高,矫治前牙开𬌗。

2.垂直向颏成形术

使颏部向前、向上移动来减小下面部高度。由于该手术不涉及颞下颌关节,所以安全性和稳定性均较好,但矫正量有限。

（刘　　敏）

第三节　阻生牙与埋伏牙的矫治

牙齿因为骨、牙或纤维组织阻挡而不能萌出到正常位置称为阻生。轻微阻生时牙齿可能萌出延迟或错位萌出;严重时牙齿可能埋伏于骨内成为埋伏牙。阻生、埋伏牙在正畸临床较为常见,在安氏Ⅰ、Ⅱ、Ⅲ错𬌗中都有发生。阻生、埋伏牙常发生在上颌中切牙,上颌尖牙,下颌第二恒磨牙,下颌第三磨牙。阻生牙的存在,给正畸治疗增加了难度,有时甚至给治疗结果带来缺陷。

一、上颌中切牙

（一）上颌中切牙的发育与萌出

上中切牙牙胚位于乳切牙的腭侧上方。出生前即开始增殖、分化,生后 3～4 个月牙冠开始矿化,4～5 岁时矿化完成,7～8 岁时开始萌出,但变异较大。大约在 10 岁时牙根发育完成。

中国儿童上颌中切牙萌出的时间,男性平均 8.1 岁,女性平均 7.8 岁。

（二）上颌中切牙阻生的患病情况

据北京医科大学口腔医学院正畸科资料,在门诊错𬌗病例中,上颌中切牙阻生者约占2.3%,男性略多于女性。上颌中切牙阻生多发生于单侧,发生双侧者也可见到,还可见到合并侧切牙、尖牙同时阻生者。

（三）病因

1.乳切牙外伤

乳切牙易于受外伤，并因此影响到恒中切牙的正常发育，使中切牙牙根弯曲，发育延迟，而引起埋伏。应当注意的是乳切牙的外伤不易确定，一些原因不明的中切牙阻生很可能属于此。

2.乳牙因龋坏滞留或早失

乳牙因龋坏滞留或早失使恒牙间隙不足而阻生。

3.多生牙

切牙区是多生牙的好发部位。多生牙位于中切牙萌出路径时中切牙萌出将受阻。

（四）上颌中切牙埋伏阻生的处理

（1）X线检查可确定阻生中切牙牙齿的发育，包括牙冠、牙根的形态，有否弯根、短根，发育是否较正常侧中切牙延迟，是否有多生牙存在。阻生中切牙多位于唇侧，但应在X片上确定牙齿的位置、方向、与邻牙关系。

（2）多生牙引起的中切牙阻生，8～9岁时拔除多生牙后，中切牙能自行萌出，但萌出后多有位置不正，需进一步正畸治疗。

（3）10岁以上的患者，若中切牙埋伏阻生，应当先以正畸方法为阻生的中切牙开拓出足够的间隙，并且在弓丝更换至较粗方丝时，再进行开窗术。

（4）开窗多从唇侧进行，若中切牙表浅则可直接粘托槽，若中切牙位置较深，则宜做转移龈瓣开窗。即刻粘托槽之后在托槽上置一结扎丝做成的牵引钩，或置一链状弹力圈，缝合龈组织，使牵引钩（弹力圈）末端露在创口之外以便牵引，这样处理有利于中切牙龈沿形态。注意手术不要暴露过多的牙冠。

（5）弱而持久的矫治力牵引中切牙入牙列。

（6）对于冠根倾斜，唇舌向旋转，严重异常的埋伏阻生中切牙，可以手术暴露阻生牙牙冠的任何一部位，粘托槽并牵引出骨后再重新黏着托槽定位牙冠。

（7）牵引入列的中切牙宜过矫正使其与对𬌗牙覆𬌗偏深。有时中切牙唇向，牙冠较长，需要加转矩力使牙根舌向移入骨内。

（8）必要时行牙龈修整术。

（9）形态发育严重异常、严重异位或有可能伤及邻牙的埋伏阻生中切牙，确实无法保留时，可以拔除，并根据正畸的设计，近中移动侧切牙并修复成为中切牙外形；或者保留间隙，以义齿修复。

二、上颌尖牙

（一）尖牙的发育与萌出

上颌恒尖牙牙胚位于乳尖牙腭侧的上方、下颌恒尖牙牙胚位于乳尖牙的舌侧下方。出生后尖牙牙胚即开始增殖、分化，4～5个月时牙冠开始矿化，6～7岁时矿化完成。上颌尖牙11～13岁时开始萌出，13～15岁时牙根完成；下颌尖牙在10～12岁时开始萌出，12～14岁时牙根完成。

我国儿童上颌尖牙萌出的时间，男性平均11.3岁，女性平均10.8岁；下颌尖牙男性平均10.6岁，女性平均10.3岁。

(二)上颌尖牙的萌出异常

1.原因

(1)上颌尖牙萌出路径较长,易于受阻而发生唇向或腭向错位。

(2)上颌尖牙是上前牙中最后萌出的牙齿,由于前拥挤的存在,上尖牙萌出受阻。唇向异位的尖牙中 83％的患者有间隙不足。

(3)腭向异位的上颌尖牙遗传因素起主导作用,而与局部因素无关,如乳牙滞留、拥挤等。安氏Ⅱ类患者尖牙阻生较多且有家族倾向。

2.患病率

根据瑞典的一项研究资料,上尖牙阻生错位萌出在自然人群中的患病率为 1.5％～2.2％,其中腭向错位占 85％,唇向错位占 15％;女孩比男孩上尖牙阻生的情况多见。

中国儿童上尖牙唇侧阻生错位的情况较多见,这是否与中国儿童牙列拥挤较为常见,或者为人种族差异所致,尚待进一步研究。

下颌尖牙阻生错位的情况比上颌少见,Dachi 等报道为 0.35％。

3.错位尖牙造成的问题

(1)相邻侧切牙发育异常:研究表明腭向错位的上颌尖牙患者中,约有 50％伴有相邻侧切牙小或呈钉状、甚至先天缺失。小或钉状侧切牙牙根不易被腭向异位的尖牙牙冠压迫吸收,而正常大小的侧切牙牙根常位于异位尖牙的萌出道上,因而牙根容易受压吸收。

(2)邻牙的根吸收:上尖牙阻生伤及相邻切牙牙根的发生率为 12.5％～40％,女性比男性常见。牙根的受损是无痛性且呈进行性发展,可以造成邻牙的松动甚至丢失。

(3)阻生尖牙囊性变,进而引起局部骨组织损失,且可能伤及相邻切牙牙根。

(4)尖牙阻生增加了正畸治疗的难度和疗程,严重阻生的尖牙可能需要拔除。

(三)上颌尖牙阻生的早期诊断

萌出过程正常的上颌尖牙,在萌出前 1.0～1.5 年,可在唇侧前庭沟处摸到硬性隆起。有资料表明男孩 13.1 岁,女孩 12.3 岁时,80％的尖牙已萌出。因此在 8 岁或 9 岁时应开始注意尖牙的情况以便及早发现错位的尖牙,特别是对有家庭史、上侧切牙过小或先天缺失的患者。临床上如有以下情况应进行 X 线检查。

(1)10～11 岁时在尖牙的正常位置上摸不到尖牙隆起。

(2)左右侧尖牙隆起有明显差异。

(3)上侧切牙迟萌,明显倾斜或形态异常。

X 线片包括口内根尖片、全口曲面断层片、前部𬌗片,有条件者可拍摄前部齿槽断层片,以精确确定埋伏阻生牙的位置是唇向或者腭向、侧切牙牙根是否受累。侧切牙牙根受损在根尖片上常不能确诊。

(四)上颌尖牙阻生的早期处理

(1)如果早期诊断确定上颌恒尖牙阻生而牙弓不存在拥挤时,拔除乳尖牙后绝大多数阻生的恒尖牙可以正常萌出。有研究报道一组 10～13 岁上尖牙严重错位、牙弓不存在拥挤的病例,在拔除乳尖牙后,78％的腭侧阻生的恒尖牙能自行萌出到正常位置,但 12 个月后 X 线片无明显改善者,恒尖牙将不能自行萌出。拔除上颌乳尖牙使恒尖牙自行萌出的适应证如下:①牙弓无拥挤。②尖牙腭向异位。③10～13 岁。

(2)对伴有牙列拥挤的病例,单纯拔除乳尖牙对恒尖牙的萌出并无帮助,必须同时扩展牙弓、解除拥挤,才能使恒尖牙正常萌出。

（五）上颌尖牙埋伏阻生的处理

患者年龄超过 14 岁而上颌尖牙仍未萌出者,应考虑到上颌尖牙埋伏阻生的可能性,并以 X 线检查确定尖牙的位置、发育和形态。

1.治疗方法

(1)外科开窗暴露尖牙冠,再用正畸方法使尖牙入牙列。

(2)拔除埋伏尖牙,然后再行下列处置:①正畸方法:用第一前磨牙代替尖牙。②修复尖牙或种植。③自体移植。其中以外科开窗后正畸牵引的使用最为广泛。

2.唇侧埋伏阻生上颌尖牙的处理

(1)如果间隙足够或经正畸开展后足够,唇侧埋伏阻生的尖牙有可能自行萌出。因此正畸治疗开始6～9 个月内不考虑外科开窗,而只进行排齐、整平、更换弓丝至 0.45 mm×0.625 mm 方丝。

(2)若在方丝阶段尖牙仍未萌出则应外科暴露阻生尖牙冠。根据尖牙的位置有以下式术。①根尖部复位瓣。②侧方复位瓣。③游离龈移植。④闭合式助萌技术。

其中闭合式助萌术是最好的方法,即剥离升高龈瓣,暴露尖牙冠,黏合附件后缝合瓣,使之覆盖牙冠。此法能获得较好的龈缘形态,但若托槽脱落,则需再次手术和粘托槽。

应当注意的是当埋伏的尖牙冠与侧切牙根相邻时,会造成侧切牙牙冠倾斜。此种情况下,只有在外科术后将尖牙从侧切牙根区移开后才能排齐整平侧切牙,否则可能伤及侧切牙牙根。

3.腭侧埋伏阻生上颌尖牙的处理

(1)由于腭侧的骨板和黏膜较厚,腭侧阻生的尖牙很少能自行萌出而必需外科开窗助萌。

(2)腭侧阻生的上颌尖牙有粘连牙的可能。这在年龄较小的患者中少见,但在成人中却可见到。因此,对拥挤伴尖牙埋伏的患者特别是成年患者应当小心。若治疗需要拔除前磨牙,应当在先处理埋伏尖牙,待埋伏尖牙在正畸力作用下开始正常移动之后再拔除前磨牙。那种认为由外科医师"松解"粘连牙,然后再行正畸移动的观点并不可靠,因为外科医师很难做到适当地"松解",且牙齿"松解"之后可再度粘连。

(3)外科开窗后,腭侧阻生牙很少能自动萌出。开窗之后必需开始牵引,因为萌出过程太慢,组织可能愈合而需要第二次开窗。

(4)腭侧埋伏尖牙的开窗术,应检查尖牙的动度,特别是对成年患者,若尖牙为粘连牙,应更改矫治设计,拔除尖牙。

(5)以方形弓丝稳定牙弓,使用弱而持久的力牵引尖牙入牙列,防止牵引过程中邻牙的压低和唇舌向移位。为使尖牙顺利入列,为尖牙准备的间隙应比尖牙稍大。

(6)有研究表明,在成年患者腭侧阻生尖牙的治疗过程中,有 20% 出现死髓,75% 发生颜色的改变。因此,要告知患者这种风险,并要避免过分地移动牙齿。

(7)腭侧埋伏阻生的尖牙矫正后复发倾向明显,因此宜早期矫正旋转,进行足够的转矩控制使牙根充分向唇侧移动,必要时行嵴上牙周环形纤维切除术,并使用固定保持。

(8)上颌尖牙腭侧阻生是正畸临床中的疑难病例,疗程将延长 6 个月,并存在若干风险,对此应有估计并向患者说明。

（六）下颌尖牙埋伏阻生

下颌尖牙埋伏阻生很少见。若出现埋伏阻生,多在侧切牙的舌侧。治疗程序为开拓间隙,方形弓丝稳定牙弓,外科开窗暴露埋伏尖牙冠、粘托槽、牵引。埋伏阻生的下颌尖牙偶有粘连而不能萌出。

(七)尖牙异位萌出

1.尖牙-前磨牙异位

尖牙-前磨牙异位是最常见的牙齿异位。

2.尖牙-侧切牙异位

见于下颌。

已完全萌出的异位尖牙很难用正畸的方法将其矫正到正常位置。

(八)尖牙拔除

正畸治疗很少拔除尖牙,唇向异位的上颌尖牙更禁忌拔除。尖牙拔除的适应证如下。

(1)尖牙位置极度异常,如高位且横置的埋伏上尖牙。

(2)尖牙位置造成移动的危险,如尖牙埋伏于中、侧切牙之间。

(3)尖牙粘连。

(4)尖牙牙根存在内吸性或外吸性,尖牙囊肿形成。

(5)患者不愿花更多的时间治疗。

三、下颌第二恒磨牙

(一)下颌第二恒磨牙的发育与萌出

下颌第二恒磨牙牙胚位于第一恒磨牙远中牙槽突内,出生前即开始增殖,2.5～3.0岁时牙冠开始矿化,7～8岁时矿化完成,11～13岁萌出,所以又称"12岁磨牙",根形成在14～16岁。

中国儿童下颌第二恒磨牙的萌出时间男性平均年龄为12.5岁,女性为12.0岁。

(二)下颌第二恒磨牙阻生的处理

下颌第二恒磨牙阻生在临床上随时可见,并有可能伴有囊性变。根据阻生的严重程度,处理方式不同。

1.下颌第二恒磨牙轻度阻生

(1)第二恒磨牙前倾,远中可能已露出牙龈,近中与第一恒磨牙牙冠相抵,第二恒磨牙的近中边沿嵴位于第一恒磨牙远中外形高点的下方。此时可以采用弹力分牙圈松解两牙的接触点,使第二恒磨牙自行萌出。

有时第一恒磨牙带环对第二恒磨牙的萌出起阻挡作用,应暂时去除带环,改为黏着式颊面管。

(2)因阻生造成下颌第二恒磨牙舌倾的情况较为常见,若同时存在上颌第二恒磨牙颊向或颊倾,两牙将形成正锁𬌗关系。

第二恒磨牙的锁𬌗在其萌出过程中,矫正比较容易。简单地黏着托槽或颊面管,以细丝纳入即可使其进入正常萌出位置。第二磨牙建𬌗后,锁𬌗的矫正相对困难,患者年龄越大,矫治难度越大。矫治的方法有两种:锁𬌗牙齿颌间交互牵引,或方形弓丝对第二恒磨牙加转矩(上颌冠舌向,下颌冠颊向)。交互牵引作用较强,但却有升高后牙的不利效果。应当注意的是锁𬌗牙的矫正需要间隙,当后段牙弓存在拥挤时,可能需要减数,如拔除第三磨牙。

2.下颌第二恒磨牙严重阻生

(1)当第三磨牙缺失或过小时,可行外科开窗暴露第二恒磨牙牙冠,然后用正畸方法使之直立。

(2)当第三磨牙发育正常时,可以拔除阻生的第二恒磨牙。若患者年龄较小(12~14 岁),第三磨牙可自行萌出到第二恒磨牙的位置,若患者年龄较大,则往往需要正畸辅助治疗。

有关研究表明:下颌第三磨牙牙胚的近远中倾斜度对其最终位置并无影响,第二磨牙拔除之后,第三磨牙牙胚的倾斜度有减小的趋势;同样,舌倾的第三磨牙也不是拔除第二磨牙的禁忌证,在拔除第二磨牙后,许多舌倾的第三磨牙变得直立。在第三磨牙发育早期,牙胚与第二恒磨牙之间常存在间隙,此间隙将在发育中消失,因而此种情况也不是拔除第二恒磨牙的禁忌证。

在第三磨牙发育的哪一个阶段拔除下第二恒磨牙对第三磨牙萌出位置影响并不大。一般来说,第二磨牙越早拔除,等待第三磨牙萌出的时间越长,疗程也越长。但临床上为治疗牙列拥挤,常需要较早拔除。拔除下颌第二恒磨牙后,许多患者需要正畸辅助治疗,使第三恒磨牙达到正常位置,因此治疗要延至第三磨牙萌出后,对此医患双方应达成共识。

(三)直立下颌第三磨牙的方法

下颌第二磨牙阻生而在正畸治疗中被拔除的病例,或者拔除前磨牙后,下颌第三磨牙已萌出、但位置不正的病例,需要用正畸方法直立。

1.一步法

一步法适用于轻中度近中倾斜阻生的病例。在部分萌出的下颌第三磨牙颊侧粘颊面管,其余牙齿全部粘托槽,或者仅第一磨牙粘托槽,两侧第一磨牙之间的舌弓相连加强支抗。以螺旋弹簧远中移动并直立第三磨牙。

2.二步法

二步法适用于近中倾斜较明显,不可能在颊侧粘颊面管的病例。治疗可延至 18~19 岁,下颌第三磨牙无法自行调整位置时进行。先在𬌗面黏着颊面管使以片断弓和螺旋弹簧对第三磨牙冠施加远中直立力,当第三磨牙位置改善之后,再在颊侧粘颊面管继续治疗。

四、下颌第三磨牙

(一)第三磨牙的发育与萌出

第三磨牙的发育、矿化与萌出个体之间有很大的差异。开始发育可早至 5 岁或晚至 16 岁,一般多在 8~9 岁。有的儿童牙冠的矿化早至 7 岁,有的却晚至 16 岁,一般在 12~18 岁牙冠矿化完成,18~25 岁牙根发育完成。萌出时间也很不相同。Hellman 报道为平均 20.5 岁。Haralabakis 报道为 24 岁,Fanning 报道女性平均 19.8 岁,男性平均 20.4 岁。

发育较早的第三磨牙并不总是萌出较早。许多调查显示 70% 以上的下第三磨牙变为阻生,也有报道 10% 的第三磨牙不发育而先天缺失。

下颌第三磨牙矿化的早期,𬌗面稍向前并向舌侧倾斜,以后随着升支内侧骨的吸收、下颌长度的增加,牙胚变得较为直立。与此相反,上颌第三磨牙向下、向后并常常向外萌出,因此有造成深覆盖或正锁𬌗的可能。由于舌肌和颊肌对上、下颌第三磨牙牙冠作用,而将使其自行调整,但若间隙不足,则锁𬌗将发生。

(二)下颌第三磨牙阻生的发生率

由于样本不同,阻生的定义不同,下颌第三磨牙阻生率报道的结果差别很大。在许多人群中下颌第三磨牙的阻生率可能为 25% 或更高。另外,在正畸临床"不拔牙矫治"的病例中,30%~70%者将可能发生下颌第三磨牙阻生。

（三）病因

由于人类进化中颌骨的退缩,使位于牙弓最后的第三磨牙常常因间隙不足而发生阻生。除了这一种族化的背景之外,以下局部因素可能与第三磨牙阻生有关。

(1)下颌骨较小,生长方向垂直。

(2)下颌宽度发育不足。

(3)第三磨牙发育延迟,将使阻生的可能性增加。

(4)第三磨牙萌出角度不利。

（四）下颌第三磨牙阻生的类型

根据 Richardson 研究,下颌第三磨牙阻生分为以下 5 种类型。

1.萌出角减小

第三磨牙𬌗面与下颌平面形成的夹角,即第三磨牙萌出角逐渐减小,第三磨牙逐渐直立,但仍不能完全萌出。此种类型占阻生下颌第三磨牙的 46%。

2.萌出角保持不变

此种类型占阻生下颌第三磨牙的 13%。

3.萌出角逐渐增大

牙齿生长时向近中更加倾斜,导致萌出角逐渐增大水平阻生。此种类型占阻生下第三磨牙的 41%,且无法预测。

4.萌出角发生有利改变

萌出角发生有利改变但因间隙缺乏,仍不能萌出形成垂直阻生。

5.萌出角过度减小

萌出角过度减小致第三磨牙向远中倾斜阻生,此种情况不多见。

Richardson 认为下颌第三磨牙萌出行为的不同是因其牙根发育的差异。当近中根发育超过远中根时萌出角减小,牙齿逐渐直立;而当远中根发育超过近中根时,萌出角增大,牙齿更向近中倾斜。

（五）正畸治疗对下颌第三磨牙萌出的影响

1.不拔牙矫治

不拔牙矫治增加了第三磨牙阻生的可能性,这是因为治疗中常需要将下颌第一磨牙和第二磨牙远中倾斜。同样的原因,口外弓推上颌磨牙向远中,减小了上第三磨牙的可利用间隙,使第三磨牙阻生的可能性增加。

2.第二磨牙拔除

拔除第二磨牙后,第三磨牙萌出空间明显增大,几乎所有病例的第三磨牙都可以萌出,但萌出的时间却相差很大,从 3～10 年不等,也很难预测。虽然上颌第三磨牙常可自然萌出到正常位置,但下颌第三磨牙位置常需正畸直立,将使治疗延长到 20 岁左右。

3.前磨牙拔除

一般认为,前磨牙的拔除能增加第三磨牙萌出的机会。Ricketts 发现前磨牙拔除能为下颌第三磨牙提供 25% 以上的间隙,有 80% 的第三磨牙能萌出,而不拔牙矫治的对照组中下第三磨牙萌出仅占 55%。Richardson 认为,从为下颌第三磨牙提供间隙的观点看,第二前磨牙拔除比第一前磨牙拔除更好。

大多数拔除前磨牙的病例磨牙前移 2～5 mm,然而增加的这一间隙并不总能使第三磨牙萌出。对前牙严重拥挤或明显前突的病例,拔牙间隙应尽可能用于前牙的矫正,第三磨牙增得的间隙更是有限。因此拔除 4 颗前磨牙的病例有时仍然需要拔除 4 颗阻生的第三磨牙,总共是 8 颗牙齿,应当将这种可能性事先向患者说明。

(六)第三磨牙拔除的适应证

(1)反复发作冠周炎。

(2)第二磨牙远中龋坏或第三磨牙不用于修复。

(3)根内或根外吸收。

(4)含牙囊肿。

(5)因第三磨牙造成的牙周问题波及第二磨牙。

(6)正畸治疗。

正畸临床为解除拥挤而拔除第三磨牙的情况并不多见,但 MEAW 矫治技术常设计拔除第三磨牙,直立后牙,矫治开𬌗。对于正畸治疗后为预防下前牙拥挤复发而拔除无症状的第三磨牙的做法目前仍存在分歧。一项对正畸治疗完成后未萌第三磨牙的追踪研究发现,某些患者出现第二磨牙牙根吸收,第二磨牙远中牙槽嵴降低,因此,这样的患者宜每 2 年对第三磨牙进行 1 次 X 线检查,必要时再行拔除。

（孙　娜）

第十八章

口腔科护理

第一节 口腔四手操作护理技术

所谓的四手操作法是在口腔疾病治疗过程中,医护人员坐在特制的椅位上,患者躺在电动双侧可调的卧式手术椅上,器械、药品、材料及其他物品放置在活动器械柜的顶部,医护各有分工,密切配合,经过他们的双手共同完成口腔疾病的治疗工作,故称四手操作法。

适用于口内各种疾病治疗,如拔牙术、根管治疗、开牙髓治疗等。

一、情境

患者因右下颌骨囊肿入院,欲于第 2 天行右下颌骨囊肿摘除术,当天需行 46、47 一次性根管充填。

二、用物

设备准备:电动双侧可调的卧式手术椅、医师用椅、护士用椅、固定柜、活动器械柜、气水三用喷枪、洗涤槽或洗手池及可调手术灯。

三、方法及步骤

(一)评估与准备

(1)患者准备:了解病情。

(2)环境准备:环境安静,光线充足,减少人员走动。

(3)护士准备:着装整洁,洗手、戴口罩。

(4)设备准备:电动双侧可调的卧式手术椅、医师用椅、护士用椅、固定柜、活动器械柜、气水三用喷枪、洗涤槽或洗手池及可调手术灯。

(二)操作过程

(1)医、护、患的正确位置:患者仰卧或接近于仰卧在手术椅上,头部位置舒适,全身放松。医师坐在7~12点的 A 区内即医师工作区;护士应坐在 2~4 点的 C 区内即护士工作区;位于 4~7 点是 D 区,患者的位置及医、护传递器械和材料的区域又称传递区;位于 12~2 点区域可放活动柜是 C 区,属静态区。

（2）医护密切配合:根据四手操作法的原则,医、护、患均选择舒适的体位,医师和护士采用坐式操作。医师和护士组成医疗小组,协同工作,在工作中医师起主导作用,根据患者主诉,经过查体,做出正确诊断,并制订治疗计划;将常见病和多发病的治疗方法步骤、所用医疗器械的顺序、所用材料标准化、订为常规、编成手册,便于护士学习配合治疗。护士主要负责安排患者、准备治疗用品、调制材料、传递和回收器械、及时用吸引器排除口水和废屑等工作。四手操作必须最大限度地简化所有的工作:包括采用预成的材料;采用一物多用的器械;采用三用喷枪,充分发挥三用喷枪最大效能。在简化工作的基础上,最后达到工作标准化,真正做到省时省力。

（3）对护士的要求。

治疗前:保持治疗区域的整洁,将常用的器械按规定摆放整齐,随时准备接待患者;患者进入诊室后,护士应辅助患者处于舒适体位,调节合适光源,指导患者口腔含漱,为患者围好胸巾,戴好护目镜,以减少诊室内空气污染及防止患者衣物污染。

治疗中:为保持诊疗部位清晰,应及时用吸引器吸去患者口腔内的唾液、冲洗液、碎屑、粉末等。使用吸引器时应将其放置在手术牙的邻近部位,防止舌及舌下组织吸入管内。吸引时动作应轻柔,切勿将吸引头接触患者咽部,以免引起患者不适;协助医师牵拉患者口腔软组织,保证手术有良好的视野;明确医师操作具体流程并加以配合,保证治疗顺利。治疗期间,医护人员操作时需确保体位符合生理活动,不扭曲。

治疗后:向患者交代口腔护理注意事项,预约下次复诊时间;治疗所使用的一次性医疗用品,按照一次性卫生材料处理原则进行处理,一次性口腔治疗盘、注射器等,遵照规章制度统一处理,其他专科器械则需要分类灭菌;治疗台、治疗椅则可使用含氯消毒剂进行擦拭;手机头及吸引器应一人一用一消毒,有条件的可使用一次性吸引器。手机使用后应用手机润滑剂进行清洗及注油润滑。

（4）口腔器械传递及交换的要求。①器械的传递:为维持医师正确的操作姿势,使医师充分利用治疗时间提高工作效率及质量,护士需负责将所使用的器械传递给医师,注意保证器械、传递时间、传递位置合理。在传递区内用标准的平行传递法将器械传递于医师手中,即器械在患者颏下和上胸之间,器械需平行于患者颏部进行传递,由患者口腔将器械取出时护士应左手在传递区接住器械。②传递注意事项:器械不能在患者的头面部上传递,避免造成不良事件;传递前需检查器械,确保正确;保证无菌操作,预防污染;传递过程中器械需尽可能与患者口腔处靠近。③器械交换:器械交换正确可保证医疗质量,缩短治疗时间。④交换器械时护士需对患者病情、治疗操作形成明确认知,保证器械传递正确、及时;器械交换过程中,用毕器械和待用器械始终保持平衡,以保证器械交换顺利,无污染,无碰撞。

四、护士应具有的素质

护士应按照职业道德规范严格要求自己,认真负责地对待每个患者,自觉地做好治疗前、后的一切准备工作。

（1）护士需要准确且全方位掌握专业知识,明确常见病、多发病相关信息,即诱因、诊断方式、防治方法等。此外,还需要具备四手操作能力,确保治疗期间可以良好配合医师,参与治疗,做好有关疾病的健康教育工作。

（2）对现代医疗设备有较好的操作能力,即了解设备性能、操作方法、维护保养方法以及注意事项等;并掌握口腔材料的调制、局部常用药物的作用等知识。

五、优点

(1)极大地提高了医疗质量和工作效率。
(2)有效地保护了劳动力。

六、评分标准

评分标准如表 18-1 所示。

表 18-1　评分标准

评分内容	实施要点	分值
评估与准备(15 分)	核对,评估患者,了解病情	3
	洗手,仪表端庄,着装整洁	2
	向患者解释四手操作的目的,取得患者的配合	3
	保持环境安静,光线充足,减少人员走动	3
	洗手、戴口罩,准备并检查物品	4
操作过程(70 分)	核对患者床号、住院号、姓名、腕带,评估患者病情	5
	保持治疗区域的整洁,将常用的器械按规定摆放整齐,随时准备接待患者	3
	患者进入诊室后,护士应辅助患者处于舒适体位	4
	调节合适光源	3
	指导患者口腔含漱,为患者围好胸巾,戴好护目镜	4
	保持诊疗部位清晰,应及时用吸引器吸去患者口腔内的唾液、冲洗液、碎屑、粉末等	5
	使用吸引器时应将其放置在手术牙的邻近部位,防止舌及舌下组织吸入管内	6
	吸引时动作应轻柔,切勿将吸引头接触患者咽部,以免引起患者不适	6
	协助医师牵拉患者口腔软组织,以保持手术区域清晰、视野清楚	6
	了解医师制定的工作程序,保证治疗顺利实施	5
	治疗过程中,医师护士始终以轻松自然不扭曲的体位进行操作,即以人类正常的生理活动为基础的操作位	5
	正确传递器械	5
	向患者交代口腔护理注意事项,预约下次复诊时间	5
	评估患者病情,询问其有无不适	4
	整理用物,洗手记录	4
总体评价(10 分)	态度认真、严谨,沟通良好	2
	操作熟练、稳重,有条理、不慌乱,有无菌观念	3
	操作中注意保护患者的隐私并保暖	3
	正确处理用物	2
提问(5 分)	针对思考题中提出的问题,能正确回答 1~2 个	5
总分		100

(刘　波)

第二节 牙拔除术的护理

牙拔除术是口腔的最基本的小手术。一般比较简单,但也有复杂的情况,所用时间长短不一,基本等同于常规外科手术,存在局部组织受损的可能,表现常见于疼痛、肿胀、出血等,严重的甚至可能造成全身性反应,如体温、脉搏、血压的波动等。所以不能轻视它,且应按照无菌原则实施拔牙。

一、解剖学

(一)口腔与咽峡

口腔中的前壁属于上、下唇,后壁属于咽峡,上壁属于腭,下壁属于口腔底,侧壁则属于颊;参考上下牙弓界限,可将口腔划分为前庭、固有口腔;前三分之二处的腭基于骨腭形成,属于硬腭;余下部位由黏膜、骨骼肌组成,属于软腭;软腭斜后下处属于腭帆,腭帆后缘游离正中部下垂的乳头状组织为腭垂;软腭双侧均分布着黏膜皱襞,前方的属于腭舌弓,连接舌根两侧,后方的属于腭咽弓,向下移行于咽侧壁;而腭舌弓、腭垂、舌根间部属于咽峡,是划分咽部、口腔的界限(图 18-1)。

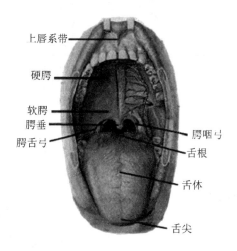

图 18-1 口腔与咽峡解剖示意图

(二)牙的构造

就人体各个器官而言,牙是最坚硬的,其共有三个组分:牙冠、牙根、牙颈;其中牙冠在口腔内暴露,牙根则在牙槽内嵌存;二者之间的部位即牙颈。牙的成分包含牙骨质、牙质、牙髓与釉质,其中牙质的占比最大。牙冠处的牙质表面有釉质覆盖,而牙根、牙颈处的牙质表面则有牙骨质覆盖;牙中间存在空腔,即牙髓腔(牙腔),内部有牙髓存在;牙髓的成分包含血管、结缔组织、淋巴管与神经;牙根中分布的小管属于牙根管;牙根尖端可见一尖孔,为牙根尖孔,以牙根管、牙根尖孔为通道,牙腔与牙槽彼此连通(图 18-2)。从年龄阶段来说,牙齿又分为乳牙和恒牙(图 18-3、图 18-4)。

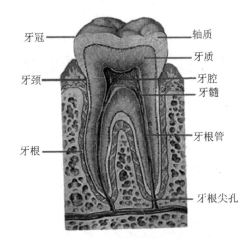

图 18-2　牙的构造示意图

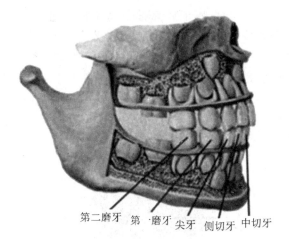

图 18-3　乳牙

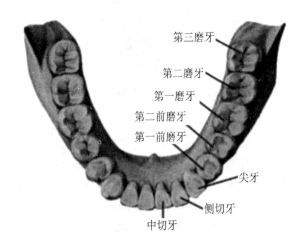

图 18-4　恒牙

二、用物

治疗盘内置:无菌治疗巾一块,弯盘,消毒棉球、消毒液(0.5%碘伏),拔牙器械(口镜、牙钳、牙挺、刮匙、牙龈分离器、微创拔牙器械等)。

三、方法及步骤

(一)局部麻醉

(1)麻醉药:1%～2%盐酸普鲁卡因、盐酸利多卡因、丁卡因。

(2)麻醉方法:口内浸润麻醉、阻滞麻醉(传导麻醉)。

(二)术前准备

(1)核对基础信息:①患牙是哪颗;②拔牙原因;③是否现在可以拔牙等。并就相关问题对患者进行耐心讲解,以提高患者的认知水平,避免产生过度心理负担。

(2)对椅位进行调整,确保光源充足、姿势自然、术野良好,以保证操作的正确性。

(3)器械准备:准备好无菌的牙挺、牙钳、牙龈分离器、刮匙等(图18-5)。注意需结合患者患牙的部位、形态等选择适宜类型的拔牙钳。

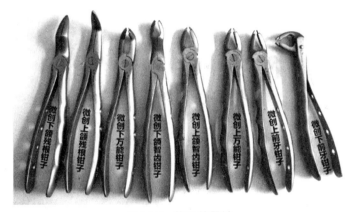

图18-5　拔牙的器械

(4)对拔牙适应证、禁忌情况形成全面且正确的认知。根据不同的病情采用相应的医疗措施,并向患者说明拔牙后可能出现的不适和并发症,消除其恐惧心理,以最佳心理状态配合拔牙手术。

(5)做好术前检查,仔细询问有关病史及药物过敏史,必要时做过敏试验,嘱患者避免空腹拔牙。

(三)方法流程

(1)分离牙龈:取牙龈分离器置入龈沟,分离牙颈周围组织,避免牙龈撕裂。

(2)挺松牙根:牙根、牙槽骨间置入牙挺,凹槽面向牙根,左手负责对旁边牙齿进行保护,右手持牙挺,牙槽骨做支点进行转动,以此逐渐挺松患者的牙齿。

(3)拔除患牙(图18-6):牙钳喙需置于颊舌侧或是唇舌侧,钳喙以牙齿长轴为方向摇动,注意保证动作缓慢,牙齿松动之后需用力牵引、拔出。若患牙为单根,且为锥形,可轻度用力旋转拔出(图18-7);若为扁平状或是多根牙,则禁止旋转用力,应以牙根弯曲方向牵引、拔出,避免牙根折断。

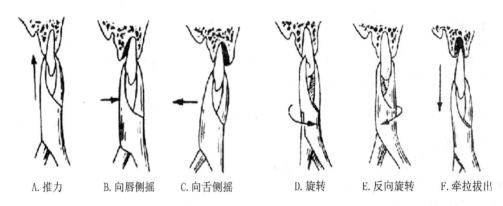

A. 推力　　B. 向唇侧摇　　C. 向舌侧摇　　D. 旋转　　E. 反向旋转　　F. 牵拉拔出

图 18-6　拔牙操作示意图

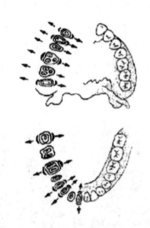

图 18-7　拔牙时的摇动方向示意图

　　(4)断根拔除(图 18-8)：明确患牙牙根与分布相关信息，断根拔出过程中需结合具体情况选择适宜方式。例如，牙槽骨间可见断根边缘，需挺出牙根；若断根在牙槽窝内，或存在于深处，需借助骨凿将局部根周骨壁凿除，在缝隙中置入根尖挺或根挺，挺出断根；若患牙为多根牙，且断根聚集，需借助骨凿劈开连接处，分成多个单根，然后分别参考上述方式取出；若如上方式均无法将断根取出，需将患者颊侧黏膜骨膜瓣切开、外翻，将局部颊侧骨质凿除，以促使牙根暴露，再取出，然后将黏膜骨膜瓣、牙龈缝合即可。

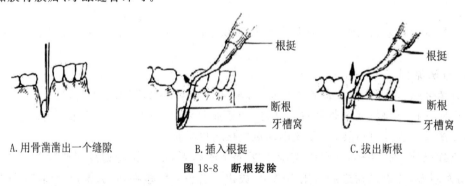

A. 用骨凿凿出一个缝隙　　　　B. 插入根挺　　　　　C. 拔出断根

图 18-8　断根拔除

　　(5)伤口处理与注意事项：拔除患牙之后，需借助刮匙将患者牙槽窝中的异物、肉芽组织清理干净，同时对创面进行搔刮处理，牙槽窝渗血充盈后以手指通过对患者颊舌侧，或是唇舌侧牙龈进行按压、复位。若拔牙后创面较大,需对牙龈进行缝合处理;最后取消毒棉卷对创口进行覆盖处理,叮嘱患者轻咬 0.5～1.0 小时,保证止血彻底,然后吐出棉卷,不可长时间留置棉卷,以防感染。拔牙当天患者禁止漱口,避免凝血块脱落影响愈合;若创口为缝合处理,术后 4 天患者需复诊、拆线。

(四)拔牙术中的配合

(1)拔牙前再次和患者核对要拔的牙齿并配合医师确保术野良好,及时传递操作所需器械;若拔牙流程较复杂,需协助劈牙,必要时做好缝合准备。

(2)协助医师做好拔牙创面的处理。

四、注意事项

(1)嘱拔牙当天禁止漱口,避免凝血块脱落影响愈合;24 小时内口腔唾液尚有少许淡红色血水属正常现象。

(2)嘱患者咬纱卷 0.5～1.0 小时后可吐出,禁止留置时间过长引发感染。

(3)禁止舔吸创口,禁止摄入过热食物,禁止患侧咀嚼,预防再出血。

(4)若拔牙后存在以下症状需立即复诊:疼痛、发热、大出血、张口受限、肿胀等;若创口为缝线处理,术后 4～5 天可复诊拆线。

(5)若病情需要服用消炎药、止痛药,同时做好药指导。

五、评分标准

评分标准如表 18-2 所示。

表 18-2　评分标准

评分内容	实施要点	分值
评估与准备(15分)	核对,评估患者,了解病情	3
	洗手,仪表端庄,着装整洁	2
	向患者解释四手操作的目的,取得患者的配合	3
	保持环境安静,光线充足,减少人员走动	3
	洗手、戴口罩,准备并检查物品	4
操作过程(70分)	核对患者床号、住院号、姓名、腕带,评估患者病情	5
	保持治疗区域的整洁,将常用的器械按规定摆放整齐,随时准备接待患者	3
	患者进入诊室后,护士应辅助患者处于舒适体位	4
	调节合适光源	3
	指导患者口腔含漱,为患者围好胸巾,戴好护目镜	4
	保持诊疗部位清晰,应及时用吸引器吸去患者口腔内的唾液、冲洗液、碎屑、粉末等	5
	使用吸引器时应将其放置在手术牙的邻近部位,防止舌及舌下组织吸入管内	6
	吸引时动作应轻柔,切勿将吸引头接触患者咽部,以免引起患者不适	6
	协助医师牵拉患者口腔软组织,以保持手术区域清晰、视野清楚	6
	了解医师制定的工作程序,保证治疗顺利实施	5

续表

评分内容	实施要点	分值
	治疗过程中,医师护士始终以轻松自然不扭曲的体位进行操作,即以人类正常的生理活动为基础的操作位	5
	正确传递器械	5
	向患者交代口腔护理注意事项,预约下次复诊时间	5
	评估患者病情,询问其有无不适	4
	整理用物,洗手记录	4
总体评价(10分)	态度认真、严谨,沟通良好	2
	操作熟练、稳重,有条理、不慌乱,有无菌观念	3
	操作中注意保护患者的隐私并保暖	3
	正确处理用物	2
提问(5分)	针对思考题中提出的问题,能正确回答 1～2 个	5
总分		100

（刘　波）

第三节　唇裂修复术的护理

先天性唇裂是口腔颌面部最常见的先天性畸形,可以单独发生,也可与腭裂同时发生。唇裂不仅影响患者的容貌,还会导致患儿吸吮困难、发音障碍。随着患儿的生长,还会出现上前牙槽嵴发育异常、牙齿咬合异常及继发鼻部畸形等。因此,尽早手术修复很有必要。

唇裂的分类方法很多,目前国内多采用按裂隙的程度分类分为三度。Ⅰ度唇裂:只限于红唇部裂开。Ⅱ度唇裂:上唇部红唇及部分白唇裂开,但未至鼻底。Ⅲ度唇裂:上唇红唇至鼻底完全裂开。

应在出生后 6 个月以前完成手术,以免影响上前牙的萌出。如手术技术及麻醉条件允许的情况下可在 3 个月左右完成手术。患儿身体条件好甚至可以在 3 周内手术。

一、单侧唇裂修复术

(一)三角瓣法唇裂修复术

1.患儿准备

患儿两周内应无上呼吸道感染,无咳嗽、流涕、腹泻及发热。

血红蛋白应在 100 g/L 以上。胸透无胸腺肥大。

上唇及周围皮肤无疖肿、皮损及湿疹。

术前三天开始用汤勺喂养患儿,以免术后因唇部缝合伤口疼痛及唇弓的戴用影响患儿的吸吮进食。

2.步骤

(1)设计定点:在健侧唇峰处定点①,人中切迹出处定点②,在健侧裂隙的唇缘上定点③,使②～③的长度等于①～②,在患侧裂隙的唇缘上定点④,使④至患侧口角的距离约等于①至健侧口角的距离。

在健侧鼻底线中点定点 a 点,并至健侧唇峰①点作一连线,a-1 即为健侧唇的高度,手术后,患侧唇高应与此等长。

以健侧鼻翼根部及鼻小柱根部为标志,测得健康鼻底的宽度,再在患侧两旁鼻底线上定点⑥和⑦,使⑥、⑦缝合后的宽度(即患侧鼻底的宽度)与健侧鼻底宽度相等。

(a～①)－(⑥～③)＝X,在手术后应使(⑥～③)＋X＝(a～①),即等于健侧的唇高。

从③作一水平线至⑤,⑤点不要超过健侧人中嵴,使③～⑤等于 X 的长度,⑥～③～⑤的连线通常约构成120°角。

在患侧鼻翼下方皮肤上,以④点为圆心,③～⑤长为半径划弧线,再以⑦点为圆心,⑥～③的长度为半径划弧线,两弧线的交点定为⑧点,则(⑦～⑧)＋(④～⑧)＝a～1,即等于健侧唇高。

以③～⑤的长度为半径,分别以④、⑧点为圆心画弧线交于⑨点。

沿⑥～③,③～⑤,⑦～⑧,⑧～⑨,④～⑨,用亚甲蓝画出连接线。

(2)切开:按照所画连线垂直皮肤做全层组织切开,使③下降到与①相同的水平位置,即形成一个三角形缺损区并能使⑧～⑨～④三角插入此区,如果裂隙较宽,为减少张力和恢复鼻小柱及鼻翼的正常位置,需要口腔黏膜移行皱褶处做水平松弛切口。

(3)缝合:以 3/0、5/0 的丝线按照所定相应各点分黏膜、肌层和皮肤三层缝合,最后修整红唇。

3.注意事项

(1)全层切开皮肤及口内黏膜,分离切开要充分才能使红唇下移到位。

(2)唇裂处黏膜常与齿龈粘连影响复位,应剪断粘连处。

(3)去除多余的红唇组织,形成唇珠,红唇切口线应做成曲线或"Z"形,以防止瘢痕挛缩。

(4)如不选择插管全身麻醉,手术中止血很重要,以防出血流至呼吸道造成窒息。

(二)旋转推进法唇裂修复术

1.患儿准备

两周内无上呼吸道感染,无腹泻等炎性症状,其他同三角瓣法唇裂修复术准备。

2.手术步骤

(1)设计定点:在红唇缘定四个点,即健侧唇峰定点 1,人中切迹定点 2,健侧裂隙唇缘上定点3,使 2～3 等于 1～2,在患侧裂隙唇缘上定点 6,使 6 至患侧口角的距离约等于 1 至健侧口角的距离。

在鼻底部也定四个点,即鼻小柱健侧根部定点 4,此点不宜超过健侧人中嵴。患侧裂隙鼻底部两侧定点 5 和 7,5 至鼻小柱根部的距离与 7 至患侧鼻翼根部的距离相加应等于健侧鼻底的宽度。在患侧鼻翼根部的下方,暂定一点 8,此点待 3～4 切开后,视 3 点下降的程度再定,见图 18-9。

定点完毕后,从 4 横过鼻小柱根部下方向 3 画一弧线,此线下段约与健侧人中嵴平行,从3 点皮肤黏膜交界处向上至 5 点画连接线。如此,按上述两连接线切开后,则在健侧唇部形成"A"和"C"两个唇瓣,旋转"C"瓣可以矫正鼻小柱的位置和封闭鼻底部的裂隙;旋转"A"瓣,可将

3 点降至与 1 点相同的水平位置。待"A""C"两瓣旋转至预期部位时,以 3～3 的距离来确定 8 的位置,即使 6～8 等于 3～3,待 8 点确定后,从 7 向 6、8 画一线,沿此线切开后,在患侧唇部形成一个唇瓣"B"。

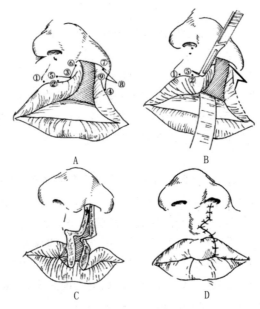

图 18-9　三角瓣法唇裂修复术

A.设计定点和画线;B.按边线垂直切开;C.三角瓣形成、对位;D.缝合切口、修整红唇

（2）切开:先将健侧 5～3 和 4～3 全层切开,止血,并向上、向患侧旋转"C"瓣,向下旋转"A"瓣。确定患侧 8 点,再于患侧沿 7～6 及 7～8 画线全层切开,则"B"瓣可向下旋转和向健侧推进。如裂隙过宽,缝合张力大,可在口腔黏膜移行皱褶处作松弛切口,以减少缝合张力。

（3）缝合:将"C"瓣向上旋转并推进插入 7～8 切开后所形成的三角间隙内,将"B"瓣向下旋转并推进至 4～3 切开后所形成的三角间隙内,分层缝合。缝合时,如 4～3 与 7～6 距离的长度不等,可向健侧略延长 4 的切口或将 7～6 作成微呈弧形切口等方法加以调整。红唇缘的处理与三角瓣手术相同(图 18-10)。

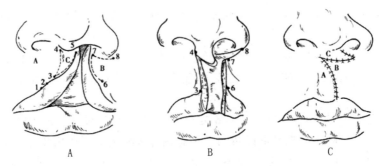

图 18-10　旋转推进法唇裂修复术

A.设计定点;B.全层切开;C.缝合切口

3.术中要点

(1)C 瓣过短常导致裂侧唇不能充分下移,唇峰过高,应将 C 瓣弯曲或其起始部旋转以增加

长度,也可以在患侧唇峰处做小"Z"字切口使唇峰下降。

（2）裂侧B瓣鼻翼底横向切口的长度应视鼻孔大小而定,鼻孔大鼻翼内收,切口应适当延长。

二、双侧唇裂瓣修复术

(一)保留前唇法

1.手术步骤

（1）设计:在中央唇鼻小柱下外方定点1,在前唇缘相当于唇峰的位置定点2,前红唇缘中点定点3,在侧唇鼻翼内下方定点4,侧唇缘由厚变薄处定点5,应使4～5＝1～2＝唇高,连接相应各点。

（2）沿1～2全层切开皮肤层及黏膜,切除部分与鼻底分离,下部在点2处相连成瓣,再于侧唇部4～5连线全层切开,上端游离,下端在5点相连成瓣,并按同法切开另一侧唇。

（3）将1～2切口缘与4～5侧缘并拢,缝合黏膜、口轮匝肌肌层及皮肤,再以同样方式缝合另一侧裂口。

（4）修整并剪除多余的两侧红唇,缝合成斜线或"Z"字形切口线,中央部位组织稍厚成形唇珠（图18-11）。

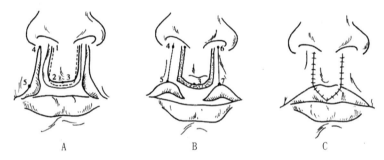

图 18-11　保留前唇法双侧唇裂修复术
A.设计定点;B.全层切开;C.修整后缝合

2.术中要点

（1）与点5和点7相连的红唇瓣不宜过窄,以免修复唇珠时组织量不够。

（2）齿龈与红唇裂隙处的粘连影响上唇复位,应做彻底松解。

(二)双侧矩形瓣法

1.手术步骤

（1）设计:在前唇鼻小柱外下方红唇缘定点1,在其下方红唇缘约2/3唇高处定点2,前唇下部中心点红唇缘定点3,连线1～2,2～3。另一侧鼻翼内侧定点4,红唇缘由厚变薄处定点5,在点4的外下方按点1～2的距离定点6,使4～6＝1～2在6～4线上定点7。使6～7＝2～3,连线点5～7,使∠576接近90°,另一侧以同样的方法画线。

（2）按画线全层切开1～2～3～9～8。再垂直切开4～6及7～5,上端红唇缘游离,下端在点5处相连成瓣。另一侧唇以同法切开。

（3）将点1与4,点6与2相对合,缝合口内黏膜,口轮匝肌层,皮肤,再将另一侧对合,缝合黏膜肌层及皮肤。

(4)点 5 与 10 在中央对合,剪除两侧红唇缘多余的组织,缝合红唇成斜线,使中央丰满成唇珠(图 18-12)。

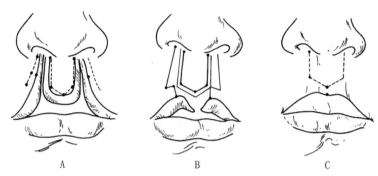

图 18-12 双侧矩形瓣法双侧唇裂修复术
A.设计定点;B. 全层切开;C.缝合切口

2.术中要点

(1)定点 6 至红唇的距离应稍短于 5～7 的距离,以利于形成两侧唇峰。

(2)点 6 应垂直切透,使∠675 充分展开。

(3)红唇下降复位时有与齿龈粘连部位应充分游离,以减少创口缝合张力。

三、唇裂术后继发唇鼻畸形修复术

适应证:唇裂修复术后因手术未完全纠正畸形或发育导致的继发畸形,包括上唇瘢痕,唇红不整,无唇珠,鼻翼塌陷,鼻孔不对称,人中嵴及红唇不对称。

术中要点:①鼻翼塌陷矫正,其分离应充分。②上唇肌层应充分分离,并向中央缝合,以纠正上唇凹陷。③唇珠切口呈斜线或"Z"字成形。可使红唇中央丰满成形唇珠,避免切口收缩变形。

(一)上唇瘢痕畸形修复

手术步骤具体如下。

(1)切除上唇瘢痕,并在口轮匝肌浅层向两侧分离。

(2)于口轮匝肌肌肉深层稍做分离,形成口轮匝肌瓣,并向鼻小柱牵拉,缝合固定在唇中央及鼻小柱基部,纠正上唇凹陷及内移鼻翼,缝合上唇皮肤。

(3)上唇切口下延,切开红唇中央,去除瘢痕,行"Z"成形,使中央丰满成唇珠(图 18-13)。

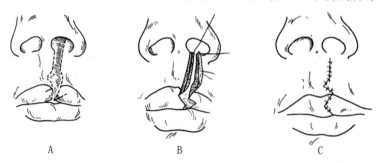

图 18-13 上唇瘢痕畸形修复术
A.切除上唇瘢痕;B.口轮匝肌瓣形成;C. Z 形缝合切口

（二）鼻翼塌陷、鼻尖畸形矫正术

手术步骤具体如下。

（1）切口从患侧鼻翼内侧经鼻小柱下方横向绕至另一侧鼻孔内侧,切开并掀起皮瓣,显露鼻大翼软骨。

（2）将塌陷的鼻大翼软骨切断,上提与健侧鼻大翼软骨膝部缝合使鼻孔上移。

（3）鼻小柱瓣复位,缝合。

（4）患侧鼻孔上部多余皮肤可去除后缝合（图 18-14）。

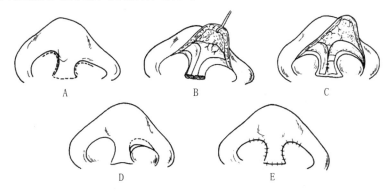

图 18-14　鼻尖畸形修复术

A.切口;B.显露鼻翼软骨;C.鼻大翼软骨的切断、上移、缝合;D.缝合切口;E.切除多余皮肤

（三）鼻翼上部塌陷"Z"成形矫正术

手术步骤具体如下。

（1）拉钩拉开患侧鼻孔,显露鼻前庭,于庭嵴顺行画中轴线,两端分出 $45°\sim60°$ 角延长线成"Z"字形瓣。

（2）切开皮肤,两瓣换位缝合,使鼻翼上部丰满（图 18-15）。

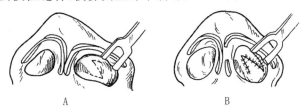

图 18-15　鼻翼上部塌陷 Z 成形矫正术

A.做成 Z 形皮瓣;B.切开皮缝,两瓣换位缝合

（四）鼻翼基底内旋塌陷畸形矫正术

手术步骤具体如下:患侧鼻翼上内及鼻小柱内侧切口,向下经鼻孔下缘至鼻翼外侧切开,另于切口线 1 cm 处前庭平行至鼻小柱顶部切开,将条形皮肤向鼻尖推进并与相应的部位缝合（图 18-16）。

（五）鼻小柱半边上提"Z"成形鼻翼塌陷矫正术

手术步骤具体如下。

（1）鼻小柱中间纵向切口,鼻尖处适当去除部分皮肤,切口基底部"Z"形切口,在患侧去除皮肤切口瘢痕。

（2）按设计切开皮肤及皮下组织，局部皮下游离，使患侧皮肤上移，鼻孔提高（图 18-17）。

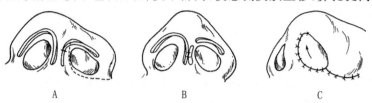

图 18-16　鼻翼基底内旋塌陷畸形矫形术
A.切口；B.鼻小柱上缘切开；C.缝合皮肤

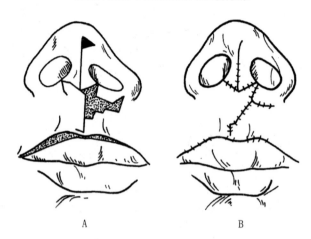

图 18-17　鼻小柱半边上提；成形鼻翼塌陷矫正术
A.去除皮肤切口瘢痕；B.另侧皮肤上移，鼻孔提高

四、临床护理

（一）术前护理

（1）唇裂修复术多为婴幼儿，患儿入院后应进行全面评估，评估内容包括发育营养状况，是否伴有其他脏器发育畸形、畸形程度、饮食习惯、家庭状况及健康状况等。应协助医师常规检查患儿肝脏功能，乙型肝炎表面抗原、血常规、出凝血时间及心肺功能等，如各项主要指标均属正常，可考虑手术。如全身健康条件不允许，可延迟手术。

（2）入院后应改变患儿喂养习惯，禁止用奶嘴或吸吮母乳，改为汤匙或滴管喂养，以适应术后不能作吸吮动作，以减少上唇伤口运动、减轻张力，避免污染伤口，造成手术失败的可能。

（3）细致观察患者局部皮肤黏膜是否有炎症、外伤、溃疡及疖肿等，如有异常应先清除病灶，缓行手术。另外，双侧唇裂患儿常伴有双侧腭裂，前颌骨与两侧上颌骨完全分离，向上前方翘出。这种情况应在术前采用生理性推压法，如弹力绷带加压达到后推的目的。加压时注意患儿的耐受力及局部血运。生理性推压法显效时间较长，故应在住院前在门诊医师指导下进行。

（4）唇裂修复手术婴幼儿多采用全身麻醉，故应准确测量患儿体重，以便计算麻醉用药，成人多采用局部麻醉。术前 2～3 天给 0.25% 氯霉素滴鼻或用盐水棉签擦拭鼻孔。术前 1 天做普鲁卡因、青霉素皮试。成人应在术前 3 天行牙周洁治术，含漱剂漱口，术前 1 天剪去鼻毛、剃胡须，保持口腔、面部清洁。根据医嘱用抗生素，术前 6 小时禁饮食。婴幼儿可在术前 4 小时进食葡萄糖水 100～150 mL，并应尽量安排在上午手术。

(5)遵医嘱术前用药,成人常用阿托品和苯巴比妥钠,婴幼儿常根据公斤体重给复方冬眠灵和阿托品或东莨菪碱于术前 30 分钟肌内注射;如患儿因饥饿哭闹,可于术前 2 小时预先肌内注射复方氯丙嗪。患儿应平卧去手术室,以免出现直立性虚脱。

(二)术后护理

(1)患儿应在复苏室进行监护复苏,专人护理,取头低仰卧位,头偏向一侧,以便涎液流出,防止口腔分泌物及呕吐物吸入气管而发生窒息。保持呼吸道通畅,及时吸出口腔内或气管插管内分泌物,若双侧鼻孔内均有带管纱卷填塞,应严密观察纱卷管是否畅通,如果因分泌物堵塞出现呼吸困难,应先将下唇向下牵拉,呈半口状或将预置的舌拉线牵出,并立即报告医师处理,以防造成窒息,给予氧气吸入。

(2)患儿完全清醒后,如有气管插管,应由麻醉师或病房医师拔除,严格拔管指征,拔管前一定检查常规皮质激素医嘱是否已执行,以免拔管后喉头水肿或痉挛引起窒息。

(3)唇裂术后当天术区可用碘仿纱条加压包扎,以防伤口渗血。术后第 1 天,常用唇弓固定,可减轻伤口张力,促进愈合。固定唇弓可用氧化锌胶布,最好用无创伤胶布,如 3M 透明胶带或伤口免缝黏合胶带。唇弓固定松紧要适度,注意局部皮肤是否有过敏。

(4)伤口可采用暴露方法,但要保持创面清洁干燥。常用 4％硼酸酒精或 75％酒精等轻擦伤口,每天 2～3 次,用 0.25％氯霉素眼药水滴鼻每天 3 次。遵医嘱应用抗生素预防感染。视张力程度伤口可在术后 5～7 天 1 次或间隔拆线;用唇弓的患儿一般在 10～15 天后拆除唇弓,鼻翼固定缝线 10 天后拆除。

(5)饮食护理是否得当对手术的成败有很重要的作用。全麻患儿清醒后 2～4 小时可用汤匙或滴管给予少量温开水,如患儿清醒后哭闹不止也可提前给予少量温开水,无呛咳和呕吐时,可给流质饮食,新鲜果汁等,计算入量,保证机体需要。食欲差的患儿可配合服用消化不良液,多酶片等,以促进食欲,进食方法可用滴管或汤匙,成人可用注射器或吊筒连接硅胶管避开伤口注入口腔,减少唇部活动,减轻张力避免瘢痕增生。

(三)并发症的护理

1.呼吸道阻塞

一般易发生于全麻未完全清醒或拔除气管插管的患者。前者多因在手术中呼吸道管理不善所致。必须彻底及时吸出呼吸道分泌物及消化道呕吐物才能解除阻塞。后者由于气管插管对气管的压迫和手术损伤引起咽喉水肿痉挛,或因双侧鼻孔纱卷胶管堵塞所致。因此,拔管前一定要常规应用适量皮质激素,检查鼻孔内纱卷胶管是否通畅,防止窒息发生。

2.伤口复裂

术中处理不当,感染,营养不良、外伤等因素均可造成伤口复裂,应采取预防措施。术中应注意伤口张力,必要时采取减张措施,以免因张力过大影响愈合。术后适当应用抗生素,并加强伤口局部的清洁处理,预防刀口感染。加强饮食护理,注意进食方法,供给充足营养。应给高蛋白、多维生素清淡流质饮食,7 天后可进半流质,14 天后进普通软饭。若饮食不能满足机体需要,可静脉补充液体或血浆等。加强护理,鼓励患儿不要大声哭闹、碰撞、坠床,必要时可将患儿双臂适当加以约束,以防用手抓弄及污染伤口。保持病室内空气新鲜,清洁、空气培养细菌数不得超过 250 CFU/m³。调节室内温度、湿度适宜,预防上呼吸道感染。

(四)康复护理

告诉家长患儿在康复阶段应补充营养,教会喂养方法,30 天内勿食质硬或油炸食物。保护伤口、避免碰撞,以防复裂。向患儿家长说明如发生复裂,需半年后再行修补。3 个月后复诊,如鼻唇部仍有缺陷,可考虑 12 岁以后再行二期修复手术。患儿出院时应为其制订唇裂序列治疗计划,包括喂养、交往能力、听力功能、牙列发育、发音以及语言发育,腭裂修复时间等。取得患儿家长配合与支持。并建立档案,与患者保持联系、定期巡诊指导。

(刘　波)

第四节　腭裂修复术的护理

一、概要

(一)解剖特点

腭裂与唇裂常伴发,也是颌面部最常见的先天性畸形、腭裂的形成与唇裂相似,为胚突融合不全或完全不融合所致,一般在胚胎发育 12 周之内,如一侧的外侧腭突未能与对侧的外侧腭突及前方的内侧腭突和上方的鼻中隔相融合,则可发生单侧的完全腭裂;两侧的外侧腭突彼此未融合且与内侧腭突均未融合者,则可形成双侧完全性腭裂。发病因素可能与营养、遗传、感染、损伤、内分泌、药物等因素有关。

腭裂造成口鼻相通,使吸吮、进食、发育等皆受一定的影响。又因鼻腔失去对尘土、冷空气的滤过加温作用,因此较易发生上呼吸道感染。腭裂必须采用外科手术进行修复,达到重建腭部的解剖形态,封闭裂隙,恢复腭部的生理功能,为正常的语言和吞咽等生理功能创造条件。

腭裂修复时间大都认为在 3 岁至学龄前较为合适。近年来有更多的人主张可在 2 岁左右患儿中进行修复手术。决定手术时应根据患儿的全身情况,考虑麻醉、手术方式、语音效果以及上颌骨发育等因素综合衡量确定,同时还要征得患儿家长的同意。

(二)目的

重建腭部的形态、封闭裂隙,恢复腭部的生理功能,为正常的吞咽、发音创造条件,为了达到上述目的可将腭裂修复术分为以封闭裂隙为主的腭成形术和以改善腭咽闭合为主的咽成形术两类。

(三)适应证

先天性腭裂:出生后 18 个月以后,行腭成形术;如软腭过短或腭垂缺少,软腭活动度差,而咽侧壁移动度好的腭咽闭合不全者可用咽成形术。

(四)禁忌证

身体状况不佳;胸腺肥大患儿;手术刺激易致心脏停搏,应推迟手术;口腔颌面炎症疾病。

(五)术前准备

全面健康检查,胸透、血常规、出凝血时间等,必要时针对性检查,判断对手术的耐受性。口周炎症疾病先予以治疗。

二、两瓣法腭裂修复术

(一)手术步骤

(1)在腭部用加适量肾上腺素的 0.2% 利多卡因盐水局部浸润注射,用 11 号尖刀剖开裂隙边缘。由裂隙缘前端向后直至悬雍垂尖端,切口前方延至侧切牙再沿牙龈缘内侧 2 mm 处向后至上颌结节,止于舌腭弓。用剥离器剥离硬腭的黏膜膜瓣达裂隙边缘。出血多时可用加适量肾上腺素的盐水纱布填塞创面上。

(2)游离腭大神经血管束 翻转组织瓣,显露腭大孔。在腭大孔周围顺血管神经束向前走行方向,沿其两侧切开骨膜,剥离出血管神经束长 1～2 mm,以减少其对软腭的牵制。

(3)凿断翼钩:在上颌结节的后上方扪及翼钩并凿断,利于减少腭帆张肌的张力,减少软腭中线缝合张力。

(4)剪断腭腱膜,使得黏膜膜瓣进一步松弛。

(5)剥离鼻腔面黏膜即腭腱膜附着。

(6)两侧腭黏骨膜瓣及软腭向中央靠拢并缝合,缝合鼻腔侧黏膜,再缝合软腭肌层,后缝合口腔侧黏膜。

(7)用碘仿纱条填充于两侧松弛切口中防止出血并减少中央缝合处张力(图 18-18)。

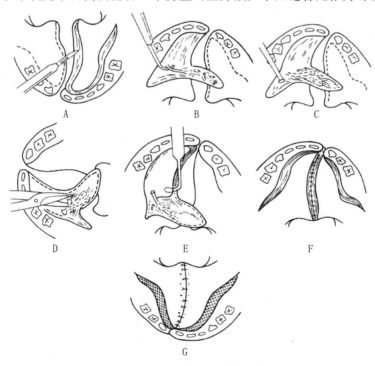

图 18-18 两瓣法腭裂修复术

A.切口和剥离;B.剥离出血管神经;C.凿断翼钩;D.剪断腭腱膜;E.剥离鼻腔面粘骨膜;F.缝合;G.碘仿纱条填充防止出血

(二)术中要点

(1)腭裂黏膜膜瓣剥离时应避免损伤腭大神经血管束。

(2)裂隙宽度小于两侧磨牙宽度 1/3 者可用单侧黏膜膜瓣。

（3）软硬腭交界处张力不应过大，以防伤口裂开。

（三）术后处理

（1）清醒后方可拔除气管内插管。

（2）注意防止术后出血。少量渗血无明显出血点者，局部用纱布压迫止血。如见有明显的出血点应缝扎止血；量多者应回手术室探查，彻底止血。

（3）饮食　流质术后2～3周，半流质1周，1个月后可进普食。

（4）口腔护理　严禁哭叫以防创口裂开。术后8～10天可抽除两侧松弛切口内所填塞的碘仿油纱条；腭部创口缝线于术后2周拆除；如线头感染，可提前拆除；如患儿不配合，缝线可不拆除任自行脱落。

（5）常规应用抗生素3～5天，预防创口感染。

三、咽后壁组织瓣咽成形术

咽后壁组织瓣咽成形术是利用咽后壁黏膜肌肉瓣翻转移植于软腭部，以封闭裂隙，延长软腭，改进腭咽闭合。

手术步骤具体如下。

（1）用缝线或单钩将软腭向前牵拉，显露咽后壁，在咽后壁设计舌形瓣，蒂在上方，相当于第一颈椎平面上方，瓣宽约为咽后壁宽度的2/3，长度约为长：宽＝2：1或3：1。

（2）用1：20万肾上腺素的0.2％利多卡因盐水局部注射，以减少出血，按设计切开舌形瓣，切透黏膜、咽筋膜及咽上缩肌，深达椎前筋膜浅面。用弯组织剪剥离，形成咽后壁黏膜肌瓣，向上翻起达软腭中后部鼻侧面，咽后壁两侧创缘稍分离，向中央拉拢缝合，消除咽后创面。

（3）在软腭中后交界处的鼻侧黏膜面形成一蒂在腭垂方向的黏膜瓣，将鼻侧黏膜瓣向后翻转，形成的创面与咽后壁组织瓣缝合（图18-19）。

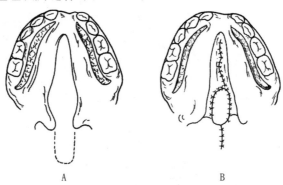

图18-19　咽后壁组织瓣咽成形术

A.在咽后壁设计舌形瓣；B.舌形瓣翻转缝合

四、临床护理

（一）术前护理

对患者进行全面评估、收集、记录、整理、建立完善的评估档案。

（1）腭裂修复术操作较复杂，创伤较大，失血较多，术后并发症亦较严重。因此，对患儿应进行全面评估，收集资料，制订护理实施计划等，建立完善的评估档案，术前协助医师进行严格的体格检查,如送检、肝功、乙型肝炎表面抗原、血常规及心、肺功能等。并测试听力、智力、发育等情况,便于制订序列治疗护理计划。

(2)腭裂患儿常伴有语言障碍及进食困难,家长往往有负疚感,对患儿较宠爱、娇惯,此,患儿依赖性强且较任性。又由于常受到别人歧视,家属及幼儿心灵上均有自卑感,因此,应设法鼓励患儿及家长树立信心,耐心讲解手术过程及手术方式。告诉家长患儿术后要保持安静,不能哭闹,只能吃冷或温的流质饭,以防切口复裂,取得患儿及家长的配合。讲解术后经过系统语言训练,可以达到或接近正常发音,进行正常的语言交流等。

(3)腭裂患儿因鼻腔对空气的加温过滤作用差,因此,要求病室空气新鲜、整洁、温度不应低于20℃,相对湿度应保持在50%以上。患儿及陪护人员应洗澡更衣、剪指甲,保持卫生。

(4)细致观察口腔及鼻腔咽部是否有炎症存在,如有上呼吸道感染、发热、局部皮肤黏膜异常,应首先清除病灶,再行修复。

(5)为预防感染,术前应清洁口腔。成人术前3天行牙周洁治术,儿童术前3天用复方硼酸溶液漱口,每天3次,如不能自理漱口的患儿,可行口腔护理;氯霉素眼药水滴鼻或用其棉签擦拭鼻腔,成人剪鼻毛。术前1天或当天遵医嘱给予适当抗生素、备血、根据需要制备好腭护板或腭护膜。儿童一般选择气管内插管全麻术,术前6小时禁食,4小时禁水。

(二)术后护理

(1)严密观察喉头水肿及伤口有无出血,患儿全麻术后血氧饱和度常低于正常,故应常规吸氧,并观察心率、呼吸变化。因咽部疼痛不敢吞咽,口腔内常集有分泌物,应随时吸出,吸引时要将吸痰管放在下颌龈颊沟间,避免吸出填塞的碘仿纱条。

(2)幼儿的肌力弱,在昏睡时可发生舌后坠,妨碍呼吸。又因气管插管压迫刺激手术创伤,可造成喉头水肿、痉挛、严重者可发生窒息,因此应常规准备舌钳及气管切开包。

(3)全麻清醒后4小时,可给少量温开水,如无呛咳和呕吐可给温流质饮食,如牛奶、豆奶、米汤等。术后2周内给流质饮食,第3~4周给半流质饮食,第5周可给普通饮食,流质饮食期间应供给足够的热量,蛋白质、维生素、微量元素及水分。食欲差的患儿,可适当服用助消化药,并常规由静脉输入抗生素、补充水分及电解质,必要时可输全血或血浆等,以保证营养供给,促进刀口愈合。

(4)保持口腔及局部伤口清洁,预防感染。每次进食毕均应饮用温开水或行口腔护理,并用生理盐水或其他黏膜消毒剂轻涂伤口。同时观察松弛切口内碘仿纱条是否脱出。用腭护板或腭护膜的患者,应观察是否合适,有无脱落等。

(5)腭裂修复术后常伴咽部肿痛,造成吞咽困难,可用100~150 mL生理盐水内加庆大霉素80万U、糜蛋白酶5 mg、地塞米松5 mg,行超声雾化吸入。每天2次。也可用上述溶液行喉头喷雾,消炎、止痛。

(6)为争取手术成功,应向患儿或其家长耐心说明,手术后1个月内不要大声哭叫,不能用手抓摸伤口,避免受凉,预防感冒咳嗽。因为这些动作均能引起腭肌收缩、张力增大、影响伤口愈合,甚至复裂。一般情况在术后10~12天,即可分次取出松弛切口内碘仿纱条,在取出后2小时内禁饮食。

(三)并发症的护理

(1)呼吸道阻塞:呼吸道阻塞的原因基本同唇裂修复术,但腭裂手术创伤更大,而且还有的采用腭裂修复加咽腔环扎成形术,因此术后患儿常在睡眠中发生憋气或鼾声,这是由于咽腔缩小后不适应所致。因此可采取改变患儿体位,适时唤醒等措施逐渐适应,同时应向其家长说明这些现象是本手术经常出现的情况,随着时间的推移会逐渐缓解,如憋气严重,半年以上不能缓解者。可行咽腔环扎松解术。

(2)出血也是该手术的并发症,发现出血应通知医师查找原因,并进行局部止血或药物止血。术后较晚期出血,应及时止血并行抗感染症处理。

(3)创口复裂或穿孔是腭裂手术的并发症之一,腭部小穿孔,常可随创口愈合而自行缩小闭合,复裂或较大穿孔,可于0.5~1.0年后再行二期修复术。

(四)康复护理

腭裂经外科手术进行修复后,只能为重建腭部解剖形态,封闭裂隙,恢复腭部的生理功能创造条件,其正常语音,吞咽功能的恢复还要进行治疗和训练。

1.语音治疗

腭裂患儿语音治疗的目的是预防、治疗及协助治疗发育异常,建立与年龄相当的正确的语音产生形成。语言治疗的成功取决于对发音错误的正确诊断,并且是建立在正常发音解剖结构基础之上。因此在治疗前应详细检查患儿发音器官是否正常,腭咽闭合是否完善,语音习惯形成的原因、有无心理障碍,明确患儿病理语音的类型及形成原因,从而确定有效的治疗方法。

语音治疗一般在术后2个月即可开始训练,训练应该循序渐进,逐步建立唇、舌、腭、咽、下颌的协调运动,建立和巩固正确的语音条件反射。为提高患儿语音治疗的兴趣,可以采取集体教学与个别辅导相结合的方式。训练的第1步是增强腭咽闭合的功能,其次是增强节制呼气的功能,然后才练习发音。

(1)增强腭咽闭合的功能:①以拇指由前向后按摩腭部,使其加长、变软和更灵活。②作干呕、打呵欠和高声发"啊"音,使软腭抬高,腭垂与咽后壁接触。③使唇、舌、下颌作开、闭、回旋和摇摆,训练其协调动作。④深吸气紧闭唇,将肺内空气送入口腔,在口腔内气压达到最大时开启口唇,用力将气喷出,训练增加口腔内的压力。

(2)增强节制呼气的功能:在腭咽肌肉收缩力增强,口腔压力接近正常时,使患儿持续而有节制的呼气,可作吹蜡烛,吹气球,吹口琴、吹管状乐器等。

(3)学读拼音文字:这种练习最困难,最重要,要循序渐进,不可急躁,可从学发元音开始,再发辅音。

(4)在正确掌握拼音文字的发音后,学习常用单字拼音。

(5)尝试读句和谈话:先慢读,要求字字清晰准确,然后加快速度。也可以先练唱歌、朗诵、大声读书读报,再练习谈话。

2.正畸治疗

腭裂患儿正畸治疗的目的是预防牙列畸形,阻止组织移位,矫治已经移位的组织,以及使腭裂裂隙变窄和促进发育不足的组织正常发育等。正畸治疗可分手术前,手术后到乳恒牙交替期以及恒牙期3个阶段。

(1)手术前正畸治疗:临床实践证明,早期接受正畸治疗不但可以恢复吸吮功能,便于喂养。而且,前牙槽突的裂隙明显缩小,可为手术修复创造有利条件;同时牙弓排列较有规则,有利于改善咬合关系。对于前颌前唇前突的患儿,可采用简单压迫法,选宽1 cm的松紧带,自前唇向颈后,两缝端以挂钩固定,橡皮筋的弹力适度,以前唇皮肤、红唇不苍白缺血和红唇不淤血变紫为宜,弹力压迫10~20天,前突即可得到矫正,即行手术。为了矫治牙槽嵴裂并促使腭裂裂隙变小,婴幼儿可使用简单腭托,利用裂隙倒凹固定,可收到封闭硬腭裂隙或促进裂隙变小的效果,为手术提供便利条件。对于伴有牙弓狭窄的腭裂患儿,可采用带扩弓弹簧的腭托。

（2）手术后到乳恒牙交替期治疗:此期仍应继续戴用矫治器,保持牙弓宽度。并定期随访,按照个体发育情况择期更换,必要时配合上牙弓扩大,预防错形成或改善错的严重程度。

（3）恒牙期矫治:一般在 14 岁以后进行,根据患儿的错合类型和严重程度进行设计,可选用固定矫治器或活动矫治器。矫正时间较长,待牙列排齐,咬合关系稳定后,最好在牙槽嵴裂隙部位进行植骨,以保持牙弓的稳定性,缺牙区应做永久性修复。

3.耳科治疗

腭裂患儿存在听力障碍,对腭裂患儿进行听力检查,发现中耳病的性质、程度、病因并及时进行治疗,对于腭裂患儿的语言功能的改善和智力发育具有重要意义。

腭裂患儿应定期进行中耳功能检查,若发现中耳疾病,可采用保守治疗,即用 0.5%～1.0% 氯麻液滴鼻每天 3～4 次,并同时配合服用抗炎药物,这样能减轻咽鼓管咽口炎性水肿,减轻对咽鼓管的阻塞程度。另外,还可采用鼻咽纤维镜向咽鼓管注射药物,γ-糜蛋白酶 400 U,地塞米松 5 mg,加氯麻液稀释至 4 mL,药物注射后再注入空气 3 mL,使药液全部进入咽鼓管及鼓室内,嘱患儿保持侧卧位 10～15 分钟,后下床活动,反复做吞咽动作,促使药液从鼓室排出,从而使咽鼓管炎症消退,恢复引流功能,以利鼓室积液的排出。同时还可改善咽鼓管的高度负压状态,使其向低度负压成正压转变。此外,对于腭裂患儿应避免使用庆大霉素、链霉素等耳毒性药物,以免进一步加重中耳疾病。

4.心理治疗

腭裂患儿一出生就面临着喂养困难和手术治疗等问题,随着生长发育逐渐出现发音障碍、牙畸形、面容缺陷等,这就易使患者产生强烈的自卑心理。此外,手术治疗的痛苦使其对医护人员恐惧、疏远,长期综合治疗形成的精神压抑,疗效不佳或治疗失败,造成的失望、信心不足等均可造成心理变态,并可造成一些严重的心理社会学问题。使患儿及其家人的生活质量受到严重的影响。因此唇腭裂患儿的心理适应性、功能独立性及生活质量等一些问题应受到高度重视。患儿一出生即应开始对其父母进行支持性的精神心理咨询,以帮助他们克服失望、内疚及愤怒等不良情绪。在制订治疗方案时,应尽量争取患儿父母的积极配合。父母与医护的合作程度往往会成为决定治疗成败的关键。另外,在治疗过程中,医护人员应具有高度责任心、同情心、细心、耐心,能及时针对患儿的各种心理精神状态给予安排、关怀、启发、诱导、鼓励,以调动患儿的积极性坚持配合治疗至成年。

（刘　波）

第五节　口腔种植术的护理

一、种植材料

（一）种植材料性能的要求
（1）材料对口腔组织有较好的耐受性,不引起支持骨的吸收。

(2)材料与骨组织应有较好的生物力学适应性。

(3)对体液有抗腐蚀性,能长期保持所需的物理与机械性能。

(4)必须无毒,有良好的生物相容性。

(二)种植材料的种类

1.金属材料

金属合金材料,如钴铬、钛及其合金等。

2.陶瓷材料

如氧化锆、氧化铝、羟基磷灰石和玻璃陶瓷等。

3.复合材料

利用涂层技术,将生物活性材料复合于金属材料表面。

4.其他材料

碳素材料和高分子聚合体种植材料。

二、适应证

患者是否可以进行种植手术,应根据全身和局部状况而定。

(1)上、下颌个别牙缺失,不宜以邻牙为基牙做修复者。

(2)对义齿要求较高,既不习惯戴用可摘局部义齿,又不愿磨邻牙做固定义齿,其咬合关系尚正常。

(3)多数牙缺失的肯氏(Kennedy)第三、四类患者。

(4)游离端缺失的肯氏(Kennedy)第一、二类患者。

(5)全口牙列缺失的患者,牙槽嵴严重吸收者、颌骨缺损者,常规全口义齿常难于获得足够的支持、固位及稳定者。

(6)颌骨缺损后不宜采用常规方法修复者,可采用种植方法增加修复体的固位力。

(7)对正畸治疗需种植支抗的患者。

三、禁忌证

(1)身体状况较差或因严重系统性疾病不能接受手术者。

(2)冠状动脉硬化性心脏病、风湿性心脏病、先天性心脏病等心血管疾病。

(3)血友病、贫血、再生障碍性贫血、白血病等血液疾病。

(4)甲状腺功能亢进症、糖尿病、类风湿关节炎等内分泌疾病。

(5)对钛金属过敏者、精神紧张不能与医师合作或精神障碍者。

(6)扁平苔藓、复发性口炎、口腔白斑等口腔黏膜疾病。

(7)若患者存在牙周变性、萎缩的问题,颌骨质量较差,不具备义齿种植条件。

(8)若患者存在骨质疏松问题,骨极度吸收残留的骨不具备种植条件。

(9)若患者存在血管瘤、颌骨肿瘤、骨髓炎、囊肿、鼻窦炎等问题,将严重影响种植手术的成功,不宜进行种植义齿修复。

(10)若患者缺失牙的近远中间距值较小,颌间距较小,也不具备义齿种植条件。

(11)若存在夜磨牙症、过度紧咬、过度错咬、偏侧咀嚼等问题的患者,也不适于选择种植义齿修复。

四、器械

常规手术器械、种植外科动力系统、特殊手术器械和种植体植入工具等。

例如纯钛两段式螺旋型牙种植体的不同手术分期所需如下：

(一)第一期,在术器械中植入种植体

(1)种植机:有三大组分,即机头、主机、马达,可保证高低两种输出功率,高速 2 000 r/min,低速20 r/min。

(2)钛质种植工具:包含钛镊、钛钳、连接器、长度测量尺以及方向指示器等,负责对种植体进行抓取与连接,种植窝长度测量,种植窝方向标注等需要接触种植体的工作。

(3)钻头:包括球钻、一号裂钻、定向钻、二号裂钻、肩台钻、丝锥。

(4)其他器械:例如不锈钢制备的旋入器、旋入扳手、固定扳手、螺丝扳手等。

(二)第二期,术器械连接种植体基桩

主要是通过术器械连接种植体基桩实现种植体与骨的结合。

工具:骨旋刀、环切刀、小骨凿、小骨膜剥离器、螺丝扳手、测量尺等。

五、准备

(一)患者准备

1.基础病历

问询患者既往病史、用药史,是否存在药物禁忌情况,或是种植手术禁忌情况等,此外还要详细询问患者是否存在口腔疾病史;掌握患者义齿种植理由、义齿要求以及期望标准等。对患者进行实验室检查、尿常规检查、血常规检查、便常规检查,凝血三项检查、血清学检查、血糖检测、心电图检查以及血压检测等;虽然吸烟患者具备义齿种植条件,但相对有较高的失败风险,因此术前需叮嘱患者禁烟;若患者存在较大的心理压力,需科学评估并对症给予心理护理。

2.口腔检查

检查患者口腔颌面部过程中,需要对上唇笑线、邻近牙齿状况、倾斜状况、余留牙牙周状况、颞下颌关节状况、口腔炎症、肿瘤以及开口度等多加注意,在检查种植区时,需要通过触诊明确牙槽嵴的高宽、牙槽骨面凹陷状况、缺牙间隙等。

3.制取研究模型

若患者黏膜较厚,或是无法准确判断,需通过针刺法进行测量,即取滑动套管连接注射器针头,于黏膜上穿刺,同时滑动套管,对刺入深度值进行标记,以此为参考制作骨地图。取全口印模,常规翻制两幅石膏模,其一作工作模,其二作手术导板;对患者的咬合关系进行明确并记录。

4.X片检查

明确骨量、骨密度及相关结构位置,例如下颌管、上颌窦、鼻底以及颏孔等。

5.常规检查

血糖、血常规、乙型肝炎标志物以及凝血酶原时间等。

6.制作外科模板

明确并记录上下颌咬合情况,并制作适宜的外科模板,以作种植导板。

7.预约手术时间

完成上述工作后,且确定患者具备义齿种植条件,需预约具体手术时间。

(二)环境准备

常规进行空气消毒。

(三)种植体的准备

(1)以检查结果、患者具体咬合情况为参考,对种植区软组织、骨组织情况进行评估,并制定科学的种植方案。

(2)参考患者个体情况与要求,对种植系统进行选择。

(3)对种植体部位、方向、数量、类型以及长度、直径等进行明确。

(4)若患者牙槽骨骨量较少,需结合具体情况选择是否需要对患者进行骨移植、下牙槽血管神经移位、上颌窦底提升、GRB等手术。

(5)若患者的软组织较少,需选择是否开展软组织移植、处理手术。

(6)为患者详细讲解手术方案,包括种植体系统、治疗流程、治疗时间、可能存在的并发症、注意事项、经济成本、长期维护要求等;一般埋入式种植体需在第1次术后2~6个月接受第2次手术。

(四)其他物品准备

基础准备:手套、治疗巾、手术衣、辅料盒以及注射器等。

手术包准备:种植体配套器械、检查盘、牙用镊子、孔斤、组织剪、骨膜分离器、刀柄、拉钩、组织镊、小止血钳、骨锉、骨锤、传力器、不锈钢长度尺、2个小量杯、持针器、咬骨钳、外科模板、吸引器头、口镜、线剪、缝线、棉签、纱布等。

种植机准备:分类消毒种植机各部分,例如微型电动马达、手机头需要高温加压消毒处理,冷却水道需要注入75%浓度的酒精消毒处理,使用前再以生理盐水冲洗,确保无酒精残留,然后取生理盐水注入以备种植窝冷却使用。完成消毒工作后,需要准确连接种植机各部分,连接电源,观察机头运转、喷水是否正常。

(五)药物准备

正确选择局麻药物、1:5 000氯己定液、75%酒精、1%碘酊、生理盐水等。

六、护理

(一)手术期护理

1.护理评估

(1)健康史:了解患者全身状况,评估有无种植手术的禁忌证。

(2)身体状况:评估缺失牙部位的情况及有无口腔黏膜疾病等。

(3)辅助检查:通过X线检查,了解牙槽骨的密度、骨量、邻近结构的解剖情况以及相邻牙的情况。

(4)社会-心理因素:患者因不了解牙种植手术的方法和步骤,对手术往往存在紧张、恐惧心理和过高的期望值。其次应评估患者经济情况,有无足够承受能力。

2.一期种植术前护理

(1)心理护理:在安排患者就诊时,以关心、理解、和蔼的态度接待患者,使患者感受到医务人员的关心,减轻焦虑及恐惧心理。向患者讲清手术的步骤、手术时间和术中需要配合的事项,告知患者有问题可举手示意,并做好患者的解释工作,取得患者的信任,使其积极配合手术。

(2)术中护理。①患者躺在治疗椅上,调节椅位及光源。②观片灯上放置患者的X线片、种植体模板,便于医师观察与操作。③取 1∶5 000 浓度的氯己定液给予患者含漱,持续 1 分钟吐出,共计 3 次;取 75% 浓度的酒精、氯己定液对患者口周、颌面进行消毒处理。④将手术包中的吸唾管、口镜以及定位模板等浸泡在无菌生理盐水内,洗净后置于保内无菌区中。⑤洗手,佩戴无菌手套、常规铺巾、放置器械、安装种植机、连接冷却水道,并对专科器械运作情况进行检查。⑥取 1% 浓度的碘酊、麻醉注射器传递给医师,协助医师对患者种植区黏膜消毒处理,并注射麻药。⑦在术中及时传递手术器械,及时吸引,协助清晰手术野。⑧种植窝以生理盐水冲洗,完成制备工作后,协助医师在其中妥善放置种植体,并推压复位,或是借助骨锤对传力器进行轻轻叩击,帮助种植体复位。⑨术后帮助患者清理口周血迹,并撤除使用器械、用品等。

(3)术后护理。①指导患者接受 X 线检查,明确种植体复位是否准确。②叮嘱患者遵医嘱使用类固醇刺激素、抗生素,以预防水肿、感染;日常以漱口剂漱口,做好口腔护理工作。③术后当天需叮嘱患者禁止摄入过烫、过硬食物;禁止剧烈运动;术后 2 天可对创口进行局部冷敷处理,缓解水肿症状。④术后患者需在 1 天后、3 天后、7 天后复诊,帮助医师及时了解创口愈合情况、反应情况等,一般术后 1 周可拆线。⑤记录患者有效的联系方式,包括电话、住址等,此外还要明确患者的性别、年龄、X 线检查结果、种植体类型、种植体部位等,确保术后可以为患者提供有效的随访;一般患者术后间隔 3～6 个月需要接受二期手术,需提前与患者约好具体时间。

5.二期手术的护理

(1)术前护理。①患者准备:检查口腔黏膜愈合的情况,并嘱患者摄 X 线片,以确定种植体位置及与周围骨结合的情况。②用物及器械准备。一般用物准备:同一期手术。特殊器械准备:另备牙龈成形基台、环形切刀、种植体修复螺丝刀等。

(2)术中护理。①嘱患者用 1∶5 000 氯己定液漱口,方法同一期种植手术的护理相关部分。②协助医师用一期手术中使用的定位模板确定种植体的位置,递环形切刀给医师将已愈合的牙龈去除,或采用翻瓣的方法暴露种植体顶部。根据牙龈的厚度选择配套的牙龈成形基台,协助医师用螺丝刀将其固定于种植体上,待 7～10 天后再行修复。

6.健康指导

(1)术前向患者介绍牙种植手术的步骤、治疗时间、预后、并发症、治疗费用,注意及时修正患者的过高要求。

(2)种植术后遵医嘱用药,保持口腔卫生,保护种植区组织。

(二)种植义齿患者的修复期护理

种植义齿修复期应根据患者需种植牙的数目和部位确定修复类型,各种类型种植义齿修复的护理配合基本相同,操作步骤和护理配合如下。

1.护理评估

(1)身体状况:评估患者种植体植入部位的伤口愈合情况,口腔卫生状况。

(2)辅助检查:摄 X 线片、曲面断层片了解种植体与牙槽骨的结合情况。

(3)社会-心理因素:了解患者对种植义齿的修复及修复类型的认知情况,是否了解修复的步骤及是否存在恐惧心理;评估患者对种植义齿修复效果的期望程度。

2.护理诊断

同种植义齿患者手术期护理。

3.护理目标

(1)患者的焦虑、担忧心理的减轻或消除。

（2）患者了解种植义齿修复的相关知识及修复设计方案。

（3）患者了解种植义齿修复后能达到的基本功能。

4.护理措施

（1）术前护理：同种植义齿患者的手术期护理。

（2）术中护理注意要点如下。

用物准备：特制的开孔托盘、硅橡胶印模材料、人工牙龈材料、取模桩、种植体代型、转移杆、种植螺丝刀、扭矩手机、扭力扳手、基台、咬合纸、牙线、各类砂石针、金刚砂车针、抛光橡皮轮、绒轮、抛光粉、粘固剂、蜡片、雕刻刀、酒精灯、火柴等。

安装基桩的护理：①医师将取模桩与配套的中央螺丝固定于种植体上后，护士准备相应的开孔托盘，调和硅橡胶印模材料，取模。②待印模材料凝固后，卸下暴露在托盘开孔部位的固定取模桩的中央螺丝，取下完整的印模，此时取模桩已固定在印模内。然后用卸下的螺丝将种植体代型与印模上的取模桩固定在一起（应防止取模桩转动），灌注模型。③模型凝固后，卸下取模桩，将已经选好的基桩固定在模型上，通过平行研磨仪对基桩进行研磨，使所有基桩均获得共同就位道，然后送技工室进行义齿制作。

种植义齿试戴与粘固的护理：①向患者详细介绍义齿修复试戴过程及其注意事项，调整患者椅位、灯光，密切配合医师操作。②医师在为患者试戴义齿时应调整修复体牙尖高度，使正中咬合多点接触，侧向咬合无接触。递镜子给患者，仔细倾听患者的意见，在患者满意后准备粘固。③消毒吹干义齿，协助医师隔湿，消毒吹干基牙和基桩，调拌适宜的粘固剂，协助医师完成义齿粘固。待粘固剂凝固后，清除多余的粘固剂，然后紧咬纱团5～8分钟，以利修复体粘固。

注意事项：灌注基桩模型与一般义齿模型不同之处如下。①应在种植体代型周围的印模材料上涂布人工牙龈材料分离剂。②待分离剂干后，在围绕种植体代型的印模材料处用特定的注射器灌注人工牙龈材料。③为防止形成气泡应在石膏振荡器上灌注模型，必要时可用探针沿种植体代型周围轻轻搅动，以利气泡排出。

（3）术后护理：治疗结束后，分类处理器械及一次性用物。

（张　瑜）

第六节　牙列缺失全口义齿修复的护理

一、概述

牙列缺失是指整个牙弓上不存留任何天然牙或牙根，又称无牙颌，主要由龋齿和牙周病引起，对患者的面容改变、咀嚼功能、吞咽功能、发音可产生影响。牙列缺失多见于老年人。

二、病情观察与评估

(一)生命体征

监测生命体征，观察患者有无血压异常。

(二)症状体征

(1)观察患者咀嚼功能、吞咽功能、发音情况及面容改变程度。

(2)了解患者缺牙的时间、有无义齿修复经历、既往义齿使用情况、颞下颌关节有无疼痛、张口困难等。

(三)安全评估

评估患者有无因对义齿的认知不足导致的紧张、焦虑等。

三、护理措施

(一)取印模

(1)核对患者姓名、性别、年龄、牙位。

(2)根据患者牙弓的大小、形态、高低、失牙的数量和部位选择托盘,托盘尽量与牙弓协调。

(3)遵医嘱调拌材料,将调拌好的材料装入托盘,协助医师取印模。

(4)取模时患者尽量放松唇颊部,头微向前低下,用鼻吸气,口呼气,以免恶心。

(5)取下印模用冷水冲去表面唾液,经消毒后立即灌注,以免脱水变形。

(二)颌位关系记录

(1)指导患者做正确的咬合,先做吞咽动作,再用后牙咬合。

(2)配合医师做好咬合关系记录。

(3)协助患者漱口。

(三)试戴蜡义齿

(1)协助医师为患者试戴蜡义齿。检查颌位关系是否正确,面部丰满度,前牙上、下中线是否一致,面部是否对称;患者前牙颜色、大小、形态与面形、皮肤是否相称,后牙排列的位置是否恰当,发音是否清楚等。

(2)试戴蜡义齿时,勿用力咬合,以免咬坏蜡托。

(四)试戴义齿

(1)核对义齿编号,试戴义齿,教会患者义齿使用方法。

(2)协助医师完成全口义齿的调𬌗、打磨、抛光、清水冲净,并消毒。

(3)初戴义齿时会有异物感,恶心欲呕,不会咽唾液、发音不清楚等现象,应尽量戴在口中使用,数天内即可适应。

(4)口腔条件及适应能力差而又有不良咬合习惯的患者,初戴前几天,应只用义齿练习正中咬合和发音,先做吞咽动作,再做后牙咬合动作,以免因不容易咬到正中颌位,而影响义齿的固位和咀嚼功能的恢复。待习惯后再咀嚼食物,开始先吃体积小的软食,逐渐过渡到一般食物。

(5)若因义齿刺激,造成黏膜破损,应摘下义齿,并及时到医院修改。切勿用砂片、小刀片自行刮除基托组织。

(6)进食后取下义齿用冷水冲洗后再戴上,以免食物残渣存留在义齿的组织面,刺激口腔黏膜。睡前将义齿取下,使口腔组织得到休息,将义齿清洗干净浸泡于冷开水或义齿清洁片溶液中,保持义齿清洁,防止变形。

四、健康指导

(1)向患者讲解全口义齿的特点、固位原理、与天然牙的区别。告知患者坚持戴用,才能使全口义齿修复成功。

（2）告知患者在修复完成前进食营养均衡流质或软食。

（3）告知患者戴用义齿需定期检查,全口义齿一般戴用 3～4 年后应进行必要的调𬌗和重衬处理,戴用 7～8 年后应予以更换。

（张　瑜）

第七节　下颌骨骨折的护理

一、概述

下颌骨骨折是由于下颌骨受到暴力外伤所致。临床表现为骨折段移位、出血和血肿、咬合紊乱、张口受限、局部水肿、疼痛等,致使咀嚼、呼吸、吞咽、语言等功能障碍。颌骨骨折治疗原则:先救命,后治伤,全身情况稳定后,尽早行骨折的精确复位。

二、病情观察与评估

（一）生命体征
监测生命体征,观察有无发热、呼吸异常、血压下降。

（二）症状体征
（1）观察有无面部肿胀、张口受限、下颌骨异常运动、咬合错乱及疼痛等,颌面部出血及面部塌陷情况。

（2）有无下颌体骨折引起的舌体后坠而导致的呼吸困难。

（3）是否合并颅脑损伤,有无脑脊液耳鼻漏。

（三）安全评估
（1）评估患者有无因舌后坠而导致窒息的危险。

（2）评估患者有无因持续疼痛或功能障碍而导致跌倒/坠床的危险。

（3）评估患者有无担心预后导致的焦虑。

三、护理措施

（一）术前护理
1.完善检查

协助完成 CT、胸片、心电图、口腔曲面断层片、血液常规检验等。

2.卧位与活动

采取坐位、俯卧位或者侧卧位,头偏向健侧。

3.呼吸道护理

（1）保持呼吸道通畅,遵医嘱给予吸氧,心电监护。

（2）下颌体粉碎性骨折或双侧下颌体骨折引起舌后坠出现呼吸困难时,可用粗线或舌钳牵拉舌体,无缓解可安放口咽通气管或紧急气管切开。

4.口腔护理

保持口腔清洁,漱口液含漱。

5.饮食护理

半流质或流质,张口受限进食困难者给予代金氏管喂食,必要时给予鼻饲。

6.心理护理

讲解疾病相关知识、检查的目的、手术方法、步骤及注意事项,消除患者紧张恐惧的心理,积极配合治疗。

7.访视与评估

了解患者基本信息和手术相关信息,确认术前准备完善情况。

8.患者交接

与手术室工作人员核对患者信息、手术部位标识及患者相关资料,完成交接。

(二)术后护理

1.体位与活动

协助患者半卧位休息,头偏向健侧,以免骨折处受压;适当翻身活动四肢,深呼吸咳嗽,病情稳定后早期下床活动,避免压疮和坠积性肺炎发生,增加舒适感。

2.保持呼吸道通畅

(1)观察生命体征,给予吸氧、心电监护及血氧饱和度监测。

(2)术后48小时内冰敷减轻术区出血、肿胀、疼痛,若伤口周围肿胀明显、加压包扎过紧引起呼吸困难、敷料渗血较多时应及时通知医师协助处理。

3.伤口护理

观察患者张口度,咬合关系恢复不良时予颌间牵引,可避免骨折断端移位,利于咬合关系恢复。

4.管道护理

妥善固定,做好标识,保持引流通畅,观察记录引流液的量、颜色及性状,防止扭曲、打折和脱落。

5.饮食护理

给予温凉流质或半流质饮食,张口受限者可用代金氏管喂食,必要时给予鼻饲,忌辛辣刺激食物。

6.口腔护理

餐后先用温开水漱口,再用漱口液含漱,颌间牵引患者行口腔护理或口腔吊瓶冲洗。

四、健康指导

(一)住院期

告知患者颌间固定后咀嚼肌群的疼痛不适为肌肉力量平衡重建期间的正常反应,勿紧张。

(二)居家期

(1)告知患者洗头淋浴时水温不宜过高;睡眠时适当抬高头部,减轻局部肿胀。

(2)半年内禁咬硬物,避免单侧咀嚼;颌间牵引拆除后进半流质饮食或软食,以免影响骨折愈合。

(3)颌骨骨折张口训练的方法:①告知张口受限的患者术后1周可行张口训练,将训练工具

(勺子、木楔、开口器)从臼齿放入双侧磨牙咬紧,以不疼痛为宜,每次 10～15 分钟,每天 2～3 次。②颌间牵引患者第 3 周,进食时可逐渐去除牵引的橡皮圈,以锻炼咀嚼功能;第 4 周可完全去除牵引的橡皮圈,缓慢进行张口练习,张口度由小逐渐增大;第 5 周到第 6 周,拆除固定的牙弓夹板,逐渐进行张口练习至正常张口度。

(4)术后 7～10 天拆线,出院后 1 个月、3 个月、1 年复查,3 个月内避免剧烈活动、挤压碰撞患处,如发生结扎丝脱落、松解或断裂,咀嚼时颌骨、牙齿疼痛,切口部位如有红、肿、疼痛及其他异常及时就诊。

（张　瑜）

第八节　龋病的护理

一、护理评估

(一)健康史
了解患者的口腔卫生情况及饮食习惯,如有疼痛询问疼痛性质及是否与进食和温度刺激有关。

(二)身体状况
通过患者的临床表现及体征评估龋病的进展程度,以便诊断和治疗。

(三)辅助检查
1.X 线检查

通过 X 线摄片检查龋洞的深度和位置,特别对于邻面龋和颈部龋的诊断价值比较显著。

2.温度刺激试验

医师可以通过观察患牙对冷热刺激的敏感或反应程度来进行诊断,也可以用牙髓电活力测试仪来进行。

(四)社会-心理因素
由于龋病病程较长,一般不对机体造成较严重的影响,容易引起患者及家属的忽视,从而延误最佳的治疗时机而导致牙髓疾病、根尖疾病和牙周疾病等严重的口腔疾病的发生。因此,正确评估患者的年龄、文化层次、口腔卫生习惯、口腔保健知识以及患者对口腔治疗的意义、治疗方法、预后的了解程度、对治疗效果的期望值和自身的经济承受能力等至关重要。

二、护理诊断

(一)疼痛
与牙本质及牙髓受刺激有关。

(二)知识缺乏
缺乏对于龋病的发生、发展、预防以及早期治疗的知识。

(三)牙齿异常
牙齿异常与不良的口腔卫生和饮食习惯造成的牙体硬组织损害有关。

(四)舒适改变

舒适改变与对外界刺激过度敏感、牙体硬组织龋坏和牙本质暴露有关。

(五)误吞、误咽

误吞、误咽与患者过度紧张和医护操作不慎有关。

(六)潜在并发症

牙髓炎、根尖炎等。

(七)焦虑、恐惧

焦虑、恐惧与不了解龋病的治疗过程和医护与患者间的沟通不足有关。

三、护理目标

(1)消除患者焦虑、恐惧心理,使患者能够积极配合医师完成治疗,恢复患牙正常的解剖形态和生理功能。

(2)在治疗过程中无感染及交叉感染发生,无口腔黏膜损伤,避免细小器械、碎屑、冲洗液等误入气管或食管。

(3)使患者了解治疗方法、治疗效果、预后及治疗费用。

(4)使患者了解口腔卫生保健常识,养成良好的口腔卫生习惯和饮食习惯。增强其防病意识,预防并发症的发生。

四、护理措施

(一)保守疗法的护理

1.术前护理

(1)心理护理:在安排患者就诊时,以关心、理解、和蔼的态度接待患者,使患者感受到医务人员的关心,减轻焦虑及恐惧心理。

(2)患者准备:请患者坐上牙椅,系好胸巾,漱口清洁口腔,询问病史及药物过敏史以及患牙自觉症状。

(3)用物准备:让患者了解到所用物品是一用一灭菌或一次性物品,消除患者的顾虑。用物准备程序如下:铺一次性牙椅套或牙椅头套,一次性避污薄膜,备漱口杯、吸唾管及胸巾。根据需要装上高速、低速手机或洁牙机手机。调节椅位:为了便于检查,要先调好椅位。医护人员戴一次性手套。

2.术中护理

(1)器材准备:治疗盘、口镜、探针、镊子、橡皮障或隔湿棉卷、蘸有 10% 硝酸银或氟化物的备用小棉球。

(2)暴露病变部位:递手机,协助维护术野,及时吸唾,保持术野清晰、干燥。

(3)清洁患牙:递清洁刷清洁牙面,必要时递洁牙机手机清除牙石及菌斑,并协助医师用三用枪冲洗干净。

(4)术区隔离:递镊子夹棉卷隔湿或协助医师用橡皮障隔湿,清洁患牙表面。

(5)涂布:递蘸有药物的棉球,操作时避免接触口腔软组织。

3.术后护理

(1)清除面部污垢,递纸巾、镜子,让患者整理容貌。

（2）将检查器械归类放置。

（3）回收可高温灭菌器械。

（4）清洗吸唾导管及痰盂,保持其通畅、清洁。

（5）用消毒剂进行牙椅表面消毒。

（6）弃去一次性物品,如胸巾、吸唾管、漱口杯、检查盘、牙椅套及避污薄膜,按要求进行分类处理。

（二）修复性治疗的护理

1.银汞合金修复的护理

（1）治疗辅助工作:去除腐质制备洞形过程中随时调节光源,及时吸唾,协助维护术野,保持术野清晰。

（2）无痛治疗的护理:先递送1‰碘酊棉签供医师局部黏膜消毒,后遵医嘱用注射器吸取局麻药物并套好针帽使活塞部分朝向医师递送,待医师接稳注射器后护士左手固定注射器体部,右手拔出针头帽,严防造成患者和医护人员的黏膜及皮肤损伤。

（3）窝洞预备的护理:备洞时应根据龋洞的位置、大小、洞型分类,选用适合挖器、车针,去除残存的龋坏牙本质,然后递探针检查是否去净龋坏牙本质,注意操作轻巧,使用三用枪冲洗吹干窝洞时用力轻柔,注意吸唾时不要损伤软组织。

（4）术区隔离的护理:简易隔离法的护理:递送消毒棉卷放置于患牙唇（颊）侧前庭沟处和舌侧口底。制作隔离棉卷方法:将纱布剪成边长为7～10 cm的方块,然后将脱脂棉撕成棉片铺在纱布的一边,由内向对侧面卷去,毛边塞在里边,搓成长3～5 cm,直径1.5 cm的圆条,消毒备用（制成的棉卷应松紧度适宜）。橡皮障隔离法的护理:选择橡皮布时大小应合适,选择与治疗牙相应的橡皮障夹使用;使用橡皮障夹持钳时,注意不要损伤患者的牙龈。选择性辅助隔离法的护理:递送退缩绳、开口器或相应药物（如阿托品）。

（5）窝洞消毒的护理:递送蘸有窝洞消毒药品的小棉球给医师消毒窝洞,并协助医师用三用枪吹干。

（6）垫底护理:调拌垫底材料:根据洞形需要选择相应的垫底材料和方法。垫底:递送粘固剂充填器、垫底材料给医师,同时注意吸唾和维护操作视野。修整:在垫底材料未干时,及时给医师递送挖器或雕刻刀修整外形,待固化后递送手机继续修整,使之成为充填洞形。

（7）充填护理:银汞合金调制。充填:将调拌好的银汞合金用一次性橡皮片包好,搓成柔软条状,分次装进银汞合金输送器内递送给医师。如需放置成型片,则需选择适当的成型片和成型片夹先行递送。银汞充填时先递送小号的银汞合金充填器,将洞的点、线、角及倒凹、固位沟处压紧,再换用大号的充填器向洞底和洞壁层层加压,填满窝洞。最后递送镊子取出成型片,递雕刻刀雕刻外形。调𬌗及磨光:递送咬合纸,嘱患者轻轻咬合,检查有无高点,调整咬合后递磨光器做表面磨光。清除合金碎屑:递送镊子夹一小湿棉球清除充填体表面的合金碎屑,再递送探针彻底清除窝沟、点隙、缝的银汞合金碎屑,用三用枪冲洗清除碎屑及清洁口腔并吸去冲洗液。充填术后除去一次性用物,可回收器械清洗、消毒。剩余的银汞合金回收,放置在盛有甘油或饱和盐水的瓶子里,以防止汞的挥发造成环境污染。

2.玻璃离子修复的护理

（1）治疗辅助工作、无痛治疗护理:同银汞合金修复的护理。

（2）窝洞预备护理:同银汞合金修复的护理。

（3）术区隔离的护理：同银汞合金修复的护理。

（4）窝洞消毒的护理：同银汞合金修复的护理，注意不可用含酚消毒剂消毒。

（5）垫底护理：同银汞合金修复的护理。

（6）充填护理：涂黏结剂，准备并递送黏结剂小棉球供医师涂于窝洞，用三用枪协助轻轻将黏结剂吹均匀；调制玻璃离子，递送材料：视洞形大小递送适量玻璃离子粘固剂将窝洞填满；调拌，玻璃离子粘固剂在调制后 3～5 分钟达到临床固化，因此窝洞填满后应在未达到临床固化前雕刻外形及调𬌗；涂防水剂，递送蘸有防水剂的一次性干燥小毛刷，涂布防水剂于修复体表面；修整外形及抛光，递送咬合纸检查咬合高点，调𬌗，抛光；充填术后除去一次性用物，将可回收器械清洗、消毒。雕刻刀及调拌刀用完后应马上用乙醇棉球擦干净。

（三）光固化复合树脂修复的护理

1.术前护理

同保守疗法的护理。

2.术中护理

（1）治疗辅助工作、无痛治疗护理，同银汞合金修复的护理。

（2）窝洞预备护理，同银汞合金修复的护理。

（3）术区隔离的护理，同银汞合金修复的护理。

（4）色度选择的护理，在自然光下，用比色板对照邻牙牙色，选择适宜颜色的材料供医师使用。

（5）窝洞消毒的护理，同玻璃离子修复的护理。

（6）垫底护理，同银汞合金修复的护理。

（7）充填护理，酸蚀，隔湿，及时吸唾，协助医师用三用枪吹干患牙，递送酸蚀剂处理牙面 1 分钟左右。然后用清水冲洗患牙，及时吸干冲洗液，此时注意冲洗后的牙面不能接触唾液，以免污染而降低固位能力，及时吸唾，保持干燥。此时吹干牙面可见酸蚀后的牙面呈白垩色，否则，可再酸蚀一次。涂黏结剂，用一次性小毛刷蘸适量黏结剂递给医师涂布于洞壁，厚约 0.2 mm，轻吹使其均匀涂布，递送光固化灯光照固化 20 秒。照射前光导纤维表面包一层一次性透光避污薄膜，每个患者更换，防止交叉感染。递送材料，用充填器一次取足量材料递送给医师，从窝洞的一侧填入，以排除空气，防止气泡形成。较深窝洞要分层充填、固化，每层厚度约为 2 mm，直至填满窝洞，恢复基本外形。每层光照时间一般为20～40 秒。修整外形，调𬌗：充填完毕递送咬合纸检查咬合情况，调𬌗。打磨抛光，慢速手机装上抛光砂片，顺序打磨抛光，或用橡皮轮和打磨膏抛光。清理，充填完毕后雕刻刀及调拌刀立即用乙醇棉球擦干净，除去一次性用物，将可回收器械清洗、消毒。

3.术后护理

同保守疗法的护理。

（四）深龋治疗的护理

1.术前护理

同保守疗法的护理。

2.术中护理

（1）应注意进行牙髓活力检查，即递送冰条做冷测验，或备乙醇灯、递送热牙胶条做热测验，或递送牙髓电活力测验器做电测验等。

(2)治疗辅助工作、无痛治疗护理:同银汞合金修复的护理。

(3)窝洞预备护理:同银汞合金修复的护理。

(4)术区隔离的护理:同银汞合金修复的护理。

(5)垫底护理:同银汞合金修复的护理。

(6)充填或暂封护理。调拌材料:选用并调拌恰当的安抚或盖髓材料。递送材料:将调拌完成的安抚材料或盖髓材料迅速递给医师,进行安抚或盖髓,清洁患牙周围。暂封或充填:调拌暂封或充填材料递送给医师,进行暂封或充填。

3.术后护理

同保守疗法的护理。

（张　瑜）

第九节　牙体硬组织非龋性疾病的护理

一、概述

牙体硬组织非龋性疾病包括牙发育异常、牙损伤和牙本质过敏症。

(一)牙齿发育异常

牙齿发育异常是指牙齿在生长发育期间,受到多种不利因素的影响,从而使牙在结构、形态、数目和萌出方面发生异常。

1.牙结构异常

包括釉质发育不全、氟牙症、四环素牙、遗传性牙本质发育不全、先天性梅毒牙。

(1)釉质发育不全:是指牙在发育期间受多种因素影响所致的釉质结构异常。轻度釉质发育不全的牙齿釉质形态基本完整,仅有色泽及透明度的改变,形成白垩状釉质。较严重的病变牙面有实质性缺损,釉质表面出现带状或窝状的棕色凹陷。

治疗要点:轻症釉质发育不全无需特别处理;重症者可用复合树脂等材料修复缺损部位或用瓷贴面及全冠修复。

(2)氟牙症:又称氟斑牙或斑釉牙,是慢性氟中毒病早期最常见而突出的表现,具有地区性。一般认为人类饮用水中含氟量以 0.5～1.0 mg/L(0.5～1.0 ppm)为宜。氟含量过高则可引起氟牙症和全身氟骨症。氟牙症表现为同一时期萌出的牙釉质上有白垩色或褐色斑状,严重损害者伴釉质缺损。牙釉质硬度降低,耐磨性差,但对酸蚀的抵抗力较强。

治疗要点:对于无实质性缺损的氟牙症,可用酸蚀涂层法治疗,而有实质性缺损的氟牙症则可做复合树脂或烤瓷冠修复。

(3)四环素牙:因服用四环素族药物引起的牙着色称为四环素牙。在牙的发育矿化期服用的四环素族药物,可被结合到牙组织内,形成的四环素钙复合物,沉积在牙本质中使牙着色。病变初期患牙呈黄色,受阳光照射后会逐渐变成棕褐色或深灰色。为防止四环素牙的发生,妊娠和哺乳期妇女以及 8 岁以下的儿童应禁用四环素类药物。

治疗要点:①复合树脂修复。②利用烤瓷冠或烤瓷贴面进行修复。③脱色法:分为外脱色法和内脱色法两种。经外脱色法治疗的患牙常在 0.5~1.0 年后出现复发;内脱色法适用于无髓牙,远期效果较稳定。

2.牙形态异常

(1)小牙症、巨牙症:若个别牙与牙列中其他牙明显不相称,偏离了正常解剖值的范围,叫作小牙症或巨牙症。

(2)融合牙、双生牙、结合牙:融合牙是由两个正常牙胚融合而成,可以是完全融合的,也可以是不完全融合的。双生牙是由一个向内的凹陷将一个牙胚不完全分开而形成。结合牙为两个牙完全发育完成以后发生粘连的牙。

(3)畸形中央尖:多见于下颌前磨牙,尤以下颌第二前磨牙最多见。常为对称性发生,于𬌗面中央窝处,有圆锥形突起,故称畸形中央尖。其折断或被磨损后,临床上表现为圆形或椭圆形黑环,中央有浅黄色或褐色的牙本质轴。可引起牙髓暴露,合并感染及坏死。

治疗要点:①畸形中央尖圆钝者可不做处理。②尖而长的畸形中央尖容易折断或被磨损而露髓,可以少量多次调磨,使之圆钝,或在局麻下,严格消毒,制备洞形,进行盖髓治疗。③畸形中央尖折断并伴有牙髓、根尖病变时,若牙根尚未发育完成,可以采用根尖形成术或根尖诱导形成术。若牙根已发育完成,则按牙髓病或根尖周病治疗。

3.牙数目异常

主要指额外牙和先天性缺额牙。正常牙数之外多生的是额外牙,而根本未曾发生的牙称为先天性缺额牙。

治疗要点:额外牙大多需要拔除,先天性缺额牙往往需要通过修复的方法予以治疗。

4.牙萌出异常

牙发育到一定程度,每组牙都在一定的年龄萌出,牙萌出异常有早萌、迟萌、异位萌出和萌出困难等现象。

治疗要点:早萌的牙牙根常发育不全,附着松弛,可尽早拔除;乳牙迟萌可能与外伤或感染有关,需预防外伤与感染性疾病;恒牙迟萌或异位,常见于乳牙滞留,应及时拔除替换期乳牙;恒牙萌出困难,往往因乳牙过早脱落,局部牙龈过度角化,有时需要切龈助萌。

(二)牙损伤

牙损伤包括牙外伤、牙体慢性损伤。

1.牙外伤

包括牙震荡、牙脱位、牙折。

(1)牙震荡:是牙周膜的轻度损伤,通常不伴牙体组织的缺损,为较轻外力所致。患牙有不适感,轻微松动及叩痛,龈缘还可有少量出血。

治疗要点:1~2 周内使患牙休息,必要时通过调整咬合降低患牙𬌗面,以减轻其𬌗力负担。松动度较大的患牙应予以固定,并于伤后第 1 个月、第 3 个月、第 6 个月和第 12 个月定期复查,观察牙髓活力情况。一旦牙髓出现问题,应及时做根管治疗。

(2)牙脱位:牙因外力作用而脱离牙槽窝,称为牙脱位。碰撞是引起牙脱位最常见的原因。脱位牙常有疼痛、松动、移位、出血以及功能障碍等临床表现。

治疗要点:牙部分脱位,可在局麻下复位固定 4 周,术后第 3 个月、第 6 个月和第 12 个月复查,如果出现牙髓问题,及时做根管治疗;嵌入性牙脱位,复位后应做根管治疗,若是年轻恒牙,不可将其强行复位,可对症处理后观察,任其自然萌出为好;完全脱位牙,应尽快行牙再植术,术后第 3～4 周做根管治疗术。

(3)牙折:牙折即牙齿折断,外力撞击是造成牙折的常见原因。按折断部位不同可分为冠折、根折、冠根联合折 3 种常见类型。

治疗要点:治疗方面需要根据不同类型采取不同治疗措施。

2.牙体慢性损伤

包括磨损、磨牙症、楔状缺损、酸蚀症、牙隐裂、牙根纵裂等情况,这里详细介绍磨损、磨牙症和楔状缺损。

(1)磨损:由于单纯的机械摩擦作用而造成的牙体硬组织慢性磨耗称为磨损。可分为咀嚼磨损和非咀嚼磨损两类。

治疗要点:咀嚼磨损,如无症状不需处理;非咀嚼磨损,去除致病因素;伴并发症者应对症按常规处理。

(2)磨牙症:睡眠时习惯性磨牙或白昼也有无意识地磨牙者称为磨牙症。情绪紧张和咬合关系不协调是磨牙症最常见的发病因素。

治疗要点:去除病因,消除心理因素和局部因素,减少紧张情绪。应用𬌗板、调整咬合、修复治疗、肌电反馈治疗并治疗各种因过度磨损引起的并发症。

(3)楔状缺损:是指牙唇、颊侧颈部硬组织发生慢性磨耗所致的一种牙体硬组织缺损类型的疾病,常呈楔形,故称楔状缺损。好发于前磨牙,尤其是第一前磨牙。发生楔状缺损的主要原因是用力横刷牙。典型病例的患牙牙颈部呈楔状硬组织缺损,可伴有牙本质过敏症及露髓症状,也可出现牙髓病、根尖周病的症状,甚至发生牙横折。

治疗要点:①牙体组织缺损少、无牙本质过敏症状者可不做处理;伴牙本质过敏者做脱敏治疗。②如缺损较大,可用玻璃离子或复合树脂修复。③发生牙髓病或根尖周病时,应做牙髓及根尖周病的治疗。④发生牙横折者,可根据病情选择根管治疗后进行桩冠修复或行拔除残根术。⑤改变刷牙方法:避免横刷并选用软毛牙刷和磨料较细的牙膏。

3.牙本质过敏症

牙本质过敏症是指牙在受到外界刺激时引起的酸痛症状。其特点是发病快,疼痛尖锐,时间短。牙本质过敏症往往是很多牙体疾病所共有的症状,治疗要点如下。

(1)脱敏治疗:是用脱敏药物封闭牙本质小管,减少或避免因外界刺激作用于牙本质小管中的神经纤维而引起不适症状。常用的脱敏药物有:氟化物、氟化氨银、碘化银等。

(2)修复治疗:经反复脱敏治疗无效者,可考虑充填术或人造冠修复,必要时要考虑行牙髓治疗。

二、牙体硬组织非龋性疾病患者的护理

(一)护理评估

1.健康史

了解患者的饮食习惯及生活史、家族史等情况,如有牙体发育异常往往与家族史和生活史有关,牙损伤往往与外力作用因素有关。

2.身体状况

通过患者的临床表现及体征评估疾病的进展程度,以便诊断和治疗。

3.辅助检查

(1)X 线检查:通过 X 线摄片检查疾病的深度和位置,特别对于牙形态异常、牙萌出异常及

牙损伤的诊断较有价值。

(2)温度刺激试验:医师可以通过观察患牙对冷热刺激的敏感或反应程度来判断牙髓状态。

4.心理-社会状况

评估患者的年龄、文化层次、生活习惯以及对口腔治疗的意义、治疗方法、预后的了解程度、对治疗效果的期望值和自身的经济承受能力等。

(二)护理诊断

(1)疼痛:与外伤和牙髓受刺激有关。

(2)焦虑与恐惧:与不了解非龋性疾病的治疗过程和医护与患者间的沟通不足有关。

(3)牙齿异常:与不良的口腔卫生和饮食习惯造成的牙体硬组织损害有关。

(4)咬合功能受限:与外伤后颌骨移位有关。

(5)自卑:与长期牙齿的缺陷影响社交生活有关。

(6)潜在并发症:口腔黏膜损伤、颌骨和相邻组织器官损伤。

(7)治疗效果期望值过高:与患者对于非龋性疾病的发展和预后不了解有关。

(8)知识缺乏:缺乏对于非龋性疾病的发生、发展、预防以及早期治疗有关的知识。

(三)护理目标

(1)消除患者焦虑、恐惧心理,使患者能够积极配合医师完成治疗,恢复患牙正常的解剖形态和生理功能。

(2)在治疗过程中严格遵守治疗程序和原则,以达到疼痛减轻或消失的目的。

(3)恢复正常的牙体形态和咬合关系,使患者消除自卑心理。

(4)使患者了解治疗方法、治疗效果、预后及治疗费用。

(5)使患者了解口腔卫生保健常识,养成良好的口腔卫生习惯和饮食习惯。增强其防病意识,预防并发症的发生。

(四)护理措施

1.牙发育异常患者的护理

(1)术前护理:同银汞合金修复的护理。

(2)术中护理:①光固化复合树脂修复的护理同龋病修复性治疗的护理。②牙齿外漂白治疗的护理(漂白凝胶)。器材准备:口腔检查器械一套,选牙比色板,制取印模的托盘,印模材料,漂白凝胶一套。协助医师比色,制取全口模型,制作特殊托盘。指导患者自己在托盘唇侧放置半支剂量的漂白凝胶,每晚咬4～6小时,咬合前、后均清水漱口,2周为1个疗程。

(3)术后护理:同银汞合金修复的护理。

2.牙外伤患者的护理

(1)术前护理:同银汞合金修复的护理。

(2)术中护理。①完全脱位后离体牙的保管处理:牙完全脱位后如无较严重的污染、感染,在30分钟内进行再植,90%的患牙均可避免牙根吸收。因此牙脱位后,应立即将牙放入原位。如已污染,应马上用生理盐水或自来水冲洗后放回原位。不能立即复位者,可将患牙置于患者舌下或口腔前庭处,也可放在盛有生理盐水、牛奶或自来水的杯子里,尽早到医院就诊。②牙弓夹板固定术的护理:协助医师选取成品牙弓夹板或直径0.25～0.30 mm牙用不锈钢丝备用。夹板的长度应包括松动牙及两端2个以上的正常牙,夹板末端向最后一个牙的远中邻间隙处弯曲,以免钢丝末端刺伤口腔软组织和防止夹板向两端串动。如采用光固化树脂黏着固定,需备合适的钢丝段作夹板,用多股直径 0.25 mm 的结扎丝结扎固定,详见本节复合树脂修复术的护理。③调𬌗的护理:同牙周病患者的护理。

(3)术后护理:同银汞合金修复的护理。

3.楔状缺损患者的护理

楔状缺损患者可伴有牙本质过敏、牙颈部硬组织缺损及牙髓病、根尖周病的症状,可根据不同治疗方法采取相应的护理措施。

(1)术前护理:同银汞合金修复的护理。

(2)术中护理。①牙脱敏治疗:同牙本质过敏症的护理。②修复楔状缺损:同龋病患者修复性治疗的护理。③并发牙髓病、根尖周病的治疗:同牙髓病、根尖周病患者的护理。

(3)术后护理:同银汞合金修复的护理。

4.牙本质过敏症的护理

(1)术前护理:同银汞合金修复的护理。

(2)术中护理。①氟化钠甘油脱敏:准备数个蘸有 75% 氟化钠甘油的小棉球,待医师将患牙隔湿、吹干后,把蘸有药物的小药球用镊子夹住递送给医师,反复涂擦过敏区 1~2 分钟。②氟化氨银脱敏:准备数个蘸有 38% 氟化氨银的小棉球,医师将患牙隔湿、吹干后,用镊子夹住小药球递送给医师,反复涂擦过敏区域 2 次,每次 2 分钟,共 4 分钟,擦去药液后嘱患者漱口。③碘化银脱敏:备多个 3% 碘酊小棉球和 10% 硝酸银小棉球。注意棉球不可蘸药液过于饱满,以防药液溢出灼伤牙龈。待医师隔湿、吹干患牙后,先用镊子夹住碘酊棉球递送给医师涂擦牙面 30 秒,再以硝酸银涂擦 30 秒,交替 2~3 次即可。操作时应严防药物灼伤口腔软组织。

(3)术后护理:同银汞合金修复的护理。

三、健康指导

(一)术前健康指导

(1)护士向患者介绍疾病治疗的相关事项,并注意及时修正患者的过高要求。

(2)指导患者在诊疗过程中正确配合治疗。

(二)术后健康指导

(1)修复方法治疗的病例参照龋病治疗的相关部分。

(2)牙齿外漂白治疗:漂白期间及漂白后短期内不能进食深色素饮料和食品。治疗过程中出现牙齿酸、痛等症状,暂停使用,用一些含氟防酸牙膏刷牙,待症状消失后再继续治疗。

(3)牙外伤治疗。①预防感染:按时服用抗生素,注意保持口腔卫生。②减轻对牙髓的不良刺激:4 周内避免用患牙咀嚼,避免过冷、过热、过硬的饮食刺激。③复诊:密切观察牙髓活力及牙根情况,按时复诊。

(4)楔状缺损治疗:指导患者正确刷牙,避免横刷并选用适合的牙刷和牙膏。

(5)牙本质过敏症治疗:指导患者使用防酸牙膏刷牙。

(张　瑜)

第十节 牙周病的护理

一、概述

牙周病是指发生在牙齿支持组织的疾病。根据所侵犯部位的不同,可分为牙龈病和牙周炎两大类。牙龈病是指病变局限于牙龈组织且以炎症为主的一组疾病。牙周炎是指病变除侵犯牙龈外,还破坏深层牙周组织,如牙周膜、牙槽骨和牙骨质。

(一)病因

牙周病是多因素疾病,其病因可分为局部因素和全身因素。菌斑是引起牙周病最主要的局部因素,也是引发牙周病必不可少的始动因子,同时它又受到其他局部因素的影响和全身因素的调控。全身因素可改变宿主对局部因素的反应,牙周病的发生和发展由细菌、宿主、环境三方面共同决定。

1.局部因素

(1)牙菌斑:牙菌斑是一种黏附在牙面、口腔黏膜或修复体表面的软而未矿化的细菌性薄膜,是细菌生存的微生态环境。菌斑与蛋白基质、脱落上皮细胞及食物残屑等混合在一起,不易被水或唾液漱刷掉。牙菌斑根据其所在部位,以龈缘为界,分为龈上菌斑和龈下菌斑。①龈上菌斑:位于龈缘以上,主要分布于近牙龈 1/3 的牙冠表面和其他不易清洁的部位,如窝沟、裂隙、牙邻面、龋洞表面等,主要由革兰阳性需氧菌和兼性厌氧菌组成。龈上菌斑与龋病的发生、龈上牙石形成有关,对牙周组织有危害的主要是龈缘附近的龈上菌斑。②龈下菌斑:位于龈缘以下,分布在龈沟或牙周袋内,主要为革兰阴性厌氧菌,与牙周组织的破坏有密切关系。

(2)软垢及食物碎屑:软垢又称白垢,是疏松附着在牙面、修复体表面和龈缘处的软而黏的沉积物。软垢呈灰黄或灰白色,一般在牙冠近龈缘 1/3 或错位牙不易清洁的区域,肉眼可见。食物碎屑是无结构疏松地堆积在牙颈部和牙间隙中的食物颗粒物质。食物碎屑在口腔卫生不良的情况下会有所增加,但易于去除,可被有压力的水冲洗掉。

(3)牙石:是一种沉积于牙齿表面或修复体表面的钙化或正在钙化的菌斑及软垢,由唾液或龈沟液中的钙盐逐渐沉积而形成,不易去除。其形成经过获得性薄膜形成、菌斑成熟和菌斑矿化3个步骤。牙石表面粗糙,对牙周组织造成不良刺激,同时也构成了菌斑附着滋生的良好条件,加速了菌斑的形成,因此去除牙石对有效控制菌斑意义重大。以龈缘为界根据牙石沉积的部位不同,可分为龈上牙石和龈下牙石。①龈上牙石:是沉积于龈缘以上的牙石,质地较松,易刮除。②龈下牙石:是沉积于龈缘以下,附着在龈袋或牙周袋内牙根面的牙石。质地坚硬,不易刮除。

(4)食物嵌塞:是指在咀嚼食物过程中,由于各种原因将食物碎块或纤维经咀嚼压力嵌入相邻两牙的牙间隙内,形成食物嵌塞,可导致牙龈炎症,甚至引起牙槽骨吸收。

(5)创伤:咬合关系不正常或咬合力量不协调,引起牙周组织损伤,称为𬌗创伤或牙周创伤。往往是个别牙或某几个牙的咬合力量超过其牙周组织的耐受力所致,如咬合时的早接触、牙尖干扰等。

(6)其他局部因素。①局部解剖因素:如牙位异常和错𬌗畸形等。②不良习惯:如磨牙症、单侧咀嚼、咬粗硬物品、不良刷牙方法、口呼吸等。③医源性原因：如设计不良的局部义齿、不良充填物或修复体及正畸治疗等。

2.全身因素

致病菌的存在是牙周病发生的必要条件，但仅有微生物并不足以引起病损，宿主易感性也是基本的致病因素。全身因素与牙周病的发生和发展有密切关系，它影响牙周组织对细菌及其产物致病的易感性。常见的全身易感因素有遗传因素、内分泌功能异常、吞噬细胞数量少或功能缺陷、精神压力、吸烟和某些全身性疾病（如艾滋病、糖尿病、骨质疏松等）。

（二）临床表现及诊断要点

1.常见牙龈病的临床表现与诊断要点

（1）边缘性龈炎：又称慢性龈缘炎、单纯性龈炎，在牙龈病中最为常见。

临床表现：边缘性龈炎病损部位主要是游离龈和龈乳头，严重时也可波及附着龈，通常以下前牙区最为显著。患者常因刷牙或咬硬物时出血，或者在咬过的食物上有血迹而就诊。还可有口臭、局部痒胀不适等自觉症状。检查：牙龈颜色深红或暗红，龈缘增厚，龈乳头圆钝肥大，点彩消失，牙龈表面光滑发亮，松软脆弱，缺乏弹性。轻触牙龈即出血；龈沟可加深达 3 mm，形成假性牙周袋；龈沟液增多，甚至有龈沟溢脓；牙颈部常可查见有龈上牙石堆积。

诊断要点：本病根据上述主要临床表现，结合局部有刺激因素存在即可诊断。其中探诊后出血是诊断牙龈有无炎症的客观指标。

（2）青春期龈炎：是发生于青春期少年的慢性非特异性牙龈炎，女性患者稍多。

临床表现：本病好发于前牙唇侧的龈乳头和龈缘，唇侧龈乳头肿胀如球状，牙龈呈暗红或鲜红色，光亮，质地松软，探诊易出血，肿胀明显，龈乳头常突起呈球状，牙龈质地软。刷牙或咬硬物时有出血，有口臭等。

诊断要点：患者年龄处于青春期，有上述临床表现，并有局部刺激因素，即可诊断。

（3）妊娠期龈炎：妊娠期妇女由于体内性激素水平升高，原有的牙龈炎症加重，使之肿胀或形成龈瘤样的改变，往往在分娩后可自行减轻或消退。口腔卫生良好者发病率较低。

临床表现：患者妊娠前已有龈缘炎，妊娠 2～3 个月时出现明显症状，8 个月时达高峰。妊娠期龈炎常发生于个别牙或全口牙龈，以前牙区为重。龈缘和龈乳头色鲜红或发绀，松软而光亮，触之极易出血。吮吸或进食时也易出血，常为就诊主要原因。一般无疼痛，严重者龈缘可有溃疡和假膜形成。妊娠期龈瘤一般出现于妊娠 4～6 个月，多发生于单个牙，可有蒂或无蒂，生长较快，易误诊为肿瘤。瘤体较大时可妨碍进食或被咬破而感染。

诊断要点：育龄期妇女出现上述临床表现，应询问月经情况，若怀孕便可诊断。

（4）急性坏死性龈炎：是指发生于龈缘和龈乳头的急性坏死和炎症。

临床表现：本病好发于青壮年男性，发病急，尤以下前牙较多见。患处极易出血，有自发痛和自发性出血，唾液多而黏稠，口腔内有腐败性口臭。患者疼痛剧烈，常影响正常口腔卫生及饮食，严重时，可出现低热、疲乏、颌下淋巴结肿大等全身不适症状。检查：前牙区龈乳头和边缘龈呈虫蚀状坏死或溃疡，龈乳头中央坏死缺失如火山口状，表面有灰白色假膜。

诊断要点：根据上述临床特征及病变区涂片检查较易确诊。

（5）药物性牙龈增生：药物性牙龈增生是指服用某些药物而引起的牙龈纤维增生和体积增大。

临床表现：多于服药（如苯妥英钠）1～6 个月后发生，初期为唇颊侧或舌腭侧龈乳头和边缘龈呈小球状凸起,继而逐渐增大,相连成片,覆盖牙面;龈乳头呈球状或结节状,质地坚韧,探之不易出血,无疼痛感。合并牙龈炎症时,牙龈呈深红色、松软、易出血。常发生于全口牙龈,但以上、下前牙区较重。增生牙龈往往挤压牙齿移位,甚至妨碍咀嚼,影响美观和口腔卫生。本病只发生于有牙区,拔牙后增生的牙龈组织可自行消退。

诊断要点:根据实质性增生的特点以及长期服用药物史即可诊断,应仔细询问全身病史。

2.常见牙周炎的临床表现与诊断要点

(1)成人牙周炎:是由于长期存在的慢性牙龈炎向深部牙周组织扩展破坏引起的临床上最常见的牙周炎,约占牙周炎的95%,又称慢性牙周炎或慢性成人牙周炎。其患病率在35岁以后明显增高,且随着年龄增长其严重程度也逐渐增加。

临床表现:成人牙周炎往往侵犯全口多数牙齿,少数发生于一组牙或个别牙,其病程长,进展慢,有四大典型症状:牙龈炎症、牙周袋形成、牙槽骨吸收和牙松动。晚期常可出现牙齿松动、移位、牙龈退缩、牙根暴露、根面龋、牙周脓肿、牙周溢脓、口臭,牙齿不均匀磨耗导致的继发性殆创伤;食物嵌塞和逆行性牙髓炎等。

诊断要点:中期以上的牙周炎不难诊断,但早期牙周炎与牙龈炎的区别不甚明显,须仔细检查,及时诊断并注意鉴别以免延误治疗。

(2)青少年牙周炎:是早发性牙周炎中主要的一种。

临床表现:本病主要发生于青春期至25岁的青少年,常于11~13岁开始发病,男女均可发病,但女性多于男性。早期患者的口腔卫生状况较好,牙周破坏程度与局部刺激物的量不成正比,炎症轻微,但已有深牙周袋。病变好发于第一恒磨牙和切牙,左右对称,一般不累及乳牙。X线牙片显示第一磨牙区呈“弧形吸收”,切牙区呈水平型吸收。病程进展较快,早期即可出现牙松动移位,上前牙常移位呈扇形排列。20岁左右即可因牙齿松动,自行脱落或被拔除。该病有家族史。

诊断要点:结合上述临床特点,早期诊断和及时治疗对保留患牙极为重要。

(3)牙周炎的伴发病变:①牙周-牙髓联合病变。因牙周袋和感染牙髓内都存在以厌氧菌为主的混合感染,牙周组织与牙髓组织通过根尖孔、侧支根管、牙本质小管等途径相交通,两者的病变和感染可以互相影响和扩散,导致联合病变的发生。牙髓病及根尖周病引起牙周病变较常见于根尖周炎急性发作,脓液沿阻力较小的途径向牙周组织排出。也有部分病例属牙髓治疗过程中或治疗后造成的。牙周病引起牙髓病变,可形成逆行性牙髓炎。牙周病变与牙髓病变同时存在。②根分叉病变:牙周炎的病变可波及多根牙的根分叉区,以下颌第一磨牙发病率最高。菌斑是引发该病的主要因素,殆创伤是其病变的加重因素。患牙牙龈退缩,根分叉区可直接暴露于口腔,也可被牙周袋所遮盖。常伴发牙龈红肿、牙周溢脓,根面龋或因牙髓和根尖周组织受累而引发的激发痛、咀嚼痛、钝痛,甚至牙松动。③牙周脓肿:牙周脓肿并非独立的疾病,而是牙周炎晚期,出现深牙周袋后常见的伴发症状。常因深牙周袋中脓液引流不畅,洁治术或刮治术中动作粗暴,损伤牙周组织或将牙石碎片推入牙周袋深部组织,以及由牙髓治疗时髓室底穿、根管侧穿、牙根纵裂等情况引起,此外,抵抗力降低或患有全身疾病如糖尿病等,也易引发牙周脓肿。牙周脓肿一般为急性过程,早期炎症浸润广泛,组织张力大,疼痛剧烈,可有搏动性疼痛或跳痛,患牙有浮出感,松动明显。后期脓液局限,疼痛稍减轻,扪诊有波动感,指压牙龈可有脓液自牙周袋内流出,或脓肿自行破溃,肿胀消退。脓肿常发生在单个牙,也可同时发生于多个牙齿。如急性期未及时治疗或反复发作,可形成慢性牙周脓肿,牙龈表面出现瘘管,有咬合不适感。

(三)治疗要点

牙周病治疗的目的是消除炎症及其所导致的不适、出血、疼痛等症状,恢复牙周组织的形态和功能,维持疗效并防止复发。牙周病治疗应强调综合治疗,要针对其具体病情,制订治疗计划,有步骤地进行。

1.牙周基础治疗

基础治疗是牙周病患者最基本的治疗,治疗目的在于运用牙周病常规的治疗方法消除或控制炎症及致病因素。治疗方法如下。

(1)菌斑控制:是治疗和预防牙周病的必要措施,是牙周基础治疗的重点。其方法很多,包括机械、化学和生物等方法,例如正确的刷牙方法、牙线、口胶、漱口剂的正确使用,都是菌斑控制的主要措施。目的在于削弱或阻止菌斑的形成,控制牙周的炎症,从而维护牙周的健康和牙周治疗的效果。每天彻底清除菌斑,才能预防牙周病的发生、发展及治疗后复发,是牙周病基础治疗的关键。

(2)龈上洁治术:是指用洁治器械去除龈上牙石、菌斑和色素,并磨光牙面,从而延迟菌斑和牙石的再沉积。方法包括手用器械洁治和超声波洁牙机洁治。①手用器械洁治。器械:常用的洁治器有镰形洁治器、锄形洁治器和磨光器。方法及步骤:调整椅位和光源→0.2%氯己定液含漱→1%碘酊消毒→行洁治术→抛光→3%过氧化氢溶液及生理盐水牙周冲洗→局部上药(龈沟处上碘甘油)。技术要领:为避免操作中器械滑脱刺伤牙龈及黏膜,操作中要有良好支点,可采用改良握笔法握持器械;洁治器刃部应置于牙石的根方紧贴牙根面,与根面呈80°左右,以垂直、水平或斜向力量刮除牙石。应分区域洁治,避免遗漏或频繁更换器械,影响洁治术效率。洁治完成后检查有无牙石残留,并用杯状刷蘸磨光剂打磨牙面,再用橡皮杯抛光,抛光时稍加压力,使牙面光滑,菌斑不易堆积。最后做牙周冲洗,上药。②超声波洁牙机洁治术:超声波洁治术效率高,目前广泛应用于临床。器械:超声波洁牙机。方法及步骤:洁治术步骤同手用器械洁治法。技术要领:应以握笔式握持洁治器手机的前端;手机工作端以<15°接触牙石的下方来回移动;洁治时需轻轻用力并将工作头来回移动,利用超声振动击碎并振落牙石,切忌将工作头停留在一处振动或用力粗暴损伤牙体组织和器械;在去除大而坚硬的牙石时,可先用工作头将大块牙石分割成小块后振落;洁治后应用探针仔细探查,对于一些遗漏的细小或邻面的牙石应用手用器械来补充刮除。超声波洁治后牙面较粗糙或有划痕,因而必须抛光。注意事项:术前须含漱,并在术区涂1%碘酊,以减少喷雾中细菌数量,防止菌血症的发生。禁用于置有心脏起搏器的患者,以免因电磁辐射的干扰造成眩晕及心律失常。肝炎、肺结核等传染病患者也不宜用超声洁牙,以免病原菌随喷雾而污染整个诊室。过大功率会造成牙面划痕及牙髓损伤,因此在治疗中患者有明显酸痛感时应调低功率。超声波洁牙机手机及工作头的消毒极为重要,应做到每位患者更换消毒手机,以免引起交叉感染。

(3)龈下刮治术:即根面平整术,使用龈下刮治器刮除位于牙周袋内牙根面的牙石、菌斑以及病理性牙骨质的方法。适用于龈袋或牙周袋内探测有牙石者。

龈下刮治术操作步骤基本同龈上洁治术,龈下刮治器比洁治器精细,分为匙形刮治器、锄形刮治器、根面锉。其操作要领如下:①因为龈下刮治术是在牙周袋内操作,无法直视,所以应术前探明牙周袋的形态、深度以及牙石的数量和部位。②以改良握笔式持器械,支点要稳固,动作幅度要小,避免滑脱损伤软组织。③较深牙周袋进行刮治术时,应在局麻下进行,以达到根治的目的。④刮治完成后应仔细探查是否刮净,根面是否光滑,有无碎片、肉芽组织遗留等,完毕后冲洗牙周袋,并可轻压袋壁使之贴附牙根面,有利于止血和组织再生。

(4)殆治疗:殆治疗是通过多种手段达到建立平衡的功能性咬合关系的方法,有利于牙周组织的修复和健康。临床上多以调殆法为主,调殆应在牙周组织的炎症被控制后进行。

调殆的步骤主要分为两步:首先找出早接触或殆干扰的牙和部位,然后磨改以消除早接触点或殆干扰。

(5)松牙固定术:松牙固定是通过牙周夹板把松动牙连接,并固定于健康稳固的邻牙上,形成一个咀嚼群体。咀嚼时殆力会同时传递到被固定牙的牙周组织,从而分散了殆力,减轻了患牙的负担,为牙周组织的修复创造了条件。松牙固定术适用于牙周常规治疗后仍然松动的患牙和因外伤而松动的牙。

2.牙周病的药物治疗

菌斑是牙周病发生的始动因子,因此清除牙菌斑和防止牙菌斑的再堆积是防治牙周病的重要手段,目前最有效的方法是机械性清除菌斑和牙石。同时,合理地应用药物,在牙周病的防治中可以起到辅助作用。

牙周病药物治疗分为全身和局部药物治疗两种。全身治疗应用的药物主要有抗菌药物和非甾体抗炎药等。局部治疗应用的药物有牙周冲洗药物、局部应用缓释剂、含漱药物和局部涂布药物等。

3.牙周病的手术治疗

牙周病发展到一定阶段时,仅靠基础治疗难以取得较好的疗效,适时应用正确的手术治疗则可以彻底消除病因、清除病灶、建立良好的牙周环境以及维护牙列的完整、健康和功能。

牙周手术前,须经过良好的菌斑控制和综合性基础治疗,待牙周炎症消除及口腔卫生状况改善后才能进行。牙周手术包括切除性手术、重建性手术和再生性手术。

二、牙周病患者的护理

(一)护理评估

1.健康史

(1)全身状况:了解患者家族史、牙周病史,全身营养状况,有无全身系统性疾病或血液病。针对性询问妊娠或月经情况,用药史等。

(2)口腔状况:菌斑、牙石状况;牙列是否整齐,是否戴有矫治器;有无不良修复体、食物嵌塞;有无磨牙症、口呼吸、吸烟及不坚持刷牙等不良习惯。

2.身体状况

(1)牙龈病:牙龈有无炎症或形态异常,探诊是否易出血;有无牙龈坏死、牙龈乳头炎或龈瘤;有无自发痛和自发性出血;有无口臭或腐败性口臭等。

(2)牙周炎:牙龈是否肿胀出血,炎症较牙龈炎更为明显;是否有牙周袋形成,有无牙周溢脓及牙周脓肿;有无牙周-牙髓联合病变和根分叉病变;牙有无松动和移位,青少年牙周炎可早期出现牙松动及上前牙扇形移位。

3.辅助检查

X线片显示牙周炎患者牙槽骨吸收,牙周间隙变宽,硬骨板消失或模糊。血常规、出血及凝血功能检查,利于诊断和治疗,也有助于鉴别诊断和排除血液疾病。

4.社会-心理因素

牙周疾病早期一般无明显症状,易被患者忽视而延误治疗。中、晚期病症出现时会产生明显牙龈出血、口臭、牙松动、脱落,常影响患者咀嚼功能及面容,甚至因影响发音而阻碍患者的社交生活,使患者产生苦恼、焦虑的情绪甚至自卑感。

(二)护理诊断

(1)口腔组织受损:与牙龈色、形、质改变,牙槽骨吸收及牙周袋形成有关。

(2)舒适改变:与牙齿松动、牙周-牙髓联合病变有关。

(3)急性疼痛:与牙周脓肿、牙周-牙髓联合病变及急性坏死性龈炎有关。

(4)自卑和预感性悲哀:与牙龈出血、口臭、牙缺失及牙周炎不能短期根治有关。

(5)知识缺乏:缺乏口腔卫生保健知识,对牙周病的危害性认识不足。

(三)护理目标

(1)牙周炎症消退,受损牙周组织得到预期修复。

(2)恢复牙龈正常形态及色泽,消除口臭,修复缺失牙、改善口腔功能及美观,消除自卑心理,增强自信。

(3)患者了解牙周病特点、治疗的程序、意义及预后,认识到保持口腔卫生及定期复查的重要意义,并积极配合治疗。

(四)护理措施

1.洁治术及刮治术护理

(1)术前护理:①心理护理:热情接待患者,介绍牙周病有关知识及治疗程序及预后,消除患者心理压力,增加自信心,以良好的心态配合治疗。②患者准备:遵医嘱执行各项全身检查与药物治疗。调节椅位,便于医师操作。嘱患者用漱口液(如 0.2%氯己定液)含漱 1 分钟,以便在超声波洁治时减少喷雾的细菌量,从而减少诊疗室的空气污染。③用物准备:让患者了解到所用物品是一用一灭菌或一次性物品,消除患者的顾虑。铺一次性牙椅套或牙椅头套,一次性避污薄膜,备漱口杯、吸唾管及胸巾。根据需要准备好消毒的洁治器、刮治器或超声波洁牙机。另备磨光用具、冲洗液、一次性注射器、低速手机、橡皮磨光杯、磨光膏或脱敏糊剂。医护人员戴一次性手套。遵医嘱备好局部麻醉药(如 2%利多卡因),以备必要时作局部麻醉用。

(2)术中护理:术中协助牵引唇、颊及舌体,及时吸唾,若出血较多,可用肾上腺素棉球止血,以保证术野清晰。洁治术过程中,护士应随时观察患者一般情况,如表情、面色、张口度、有无疼痛等。如果患者疲劳,可休息一下,再行洁治。洁治完毕后,应备好抛光膏,将橡皮杯安装于低速手机上,递送给医师抛光牙面。抛光后用 3%过氧化氢溶液及生理盐水,进行龈袋或牙周袋的冲洗,并嘱患者漱口。最后备棉球拭干或用三用枪吹干牙龈表面水分,用镊子夹持碘甘油置于龈沟或牙周袋内。

(3)术后护理:①清除面部污垢,递纸巾、镜子,让患者整理容貌。②嘱患者30分钟内勿漱口、饮水和进食,以保证局部用药的疗效。③将器械归类放置,回收可高温灭菌器械。④清洗吸唾导管及痰盂,保持其通畅、清洁。⑤用消毒剂进行牙椅表面消毒。⑥弃去一次性物品,如胸巾、吸唾管、漱口杯、检查盘、牙椅套及避污薄膜,按要求进行分类处理。⑦每天用 0.5%含氯消毒液拖地 2 次,紫外线空气消毒 2 次。

2.调𬌗的护理

(1)术前护理:①心理护理:同洁治术及刮治术护理。②患者准备:调节椅位,便于医师操作;

指导患者做各种咬合运动。③用物准备:让患者了解到所用物品是一用一灭菌或一次性物品,消除患者的顾虑。铺一次性牙椅套或牙椅头套,一次性避污薄膜,备漱口杯、吸唾管及胸巾。准备好口腔基本检查器械一套、高速手机、低速手机、各种车针、咬合蜡片及咬合纸、橡皮抛光杯、抛光膏或脱敏糊剂等。医护人员戴一次性手套。

(2)术中护理:①确定调磨部位。递送咬合纸或蜡片,嘱患者做各种咬合运动,协助医师确定早接触或𬌗干扰的部位。②调磨。选用合适的车针安装于高速或低速手机上,递送给医师进行调磨。③抛光。待医师调磨完毕后将安装好的橡皮杯,蘸磨光膏或脱敏糊剂,递送给医师抛光调磨过的牙齿。

(3)术后护理:同洁治术及刮治术护理。

3.松牙固定术护理

(1)术前护理:①心理护理:同洁治术及刮治术护理。②患者准备:调节椅位,便于医师操作。③用物准备:让患者了解到所用物品是一用一灭菌或一次性物品,消除患者的顾虑。铺一次性牙椅套或牙椅头套,一次性避污薄膜,备漱口杯、吸唾管及胸巾。准备好口腔基本检查器械、牙线或尼龙线、线剪、结扎钢丝、钢丝剪、钢丝结扎钳、持针器、推压器、复合树脂、光固化机等。医护人员戴一次性手套。

(2)术中护理:①及时递送持针器、结扎钳、结扎丝、钢丝剪、推压器等。②术中及时吸唾,协助医师暴露操作区,维护术野清晰。③协助医师完成隔湿、酸蚀、冲洗、黏结、固化等操作。

(3)术后护理:清理、清洁、消毒,同洁治术护理。并嘱患者勿用患牙咬硬物,并预约复诊时间。

4.牙周病药物治疗的护理

(1)全身用药的护理:向患者详细介绍药物的使用时间、剂量、方法、相关知识、药物作用原理及毒副作用等。如四环素是青少年牙周炎的首选药物,服药年龄与四环素牙发生的关系,甲硝唑多有胃肠道反应,应饭后服等。

(2)局部用药的护理:①遵医嘱准备冲洗液、冲洗用具、局部涂擦液(如碘甘油)、牙周缓释抗菌膜、药膏或药棒(如甲硝唑棒)。②协助医师维护术野,完成冲洗及局部上药。③指导患者正确使用含漱剂。

5.牙周手术护理

牙周手术的护理应遵循一般外科手术的护理原则,根据牙周组织的特殊解剖位置,做好专科护理。

(1)术前护理:①心理护理:同洁治术及刮治术护理。②患者准备:术前一周完成牙周基础治疗。男性患者嘱刮胡子,女性患者嘱应避开月经期。调节椅位,便于医师操作。嘱患者含漱0.2%氯己定液1分钟,协助医师用蘸有消毒剂的棉球消毒手术区及口周。③用物准备:铺一次性牙椅套或牙椅头套,一次性避污薄膜,备漱口杯、吸唾管及胸巾。准备好局部麻醉药,0.2%氯己定,生理盐水,牙周塞治剂,遵医嘱备特殊材料如人工骨。为医师备好灭菌手术衣、一次性无菌手套、口罩、手术帽,牙周手术包,X线平片。

(2)术中护理:①打开无菌手术包,铺孔巾。②及时传递手术器械,递冲洗液给医师进行冲洗;及时清除术中刮除的结石及炎性组织;协助龈瓣复位,用湿纱布压迫使龈瓣与根面贴合。③术中及时吸引,协助止血,保持视野清晰。④协助医师缝合并剪线;调拌牙周塞治剂,置于创面,使其覆盖整个伤口,保护创面,操作完成后仔细检查渗血及黏附情况。

(3)术后护理：①清理、清洁、消毒，同洁治术护理。②嘱患者术后24小时进软食，勿过热，不要漱口刷牙；术后1周软食并避免用术区侧咀嚼，手术部位不能刷牙；遵医嘱含漱消毒液，保持口腔卫生，防止伤口感染。③术后5～7天复诊，若牙周塞治剂脱落或不适应随时就诊。

三、健康指导

（一）术前健康指导

（1）护士应耐心向患者介绍有关疾病的病因、病理过程、治疗的意义、时间、步骤、并发症、预后以及治疗费用等事项，消除患者的恐惧心理，并注意及时修正患者的过高要求。

（2）指导患者在诊疗过程中正确配合治疗，防止意外情况的发生。

（二）术后健康指导

（1）保持良好口腔卫生习惯及其重要性：坚持每天彻底清洁牙菌斑和良好的自我菌斑控制，是预防牙周病和保证牙周治疗顺利进行、防止其复发的重要环节，教会患者采用正确的刷牙方法，正确使用牙线。

（2）去除和改善与牙周病发病有关的因素：积极改善食物嵌塞，纠正口呼吸等不良习惯，戒烟及均衡饮食结构，预防和矫治错𬌗畸形，到正规医院进行牙及牙列的修复。

（3）疾病知识及巩固疗效的指导：告知患者牙周病可以治疗，但也可反复发作，需定期复查，预防复发。牙周病治疗完成后，一般2～3个月复查、复治；每6～12个月做一次洁治术，可以有效维护牙周健康并巩固疗效。

（张　瑜）

第十一节　牙髓病和根尖周病的护理

一、概述

牙髓位于牙髓腔内，仅通过根尖孔与牙周组织相连。因此牙髓组织受到损伤后难以恢复，并易产生疼痛症状，须经专业治疗才能康复。

根尖周组织是指牙根尖部分周围的组织，包括牙骨质、牙周膜和牙槽骨，其病变表现及预后具有一定的特殊性。

（一）病因和病理

牙髓是一种包围于坚硬牙体硬组织内部的疏松结缔组织，仅借根尖孔与牙周组织相通，一旦发生炎症，无法彻底引流，髓腔压力骤增，则压迫神经，引起剧烈疼痛。且由于髓腔内压力增加，造成牙髓血液循环障碍，会导致牙髓坏死。

根尖周病多为牙髓病继发而来。牙髓病变后期，根管内的感染可通过根尖孔作用于根尖周组织，引起根尖周病变。当病原刺激强于机体抵抗力时，病变主要以充血、渗出、水肿等急性形式表现出来；当病原刺激相对较弱时，病变则呈以增生为主的慢性表现。

引起牙髓病和根尖周病的因素主要包括细菌感染、物理刺激、化学刺激以及免疫反应等，其中细菌感染是最主要的致病因素。

1.细菌感染

（1）致病菌:引起牙髓病和根尖周病的主要致病菌是厌氧菌。

（2）感染途径:在正常情况下,牙髓位于牙体硬组织内部,受到其保护,不易发生感染。但当牙釉质或牙骨质的完整性遭到破坏,牙本质甚至牙髓暴露时,容易导致牙髓感染。引起牙髓感染的主要途径有牙本质小管或牙髓暴露、牙周逆行感染和血源性感染。而根尖周感染则一般继发于牙髓感染之后。①引起牙本质小管或牙髓暴露的因素:凡是能够造成牙体硬组织的缺损,使牙本质小管或牙髓暴露的因素(龋病、牙外伤和一些牙体硬组织非龋性疾病等),均可导致致病菌直接或间接地进入牙髓腔内,引起牙髓感染,其中深龋是最常见的致病因素。牙髓组织感染坏死后,致病菌可通过感染的牙髓达到根尖孔,或通过侧支根管扩散至根尖周组织,引起根尖周组织的感染。②牙周途径:较深的牙周袋内的致病菌可以通过根尖孔或侧支根管逆行进入牙髓腔内,引发牙髓感染。由这种途径引起的牙髓感染称为逆行性感染。③血源性因素:牙髓的血源性感染见于血液中的细菌进入牙髓组织造成牙髓感染,在临床上极为少见。

2.物理因素

创伤、温度刺激、电流及激光等物理因素的刺激均可引起牙髓病和根尖周病。临床上最常见、最主要的因素是创伤。

3.化学刺激

在进行牙体修复时所用的各种材料(如酸蚀剂、粘固剂及某些消毒药物等)中的有毒物质可穿过牙本质小管进入牙髓腔,对牙髓及根尖周组织造成伤害,引起牙髓及根尖周组织的变性及坏死。

4.免疫因素

一些进入牙髓和根尖周组织的根管治疗药物(如甲醛甲酚、樟脑酚等)中的抗原物质可以诱发机体的特异性免疫反应,导致牙髓病和根尖周病的发生。

（二）分类

（1）牙髓病分为可复性牙髓炎、不可复性牙髓炎、牙髓坏死、牙髓钙化和牙内吸收五类。

（2）根尖周病通常分为急性根尖周炎和慢性根尖周炎两类。根尖周病根据机体抵抗力与致病因素的强弱不同,可表现为慢性炎症急性发作,也可以由急性炎症转变为慢性炎症。

（三）临床表现及诊断要点

1.可复性牙髓炎

是以牙髓充血为主要病理变化的炎症初期表现,此时若能彻底去除致病因素,给予合理的治疗,牙髓可以恢复到原有的健康状态。若致病因素持续存在或治疗不当,则炎症持续发展,最终转变为不可复性牙髓炎。

（1）临床表现:当患牙受到甜、酸等化学性刺激或冷、热等温度刺激时,立即出现短暂的疼痛反应,刺激去除后,疼痛立即缓解。无自发性疼痛。检查:①患牙可有深龋、楔状缺损等接近髓腔的牙体硬组织病损,或可查及较深的牙周袋,有时也可查见咬合创伤等。②患牙对温度测试呈现一过性敏感,尤其对冷测试反应较强烈。当刺激去除后,症状随即缓解。患牙在进行牙髓电活力测验时亦呈一过性敏感。③叩诊为阴性。

（2）诊断要点:患者主诉对温度刺激有一过性敏感,但无自发疼痛史;临床检查时可找到能引起牙髓病变的牙体病损或牙周损害等病因;牙髓活力测试引发一过性敏感。

2.不可复性牙髓炎

不可复性牙髓炎是一类病变较为严重的牙髓炎症,是指牙髓全部或部分发生不同程度的变性、坏死,几乎没有恢复正常的可能。在临床上只能选择摘除牙髓来去除病变的方法进行治疗。其中以急性牙髓炎和慢性牙髓炎最为常见。

(1)急性牙髓炎:其临床特点为发病急,疼痛剧烈。临床上绝大多数病例属于慢性牙髓炎的急性发作,龋源性者尤为显著。

临床表现:急性牙髓炎的主要症状是剧烈疼痛。检查:①患牙常可查及接近髓腔的深龋或其他牙体硬组织疾病。②探诊可引起剧烈疼痛。有时可探到小穿髓孔,并可见有少许脓血自穿髓孔溢出。③温度测验时,患牙表现为激发痛或对温度反应极为敏感,刺激去除后疼痛仍持续一段时间。④牙髓炎症的早期,患牙对叩诊无明显不适;晚期可出现轻度叩痛。

诊断要点:①典型的疼痛症状。②患牙可以查到引起牙髓病变的牙体损害或其他病因。③温度测验结果以及叩诊反应可帮助定位患牙。确定患牙是诊治急性牙髓炎的关键。

(2)慢性牙髓炎:是临床上最为常见的一类牙髓炎,临床症状常不典型,容易误诊而延误治疗。

临床表现:慢性牙髓炎一般不发生剧烈的自发性疼痛,有时可出现钝痛或阵发性隐痛。患者有长期冷、热刺激痛的病史及咬合不适感或轻度叩痛,且多数患者可自行定位患牙。检查:①患牙可查及深龋、充填物或其他接近髓腔的牙体硬组织疾病。②去除龋坏组织后可见穿髓孔,探诊患牙感觉较为迟钝,深探可有剧痛并有少量暗红色血液渗出。有时可见龋洞内有红色肉芽组织即牙髓息肉,探之无痛,但极易出血。③温度测验反应多为迟缓性反应或迟钝。④患牙多有不适感或轻度叩痛。

诊断要点:①可以明确定位患牙,有长期冷、热刺激痛史或自发痛史。②可以查到引起牙髓炎的牙体硬组织疾病或其他病因。③患牙对温度测验的迟缓或迟钝。④叩诊阳性。

3.牙髓坏死

牙髓坏死多由各种牙髓炎发展而来,也可由外伤、某些修复材料的化学刺激、不当的正畸治疗所施加的过度创伤力等因素导致牙髓供血严重不足,发生牙髓变性、坏死。

(1)临床表现:患者一般没有自觉症状,前来就诊的原因大多数是因牙冠变色。检查:患牙牙冠变色,呈暗黄色或灰色,失去光泽。牙髓活力试验无反应。

(2)诊断要点:无自觉症状;牙冠变色,牙髓活力试验无反应。

4.牙髓钙化

当牙髓组织由于血液循环障碍发生营养不良时,会出现细胞变性、钙盐沉积,形成或大或小的钙化物质,即牙髓钙化。

(1)临床表现:一般不引起临床症状,少数病例可出现与体位有关的自发痛。检查:牙髓活力测验常表现为迟钝或敏感;X线摄片显示髓腔内有阻射阴影。

(2)诊断要点:诊断的主要依据是 X 线检查结果。

5.牙内吸收

牙内吸收是指正常的牙髓组织变为肉芽组织,其中的破牙本质细胞从髓腔内开始吸收牙体硬组织,使根管侧壁变薄。发生牙内吸收的患牙多有外伤史。

(1)临床表现:一般无自觉症状,多在 X 线摄片检查时发现。检查:主要依靠 X 线检查,摄片后可显示髓腔内有局限性不规则的膨大透光区域,严重者可见髓腔壁穿孔。发生在根管部分的内吸收,牙冠的颜色没有改变,而发生在髓室的内吸收牙冠呈现粉红色。

(2)诊断要点:X线片的表现作为主要依据。

6.急性根尖周炎

急性根尖周炎是指从根尖周出现浆液性炎症发展至化脓性炎症的连续过程。

(1)急性浆液性根尖周炎:①临床表现:主要症状为咬合痛。初期患牙只有不适、浮出发胀感及与对颌牙的早接触,随着病变继续发展,根尖周膜内的渗出物增加,牙周间隙内压力升高,患牙的浮出感和伸长感加重,出现自发性、持续性的钝痛以及明显的咬合痛。患者因而不愿咀嚼进食。由于疼痛范围局限于牙根部,不引起放散痛,所以患者能够明确指出患牙。检查:患牙经查可见深龋、充填体或其他牙体硬组织疾病,或可查到较深牙周袋。叩痛(+)~(+++),扪诊根尖部位出现不适或疼痛。患牙可出现松动。②诊断要点:典型的咬合痛症状;患牙对叩诊和扪诊的反应。

(2)急性化脓性根尖周炎:①临床表现:急性化脓性根尖周炎根据脓液所聚集的部位不同,临床上可分别表现为具有各自特点的根尖周脓肿、骨膜下脓肿和黏膜下脓肿3个阶段:根尖周脓肿,患牙可出现剧烈的自发性持续跳痛,咬合时疼痛加重,患者上下颌常不敢对殆。检查:患牙叩痛(++)~(+++),松动Ⅱ~Ⅲ度。根尖部牙龈发红,无明显肿胀,扪诊微痛。可伴有同侧颌下或颏下淋巴结肿大及压痛。骨膜下脓肿,患牙出现的持续性、自发性、搏动性跳痛更加剧烈,并呈逐渐加剧趋势,甚至影响患者的饮食和睡眠,还可伴有体温升高、乏力等全身症状。检查:患者呈痛苦面容,精神疲倦。可有体温升高,38 ℃左右。患牙叩痛(+++),Ⅲ度松动,牙龈红肿,前庭沟变平,压痛(+++),扪诊深部波动感,并可触及同侧淋巴结肿大和压痛。严重者可发展为颌面部蜂窝组织炎。黏膜下脓肿,因黏膜下组织较为疏松,脓液在此积聚局部压力较低,自发痛和咬合痛也会随之减轻。检查:患牙叩痛(+)~(++),松动Ⅰ~Ⅱ度。黏膜下脓肿为明显的球形隆起,波动感较明显,脓肿表浅且容易溃破。②诊断要点:急性根尖周炎的诊断依据主要是患牙典型的临床症状和体征。

7.慢性根尖周炎

是指根管内长期存在感染,因而导致根尖周组织出现慢性炎症反应,表现为肉芽组织形成以及牙槽骨的破坏。

(1)临床表现:患者常无明显自觉症状,多因牙龈脓疱或咀嚼不适前来就诊。检查:可查及患牙深龋、充填物或其他牙体疾病。可见牙冠变色,失去光泽,牙髓活力测验无反应。叩诊轻度不适。有瘘型根尖周炎可查及瘘管开口。X线检查可显示患牙根尖区骨质变化情况,对于慢性根尖周炎有诊断价值。具体X线表现为:①根尖周肉芽肿为根尖部有不超过1 cm的圆形透射影像,边界清晰,周围骨质正常或稍显致密。②慢性根尖周脓肿的边界不清,形状亦不规则,周围骨质疏松呈云雾状。③根尖周囊肿表现为根尖部圆形、边界清晰的透射阴影,且边缘有一圈由致密骨组成的阻射白线围绕。④根尖周致密性骨炎表现为根尖部无透射区,骨质呈局限性的致密阻射影像。

(2)诊断要点:确诊的主要依据为X线片上患牙根尖区骨质破坏的影像;牙冠情况、牙髓活力测验结果等可作为辅助诊断指标。

(四)治疗要点

当发生牙髓病变和/或根尖周组织病变时,首先要从各方面判断患牙是否有保留的价值,然后再确定牙髓治疗的可行性和方法。

1.治疗原则

牙髓病和根尖周病的治疗原则首先是保存正常生理功能的牙髓,其次保留能够行使咀嚼功能的患牙。

(1)保存活髓:健康的牙髓对维持牙体硬组织的营养和感觉以及促进修复性牙本质的形成至关重要,因此当牙髓病变时,若能保存活髓,对维护牙体正常的生理功能非常重要。

(2)保留患牙:当牙髓病变严重而不能保存活髓时,应当去除病变牙髓,通过牙髓治疗的方法尽量保留患牙,来维持牙列的完整性,行使正常的咀嚼功能。

2.治疗方法

(1)无痛技术:治疗牙髓病时,用麻醉或失活的方法减轻患者的疼痛。①麻醉法:用麻醉药物进行局部麻醉,以减轻患者的痛苦,为目前较常用的方法。②失活法:牙髓失活法是将失活剂暂封于牙髓腔内,使牙髓组织逐渐坏死的方法,以便有效地达到无痛操作的目的。

(2)保存活髓。①盖髓术:是保存活髓的一种常见方法,即在接近牙髓腔的牙本质表面或已暴露的牙髓创面上覆盖盖髓材料,以保护牙髓,消除病变。盖髓材料种类较多,临床上最为常用、疗效较好的是氢氧化钙制剂。盖髓术分为直接盖髓术和间接盖髓术。直接盖髓术是将盖髓剂直接覆盖于牙髓创面以保护牙髓活力的方法,主要适用于因机械性或外伤性因素导致露髓的年轻恒牙,以及意外穿髓但穿髓孔直径不超过 0.5 mm 的恒牙。间接盖髓术是将盖髓剂覆盖在接近牙髓腔的牙本质表面上,使盖髓剂通过牙本质小管作用于牙髓,以保存活髓的方法,主要用于治疗深龋引起的无牙髓暴露的可复性牙髓炎。②牙髓切断术:是指切除感染牙髓组织,以盖髓剂覆盖于牙髓断面以保留健康根髓组织,使根尖继续发育完成的方法。主要应用于各种原因造成露髓的、根尖尚未发育完成的年轻恒牙的治疗。

(3)保存患牙:保存患牙的治疗方法包括牙髓治疗和根管外科手术治疗,临床上有一定的治疗程序。①牙髓治疗:要根据患者的具体情况选择不同的治疗方法。牙髓治疗前需拍摄 X 线片,以供治疗时作为参考。②根尖外科:如果慢性根尖周炎病变范围较大或根尖周囊肿较大时,只用单一的根管治疗的方法已不能治愈,需同期行根尖刮治术或根尖切除术,以促进病变组织的愈合。

二、牙髓病和根尖周病患者的护理

(一)护理评估

1.健康史

询问患者有无严重的全身系统性疾病,如心血管疾病、糖尿病、乙肝、结核等,以便决定治疗时是否需要特殊防护。了解患者口腔内是否有未彻底治疗的患牙,如有疼痛询问疼痛的性质、发作方式和持续时间等。

2.身体状况

通过患者的临床表现及体征评估牙髓病或根尖周病的进展程度和临床分型,以便作出正确的临床诊断和制定合理的治疗计划。

3.辅助检查

牙髓活力测试、温度试验及叩诊有助于诊断牙髓的病变程度和定位患牙;X 线检查可以帮助检查病变的位置和深度及各型根尖周病变的鉴别诊断。

4.社会-心理因素

牙髓病和根尖周病患者往往可因剧烈疼痛产生烦躁、紧张情绪而不能积极配合治疗,有些病变产生的口臭、面部肿胀、面部瘘管等症状严重影响了患者的个人形象和社交活动,使患者产生自卑心理,因此要正确评估患者对牙髓病和根尖病治疗的意义、治疗方法、预后的了解程度,对治疗效果的要求及经济承受能力。

（二）护理诊断

（1）急性疼痛:牙髓炎产生的急性疼痛与髓腔内压力增高,压迫神经有关;根尖周炎产生的疼痛与牙槽脓肿未引流或引流不畅有关。

（2）口腔黏膜改变:常与黏膜下组织水肿或骨膜刺激有关,也与慢性根尖周炎引起窦道有关。

（3）焦虑:与疼痛引发的紧张情绪有关。

（4）恐惧:与患者惧怕疼痛、射线或治疗器械有关。

（5）体温升高:与急性化脓性炎症引发的机体防御反应有关。

（6）潜在并发症:牙周病、间隙感染、颌骨骨髓炎等。

（7）知识缺乏:缺乏对疾病的发生、发展、早期治疗及预防有关的知识。

（三）护理目标

（1）通过治疗缓解疼痛直至疼痛消失。

（2）肿胀或瘘管消失。

（3）使患者了解治疗程序和治疗意义,并通过心理护理和临床护理消除患者的恐惧、焦虑心理。

（4）了解治疗目的及治疗程序,坚持复诊,积极配合医师完成治疗计划,治愈疾病。

（5）了解引起牙髓疾病和根尖周疾病的原因,重视疾病的预防和疾病的早期治疗,应采取局部和全身治疗相结合的综合疗法。

（6）治疗过程中严格按照护理程序和无菌要求操作,杜绝并发症的出现。

（四）护理措施

1.无痛技术的护理

（1）术前护理:同银汞合金修复的护理。

（2）术中护理:①开髓:选择合适的车针装上高速手机递送给医师,协助维护术野,及时吸唾。②封失活剂:协助隔湿后,用探针取适量失活剂递送给医师,放于牙髓断面。然后递送一丁香油小棉球置于失活剂表面,递送充填器、氧化锌丁香酚粘固剂暂封,最后递送镊子夹一小湿棉球给医师修整暂封糊剂。

（3）术后护理:同银汞合金修复的护理。

2.盖髓术的护理

（1）术前护理:同银汞合金修复的护理。

（2）术中护理:①去腐备洞的护理:选择合适的车针装上高速手机递送给医师制备洞形,及时吸唾,协助医师维护术区清晰,必要时递送锐利挖匙去除龋坏组织。②调拌盖髓剂:选用并调拌恰当的盖髓剂。③盖髓:传递探针或充填器供医师取盖髓剂置于患牙处,严格执行无菌操作,避免发生感染。遵医嘱调拌氧化锌丁香酚粘固剂暂封窝洞,递镊子夹一小湿棉球以清除多余的暂封材料。④材料调拌后用75%酒精棉球清洁调拌用具。

（3）术后护理:同无痛技术的护理部分。

3.牙髓切断术的护理

(1)术前护理:同银汞合金修复的护理。

(2)术中护理:①窝洞预备:同盖髓术的护理。②揭髓室顶:遵医嘱更换适合车针,及时吸唾,保持术野干燥、清晰。③切除冠髓:给医师递送生理盐水冲洗窝洞、吹干、隔湿,递锐利挖器切除冠髓,用一蘸少许生理盐水或0.1%肾上腺素的小棉球压迫止血。切忌用干棉球压迫断面,因干棉球可与血凝块黏结,去除时可引起牙髓再次出血。④盖髓:遵医嘱调拌盖髓剂,递送充填器及适量盖髓剂覆盖在牙髓断面上,其厚度约1 mm。⑤暂封或永久充填:遵医嘱可在盖髓后即行永久充填,也可用氧化锌丁香酚粘固剂暂封,观察1~2周后若无不适,再行永久充填。

(3)术后护理:同无痛技术的护理部分。

4.根管治疗的护理

(1)术前护理:同银汞合金修复的护理。

(2)术中护理。①根管预备:准备好根尖定位仪,连接唇钩,打开电源。将其放在便于医师操作的位置上,协助医师测量根管的工作长度。根据根管长度将根管锉工作长度做好标记并逐号排列放置。顺序递送扩大针和根管锉,每更换一次不同型号的根管器械时,配合用3%过氧化氢或2%~5.25%次氯酸钠与生理盐水交替冲洗根管一次,并注意及时吸唾。根管预备完成后,用生理盐水冲洗根管,尽量冲净根管内的碎屑。②根管封药:将卷好棉捻的光滑髓针或纸尖,递送给医师干燥根管。按医嘱准备浸有根管消毒药物的棉捻或棉球,待医师将其放入髓腔后,递送氧化锌丁香酚粘固剂暂封,嘱按时复诊。③根管充填。牙胶尖准备:根据根管的工作长度和根管预备后的主根管锉的型号选择相应的主牙胶尖,测量出应有长度并做好标记,并准备数根副牙胶尖。调配根充糊剂:临床使用的根管充填糊剂种类较多,根据医师需要选用。充填配合:将调拌完成的根充材料和光滑髓针递送给医师进行根管充填,随后递主、副牙胶尖及根充器。根充完成后,及时递送已烧热的挖器切断多余的牙胶尖,最后递送氧化锌丁香酚粘固剂暂封。④X线检查和复诊:嘱患者到放射科拍摄根充牙片,及时取回牙片供医师判断根充效果是否满意。当X线片显示患牙根充满意后,协助医师向患者解释近几天内如有轻度疼痛及不适感,属机体的正常反应,注意避免用患牙咀嚼。若疼痛加剧应随时就诊;如无不适,1周后复诊,行永久充填;若需冠修复者,嘱其到修复科就诊。⑤注意事项:调拌根充材料时,应严格遵循粉液比例,如调得太稠,糊剂不易进入根管内,如太稀则材料流动性太大,不利于凝固,都会影响根充效果。根充材料使用后用75%酒精棉球清洁调拌用具。操作过程应严格遵守无菌操作原则。在递送烧热的挖器时注意不要烫伤患者口腔组织。

(3)术后护理:同无痛技术的护理部分。

5.塑化治疗的护理

(1)术前护理:同银汞合金修复的护理。

(2)术中护理。①去除暂封物:选择适合的车针并安装于手机上递送给医师揭髓顶,协助维护术野,及时吸唾。②根管预备:递送拔髓针拔髓后,递15~20号扩大针(或根管锉),通畅根管至根尖处即可,不需扩大根管。然后递冲洗液给医师进行根管冲洗。③调配塑化剂:根据塑化剂产品使用说明书的配置要求,按比例调配塑化剂。因为塑化剂在体外的凝固时间为5~15分钟,常需现配现用,也可调配后抽吸到一次性注射器(其容量为1 ml)内备用。④隔湿:协助医师隔湿并用棉卷保护口腔黏膜,避免唾液污染已消毒根管及塑化剂灼伤黏膜。⑤导入塑化剂:递光滑髓针和塑化剂。每个根管注入塑化剂后,用光滑髓针或扩大针反复提拉导入。每次导入后递一小干棉球抹去根管口多余塑化剂,使视野清楚,导入完全,便于重新注入塑化剂。反复3～4次,最后一次不擦干根管口的塑化剂,尽量使其充满整个根管,以保证疗效。⑥暂封:递送充填器及适量氧化锌丁香酚粘固剂,然后递送蘸满塑化剂的小棉球,用以按压暂封糊剂,以防将根管内的塑化剂吸出。最后递送氧化锌丁香酚粘固剂暂封。⑦若塑化剂不慎损伤黏膜,可在损伤处涂碘甘油,促进愈合。

(3)术后护理:同无痛技术的护理部分。

6.干髓治疗的护理

(1)术前护理:同银汞合金修复的护理。

(2)术中护理。①器材准备:口腔基本器械、窝洞预备器械、调拌器械、垫底器械、充填器械、甲醛甲酚小棉球、干髓剂、磷酸锌粘固剂、银汞合金或复合树脂等。②去除暂封材料和揭髓室顶:选择合适的车针装于手机上递给医师,及时吸唾,协助医师维护术野。③去冠髓:递送锐利的挖匙协助切断牙髓。④放置干髓剂:协助医师隔湿,递送甲醛甲酚小棉球进行"FC浴"1分钟后,递送充填器及适量的干髓剂给医师,置于牙髓断面上。⑤垫底:及时调拌粘固剂,供医师垫底使用。⑥充填:用银汞合金或复合树脂行永久充填。护理措施详见龋病患者修复性治疗的护理。

(3)术后护理:同无痛技术的护理部分。

7.根尖外科手术的护理

(1)术前护理:同银汞合金修复的护理。

(2)术中护理。①器材准备:口腔检查的基本器械、局麻器械、手术刀柄、11号手术刀片、骨膜剥离器、骨凿、骨锤、高低速手机、各型备洞车针、挖器、根管充填器械、缝合针、缝合线、消毒棉签、1％碘酊、局麻药物、根管充填剂、充填材料、生理盐水、骨蜡、牙周塞制剂、纱条或棉条等。②切开、翻瓣、去骨:依次向医师递送手术刀、骨膜剥离器、骨凿(或装好裂钻的高速手机),注意协助擦拭出血,用骨锤协助捶击去骨,并及时吸唾以维护术野清晰。③根尖刮治:递送锐利挖器,协助医师彻底刮除根尖破坏区的病变组织。④根尖切除:递送装好裂钻的高速手机,使其切除根尖2～3 mm(不超过根长1/3)的组织。⑤根管倒充填:递送装好车针的低速手机以供医师备洞。充填前,协助医师在病变去骨腔内放置生理盐水纱条或棉条,也可在骨面涂布骨蜡,以防充填材料散落。然后,协助医师作银汞合金或其他材料的窝洞充填,待彻底清除充填物后,抽出纱条、棉条或刮除骨蜡。⑥骨腔处理:用生理盐水反复冲洗骨腔,协助医师仔细检查骨腔内病变组织是否去除干净,递送挖器搔刮骨创面,使新鲜血液充盈骨腔。⑦缝合:递送缝合针线,协助拉拢缝合黏骨膜瓣,并调拌牙周塞制剂保护牙龈切口。

(3)术后护理:同无痛技术的护理部分。

8.急诊患者的护理

口腔内科急诊常见病例有急性牙髓炎、急性根尖周炎、牙槽脓肿等。

(1)术前准备:口腔检查基本器械、高速手机、车针、拔髓针、根管扩大针、手术刀片、手术刀柄、弯蚊式钳、引流条、消毒棉签、1％碘酊、局部麻醉药物、3％过氧化氢、生理盐水、丁香油小棉球等。

(2)术中护理。①开髓:选择合适的车针装于快速手机上递送给医师,注意及时吸唾,辅助暴露患牙,保持术野清晰。②疏通根管:递拔髓针拔髓,递扩大针疏通根管,引流炎性渗出物,递根管冲洗液冲洗根管。③开放引流:协助隔湿,递丁香油小棉球置于髓腔,起到镇痛、防止食物堵塞根管口和保持引流通畅的作用。④切开排脓:若切开排脓,递手术刀(7号刀柄、11号刀片),并协助擦净脓血,递引流条引流脓液。

(3)术后护理:同无痛技术的护理部分。

三、健康指导

(一)术前健康指导

(1)护士应耐心向患者介绍有关疾病的病因、病理过程,消除患者的恐惧心理,并介绍治疗的意义、时间、步骤、并发症、预后以及治疗费用等事项,并注意及时修正患者的过高要求。

(2)指导患者在诊疗过程中如何正确配合治疗,防止意外情况的发生。提示治疗过程中可能有的疼痛,不能随意夸大症状,以免干扰医师正确判断病情。

(二)术后健康指导

对患者进行有针对性的健康指导,向患者宣传正确的口腔保健知识及治疗后的注意事项,预约复诊时间及药物的使用方法。使患者认识到早发现、早诊断、早治疗的重要意义。

(1)根管治疗结束后向患者解释近几天内如有轻度疼痛及不适感,属机体的正常反应,注意避免用患牙咀嚼。

(2)嘱干髓治疗的患者定期复诊,如有不适感觉随时复诊。

(3)根尖手术后给予 3 天抗感染治疗并嘱患者休息,告知术后可能出现的反应以及 5~7 天复诊拆线事宜。

(刘　波)

第十二节　口腔黏膜病的护理

一、概述

口腔黏膜病是指发生于口腔黏膜及软组织上的类型各异、种类众多的疾病的总称。口腔黏膜病的分类往往无统一标准,临床上多以临床表现为主要特征来进行分类,同时兼顾病因及病理学特征。如感染性疾病、溃疡类疾病、变态反应性疾病、斑纹类疾病、大疱类疾病、唇舌疾病等。口腔黏膜病常见的病理损害有斑、疱、丘疹、溃疡、糜烂、皲裂、假膜、萎缩、坏死、角化异常和坏疽等。

(一)复发性阿弗他溃疡

复发性阿弗他溃疡是最常见的口腔黏膜病,又称复发性口腔溃疡、复发性口疮。其病损为溃疡性损害,根据溃疡大小、数目及深浅不同分为轻型阿弗他溃疡、重型阿弗他溃疡和疱疹样阿弗他溃疡三种类型。

1.病因

复发性阿弗他溃疡的病因十分复杂,存在明显个体差异,目前尚未明确。可能的相关因素有:免疫功能异常、遗传因素、系统性疾病、感染、环境及某些微量元素缺乏等。

2.临床表现

本病好发于女性,口腔黏膜的溃疡中央凹陷,基底不硬,周边有充血红晕带,表面覆有淡黄色假膜,灼痛感明显,接触刺激性食物时疼痛更加明显,即溃疡性损害呈"红、黄、凹、痛"特征。其发作具有周期性、复发性及自限性。

(1)轻型阿弗他溃疡:临床最常见,约占80%。溃疡圆形或椭圆形,直径一般为2～4 mm,边界清晰,孤立散在,数目不多,每次发作数目1～5个不等。常发生于舌尖、舌缘、舌腹、软腭及唇内侧等处。病程一般为1～2周,有自限性,愈合后不留瘢痕。

(2)重型阿弗他溃疡:又称腺周口疮。溃疡大而深,似"弹坑"状,直径可达10～30 mm,深及黏膜下层直至肌层,周边红肿隆起,基底较硬,边界整齐清晰。常单个发生,病程可长达月余甚至数月,有自限性。溃疡疼痛较重,愈合后可留瘢痕,甚至造成舌尖、悬雍垂等局部组织缺损。

(3)疱疹样阿弗他溃疡:溃疡小而多,分散在口腔黏膜表面,最多可达数十个,似"满天星"。疼痛较重,唾液分泌增加,可伴头痛、低热、全身不适、局部淋巴结肿大。溃疡愈合后不留瘢痕。

3.诊断要点

根据本病的临床特征、复发性、周期性和自限性的病史规律即可诊断。但对大而深且长期不愈的溃疡,应注意与肿瘤性疾病的鉴别诊断。

4.治疗要点

由于复发性口腔溃疡病因复杂,尚未明了,目前的治疗主要是通过局部与全身治疗相结合的方法,延长间歇期,缩短病程,缓解症状。

(1)局部治疗:应用有消炎止痛、防止继发感染和促进愈合等作用的药物及方法。①消炎类药物:抗菌消炎的药物膜、糊剂局部敷贴;西地碘片或溶菌酶片含化;3%复方硼酸液等含漱剂漱口;抗菌消炎药制成雾化剂,超声雾化吸入;冰硼散、西瓜霜等散剂局部涂布。②腐蚀性药物:10%硝酸银液烧灼溃疡使蛋白凝固,促进愈合。③止痛类药物:0.5%盐酸达克罗宁液局部涂擦,或1%普鲁卡因液漱口。④局部封闭:经久不愈或疼痛明显的溃疡(如重型阿弗他溃疡),可用皮质激素作溃疡下局部注射。⑤理疗:激光、微波等治疗仪照射溃疡,可减少渗出,促进愈合。

(2)全身治疗:以消除诱因、促进溃疡愈合及减少复发为原则。治疗中尽可能了解其可能的病因及相关因素,制定针对性治疗方案。如中医中药的应用,维生素及微量元素的补充,皮质激素及免疫调节剂的应用,调节内分泌的治疗等。

(二)口腔单纯疱疹

1.病因

口腔单纯疱疹是由单纯疱疹病毒引起的,主要通过飞沫、唾液及疱疹液接触导致的口腔黏膜、咽喉、口周与颜面等处的感染性疾病。

2.临床表现

口腔单纯疱疹可分为原发性疱疹性口炎和复发性疱疹性口炎两类。

(1)原发性疱疹性口炎:以6岁以下儿童较多见,尤以6个月到2岁更多。患儿发病前常有疱疹患者接触史。本病潜伏期4～7天,发病早期出现头痛、咽喉肿痛、发热、流涎、拒食、烦躁不安;1～2天后,口腔黏膜出现广泛性充血水肿和成簇的针尖大小水疱,尤以上腭后部和龈缘处明显。疱壁薄、透明、易破溃,可形成浅表溃疡,甚至大面积糜烂。唇和口周皮肤也有类似病损,水疱破溃后表面形成痂壳。口腔内唾液增加,疼痛剧烈。该病有自限性,整个病程10天左右。

(2)复发性疱疹性口炎:该病成人多见,全身反应轻。好发于唇红与口周皮肤交界处;损害是以起成簇小水疱开始,周围有轻度红斑,24小时左右疱破裂,后糜烂、结痂;复发病损常位于原发灶的位置或邻近处;有自限性,一般病程10天左右,愈合后不留瘢痕,但可有色素沉着。

3.诊断要点

多数病例根据病史及临床表现即可作出诊断。实验室检查可辅助诊断,如:水疱基底部刮片染色发现包涵体;病毒分离培养,结果阳性;血常规检查可见白细胞升高,淋巴细胞增多等。

4.治疗要点

(1)应用抗病毒药物治疗:口服阿昔洛韦(无环鸟苷)、抗病毒冲剂等药物,重症者可肌内注射聚肌胞或干扰素。

(2)急性发作期应注意支持及对症治疗:如卧床休息、补充营养、维持水及电解质平衡,发热时可应用退热剂等。

(3)病损区可用0.2%氯己定液湿敷后涂布阿昔洛韦软膏,禁用肾上腺皮质激素。

(4)应用抗生素预防或治疗继发感染。

(三)急性念珠菌性口炎

急性念珠菌性口炎是最常见的口腔念珠菌病,又称雪口病或鹅口疮。

1.病因

由白色念珠菌感染引起,可经产道、污染的奶具及乳头传染给婴儿。成人口腔念珠菌感染常见于机体免疫力低下、长期服用抗生素及皮质激素等情况。

2.临床表现

本病新生婴儿最多见。好发于唇、颊、舌、软腭及口底等处。早期黏膜上出现白色凝乳状小点,后融合为乳白色丝绒状膜,用力可擦去,暴露出红色的黏膜面并有轻度出血。病变周围黏膜充血。患儿哺乳困难、烦躁不安、啼哭或低热。全身反应较轻。

3.诊断要点

结合病史及临床表现即可诊断。假膜涂片检查或微生物培养,可辅助诊断及确定病原菌。

4.治疗要点

(1)查清病因,消除致病因素:哺乳期妇女应注意哺乳前后洗净乳头和保持其他哺乳用具的卫生,以免交叉感染或重复感染。

(2)长期服用皮质激素及广谱抗生素者,应调整用药。

(3)增强免疫力:体弱或有免疫缺陷者,应辅以增强免疫力的药物,如胸腺素、转移因子等。

(4)局部用药为主:用2%~4%碳酸氢钠(小苏打)溶液含漱或哺乳前后洗涤口腔是婴幼儿鹅口疮治疗的首选方法,该药通过消除分解产酸能力较强的残留凝乳或糖类,造成碱性口腔环境,从而抑制白色念珠菌的生长。轻症患儿病变在用药2~3天即可消失,但仍需继续用药数天,以防复发。甲紫(龙胆紫)液、氯己定液、制霉菌素含片、西地碘含片等有抗真菌作用的药物局部制剂,也可根据病情选用。

(5)重症者,可口服酮康唑、制霉菌素或其他抗真菌药物,但抗真菌药一般不良反应较大,应慎用。

二、口腔黏膜病患者的护理

(一)护理评估

1.健康史

(1)全身情况:了解患者家族史,有无全身系统性疾病以及营养状况;了解患者有无吸烟史、戒烟史、服药史、治疗史或喜烫食、嚼槟榔等特殊生活习惯;针对性询问患者饮食或使用化妆品情况,哺乳情况,月经情况及精神情绪等。

(2)口腔状况:有无残根、残冠、锐利边缘嵴及不良修复体,近期是否进行过口腔治疗或修复,是否在替牙期,有无咬唇、咬颊、常伸舌自检等不良习惯。

2.身体状况

(1)复发性阿弗他溃疡:详细询问病程长短,溃疡发作的频率、疼痛程度与数目,有无复发性、周期性及自限性,是否与饮食、睡眠、月经周期等因素有关,溃疡是否具有"红、黄、凹、痛"等特征。

(2)口腔单纯疱疹:详细询问患者有无发热、咽痛等前驱症状。口腔黏膜及唇周有无针尖大小成簇的透明水疱,黏膜疱破后形成溃疡,皮肤疱破后结痂。

(3)急性念珠菌性口炎:仔细询问哺乳经过,有无长期服用抗生素或皮质激素、免疫抑制剂等情况。口腔黏膜有无白色丝绒状斑片损害,黏膜是否充血。

3.辅助检查

(1)血常规检查:有助于了解有无贫血、感染、感染类型、机体的反应及身体基本情况。

(2)涂片镜检或分离培养:有助于确诊感染类型及病原体,确定治疗方案。

(3)活体组织病理学检查:有助于了解细胞分化情况,确定有无恶变。

4.社会-心理因素

一些黏膜病持续数年,需长期治疗,患者可有悲观、失望等情绪,因别人患口腔癌而出现恐癌等不健康心理。另外,家庭主要成员对疾病的认识,对患者的态度,能否正确处理突来的刺激,家庭经济情况,有无亲友帮助等。

(二)护理诊断

(1)口腔黏膜受损:与口腔黏膜充血、水肿、增生、萎缩、破溃及皲裂等病变有关。

(2)疼痛或舒适度改变:与口腔黏膜受损及食物刺激有关。

(3)焦虑与恐惧:与疼痛、反复发作或恐癌有关。

(4)潜在并发症:与全身免疫功能异常或治疗不当有关。

(5)体温升高:与感染及炎症有关。

(6)营养失调:低于机体需要量。

(7)知识缺乏:患者及家属对疾病发生的相关因素认识不足,缺乏相关疾病的防治和预后的知识。

(三)护理目标

(1)疾病治愈或控制,受损口腔黏膜得到预期修复。

(2)疼痛等症状减轻或消失,体温恢复正常。

(3)使患者及其家属了解疾病,解除焦虑和恐惧心理,树立信心。

(4)尽可能寻找致病因素或诱因,帮助患者执行降低易感因素的措施,保持良好的生活及卫生习惯,增强机体免疫力,减少或避免感染及并发症的发生。

(5)患者了解疾病的发病因素、治疗原则、治疗过程、预防保健知识及配合治疗的常识,提高疗效,减少或避免复发。

(四)护理措施

1.复发性阿弗他溃疡患者的护理

(1)心理护理:让患者了解本病具有自限性、周期性、复发性的特点,是不传染、不恶变、可控制的良性病损,以减轻患者的心理负担,树立信心。

(2)提倡健康的生活方式：尽可能了解溃疡复发的可能诱因，提倡合理饮食和健康的生活方式，例如补充维生素及微量元素，保证良好的睡眠和乐观情绪等。

(3)药物护理：嘱患者遵医嘱用药。如采用10％硝酸银烧灼溃疡时，协助医师隔离术区，勿使药液超出溃疡面，以免伤及周围正常黏膜。

(4)对症护理：疼痛症状较重、影响进食者，可用0.5％盐酸达克罗宁液局部涂擦，或1％普鲁卡因液漱口。嘱患者吃清淡食物，以减轻对溃疡的刺激。

2.口腔单纯疱疹患者的护理

(1)心理护理：向患者及家属介绍口腔单纯疱疹的病因、治疗方案及疗效、预后、注意事项。消除患者紧张情绪，积极配合治疗，以缩短疗程，促进组织愈合。

(2)对症护理：婴儿高热可采取物理降温措施或遵医嘱应用水杨酸类药物；疼痛剧烈者可口服止痛药或用利多卡因局部涂擦。

(3)药物护理：熟悉抗病毒药物和免疫调节剂的作用、剂型、剂量及用法，并向患者交代清楚药物使用的时间和方法。嘱患者按医嘱用药，忌用肾上腺皮质激素。

(4)营养护理：让患者充分休息，给予高热量易消化的食物，补充维生素，进食困难者静脉输液，保证水及电解质平衡。

(5)保持口腔卫生，餐后清洁口腔，可用复方硼酸液或0.2％氯己定液漱口。

(6)湿敷护理：用于口周和唇部皮肤病损区。准备口腔检查的基本器械，弯盘1个，内装0.2％氯己定溶液10 mL，消毒方纱1～2块，镊子2把；帮助患者围好胸巾，防止药液污染衣服，置氯己定纱布于患部，约15分钟；去掉痂皮待药液干，遵医嘱局部涂布阿昔洛韦（无环鸟苷软膏）。

3.急性念珠菌性口炎患者的护理

(1)婴儿喂养卫生：婴儿哺乳完后用2％～4％碳酸氢钠溶液擦拭或洗涤口腔，并告知患儿家属要重视哺乳乳头及其他哺乳器具的卫生，如哺乳前后洗手，经常用2％～4％碳酸氢钠溶液洗净乳头，哺乳用具应清洗消毒。

(2)老年患者的口腔护理：有活动义齿者，治疗期间用2％～4％碳酸氢钠溶液浸泡义齿和漱口。

(3)药物护理：长期服用皮质激素及广谱抗生素者，按医嘱调整用药；体弱或有免疫缺陷者，遵医嘱辅以增强免疫力的药物。并嘱咐患者及家属病变消失后，仍需继续用药数天，以防复发。

三、健康指导

(1)保持良好的精神状态及生活习惯。适当锻炼，增强体质，调节好生活、工作节律；避免紧张、劳累和恼怒等不良情绪。

(2)去除口腔局部刺激因素，保持良好口腔卫生。有助于防治口腔黏膜病及继发感染。

(3)建议均衡的饮食结构，注意营养补充和营养均衡，避免坚硬、粗糙、辛辣等刺激性食物，劝患者戒烟，限制饮酒。增强口腔黏膜的抵抗力和免疫力。

(4)介绍口腔保健及相关疾病知识，积极治疗全身疾病和口腔内病灶，减少或消除致病因素，定期检查或复诊。

(5)遵医嘱坚持用药，注意观察用药后反应，不可滥用药物。

(6)向家属说明给予患者精神关怀、生活照顾的重要性。

（7）根据不同疾病进行相应的指导：①原发性单纯疱疹感染的幼儿应避免接触其他儿童；②寻常型天疱疮患者要教育其避免受风寒和预防感染；服用激素的同时服用复方丹参片，防止血栓形成；多补充钙质，以免因骨质疏松而发生骨折。

（刘　波）

第十三节　口腔颌面部囊肿、良性肿瘤的护理

口腔颌面部囊肿包括软组织囊肿和颌骨囊肿。常见的软组织囊肿有皮脂腺囊肿、表皮样囊肿、甲状舌管囊肿等；颌骨囊肿有牙源性颌骨囊肿和非牙源性颌骨囊肿。

口腔颌面部良性肿瘤和瘤样病变根据病变的组织来源，大体可分为一般软组织肿瘤及瘤样病变（如牙龈瘤）、牙源性肿瘤（如成釉细胞瘤）、脉管畸形、神经源性肿瘤等。

一般的口腔颌面部囊肿及良性肿瘤局部手术切除即可，而口腔颌面部成釉细胞瘤因病变部位缺损面积大，手术需行颌骨截骨同期行游离骨组织瓣修复，移植组织瓣的成活对手术成败起关键作用。因此口腔颌面部成釉细胞瘤术后游离骨组织瓣的护理措施尤为重要。

一、术前护理常规

（一）口腔科一般术前护理常规

1.协助患者完善各种检查

（1）基础检查：血尿便检查、胸片、心电图。

（2）专科检查：颌面部软、硬组织 CT 及 X 线检查，颞下颌关节检查，张口度检查，涎腺检查。

2.观察患者口腔情况

有无张口受限、咀嚼及吞咽困难、吸吮进食困难等及全身症状，如有异常及时通知主管医师。

3.完成术前护理常规评估

（1）了解患者全身情况，有无心、肝、肾等器官功能不全及糖尿病，如有异常做好用药指导及各项指标检测。

（2）了解患者营养及进食情况，根据口腔局部情况及饮食医嘱指导患者选择相应质地的食物。

（3）了解各项辅助检查情况，评估患者对手术的耐受性。

4.术前检测体温变化

体温超过 38.5 ℃时应采取物理降温，或遵医嘱给予药物降温。

5.皮肤准备

检查手术区皮肤是否完整，有无破裂、皮疹、灼烧、感染等；面部手术应进行面部剃须、剃净患侧耳后 3～5 cm 毛发，并剪去鼻毛。涉及头皮或额瓣转移的手术需剃光头发。备皮范围应大于手术区 5～10 cm。根据手术需要，配合医师对手术部位做好标记。患者有口内切口时需在口外做好对应部位的皮肤标识。口腔颌面部成釉细胞瘤术后游离组织瓣修复患者，术前晚供皮区备皮，供皮区为下肢者备皮区域需包括腹股沟部及会阴部。

6.口腔清洁

术前3天开始用1∶5 000氯己定或1%聚维酮碘漱口。牙结石过多者应行牙周洁治,保持口腔清洁。

7.过敏试验

术前1天做抗生素过敏试验并记录结果。

8.睡眠护理

创造有利于休息的睡眠环境,减少或消除环境中影响睡眠的因素,如降低噪声、提供夜间照明避免强光刺激、集中治疗时间等。入睡困难的患者遵医嘱应用催眠药物,观察患者睡眠质量。

9.心理护理

评估患者焦虑的原因,了解患者对应激的应对及社会支持系统情况,及时发现消沉、抑郁等不良情绪。向患者讲解口腔疾病的治疗方法、预后,宣教疾病及手术相关知识,鼓励患者对治疗及预后提出问题并给予相应介绍。

10.用物准备

手术当天详细检查病历资料及术前准备工作是否完善,再次检查和除去患者身上的饰物、发卡、义齿、甲油、口红等,排空膀胱、更换手术衣。

11.术前用药

术前0.5~2.0小时,遵医嘱给予术前药物,并观察患者用药后反应。

12.病情交接

病房护士与手术护士认真交接患者的病情、病历和药品等,并在患者安全核查单上签名。

(二)麻醉前护理常规

(1)麻醉前对患者进行访视,了解患者病情、向患者及家属介绍麻醉方法、术中的不适感、术中可能出现的意外、急救准备情况、麻醉后常见并发症的原因、临床表现及护理措施,解答患者对麻醉的疑问,消除恐惧心理。

(2)评估患者一般情况、现病史及既往病史、麻醉史、用药史及药物过敏史,判断患者对手术和麻醉的耐受力。同时评估患者的身体状况、手术部位皮肤及黏膜状况、有无出血及水肿征象,初步了解患者的各种常规检查和各疾病专科检查结果。评估患者是否存在部分呼吸道梗阻,有无气管内插管的困难等。

(3)患者准备:麻醉前尽量纠正潜在的生理功能紊乱和内科疾病,使机体各项指标处于良好状态。成年人择期手术前禁食8~12小时,禁饮4小时;小儿术前禁食(奶)4~8小时,禁水2~3小时;急诊手术也应充分考虑胃排空问题。

(4)指导有需要的患者进行适应性训练,如床上排便、排尿训练及术中和术后所需特殊体位训练。

(5)手术前护士核对患者身份信息,检查询问麻醉前用药的实施情况及禁食禁水的执行情况,取下义齿、发夹等饰品,协助长发患者梳理头发,于头部两侧扎紧,嘱排空膀胱。手术当天护士应协助患者清洁口腔、鼻孔和外耳道。

(三)体位训练

对于需进行组织瓣修复患者,为防止皮瓣吻合后的血管受压、扭曲,保证皮瓣血运通畅,须使头颈稍侧向患侧,取平卧位,限制头颈部活动。术前应向患者讲解特殊体位的意义,并于术前3天开始训练被动体位和卧床排便,以便顺利度过卧床期。

(四)沟通方式指导

术后行气管切开或因口内切口限制发声的,应在术前教会患者用手势、眼神、书写表达意愿进行交流。

(五)心理护理

成釉细胞瘤手术需同期行游离骨组织瓣修复的患者,因手术创伤大,术后患者存在需严格被迫平卧体位制动、治疗性管道较多等护理问题,患者心理上难以接受,应协助医师做好疾病、手术知识的宣教工作,使患者能充分理解手术的目的及必要性,并以平和的心态接受手术。疾病导致的面部畸形及功能障碍术中会尽最大可能地给予面容及功能的恢复,可能部分患者因要求过高术后难以达到期望的理想值。术前要详细了解患者的要求并将术后预期结果给予充分告知,鼓励患者表达自我感受,帮助患者做好充分的思想准备以面对预后。

二、术后护理常规

(一)口腔科一般术后护理常规

(1)麻醉清醒后,保持患者半坐卧位或头高脚低位,有利于颌面部伤口引流,减轻肿胀和疼痛。

(2)呼吸道的护理:口腔颌面部手术多涉及口底、咽部、舌、颈部等紧邻上呼吸道上端区域,术后常有窒息发生,直接危及患者生命。保持呼吸道通畅防止术后窒息,对于口腔颌面外科全麻术后患者尤为重要。①指导患者正确咳嗽:指导患者进行数次深而缓慢的腹式呼吸,在吸气末屏住呼吸3～5秒,身体前倾,进行两次短促有力的咳嗽,然后张口将痰咳出。②观察患者呼吸情况,若出现吸气性呼吸困难并存在"三凹征",呼吸时出现鸽哨音,则提示可能出现喉头水肿,应立即协助抢救,配合医师进行气管切开。③观察患者口底、咽部的术后肿胀情况,如出现水肿、血肿极易压迫呼吸道引起窒息。一旦发现异常应及时通知医师并协助抢救。④患者发生舌后坠时,应紧急托起下颌或用舌牵引线、舌钳将舌体牵出,也可以放置口咽或鼻咽通气道,同时用面罩加压给氧。⑤颌间结扎的患者,床旁备钢丝剪,有恶心或呕吐发生时应立即剪断结扎钢丝,防止呕吐物误吸。

(3)伤口护理。①观察伤口出血情况:全麻患者未醒时,若患者出现有规律的吞咽动作,应注意口内伤口是否有渗血、面部伤口外敷料是否有渗出。应及时吸出口内的分泌物,同时仔细观察口内伤口的缝合情况,如有伤口渗血迹象,可先用无菌敷料局部压迫止血,并立即通知医师。②观察伤口肿胀情况:术后局部伤口肿胀明显的患者,24小时内可冷敷控制肿胀和血肿;24小时后可热敷,促进肿胀和淤血消退。③应观察绷带的松紧度,以能伸入一指为宜,加压包扎者除外。如绷带包扎过紧,患者主诉憋气,应及时通知医师处理,严重影响呼吸时及时剪开绷带。绷带松脱时应通知医师重新包扎。④对于有加压包扎的伤口的患者,术后2～6天如出现持续性疼痛,张口受限,颌周肿胀或敷料有渗出、异味等感染迹象,应及时通知医师打开检查处置。⑤保持引流管的通畅,并注意观察引流物的量、颜色、性状,做好记录(一般术后12小时引流量不超过250 mL),密切监测患者生命体征的变化。妥善固定引流管,用胶布固定时须预留出足够长度,告知患者活动时不要牵拉引流管,防止引流管脱出。

(4)饮食护理:加强术后营养对颌面外科术后患者的恢复非常重要,术后遵医嘱给予治疗饮食。①因术式致张口受限或吞咽困难的患者,口内无伤口时可指导其使用吸管吸食流质或半流质饮食;口内有伤口的患者因吸食可在口腔内形成负压影响伤口愈合,护士应使用喂食器连接软管进行喂食。②不能经口进食的患者遵医嘱给予鼻饲饮食。少量多餐,观察患者进餐量及质量,及时给予饮食调整。

(5)遵医嘱用药,密切观察药物反应。合并颅脑或胸部损伤者禁用吗啡。

(6)评估患者语言沟通程度,尽量减少交流环境中的干扰因素,对语言沟通障碍的患者提供鼓励其用文字或手势进行表达和交流。

(7)对术后疼痛的患者应认真评估疼痛的部位、性质和程度。伤口引起的疼痛可采取松弛法或注意力转移法等护理措施,疼痛剧烈时遵医嘱给予镇痛剂。

(8)加强口腔护理:术后有口内切口的患者由于吞咽功能暂时受限、口腔禁食等原因,不能自行保持口腔清洁,需做好患者口腔护理,防止切口感染。①对于清醒及有一定吞咽功能、合作与具有耐受能力的患者,指导其使用含漱法清洁口腔,即用软吸管吸入漱口液 10～15 mL,轻轻鼓动颊部,使漱口液在口内流动,含漱 2～5 分钟后吐出,餐后、睡前使用;或遵医嘱给予口腔冲洗每天 2～3 次。②对吞咽功能不全的患者给予口腔擦拭清洁每天 3 次。口唇给予液状石蜡或金霉素眼膏涂抹,以防干裂。

(9)生活护理:保持患者皮肤、头发清洁,床单污染时及时更换。给予躯体被动活动,保持患者肢体的功能位,增加舒适感。

(10)加强心理护理,缓解患者焦虑和恐惧:加强护士巡视以及与患者的沟通、交流,鼓励患者说出自身感受和焦虑原因并分析,尽量帮助其解决问题;根据患者病情,提供相应的健康知识,帮助患者尽快恢复。

(二)麻醉后护理常规

(1)了解麻醉方式、麻醉用药种类和剂量。了解术中失血量、输血量及补液量和种类,了解术中有无麻醉意外发生。

(2)妥善搬运、安置患者,根据医嘱实施连续心电监护直至生命体征平稳,监护过程做好相关记录,发现异常及时报告医师。根据医嘱连接氧气、胃肠减压、引流袋、尿袋等,妥善固定并保持畅通,做好相应的观察与记录。

(3)保持呼吸道通畅,麻醉清醒前取平卧位、头偏向一侧,密切监测患者的生命体征及意识状态,注意及时清洁患者口腔内分泌物、呕吐物,防止误吸。麻醉清醒后,根据手术部位、各专科特点和特殊医嘱要求给予相应的体位。

(4)密切观察术后患者有无反流、误吸、气道梗阻、手术部位出血等并发症发生,发现异常及时报告医师。

(5)患者清醒后根据医嘱给予相应的饮食,密切观察进食患者有无恶心、呕吐、呛咳等不适,注意及时清理口腔内分泌物、呕吐物,防止误吸。

(6)做好安全护理,患者发生躁动时,加床档,防止患者坠床,同时积极寻找躁动原因。

(7)对术后使用自控镇痛泵的患者应教会患者及家属正确使用及护理方法。

(三)成釉细胞瘤颌骨缺损或截骨同期行游离骨组织瓣修复术的护理

(1)病室环境:移植组织瓣的血液循环对外界环境刺激的反应比较敏感,特别是寒冷的刺激可能使血管痉挛,导致吻合血管栓塞和组织瓣的坏死,室温一般可保持在 22～25 ℃,湿度为60%～70%。病室定时开窗通风。

(2)体位护理:术后正确体位是保证组织瓣血液供应、促进静脉回流,确保组织瓣成活的重要措施之一。应取平卧位、头正中制动 5 天,前 3 天去枕,根据术中血管蒂的长短,术后遵医嘱头部可偏向患侧15°～30°,避免血管蒂、组织瓣过度牵拉,利于组织瓣的血液循环。供区患肢垫枕抬高15°～30°,以维持功能位、保持动脉血供,以利于静脉回流。制动期后患者应禁止患侧卧位,以防止组织瓣因受压或牵拉导致缺血坏死。夜间巡视时,注意熟睡患者体位,及时纠正不正确姿势。

(3)组织瓣的观察与护理:头颈部游离组织瓣移植术后的血供监测十分重要,对组织瓣颜色及形态的演变进行动态观察,是早期发现血管危象的可靠监测方法。一旦出现血管危象,尽早行手术探查是挽救游离组织瓣的唯一有效方法。血管危象最易发生在术后72小时内,可以通过移植组织瓣颜色、皮温、肿胀程度、毛细血管反应等方面进行全面观察,综合判断分析。

1)手术当天每30分钟观察并记录一次,术后72小时内每1小时观察并记录1次,72小时后每2小时观察并记录1次,术后第6天每天观察2～3次。

2)组织瓣颜色观察:观察组织瓣颜色是判断血运是否正常的重要方法。正常时组织瓣颜色应与供区皮肤颜色相一致。如组织瓣颜色变浅或变白、皮纹增加、肿胀不明显,则表示有动脉供血不足的可能;如组织瓣颜色变暗、发花有瘀斑、皮纹消失、水肿明显,则表示有静脉回流障碍的可能。

3)组织瓣温度判断:移植组织瓣与缺损组织创面断缘间血液循环的建立是一个渐进的过程,通过对口外组织瓣表面温度的监测可直接了解组织瓣的血运情况。组织瓣的皮肤温度应稍低于邻近组织的皮温,温度相差为0.5～2.0 ℃。可以对移植组织瓣进行保温处理,表面覆盖棉垫或多层纱布,以防受外界温度影响。若组织瓣皮温比正常邻近组织皮温低2 ℃以上,则提示有可能发生血液循环障碍;若组织瓣皮温升高且超过正常范围,且局部有刺痛或疼痛持续加重,则提示有感染可能。

4)组织瓣肿胀监测:正常情况下,移植组织瓣表面应有正常的皮温及皱褶,组织瓣柔软或略有水肿,3～4天后吻合静脉逐渐畅通,肿胀程度便可改善。如组织瓣塌陷,皮纹增多,多提示动脉供血不足;若皮纹变浅或消失,组织瓣肿胀、质地变硬,张力增大或组织瓣伤口缝线处渗血,常提示静脉回流受阻;当动静脉同时栓塞时,肿胀程度一般不发生变化。

5)组织瓣供血监测:可以通过针刺出血试验监测组织瓣供血情况。对颜色发生改变的组织瓣,若无法马上判断是否发生血管危象,可立即协助医师采取针刺组织瓣法判断移植组织瓣供血情况。具体方法:组织瓣表面皮肤消毒后,用7号针头刺入组织瓣深度约0.5 cm,针头拔出后如有鲜红血液渗出,提示动脉血供正常;若反复针刺后未见血液渗出,说明可能存在动脉危象;如血液暗红,出血较快则提示可能有静脉栓塞。应注意观察患者的面色、血压等变化,伤口渗血等情况,以及时发现患者出血征象及血容量不足情况,以免因血容量不足影响组织瓣的血供。

6)防止组织瓣创伤:无论何种组织瓣移植后,组织瓣皮肤的痛觉和温度觉在短期内都是缺失的。在此阶段要注意防止创伤,特别是防止烫伤和冻伤。

7)当组织瓣颜色、皮温、肿胀程度、毛细血管反应等方面发现异常时及时通知医师协助给予相应处理。

(4)疼痛护理:疼痛时机体释放的5-羟色胺具有强烈收缩血管作用,影响组织瓣血供,术后应及时给予镇痛措施。可安装患者自控镇痛泵或在患者发生疼痛时遵医嘱及时给予镇痛药物,评估患者疼痛程度及用药后缓解情况。

(5)供皮区伤口护理:协助医师早期合理应用抗生素,观察伤口愈合情况,保持敷料清洁干燥、加压包扎松紧适度,供区植皮伤口敷料7～10天内严禁打开。术后抬高供皮区患者15°～

30°,注意观察末梢血运,包括皮肤温度、色泽、感觉、肿胀及足背动脉搏动情况。密切观察患者体温变化。

(6)预防压疮发生:①因手术时头部正位体位时间较长,术后要求头部正位制动,应预防枕部发生压疮,枕下可垫干燥软毛巾,给予指压按摩头皮,促进局部血液循环。②平卧制动时肩胛部、肘部、骶尾部及足跟为压疮好发部位,护士可定时将手伸入受压部位和床垫之间,下压床垫以减轻局部压迫,骶尾部可两侧交替垫枕,防止受压时间过长。③应用气垫床、泡沫敷料等可有效减少压疮的发生。④保持床单的清洁、干燥、平整,发现床单污染或潮湿时,及时更换。

(7)沟通交流:患者术后多存在语言沟通交流障碍,护士应加强巡视,掌握患者的肢体语言信息,及时了解患者的需要及主诉。向患者询问时尽量使用闭合式问题,方便患者回答。鼓励患者使用手势、眼神、书写交流,并提供纸、笔,方便患者书写。

(8)预防便秘的护理:患者卧床后易发生便秘,如有鼻饲应多给予水果、蔬菜汁,多饮水。指导患者每天进行数次收缩腹肌运动及按摩腹部促进胃肠蠕动。如术后3天未排便,协助医师给予患者缓泻剂以促进排便。

(9)安全护理:①因麻醉、药物、精神压力大等原因术后部分患者可出现异常精神症状,表现为幻觉、多语、躁动、定向力障碍等,术后应加强患者精神症状护理,及时发现患者异常精神状况,采取预防保护措施,保证患者自身及他人安全。病床加床档,有专人看护,注意观察患者的异常举动及语言。躁动患者给予约束措施,水瓶、利器、茶杯等远离患者放置。遵医嘱给予镇静药物,观察用药后患者的精神症状改善情况及生命体征变化。②患者停止绝对卧床后初期,离床活动时应循序渐进,并有专人看护,防止跌伤等意外发生。

(10)功能训练。①前臂瓣供区患肢:术后除拇指外四指握拳活动,减轻手部水肿。术后2周内拇指避免活动,以避免影响供区植皮的成活。②腓骨瓣供区患肢:术后第6天起逐天完成床边双下肢下垂坐立、健侧下肢支撑身体,以患侧脚部轻踩地站立、扶床行走、拄拐行走活动,5～10分钟/次,4～5次/天,直至患者可完成独立行走。功能训练要循序渐进,训练后将患侧下肢抬高,促进静脉回流,减轻腿部伤口肿胀。如患者活动后伤口及脚部肿胀明显,应减少活动量或暂时停止活动,以避免影响伤口愈合。伤口拆线当天应减少活动。③髂骨瓣供区:护理要点为运动功能的恢复。通常在术后第7天开始作辅助行走,至渐进性的行走训练,术后第3周可进行爬楼梯练习。

6.健康指导

(1)一般手术1周后进食半流质饮食4～5天,逐渐过渡到普食。

(2)伴有脉管疾病的患者出院后注意不要磕碰供皮区肢体的伤口,结痂未完全脱落者不要撕、抠,避免出血。

(3)出院后积极治疗患牙,去除口腔内局部刺激因素,如不良义齿、残根、残冠等。成釉细胞瘤组织瓣修复术后,如有存在牙缺损,可在组织瓣存活6个月后根据情况适时进行赝复体修复。

(4)遵医嘱3个月、半年复诊,不适随时就诊。

(刘　波)

第十四节 口腔颌面部恶性肿瘤的护理

口腔颌面部恶性肿瘤包括源自唇、口腔、鼻旁窦、涎腺(唾液腺)及原发灶隐匿的肿瘤,病理类型中以鳞状细胞癌最为常见,其次为腺源性上皮癌、未分化癌、肉瘤及恶性淋巴瘤等。口腔颌面部恶性肿瘤的发病与烟、酒、槟榔等嗜好、慢性刺激和损伤(多为残根、锐利牙脊及不良修复体)、电离辐射、病毒感染、遗传因素等有关。患者可有局部疼痛、麻木、牙齿松动、语言不清、咀嚼困难、吞咽困难、呼吸困难、溃疡、出血等症状。早期患者以手术治疗为主,晚期患者提倡手术治疗、放疗、化疗及生物治疗等相结合的综合序列治疗。

一、术前护理常规

(一)术前一般护理常规
执行术前一般护理常规操作。

(二)麻醉前护理
遵嘱根据不同麻醉方式选择相应麻醉前护理常规,详见本章"口腔颌面部囊肿、良性肿瘤"。

(三)术前检查
协助患者完善各项检查,如胸片、CT、MRI、放射性核素检查、ECT 及 PET 等。

(四)术前准备
(1)指导患者戒烟戒酒,行皮瓣修复患者如长期服用抗凝药物,术前需停药一周。

(2)口腔有疾病者需在术前治愈。

(3)使用赝复体修复口腔缺损患者术前需备好赝复体,一侧下颌骨切除者可备好斜面导板。

(4)术前 1 天根据手术部位做好皮肤准备。行颈部淋巴结清扫患者备皮范围上至下唇、下至两乳头连线,两侧至腋前线,后至斜方肌前缘,同时剃除耳后四指毛发或剃全部头发,男性患者剃胡须。行皮瓣修复患者注意保护供皮区皮肤,避免注射、穿刺等损伤性操作,并在术前 1 天剃除供皮区的毛发。

(五)饮食指导
指导患者进食高蛋白、高热量、高维生素食物。对于张口咀嚼困难或吞咽困难不能经口进食的患者,可给予鼻饲饮食或静脉补充营养。

(六)心理护理
口腔颌面部恶性肿瘤本身及手术都会对患者的容貌、语言及饮食产生不良影响,因此护士应密切注意患者的心理变化,耐心向患者解释手术的必要性、方法和结果,向患者介绍成功的病例,使患者建立战胜疾病的信心,主动配合手术治疗。

二、术后护理常规

(一)术后一般护理常规
详见本章"口腔颌面部囊肿、良性肿瘤"。

(二)麻醉后护理常规

遵医嘱根据不同麻醉方式选择相应麻醉后护理常规,详见本章"口腔颌面部囊肿、良性肿瘤"。

(三)体位

口腔癌患者全麻术后未清醒应去枕平卧,头偏向健侧。行皮瓣移植修复患者应取平卧位,保持适当头部制动,双侧沙袋固定,防止血管受压或张力过大,保证皮瓣供血,根据患者具体手术情况逐渐抬高头部。

(四)呼吸道护理

口腔皮瓣修复患者口内分泌物增多且渗血渗液较多,患者不能自行吐出时应及时清理或吸出,保持呼吸道通畅,防止伤口感染及误吸的发生。

(五)伤口护理

注意观察口内伤口分泌物的颜色、性质及量;伤口加压包扎时注意观察敷料包扎是否牢固,有无渗血渗液;伤口外露者遵医嘱行伤口清洁,预防感染。

(六)皮瓣护理

参照本章"口腔颌面部囊肿、良性肿瘤"。

(七)供皮区护理

皮瓣修复患者供皮区应用无菌敷料包扎,髂骨肌皮瓣制取后应使用沙袋局部压迫止血,注意观察伤口有无渗血。供皮区位于肢体时应注意观察肢体远侧血供及肿胀情况并给予抬高,避免注射、穿刺等有创操作,指导患者适当活动手部或脚部,以促进血液循环。胸部取皮后注意观察患者呼吸,以防术中意外所引发的气胸。

(八)特殊口腔护理

口腔内有伤口患者应指导其使用漱口液漱口,局部创面血性分泌物较多时,可使用1%~3%过氧化氢溶液冲洗口腔,再用生理盐水清洗干净,保持口腔清洁、无异味。口内皮瓣修复患者进行口腔护理时,需观察皮瓣颜色及缝线部位渗出情况,口腔护理动作要轻柔,避免误伤皮瓣。佩戴赝复体患者由口腔进食后,需摘下赝复体彻底清洗并漱口,再重新戴好赝复体,以清除食物残渣,预防口腔感染。

(九)并发症的观察及处理

1.感染

密切观察患者体温变化,如出现体温过高(38.5 ℃以上),应及时通知医师给予处理。观察患者伤口有无红肿、疼痛、有无脓性液渗出或经引流管引出、伤口分泌物有无异味等,如有异常及时通知医师,遵医嘱行伤口分泌物细菌培养及药敏试验,根据检查结果合理使用抗生素。

2.出血

密切观察伤口渗液及引流液的颜色、性状及量。如引流管内引流出较多鲜红色液体,气管切开患者套管内持续咳出或吸出新鲜血液,皮瓣修复患者皮瓣周围有鲜血渗出,或皮瓣肿胀、隆起、疼痛,同时伴有血压下降、心率加快,则提示有活动性出血,应立即通知医师给予处理。及时吸出气管套管内渗血,保持呼吸道通畅,同时准备好抢救物品,必要时行手术探查止血。

3.皮瓣坏死

严格按时用正确的方法来观察与判断皮瓣的血运情况,发现异常时及时通知医师给予处理。皮瓣出现苍白或青紫,针刺无渗血或局部有少量暗红色血液渗出,皮温降低等,均提示皮瓣坏死。

（十）健康指导

1.康复训练

口腔癌术后患者可出现语言不清、张口及进食困难,应指导其在伤口愈合后进行张口、进食训练。舌癌患者指导其出院后做舌前伸、上翘、侧伸和下抵转动的训练。康复期可口含话梅、口香糖等练习舌的搅拌和吞咽功能,同时进行发声训练,先从简单的字母发声开始练习,逐渐增加练习的难度。

2.饮食指导

口腔癌术后患者经口进食时指导患者勿进食过硬、过辣、过烫及刺激性食物,进食后使用漱口液漱口,保持口腔清洁。口内伤口愈合可刷牙时应选用柔软的牙刷。

3.赝复体的护理

使用赝复体的患者伤口愈合后即开始佩戴。由口腔进食后,要摘下赝复体彻底清洗并漱口,再重新戴好赝复体,以清除食物残渣,预防感染。下颌骨切除后患者使用斜面导板应维持半年以上;上颌骨切除者预成赝复体应佩戴至口腔内情况良好、咬合关系恢复时(2~3个月),再制作永久性赝复体,以防止瘢痕挛缩,减轻面部畸形。

4.定期复查

指导患者定期复查,手术后1年内的复查时间一般为出院后第1、3、6、12个月,1年后每半年一次,至少复查5年。如出现颈部肿块、伤口红肿、硬结、疼痛等异常症状时及时就诊。

三、放射治疗的护理

放射治疗(放疗)是利用放射性核素产生的 α、β、γ 射线和各类 X 射线治疗机或加速器产生的 X 射线、电子线、质子束及其他粒子束等放射线治疗恶性肿瘤的一种方法。放疗是治疗肿瘤的重要手段,对于一些早期肿瘤,如鼻咽癌、喉癌等,放疗不仅可取得根治性治愈的效果,还能保留患者组织、器官解剖结构的完整性,提高患者的生活质量。对中晚期肿瘤患者,通过术前放疗、术后放疗或联合化疗,可明显降低肿瘤的远处转移率和复发率,提高局部控制率,延长患者的生存期。

（一）放疗前护理常规

(1)了解患者的治疗时间、方案(疗程、次数、射线种类、照射部位)、有无辅助装置等。多数患者对放疗缺乏正确的认识,治疗前应简明扼要地向患者及家属介绍有关放疗的知识、治疗中可能出现的不良反应及放疗的预期效果,使患者消除恐惧心理,积极配合治疗。

(2)陪同患者到放射治疗室参观并讲解放射治疗流程,协助患者做好定位前准备,尤其 X 刀、射波刀定位及治疗时遵医嘱固定一套专用衣服,头颈部需理发以保证放疗的精确性。

(3)了解患者的身体情况及营养状况,予以高蛋白、高维生素饮食,以增强体质。一般情况较差者,及时纠正贫血以及水、电解质紊乱等。另外,需检查血象,一般情况下,如白细胞数$<4\times10^9/L$,血小板数$<10\times10^9/L$应停止治疗,待升高后再进行放疗,并行肝肾功能等各项检查。

(4)指导患者注意口腔卫生,如有龋齿或口腔疾病应于治疗前就医;照射部位有切口者需待愈合后再行放疗;有全身或局部感染者需先控制感染;年轻妇女放疗前需做好计划生育。

（二）放疗期间护理常规

(1)指导患者进入放射治疗室前必须摘除金属物品和饰品,如手表、钢笔等,穿原定位时的衣服,体位摆放与定位时的治疗体位一致,保证放疗效果精准性。

(2)指导患者保持放射野标识清晰,因洗澡、出汗、衣服摩擦等使定位标识模糊不清时,需及时请医师重新标记。

(3)每周检查一次血常规,如体温>38 ℃、白细胞数<4×10^9/L、血小板数<10×10^9/L 或放疗反应严重者,应遵医嘱停止放疗。

(4)严密观察患者各种放疗反应,及时采取相应的措施。常见的放疗反应如下。

1)全身性反应:放疗引起的全身反应表现为虚弱、疲乏、食欲下降、头晕等症状,应指导患者:①照射前进食少量食物,避免形成条件反射性厌食,放疗期间清淡饮食,指导患者大量饮水或输液增加尿量,使因放疗所致肿瘤细胞破裂坏死而释放的毒素迅速排出体外,减轻全身放疗反应。②照射后完全静卧休息 30 分钟,保证充足的休息与睡眠,放疗期间可进行练气功等适当的体育锻炼。患者思想紧张时会加重身体的不适症状,护士应鼓励和帮助患者,提高患者对放疗的适应性。

2)骨髓抑制:放疗可引起不同程度的骨髓抑制,临床中常以白细胞及血小板减少较为多见。放疗中应每周监测血常规指标,遵医嘱使用生血药物或输入血液制品,并根据检查结果实施相应的护理措施。①贫血患者应指导其适当休息;多进食红色肉类及绿色蔬菜,促进红细胞的生成;口服铁剂时指导患者于餐后使用,吸管服用,减少铁剂对胃的刺激和牙齿的附着,告知患者服用铁剂会引起黑便,避免患者恐慌。②患者白细胞计数降低时应指导患者注意保暖,密切观察患者有无发热等感染征象。当患者白细胞计数降至$(1 \sim 3) \times 10^9$/L、中性粒细胞数降至 1.5×10^9/L 时应给予一般性隔离:减少探视,定时对病室进行通风换气和空气消毒,有条件时使用空气净化器,人员进入病室时必须戴口罩,禁止患传染性疾病者与患者接触;患者白细胞数<1×10^9/L、中性粒细胞数<0.5×10^9/L 时予以保护性隔离:将患者安置于无菌层流室或层流床内,所使用的物品均应先进行灭菌处理,医护人员进入时必须戴无菌口罩、手套,穿无菌隔离衣和鞋套等。③患者血小板减少时应指导患者注意维持皮肤和黏膜的完整性,活动时避免磕碰,避免使用刮胡刀和用手指挖鼻孔,刷牙时使用软毛牙刷,空气干燥时可涂液状石蜡防止口唇部和鼻黏膜干裂出血。护士进行注射时需延长压迫时间。患者血小板数<50×10^9/L 时需密切观察患者的出血倾向,检查患者全身皮肤有无瘀点或瘀斑、有无牙龈出血和黑便等。

3)放射性皮肤炎:放射性皮肤炎是由放射线照射引起的皮肤黏膜炎症性损害,照射前应向患者说明预防皮肤反应的重要性及保护照射野皮肤的方法。①颈部有照射野时穿质地柔软或低领开衫。②照射野皮肤可用温水和柔软毛巾轻轻沾洗,局部禁用肥皂擦洗或热水浸浴。③禁用刺激性消毒液和护肤品,避免冷热刺激如热敷、冰袋等。④照射区皮肤禁止剃毛发,宜用电动剃须刀,防止损伤皮肤造成感染。⑤照射区皮肤禁做注射点;外出时防止日光直接照晒,应予遮挡。⑥局部皮肤不要搔抓,皮肤脱屑切忌用手撕剥。⑦多汗区皮肤保持清洁干燥。指导患者局部照射野遵医嘱及早使用放疗皮肤保护剂如多磺酸黏多糖乳膏、三乙醇胺软膏和医用射线防护喷剂等。每天随时观察照射野皮肤反应的变化程度,倾听患者的主诉感觉,如干燥、瘙痒、疼痛等,出现干性反应不用特殊处理,按时使用皮肤保护剂,禁忌抓挠损坏放射区域皮肤以防破溃;出现湿性反应,可先用生理盐水清洁创面,待干后外涂三乙醇胺软膏,也可吹氧加速创面干燥,再涂软膏减少炎性渗出,加快创面愈合;出现皮肤湿性脱皮时使用湿性敷料更有利于皮肤破损愈合。

4)放射性口腔黏膜炎:放疗会使高度敏感的口腔黏膜细胞充血、水肿,继而出现疼痛、溃疡等。护士应密切观察和评估患者的口腔黏膜情况,实施相应的护理措施。①向患者及家属讲解口腔黏膜炎的预防和观察方法。②指导患者保持口腔清洁,使用软毛牙刷刷牙,遵医嘱使用漱口液含漱。③指导患者进食易于咀嚼和吞咽的温凉流质、半流质饮食,避免进食过热、过冷、过硬及辛辣粗糙食物,餐前餐后坚持用淡盐水漱口。口腔疼痛明显时,进食前口含丁卡因或利多卡因可缓解疼痛,以便进食。如患者口腔反应较重,经口进食不能满足机体需要时,应给予静脉补充营养。④放疗期间指导患者口含冰块或使用含有复方茶多酚的口腔黏膜保护剂,可减少口腔黏膜炎的发生。⑤口干患者可大量饮水,多进食水分含量高的水果和蔬菜,咀嚼口香糖,避免吸烟等加重口干症状。

5)放射性颞颌关节障碍、颈部强直:头颈部根治性放疗会导致张口困难、颈部强直,因此放疗期间及放疗后应及时有效地进行早期预防性功能锻炼,具体如下。①叩齿:最大限度地张口和闭合。②咀嚼:口唇闭合,上下臼齿对合,用力咬合。③磨牙:口唇闭合,上下门齿交替侧向和前伸。④转头:旋转头部。进行功能锻炼时应向患者讲解训练的益处,使患者主动训练并坚持到出院后6个月至1年。

6)治疗期间应密切观察患者有无喉头水肿、痉挛等不良反应。当患者出现喉头水肿、痉挛进而引起呼吸困难时,应及时通知医师,遵医嘱给予吸氧、雾化吸入或静脉滴注地塞米松减轻症状。

7)鼻腔及鼻窦受到照射时,应教会患者鼻腔冲洗的方法,预防鼻腔粘连、鼻窦炎等并发症。具体方法:患者取坐位或站位,头稍前倾,胸前置小毛巾,清洁鼻孔,颌下放接水容器;患者将冲洗器一端放入温盐水或温开水内,连有冲洗头的另一端放入一侧鼻腔内,嘱患者一手缓慢挤压冲洗球,冲洗液及鼻腔分泌物由另一侧鼻腔流出,每侧鼻腔冲洗液量100~200 mL,鼻腔交替进行,每天1~2次。冲洗时勿吸气、讲话、咳嗽,以免呛咳。

(三)放疗后护理常规

(1)向患者讲解后期仍可能出现的放疗不良反应,并指导患者随时观察照射野局部及全身反应情况。

(2)告知患者照射野皮肤仍须继续保护至少1个月。在放疗后,照射野的标记应在医师的指导下拭去。

(3)告知患者放疗后3年内避免拔牙。在出现牙齿或牙龈疾病时,应积极保守治疗;若迫不得已拔牙,一定告知牙医既往接受放疗的病史;拔牙前后应使用抗生素,以减少口腔感染和放射性口腔炎及骨坏死的发生。

(4)指导患者放疗后应多服用滋阴生津、清热降火之品,如苦瓜、胡萝卜等,主食以半流质或软烂食物为宜。放疗可抑制骨髓造血功能,使红细胞、白细胞、血小板数量下降,故要加强营养,多吃鸡、鱼肉等,还可选择含铁较多的食物,如动物的肝、肾、心、瘦肉和蛋黄等。

(5)指导患者继续张口功能锻炼3~6个月,预防颞颌关节功能障碍。保持鼻腔清洁,勿用力挖鼻,防止出血。大部分患者几年内会口干,可用金银花、菊花泡茶饮用。

(6)嘱患者按医嘱定期复查。一般出院1个月复查,以后根据情况在治疗后第1~3年每3~6个月复查1次,每年应做3~4次全面体格检查(包括实验室检查、颈腹B超、胸部X线、CT、MRI),第3~5年每6个月复查1次。

四、化学治疗的护理

化学治疗(化疗)是应用化学药物治疗肿瘤的方法,是治疗肿瘤的主要手段之一。对恶性淋巴瘤等10余种肿瘤的化疗已取得了相当高的治愈率。对不能手术切除的头颈部鳞癌和晚期口腔癌等,化疗与放疗相结合可以提高病变的控制率。此外,通过综合治疗可以保留患者的重要器官,如晚期喉癌的喉体等。

(一)化疗前护理常规

(1)了解患者病情及其化疗方案,协助患者完成各项检查,如 CT、MRI 等。

(2)向患者和家属提供化疗相关知识宣教,使患者及家属了解治疗的程序及可能出现的不良反应,缓解患者由于疾病及治疗而产生的焦虑、恐惧等不良情绪,指导其积极应对。鼓励家属给予患者充分的心理支持。

(3)指导患者充分休息,合理饮食。针对体质较弱的患者可遵医嘱经静脉补充营养,从而改善其全身状况,以便接受治疗。指导患者化疗前需控制糖尿病、高血压等基础疾病,口腔有疾病者需在化疗前进行检查和治疗。

(4)根据患者实际情况及治疗方法,选择合适的静脉通路如经外周静脉植入中心静脉导管(PICC)置管等。

(二)化疗期间护理常规

1.注意用药顺序

按照化疗药物作用机制,采取正确的给药方法及给药顺序。

2.观察用药后的不良反应

(1)局部不良反应:化疗药物对血管内膜刺激性较大,可引起化学性静脉炎,用药时应注意充分稀释药液,减少对血管的刺激,有条件者建议使用中心静脉置管。应用外周静脉输注化疗药时可使用硫酸镁或中药湿敷,预防静脉炎的发生,外周静脉输入化疗药后应使用生理盐水或葡萄糖溶液冲洗管路。疑有药物外渗或已发生外渗时,应立即停止给药。根据外渗的程度、范围和化疗药物的种类采取相应的措施:一般刺激性药物如氟尿嘧啶外渗,可拔除针头,局部使用硫酸镁湿敷;发疱性化疗药物如阿霉素外渗,应保留针头,尽量回抽渗于皮下的药液,从保留针头注入相应的拮抗剂后拔出针头,再使用相同拮抗剂进行局部皮下封闭注射,抬高患肢并根据药物性质给予局部冷敷或热敷。严重组织破坏者须及时通知医师进行清创、换药或植皮等外科治疗。

(2)骨髓抑制:参照本节"放疗期间护理常规中骨髓抑制的护理"。

(3)胃肠道反应:胃肠道反应是化疗最常见的不良反应,常见表现为恶心、呕吐、食欲减退、腹泻、便秘等,应及时评估患者情况并给予相应处理。①恶心、呕吐:化疗时应为患者创造良好的环境,减少不良刺激;化疗前遵医嘱给予镇吐药,持续评估镇吐药的效果及不良反应;密切观察恶心、呕吐高危人群的病情,包括使用高剂量或易引起恶心、呕吐化疗药物的患者,以及既往发生严重恶心、呕吐患者;化疗期间指导患者摄入清淡、易消化饮食,避免油腻及有刺激性味道的食物,少量多餐,多饮水,以加快化疗药物的排泄,减少不良反应;评估患者恶心、呕吐的严重程度,防止脱水和电解质失衡,必要时给予静脉补液。②食欲减退:对于食欲减退患者应积极控制恶心、呕吐程度,改善食欲;必要时遵医嘱给予甲地孕酮或甲羟孕酮,增进食欲;依据患者个人口味合理安排饮食,必要时可遵医嘱给予肠内或肠外营养。③腹泻:对于腹泻患者应指导其多饮水,进低纤维、高热量和高蛋白饮食;注意评估腹泻的次数,观察粪便的性质及颜色,必要时留取标本进行化验;观察患者是否有脱水或电解质失衡的症状,必要时可适当补充电解质;遵医嘱使用适当的止泻药或抗胆碱药物并评估其效果;指导患者做好肛门的清洁。④便秘:便秘患者应指导其多饮水,进食高纤维素食物;鼓励患者适当运动,养成定时排便的习惯;遵医嘱适当使用缓泻剂。

(4)疲乏:患者出现疲乏时应首先评估是否为病理因素如贫血引起,如为病理因素引起应积极治疗纠正。癌因性疲乏的缓解方法有睡觉、打盹、休息、静坐及进食,其中以低活动方式运用最多。活动与锻炼是干预癌因性疲乏的有效措施,护士应评估患者疲乏发作的高峰时间、持续时间及对患者的影响,根据患者情况制定详细的运动方案,指导患者进行合理的活动与锻炼。

(5)口腔黏膜炎:参照"放射治疗护理常规中口腔黏膜炎的护理"。

(6)皮肤毒性反应:皮肤毒性反应主要包括皮炎、色素沉着和脱发。化疗前应遵医嘱使用抗过敏药物或激素治疗,预防皮炎及色素沉着的发生。出现皮炎后应指导患者不可用手抓或用过热水洗,以免加重或破溃,造成感染,可用温水轻轻擦洗,严重时可停药。色素沉着患者应指导患者保持皮肤清洁,定时洗浴,但不可用过热的水洗或有刺激性的肥皂、浴液,病变处勿用手抓挠或乱用药物涂抹,避免紫外线直接照射。脱发患者应随时评估患者脱发的情况,及时为患者清理脱落的头发,减少不良刺激;指导患者使用柔软的梳子及性质温和的洗护用品;帮助患者选择合适的假发、头巾、帽子等,减少负性情绪。

(7)变态反应:化疗前应了解患者的过敏史,给药前做好预防措施,准备好抢救物品。给药前遵医嘱给予抗组胺药物,给药后严密观察患者病情,特别是用药后 15 分钟监测生命体征,做好记录,如出现轻度症状,如潮红、皮肤反应等,无须中断用药,如出现严重变态反应,应立即停药,就地抢救。

(8)神经系统毒性:包括周围神经病变和中枢神经病变,周围神经病变表现为肢体远端麻木、腱反射消失等;中枢神经病变表现为嗜睡、共济失调等。联合用药时需注意有无不良反应增加,药物剂量不宜过大。用药期间密切观察患者有无不良反应出现,一旦出现中枢神经病变应立即停药或改药。鼓励患者进食富含 B 族维生素饮食,遵医嘱给予神经营养药物治疗。周围神经病变患者避免冷刺激。做好安全护理,防止患者发生意外。

(9)心脏毒性:化疗前了解患者有无心脏病史,如有应慎用;阿霉素总剂量不应超过 500 mg/m^2,以防出现严重的心脏毒性;用药期间需严密观察病情,给予心电监护监测病情;遵医嘱使用保护心脏药物。

(10)肝脏毒性:化疗前后对患者进行肝功能检查,化疗过程中密切观察患者情况,及时发现异常对症处理;遵医嘱使用保肝药物;指导患者饮食以清淡为主,适当增加蛋白质和维生素摄入量。

(11)肺毒性:化疗期间严密观察患者肺部症状及体征,定期行 X 线检查;博来霉素肺毒性与其剂量累积有关,因此总剂量应限制在 500 mg/m^2 以下;因博来霉素在停药后 2～4 个月仍可发生肺纤维变,因此应嘱患者停药后定期复诊。

(12)泌尿系统毒性:泌尿系统毒性包括肾脏损伤和电解质的异常。患者使用可能引起肾损伤的化疗药物时,护士应注意评估患者是否存在发生药物性肾损伤的高危因素,如高龄、肾病病史等;定期监测患者的肾功能指数和电解质;观察患者是否有肾功能异常或电解质失调的相关症状;对于应用顺铂的患者应遵医嘱给予水化和利尿药物,在治疗期间应大量饮水,保证尿量在 2 500 mL 以上;对于应用甲氨蝶呤的患者,应遵医嘱应用碳酸氢钠以碱化尿液,必要时给予亚叶酸钙解救,监测尿 pH。

(三)化疗后护理常规

(1)化疗间歇期指导患者定期复查血常规、血生化及肝肾功能。

(2)指导患者注意安全,防止跌倒。避免到人群多的公共场所,防止医院感染。注意保暖,预防感冒。

(3)鼓励患者从事力所能及的日常事务及工作。

(刘 波)

参考文献

[1] 易建国,孙雪梅.口腔修复学[M].武汉:华中科技大学出版社,2022.

[2] 吴补领,张超,赵蕊妮.口腔健康知识宣教手册[M].广州:中山大学出版社,2022.

[3] 应彬彬,韦宁,俞梦飞.口腔保健与常见疾病防治[M].杭州:浙江大学出版社,2022.

[4] 欧平花,李翠,苏花,等.口腔疾病规范化诊治方案[M].长沙:中南大学出版社,2022.

[5] 刘帆,李秀娥.口腔专业护理工作指引[M].北京:中国医药科技出版社,2022.

[6] 吴宣.口腔专科临床护理常规及操作流程[M].北京:中国协和医科大学出版社,2022.

[7] 俞雪芬.实用口腔护理操作指南[M].杭州:浙江大学出版社,2022.

[8] 付爽.现代口腔医学基础与实践[M].北京:中国纺织出版社,2022.

[9] 林焕彩.实用口腔流行病学[M].北京:人民卫生出版社,2022.

[10] 史彦,杨健.口腔医学导论[M].北京:清华大学出版社,2021.

[11] 章圣朋,梁源,黎祺.口腔临床药物学[M].上海:同济大学出版社,2020.

[12] 赵文华,梁晓棠,曲千里,等.口腔科疾病诊疗与护理[M].成都:四川科学技术出版社,2021.

[13] 吴夔,孟玲娜,望月,等.口腔临床操作技术与疾病治疗[M].郑州:河南大学出版社,2021.

[14] 李为.口腔修复材料基础与前沿[M].合肥:中国科学技术大学出版社,2022.

[15] 吴朋.口腔疾病诊断治疗[M].北京:科学技术文献出版社,2021.

[16] 黄文博,何凯辉,黄云惠,等.口腔科疾病预防与诊断治疗[M].郑州:河南大学出版社,2021.

[17] 戴辛鹏.口腔专科诊疗技术与临床[M].北京:中国纺织出版社,2022.

[18] 李名扬.口腔医护配合操作实用流程[M].北京:中国协和医科大学出版社,2021.

[19] 石静.口腔疾病的诊断与治疗[M].昆明:云南科技出版社,2020.

[20] 殷悦,李轶杰,么远.口腔医学基础与临床实践[M].郑州:郑州大学出版社,2022.

[21] 王玮.现代实用口腔医学[M].昆明:云南科技出版社,2020.

[22] 李春茹,米娜,闫嘉群,等.口腔科操作技术与疾病处置[M].北京:中国纺织出版社,2022.

[23] 刘连英,杜凤芝.口腔内科学[M].武汉:华中科技大学出版社,2020.

[24] 方贺.现代口腔科实用诊疗技术[M].北京:中国纺织出版社,2022.

[25] 赵玥.临床口腔疾病检查与治疗[M].长沙:湖南科学技术出版社,2021.

[26] 王同珂,刘佳佳,金鑫.口腔黏膜病临床药物手册[M].成都:四川大学出版社,2020.

[27] 黄元清,黎祺.口腔颌面外科学[M].武汉:华中科技大学出版社,2021.

[28] 刘学聪.实用口腔正畸诊治策略与重点[M].哈尔滨:黑龙江科学技术出版社,2020.

[29] 房兵.临床整合口腔正畸学[M].上海:同济大学出版社,2020.

[30] 阴绪超,李春燕,吕海秀.临床口腔诊疗技术[M].长春:吉林科学技术出版社,2021.

[31] 王惠元,阎杰.口腔解剖学[M].长沙:中南大学出版社,2021.

[32] 姜松磊.实用口腔疾病诊疗[M].北京:科学技术文献出版社,2021.

[33] 华红,周刚.常见口腔黏膜病诊治图解[M].北京:人民卫生出版社,2021.

[34] 杜礼安,宋双荣.口腔正畸学[M].武汉:华中科技大学出版社,2021.

[35] 蒋青松,赖文莉,王艳.骨增量技术在口腔正畸领域的研究进展[J].国际口腔医学杂志,2023,50(2):243-250.

[36] 何毅文.盐酸米诺环素联合头孢呋辛酯片治疗牙周病的临床疗效研究[J].哈尔滨医药,2023,43(1):83-85.

[37] 李军杰,刘彩虹.口腔正畸疗法联合种植牙修复技术治疗牙缺失伴牙槽骨缺损的临床效果探究[J].系统医学,2022,7(21):187-190.

[38] 高颖,王珏,陶璐,等.原花青素在深龋的治疗及修复中的应用进展[J].口腔疾病防治,2023,31(7):518-523.

[39] 朱贺,程兴群,吴红崑.抗菌肽在龋病防治中的研究进展[J].口腔疾病防治,2023,31(6):434-439.

[40] 李英,王胜国.固定正畸期间创伤性口腔溃疡的防治研究进展[J].现代医药卫生,2023,39(6):1024-1028.